Atlas of Anatomy for Regional Nerve Blocks
multi-view point and multi-layer 3D color photographs

神経ブロックのための 3D 解剖学講座

監修◉ 大塚愛二・森田　潔
編集◉ 武田吉正・石川慎一

メディカル・サイエンス・インターナショナル

Atlas of Anatomy for Regional Nerve Blocks : multi-view point and multi-layer 3D color photographs
First Edition
by Yoshimasa Takeda, M.D., Shinichi Ishikawa, M.D.

© 2013 by Medical Sciences International, Ltd., Tokyo
All rights reserved.
ISBN 978-4-89592-753-6

Printed and Bound in Japan

監修・編集・執筆者 一覧

● 監修

大塚 愛二　岡山大学大学院医歯薬学総合研究科 人体構成学分野
森田　潔　　岡山大学

● 編集

武田 吉正　岡山大学病院 集中治療部
石川 慎一　岡山大学病院 麻酔科蘇生科

● 執筆

石川 慎一　（1章, 6章）　岡山大学病院 麻酔科蘇生科
西江 宏行　（2章）　岡山大学病院 麻酔科蘇生科
藤井 洋泉　（3章）　梶木病院 麻酔科
武田 吉正　（4章）　岡山大学病院 集中治療部
大橋 一郎　（5章）　川崎医科大学 麻酔・集中治療医学2
溝渕 知司　（7章）　神戸大学大学院医学研究科外科系講座 麻酔科学分野
木下 真佐子（8章）　岡山大学大学院医歯薬学総合研究科 麻酔・蘇生学講座
岩崎 達雄　（9章）　岡山大学病院 小児麻酔科
小幡 典彦　（10章）　神戸大学医学部附属病院 麻酔科
谷西 秀紀　（11章）　岡山大学大学院医歯薬学総合研究科 麻酔・蘇生学講座
松﨑　孝　　（12章）　国立がん研究センター中央病院 麻酔・集中治療科
賀来 隆治　（13章）　岡山大学大学院医歯薬学総合研究科 麻酔・蘇生学講座

はじめに

監修者を代表して

　Andreas Vesaliusが，あの有名な『De Corporis Humani Fabrica』を出版したのは，今から470年前，1543年のことである。この年は，コペルニクスが地動説の論文を発表し，科学的な意識の変革が始まり，近代科学・近代医学の幕開けの年であった。Vesaliusは外科医であったので，人体解剖の正確な知識を必然的に必要としたであろうと，容易に推察できる。それから数百年，解剖の正確な知識に立脚した医学・医療技術の発展は今日もなお進化し続けている。麻酔科学の分野もその一つで，言うまでもなく，手術をはじめとする医療を施す場合の痛みや，疾患そのものに起因する痛みなどを取り除くことは，より高品質な医療を展開するうえで必須である。

　神経ブロックは，必要な範囲に限定した疼痛コントロールの方法として，近年飛躍的に進歩を遂げ，患者への侵襲と苦痛ができるだけ少ない医療を実施するために，なくてはならないものとなった。一方で，目的とする構造に穿刺針の先端を安全に到達させる技術は，熟練を要する。このような技術を基盤として支え裏付けるのが解剖学の知識であることは言うまでもない。目標となる神経などが他の構造物とどのような位置関係になっているのか，それを正確に把握することが手技の上達に不可欠であり，医療事故を減らすことにつながる。

　このような目的のもとに，『神経ブロックのための3D解剖学講座』が計画され，執筆された。本書の特長は，多視点多層3D解剖映像から多数の解剖症例写真を引用し，同じ視点から解剖を進める様を供覧しつつも，別の視点からも構造を確認するという新しい表現方法にある。それに加えて，超音波画像を駆使しており，可能な限りの臨場感あふれるテキストとなっている。このような形式の本書が研修会などで用いられ，多くの若手医師の医療技術向上に役立つことを願っている。

　本書の監修を通じて私は，一つの手技を実施するためにこれほどまでに詳細で多くの解剖の知識が必要であるということを改めて認識した。私自身，再勉強をしたところも少なくない。解剖学の立場から，できるだけ正

確な内容になるよう監修し，あいまいな場合には，実際に解剖実習室に足を運んで確認もした．用語については，できるだけ日本解剖学会監修・解剖学用語委員会編集『解剖学用語改訂 13 版』(医学書院)(Web 版 http://www.anatomy.or.jp/yougo.html, 2013 年 8-9 月アクセス)に準拠したが，臨床医学で慣習的に使われている用語については，日本医学会医学用語管理委員会編『日本医学会医学用語辞典改訂第 3 版』(南山堂)(Web 版 http://jams.med.or.jp/dic/mdic.html, 2013 年 8-9 月アクセス)に準拠した．

　解剖にあたって，尊い献体の意志を表明され実行された方々とそのご家族やご関係の方々のご理解とご協力に，心よりお礼を申し上げるとともに，献体者のご冥福を心よりお祈り申し上げる次第である．また，3D 解剖画像の撮影は，パナソニック社の末次圭介氏をはじめとする多くの方々がその技術力を結集して可能となったもので，謝意を表する次第である．最後になったが，この書物を編集するにあたり，メディカル・サイエンス・インターナショナル社の江田幸子氏には，企画の段階から最後まで大変お世話になった．特に限られた時間での編集業務は並大抵のものではなかったと推察する．この場を借りて謝意を表する次第である．

2013 年 9 月

岡山大学大学院医歯薬学総合研究科　人体構成学分野

大塚　愛二

編集者を代表して

　日本の近代医学は杉田玄白と前野良沢によって翻訳された『解体新書』から始まった。われわれが大学で受けた医学教育も解剖学が最初であった。解剖学は医学の礎であり，すべての診療科で常に必要とされる知識である。臨床医は解剖の知識を得たいとき，アトラスを見る。しかし，解剖学者の視点で書かれたアトラスは，臨床医に必要な視点では記載されていないことが多い。もどかしさや学生時代の不勉強を後悔した私のような医師は少なからずいると思われる。

　見たい方向や深度で，立体的に解剖を観察できれば，多くの臨床医に有用であると考えた。そこで，2007年より多視点多層3D解剖を武田が発案し，開発した。2010年より，パナソニック社と共同で3D解剖システムの開発を行った。2011年より，石川慎一氏をはじめ岡山大学病院11診療科の指導的立場にある専門医が臨床に必要な解剖を行い，3D解剖映像の撮影を行った。数十人の医師とパナソニック社の研究者が24時間体制で6か月間にわたり解剖と撮影を継続し，266万枚（12テラバイト）の映像を記録した。本書はその中から神経ブロックに必要な解剖写真を選りすぐり，解説するものである。

　ランドマーク法で神経ブロックを行っていた時代，手技に熟達した者と初学者の間には成功率や安全性に大きな開きがあった。手技に熟達した者は，体表を見るだけで皮下の神経や血管の走行をイメージすることができるようである。彼らは解剖学の教科書から得られる知識にプラスαの知識として，血管や神経の走行の三次元的イメージも持っている。超音波装置が普及し，穿刺針の位置を確認しながら神経ブロックが可能となった現在でも，この三次元的解剖イメージが手技の熟達に必須であることに変わりはない。解剖学的知識を学ぶ際，同時に三次元的イメージを習得できれば，より早く，より安全に，神経ブロック手技を習得できるだろう。

　本書は体表下の目標物と周辺構造との関係を三次元的にイメージすることを目標としている。視点や深度を変更した写真およびステレオ写真を用

いて構成されている。ステレオ写真は平行法で立体視していただきたい。本書を読者の日々の臨床に役立てていただければ幸いである。3D解剖システムの開発にあたっては，大塚愛二先生，森田潔先生に多大なご支援，ご指導をいただいた。また，撮影の自動化，奥行き情報の精度向上，高画質化，閲覧プログラムの多機能化等，システムの刷新はパナソニック社末次氏のご尽力によるものである。最後に，解剖撮影にご参加いただいた岡山大学病院11診療科の先生方に謝意を述べたい。

2013年9月

岡山大学病院 集中治療部

武田 吉正

CONTENTS

監修・編集・執筆者 一覧 —— iii
はじめに —— iv
多視点多層 3D 解剖映像について —— x

Part 1　頭頸部のブロック —— 1

頭頸部の神経支配

01　頭頸部後方の神経ブロック —— 5

02　星状神経節ブロック —— 21

03　浅/深頸神経叢ブロック —— 35

Part 2　腕神経叢ブロック —— 47

腕神経叢の概要
腕神経叢の解剖

04　腕神経叢ブロック斜角筋間アプローチ —— 55

05　腕神経叢ブロック鎖骨上・鎖骨下アプローチ —— 77

06　腕神経叢ブロック腋窩アプローチ —— 93

Part 3　体幹のブロック……109

体幹の神経支配

07　硬膜外・くも膜下ブロック……113

08　傍脊椎神経ブロック……121

09　肋間神経ブロック……137

10　腹横筋膜面ブロック，腸骨下腹・腸骨鼠径神経ブロック……149

Part 4　腰下肢のブロック……159

腰下肢の筋肉と神経
下肢後面の解剖
下肢前面の解剖

11　鼠径部の神経ブロック……171

12　坐骨神経ブロック殿下部アプローチ……189

13　坐骨神経ブロック末梢側アプローチ……199

索引……219

多視点多層3D解剖映像について

武田 吉正

本書で使用されている解剖写真は，岡山大学とパナソニック社が2010年より共同開発した多視点多層3D解剖映像を使用している。2013年5月16日より，パナソニック社は個人向けインターネット配信サービスを開始した。画像の回転，拡大，層移動が可能で，立体的位置関係の把握に優れる。

　商品名：MeAV Anatomie
　URL：https://medical-education.jp/meav-anatomie

多視点多層3D解剖沿革

2005年　咽頭冷却カフ設計のため，咽頭部のステレオビデオ撮影を施行

2007年　多視点3D撮影フレーム(図1)を製作

2008年　第1回多視点多層3D解剖撮影施行
　　　　表示装置にアスナ(有沢製作所)3Dディスプレーを使用
　　　　→ソノサイト・ジャパン社の神経ブロックワークショップにて使用開始

2009年　第2回多視点多層3D解剖撮影施行
　　　　ビュワーを自主開発。表示装置にアスナ3Dディスプレーと3Dプロジェクタを使用
　　　　→『LiSA』で「麻酔科医のための3D解剖学講座」連載決定

2010年　第3回多視点多層3D解剖撮影施行(「頸部」画像セットを撮影)
　　　　パナソニック社と共同研究開始。正しい奥行き情報を持った高解像度解剖映像の自動撮影が可能になる。ビュワー，表示装置ともパナソニック社が製作
　　　　→米国麻酔科学会 educational exhibit で最優秀賞受賞

2011年　第4回多視点多層3D解剖撮影施行(28部位，31画像セットを撮影)
　　　　岡山大学3D解剖プロジェクトを立ち上げ，外科系診療科(11診療科)が参加。各科専門医が手術手技解説に必要な解剖を施行。パナソニック社が撮影。岡山大学構内LANで配信開始

2012年　第5回多視点多層3D解剖撮影施行(18部位，20画像セットを撮影)
　　　　体位の自由度を得るため，Thiel固定法を使用開始

2013年　インターネットで学外配信開始。本書発刊

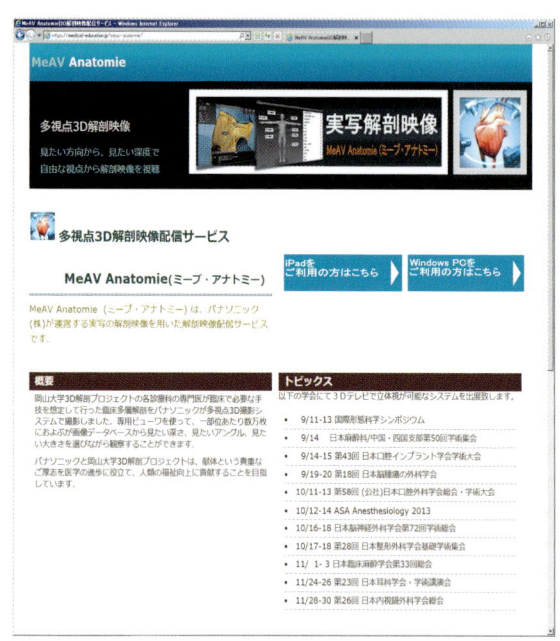

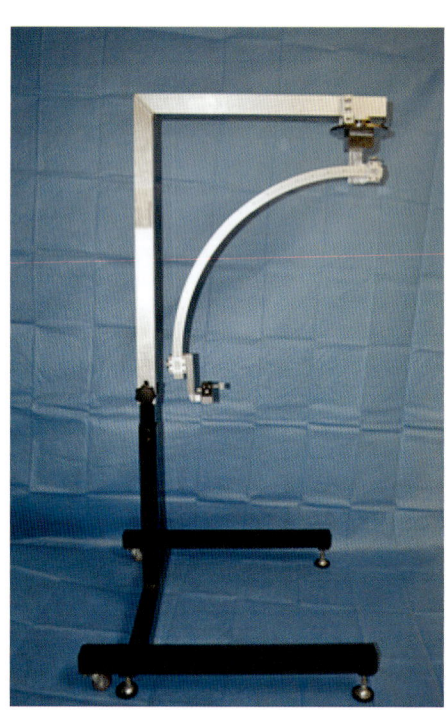

図1　多視点3D撮影フレーム

本書で使用した 3D 解剖映像セット

❶「頸部」画像セット（2, 3, 4, 5章，Part 2で使用）

- 目　的：気道確保および腕神経叢ブロックに必要な頸部の解剖
- 映　像：左頸部の球面撮影，全12層
- 固　定：ホルマリン
- 著作者：武田 吉正，大塚 愛二
- 監　修：百田 龍輔

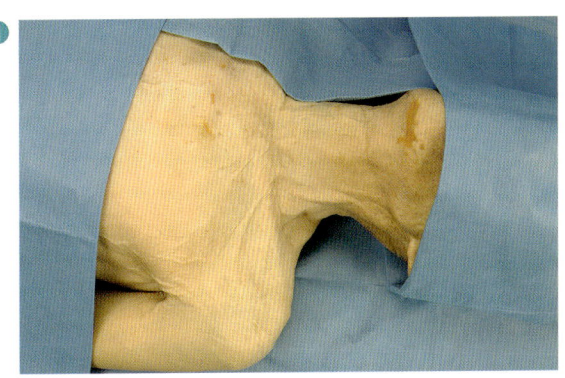

❷「腹部・大腿部」画像セット（10, 11章で使用）

- 目　的：腹部および大腿前面の神経ブロックと鼠径ヘルニア手術に必要な解剖
- 映　像：腹部〜大腿前面の球面撮影，全16層
- 固　定：ホルマリン
- 著作者：石川 慎一，近藤 喜太，谷西 秀紀，西江 宏行
- 監　修：百田 龍輔，大塚 愛二

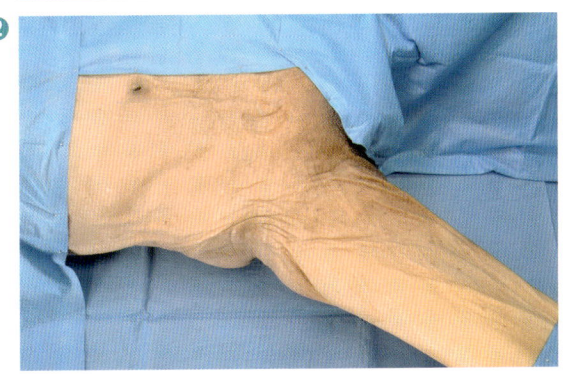

❸「後頭頸部」画像セット（1, 4章で使用）

- 目　的：後頭頸部と腕神経叢のブロックに必要な解剖
- 映　像：左側頸部の球面撮影，全29層
- 固　定：Thiel法
- 著作者：石川 慎一
- 監　修：百田 龍輔，大塚 愛二

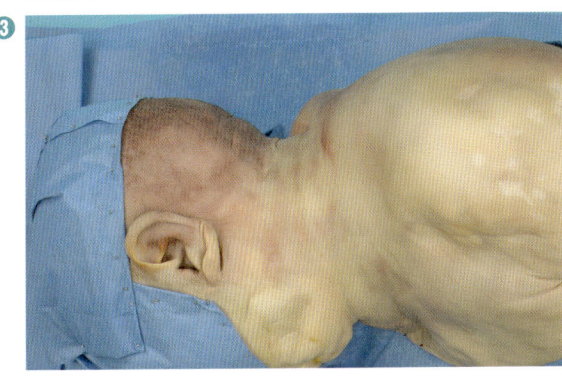

❹「胸椎・胸郭」画像セット（7, 8, 9章で使用）

- 目　的：胸郭および椎体の神経ブロックに必要な解剖
- 映　像：第3胸椎〜第7胸椎の円筒形撮影，全17層
- 固　定：Thiel法
- 著作者：木下 真佐子
- 監　修：百田 龍輔，大塚 愛二

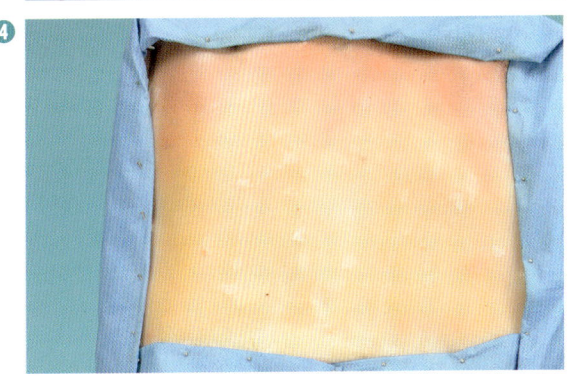

❺「腹壁・殿部・大腿」画像セット（9, 10, 12, 13章，Part 4で使用）

- 目　的：大腿神経ブロック，坐骨神経ブロック，閉鎖神経ブロック，腹横筋膜面ブロックに必要な解剖
- 映　像：仙骨〜大腿の円筒形撮影，全28層
- 固　定：Thiel法
- 著作者：武田 吉正
- 監　修：百田 龍輔，大塚 愛二

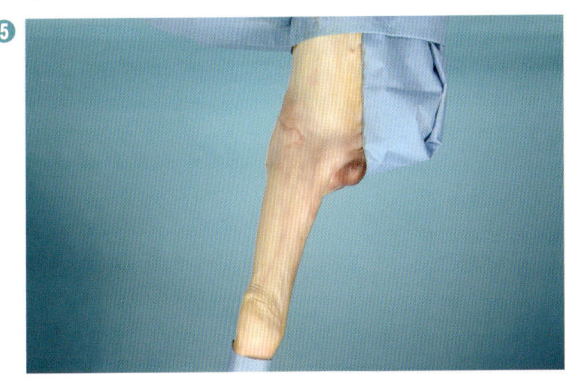

❻「胸郭」画像セット（9章で使用）

目　的：呼吸器外科手術に必要な解剖
映　像：胸部の球面撮影，全10層
固　定：ホルマリン
著作者：三好 新一郎，大藤 剛宏，豊岡 伸一，山根 正修，宗 淳一，杉本 誠一郎，三好 健太郎，黒﨑 毅史
監　修：百田 龍輔，大塚 愛二

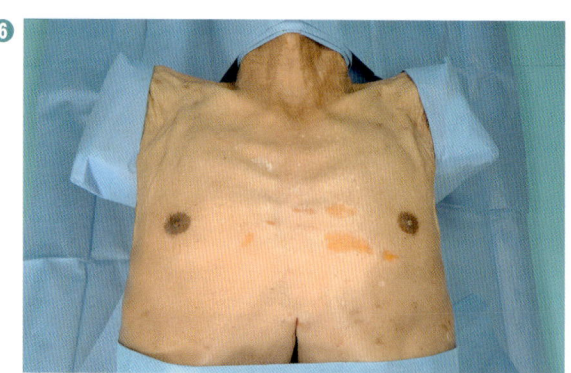

❼「頸椎」画像セット（9章で使用）

目　的：頸椎後方手術に必要な頸部後方解剖
映　像：頸椎〜胸椎の球面撮影，全12層
固　定：ホルマリン
著作者：田中 雅人，杉本 佳久，三澤 治夫，瀧川 朋享，鉄永 倫子，塩崎 泰之，尾﨑 修平，馬﨑 哲朗，山根 健太郎，篠原 健介
監　修：百田 龍輔，大塚 愛二

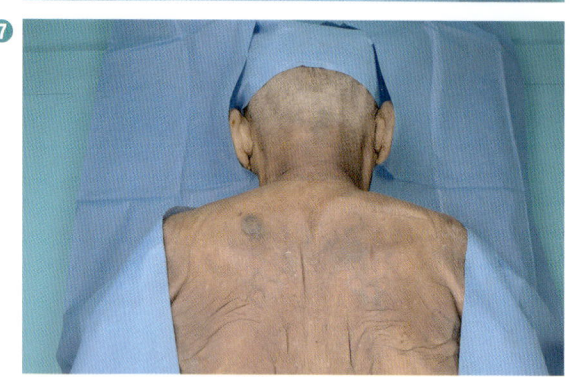

❽「腋窩」画像セット（6章で使用）

目　的：腋窩リンパ節郭清と腋窩腕神経叢ブロックに必要な解剖
映　像：右腋窩部の球面撮影，全10層
固　定：ホルマリン
著作者：土井原 博義，野上 智弘，武田 吉正（上腕部分）
監　修：百田 龍輔，大塚 愛二

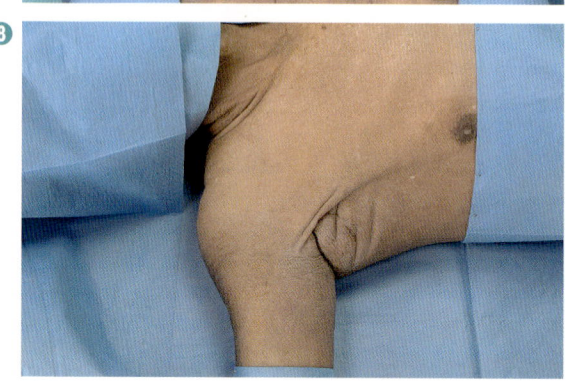

◎注意

本書に記載した情報に関しては，正確を期し，一般臨床で広く受け入れられている方法を記載するよう注意を払った。しかしながら，著者・編集者・監修者ならびに出版社は，本書の情報を用いた結果生じたいかなる不都合に対しても責任を負うものではない。本書の内容の特定な状況への適用に関しての責任は，医師各自のうちにある。

著者ならびに出版社は，本書に記載した薬物の選択，用量については，出版時の最新の推奨，および臨床状況に基づいていることを確認するよう努力を払っている。しかし，医学は日進月歩で進んでおり，政府の規制は変わり，薬物療法や薬物反応に関する情報は常に変化している。読者は，薬物の使用にあたっては個々の薬物の添付文書を参照し，適応，用量，付加された注意・警告に関する変化を常に確認することを怠ってはならない。これは，推奨された薬物が新しいものであったり，汎用されるものではない場合に，特に重要である。

Part 1

頭頸部のブロック

Part 1
頭頸部のブロック

頭頸部の神経支配

超音波装置により目的の神経や注意すべき周囲組織のリアルタイムな描出が可能となり，神経ブロックの安全性と確実性が非常に高まった。一番その恩恵を受けているのが頭頸部のブロックである。頭頸部には重要な神経，血管などが

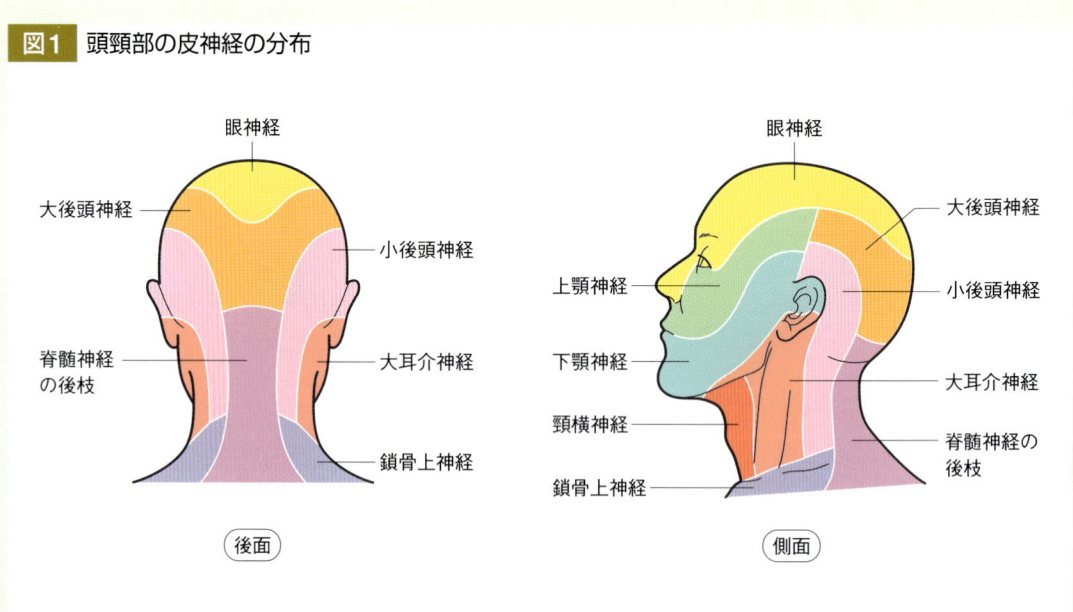

図1 頭頸部の皮神経の分布

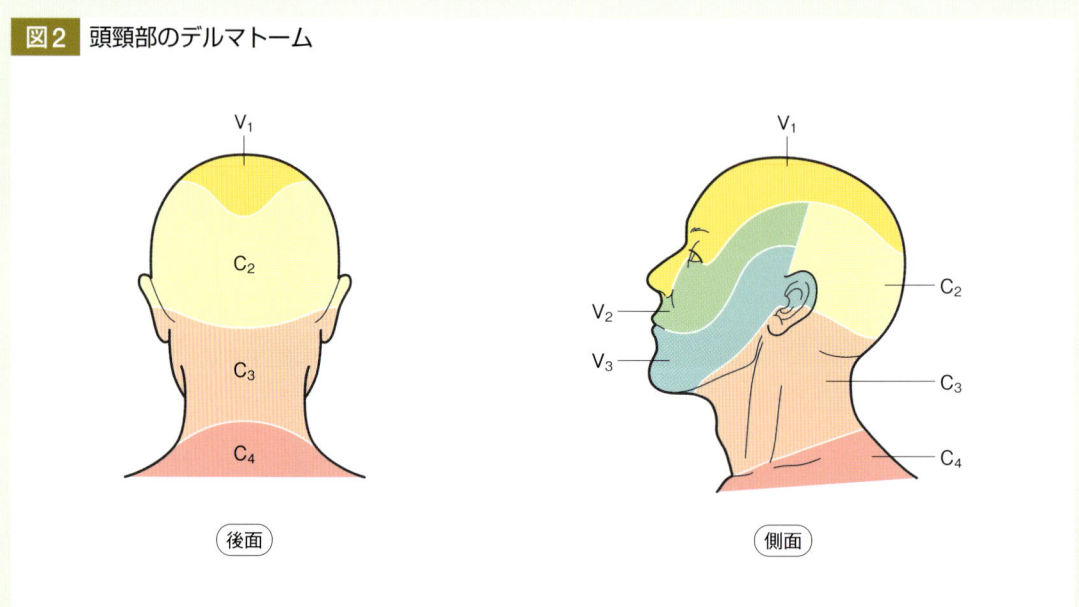

図2 頭頸部のデルマトーム

▲V：三叉神経

狭い範囲に集まっているため，誤穿刺などの合併症は重篤な結果をもたらす可能性が大きい。したがって，頸椎およびその周囲の解剖への理解は必須である(図1, 2, 表1)。

表1 頭頸部のブロックの理解に必要な筋肉の起始・停止

筋	起始	停止
下頭斜筋	第2頸椎棘突起	第1頸椎横突起
大後頭直筋	第2頸椎棘突起	下項線
小後頭直筋	第1頸椎後結節	下項線
頭半棘筋	第3〜7頸椎横突起，第1〜3胸椎横突起	後頭骨の上項線と下項線の間
頭板状筋	第3〜7頸椎棘突起，第1〜3胸椎棘突起	上項線，乳様突起
頭長筋	第3〜6頸椎横突起前結節	後頭骨基底部
頸長筋	第5〜7頸椎，第1〜3胸椎の椎体前面	第2〜4頸椎の椎体前面
	第3〜5頸椎横突起前結節	第1頸椎前結節
	第1〜3胸椎椎体前面	第5, 6頸椎横突起前結節
僧帽筋	上項線，外後頭隆起，項靭帯，第7頸椎棘突起，第1〜12胸椎棘突起	鎖骨外側1/3，肩峰，肩甲棘
胸鎖乳突筋	胸骨柄，鎖骨内側部	乳様突起，上項線
前斜角筋	第3〜6頸椎横突起前結節	第1肋骨斜角筋結節
中斜角筋	第2〜7頸椎横突起後結節	第1肋骨

Part 1 | 頭頸部のブロック

01

頭頸部後方の神経ブロック

石川 慎一

　頭頸部後方の神経ブロックは，主にペインクリニックで用いられる。大後頭神経ブロック，小後頭神経ブロックや第三後頭神経ブロックは，後頭神経痛，頸性頭痛，片頭痛，筋緊張性頭痛，群発頭痛など，慢性の頭痛や後頸部痛の診断と治療に用いられる。後頭神経痛の原因として大後頭神経が90％，小後頭神経が10％，大・小後頭神経が8.7％という報告がある[1]。その他，帯状疱疹後神経痛の治療にも用いられる。

　手術においては，覚醒下脳神経外科手術に対する頭皮ブロックが報告されている[2]。大後頭神経ブロックと眼窩上神経ブロックの併用により，頭皮の広範囲の鎮痛を得ることが可能となる。

　頭頸部には重要な神経，血管などが狭い範囲に集まるため，合併症は重篤な結果をもたらす可能性が大きい。したがって，頸椎およびその周囲の解剖への理解は必須である。

頭頸部後方の神経ブロックに必要な解剖

◎大後頭神経

大後頭神経は後頭部中央の皮膚知覚を支配している。基本的に感覚神経であり，第2頸神経後枝から分岐する(表1)。走行する部位により，Ⓐ第2頸椎椎弓と下頭斜筋内側の間を通過，Ⓑ下頭斜筋と頭半棘筋や大後頭直筋との間を通過，Ⓒ外側を走り頭半棘筋あるいは僧帽筋を貫通して後頭動脈と伴走する，という三つのパートに分かれる(図1)。大後頭神経は上項線レベル(写真1黄線)で，正中より約2.5cmの点を通過すると言われるが，実際には，後頭動脈の内側を走行すること以外は一定でない。したがって，超音波ガイド下遠位アプローチのプローブの位置は，上項線上の正中より約2〜3cm外側の後頭動脈を触知する点(写真1①)である。一方，近位アプローチでは，第2頸椎椎弓およびその外側であり，写真1②の位置に相当する。

◎小後頭神経

小後頭神経は後頭部側方の皮膚知覚を支配しており，第2頸神経前枝から分岐する(表1)。第2頸椎椎間孔を出た後に横走して，頸神経叢ワナに分枝しつつ中斜角筋と頭板状筋の間を通過する(図1)。次に頭板状筋と胸鎖乳突筋の間を通過して，胸鎖乳突筋の後縁に達するとともに上行していく。上項線レベルで大後頭神経よりもさらに外側の皮膚に分布する。

◎第三後頭神経

第三後頭神経は後頭部後方の皮膚知覚を支配しており，第3頸神経後枝から分岐する(表1)。

第3頸椎椎間孔を神経根として出た後に分枝して後枝となり，第2-3頸椎椎間関節の側下方を横走して内側に向かう。その後，下頭斜筋と頭半棘筋の間を通過して，正中に近い位置で大後頭直筋，小後頭直筋の表面を上行していく。上項線よりやや尾側レベルで僧帽筋を貫いて，後頭部の上項線以下の正中に近い部分の皮膚に分布する。Tubbsら[3]は，第三後頭神経は外後頭隆起より3mm外側，5cm尾側の位置にあると報告している。

表1　後頸部の脊髄神経と末梢枝

後枝
C₁：後頭下神経
C₂：大後頭神経
C₃：第三後頭神経
前枝
C₁：なし
C₂：小後頭神経
C₂〜C₃：大耳介神経
C₃〜C₄：鎖骨上神経

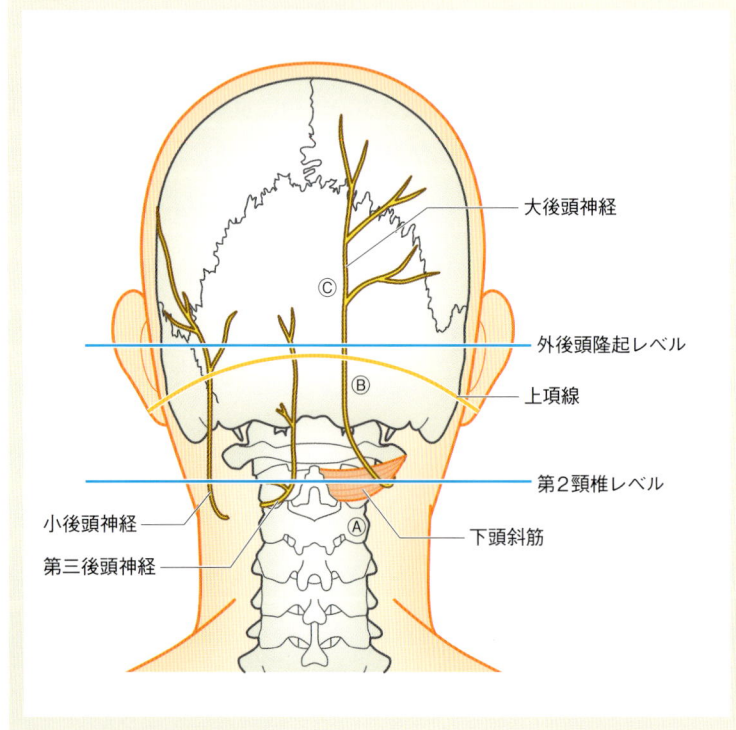

図1　後頭部に分布する知覚神経

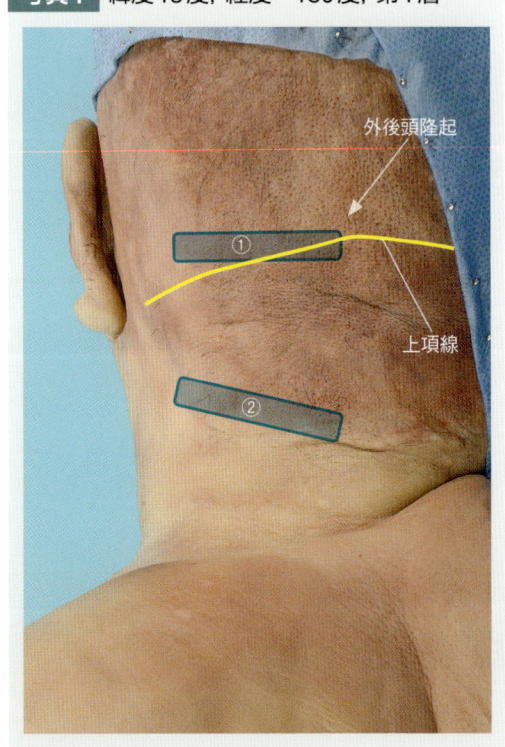

写真1　緯度15度，経度-180度，第1層

▲①遠位アプローチ，②近位アプローチのプローブの位置。②は下頭斜筋と平行である。

頭頸部後方の神経ブロック 01

では，3D解剖を用いて説明していこう。この章では，後頭部と側頸部の2方向を同時に示しつつ説明する。

写真2

A 緯度15度，経度−180度，第1層　　**B** 緯度70度，経度0度，第1層

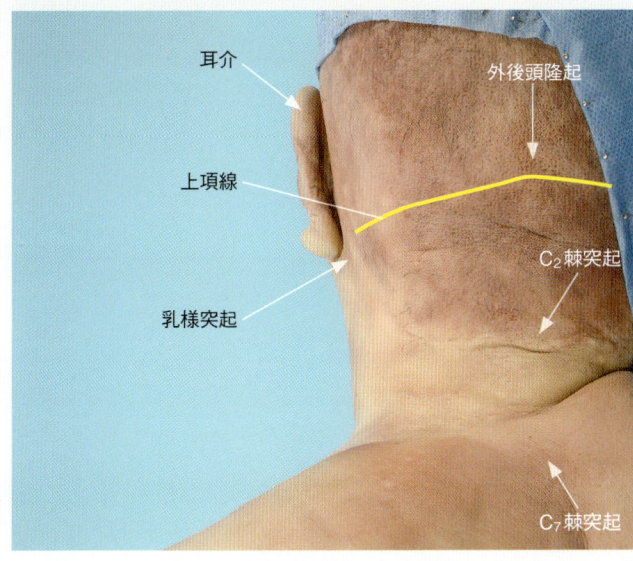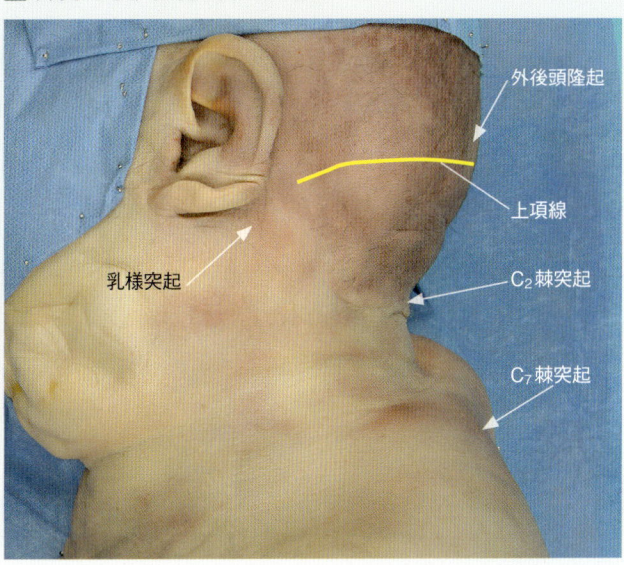

体表からは耳介，乳様突起，外後頭隆起が確認できる。また正中で皮膚を圧迫すると第2頸椎および第7頸椎の棘突起が触知できる。上項線は，頸部の筋群が付着する上縁から構成される線であり，外後頭隆起よりやや下に位置している。

写真3

A 緯度15度，経度−180度，第3層　　**B** 緯度70度，経度0度，第3層

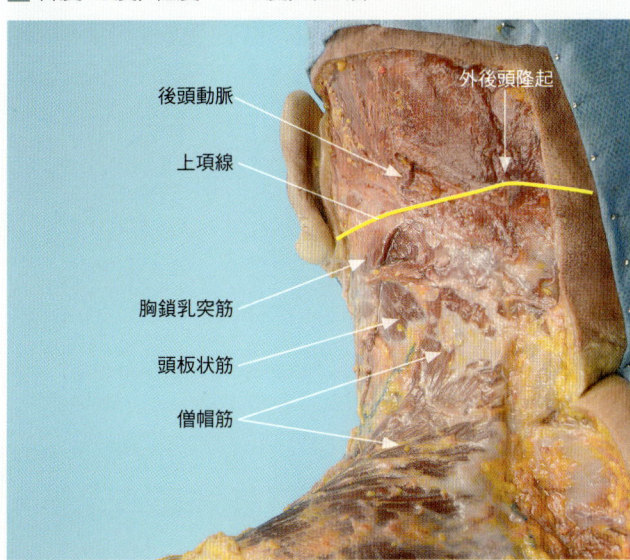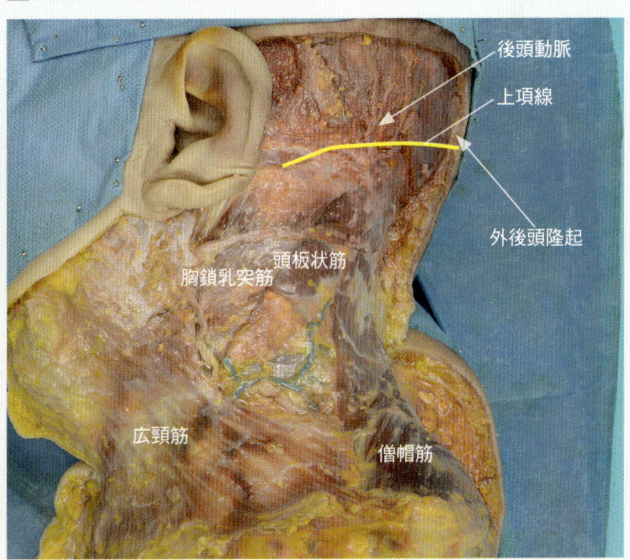

写真2より皮膚と皮下脂肪を除去した。広頸筋，僧帽筋，頭板状筋および胸鎖乳突筋が現れた。広頸筋が前頸部を広く覆う様子が見える。外後頭隆起の約2.5 cm外側に後頭動脈を確認できる。

7

Part 1
頭頸部のブロック

写真4

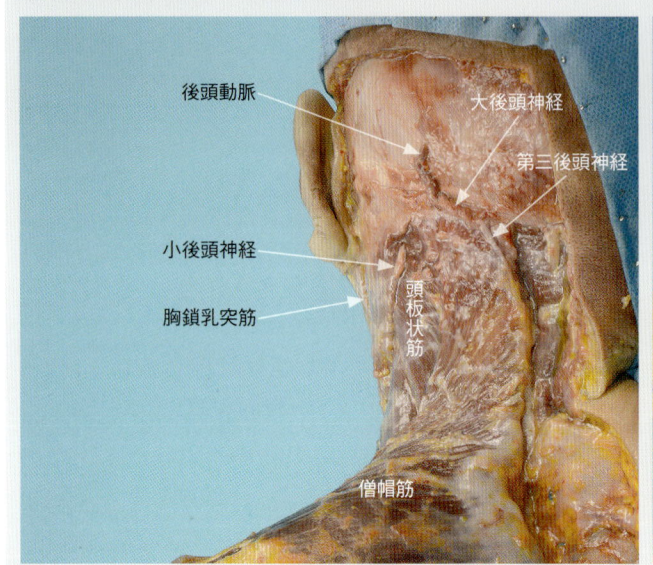

A 緯度15度，経度－180度，第5層

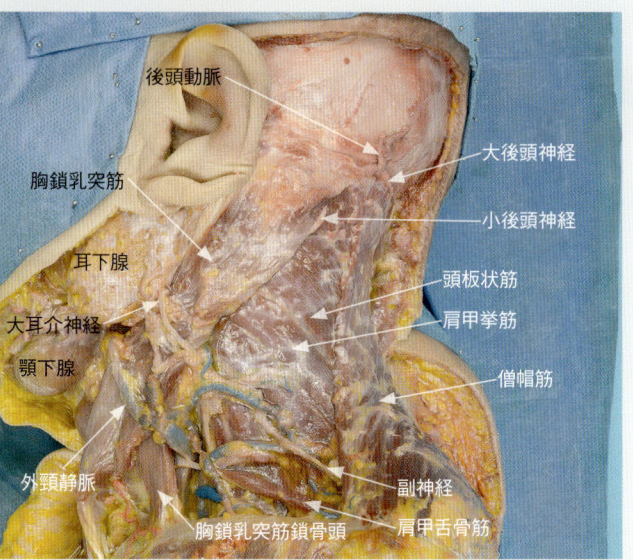

B 緯度70度，経度0度，第5層

▲
写真3より皮下組織および広頸筋を除去した。後方からは，僧帽筋，頭板状筋などの後頭部の浅層の筋が，側面からは，広頸筋の下にある頸部浅層の筋の一部（胸鎖乳突筋，肩甲舌骨筋，肩甲挙筋）が明らかになった。
　僧帽筋の上項線付着部のすぐ外側を頭板状筋が走行する。また，大後頭神経が僧帽筋の外側から現れ，後頭動脈と併走する様子が観察できる。

写真4Bを拡大した。外頸静脈と胸鎖乳突筋の後縁の交点付近からは，頸神経叢が表出し末梢枝を分枝している。小後頭神経および大耳介神経はこの頸神経叢の末梢枝である。
　小後頭神経は胸鎖乳突筋の後縁を上行し，大耳介神経は胸鎖乳突筋の下方辺縁から現れ，耳下腺の方向に走行する。
　青帯は，超音波ガイド下小後頭神経ブロック時のプローブの位置である。

写真4 C 緯度70度，経度0度，第5層

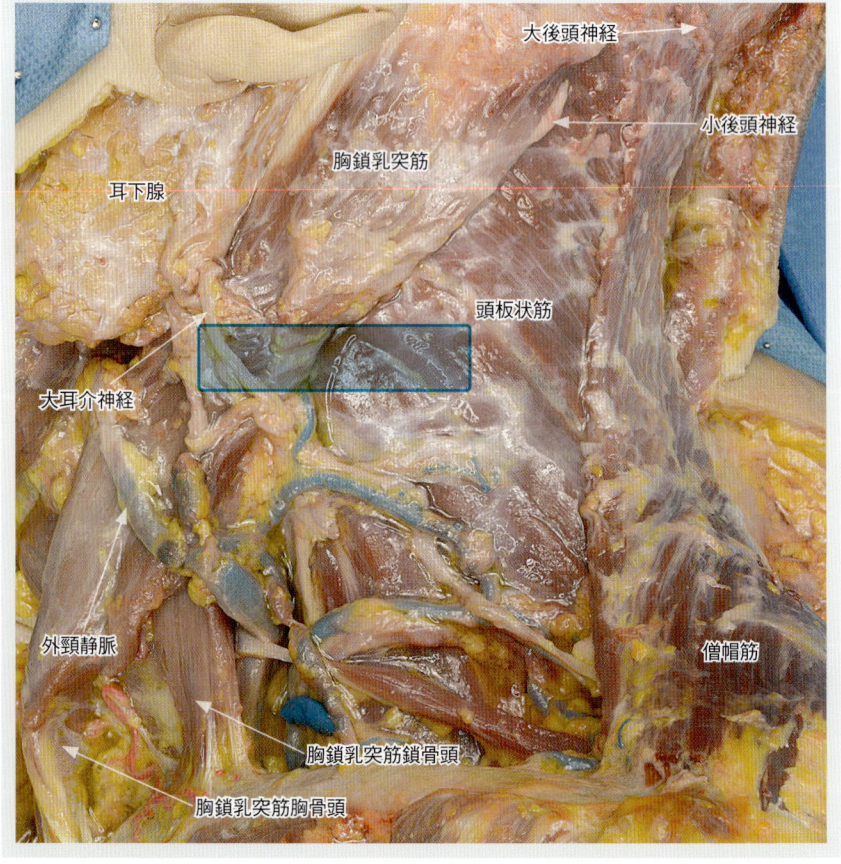

頭頸部後方の神経ブロック 01

写真5

A 緯度15度，経度−180度，第6層　　　　**B** 緯度70度，経度0度，第6層

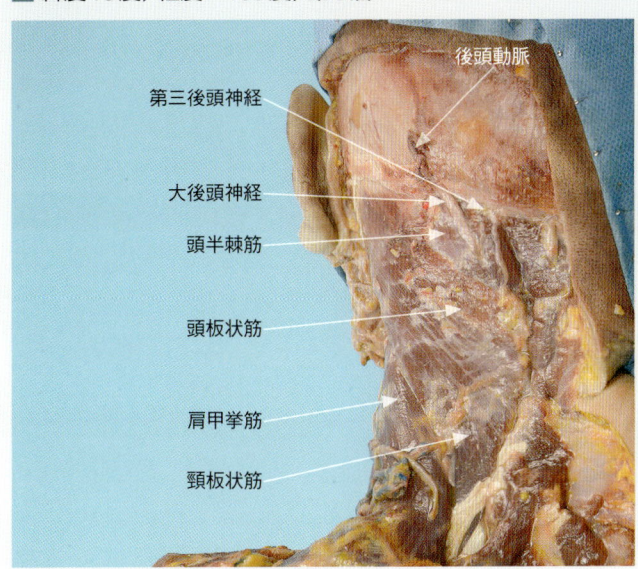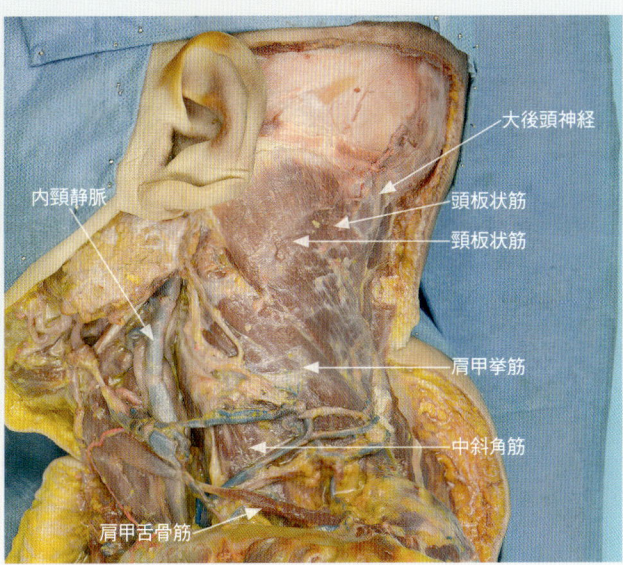

▲ 写真4より僧帽筋，外頸静脈，胸鎖乳突筋および顎下腺を除去した．後面からは，頭板状筋，頸板状筋および頭半棘筋が明確になり，大後頭神経が頭半棘筋を貫通して上行する様子が観察できる．
　また第三後頭神経は頭板状筋と頭半棘筋の境界から明確になり，大後頭神経の正中側を上行している．

写真6

A 緯度15度，経度−180度，第9層　　　　**B** 緯度70度，経度0度，第9層

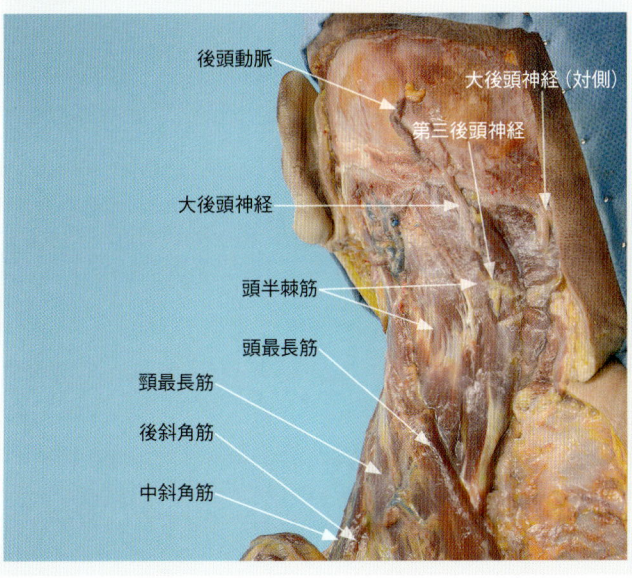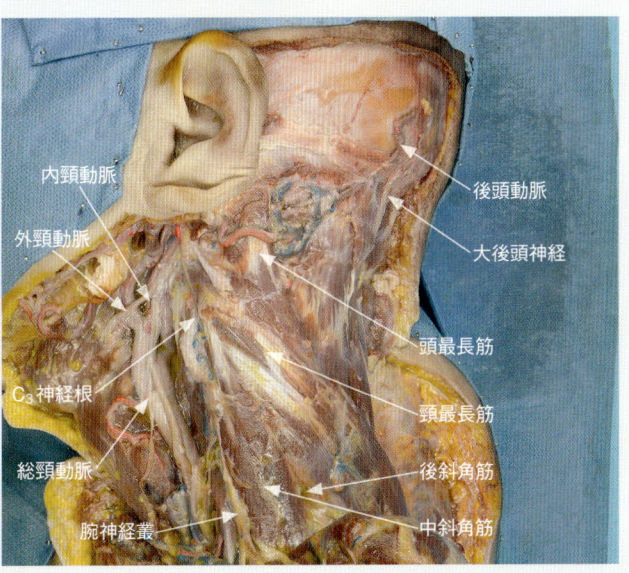

▲ 写真5より内頸静脈とその分枝，頭板状筋，頸板状筋，肩甲舌骨筋，肩甲挙筋を除去した．頭半棘筋，頭最長筋，頸最長筋の辺縁が明確になった．後方からは，第三後頭神経が，頭半棘筋を貫通して表出してくる様子が観察できる．側面からは，中斜角筋の前面に前斜角筋と挟まれる腕神経叢の一部が観察できる．
　頭最長筋は，第1〜3胸椎横突起から起始，乳様突起に停止する．頸最長筋は，第1〜6胸椎横突起から起始，第2〜4頸椎横突起に停止する．

Part 1
頭頸部のブロック

写真7
A 緯度15度, 経度-180度, 第11層　　B 緯度70度, 経度0度, 第11層

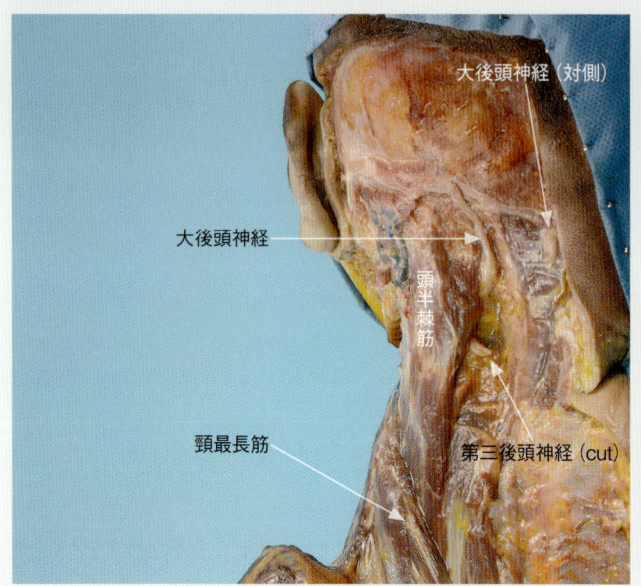
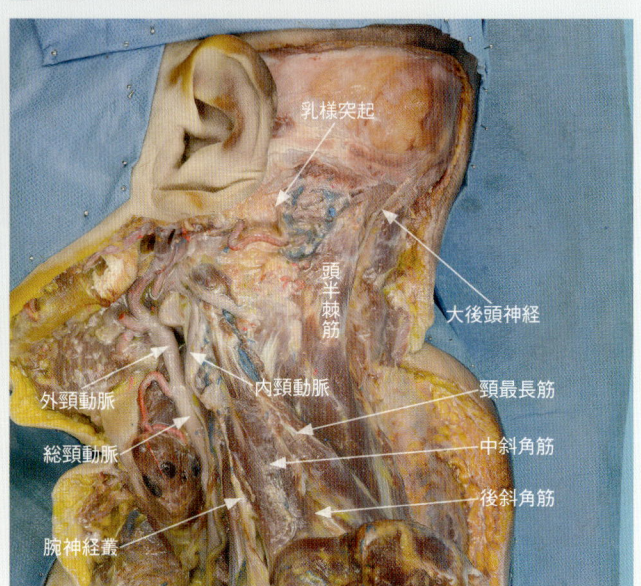

▲ 写真6より頭半棘筋の一部と頭最長筋を除去した。頭半棘筋と頭最長筋の辺縁が明確になった。大後頭神経は，頭半棘筋の深部を内側に向かった後に貫通して表面に出ることがわかる。

写真8
A 緯度15度, 経度-180度, 第13層　　B 緯度70度, 経度0度, 第13層

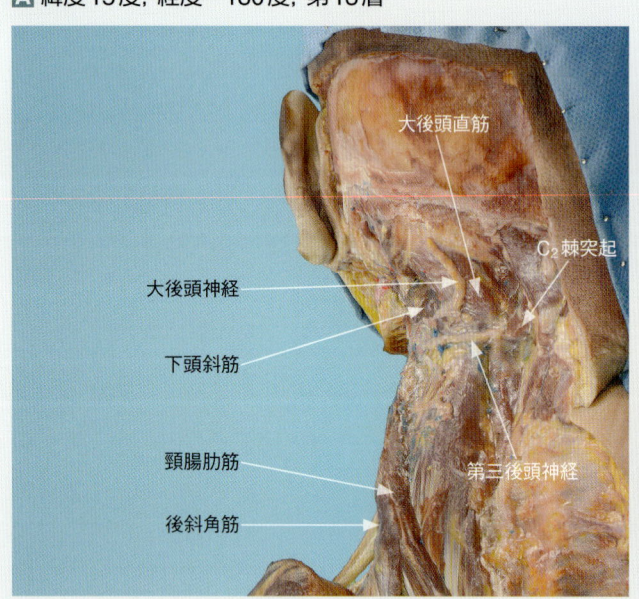
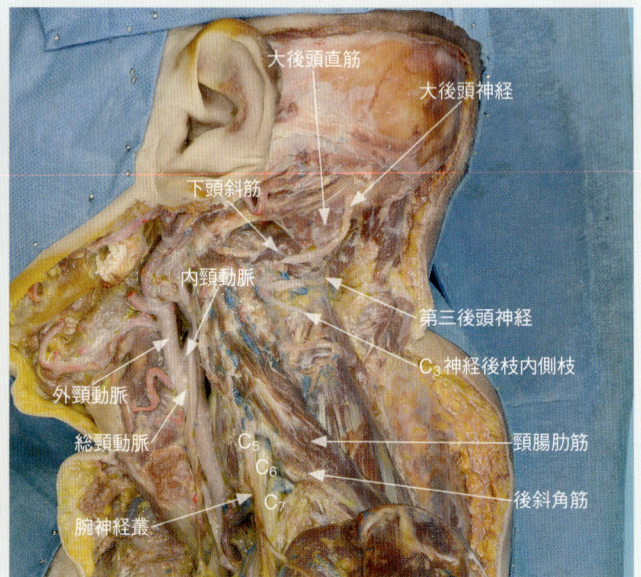

▲ 写真7より頭半棘筋のすべてと，甲状腺，中斜角筋を除去した。大後頭直筋，下頭斜筋，後斜角筋，頸腸肋筋などが明らかになった。中斜角筋を除去したことで，腕神経叢が側面から明らかになった。下頭斜筋は，第2頸椎棘突起を起始，第1頸椎横突起を停止とする筋である。

頭頸部後方の神経ブロック 01

写真8 C 緯度70度，経度0度，第13層

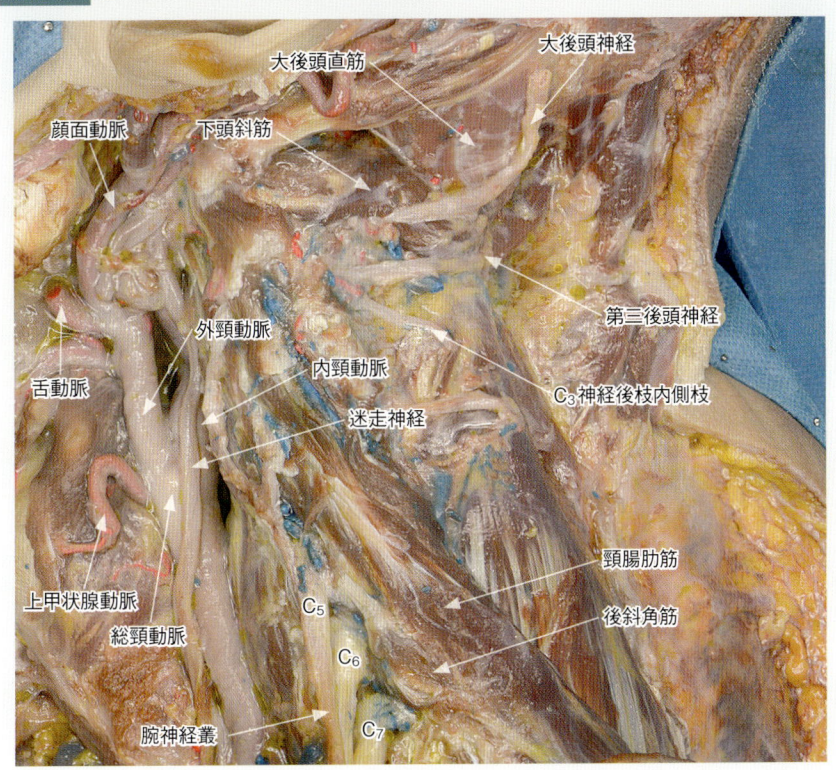

写真8 B を拡大した。大後頭神経ブロック近位アプローチでプローブは，下頭斜筋と平行に当てる。大後頭神経は下頭斜筋の表面を斜走し，第三後頭神経は下頭斜筋の表面を横走する。第三後頭神経のやや尾側に第3頸神経後枝内側枝が椎体中央を横走する様子が見える。

ステレオ　緯度70度，経度0度，第13層

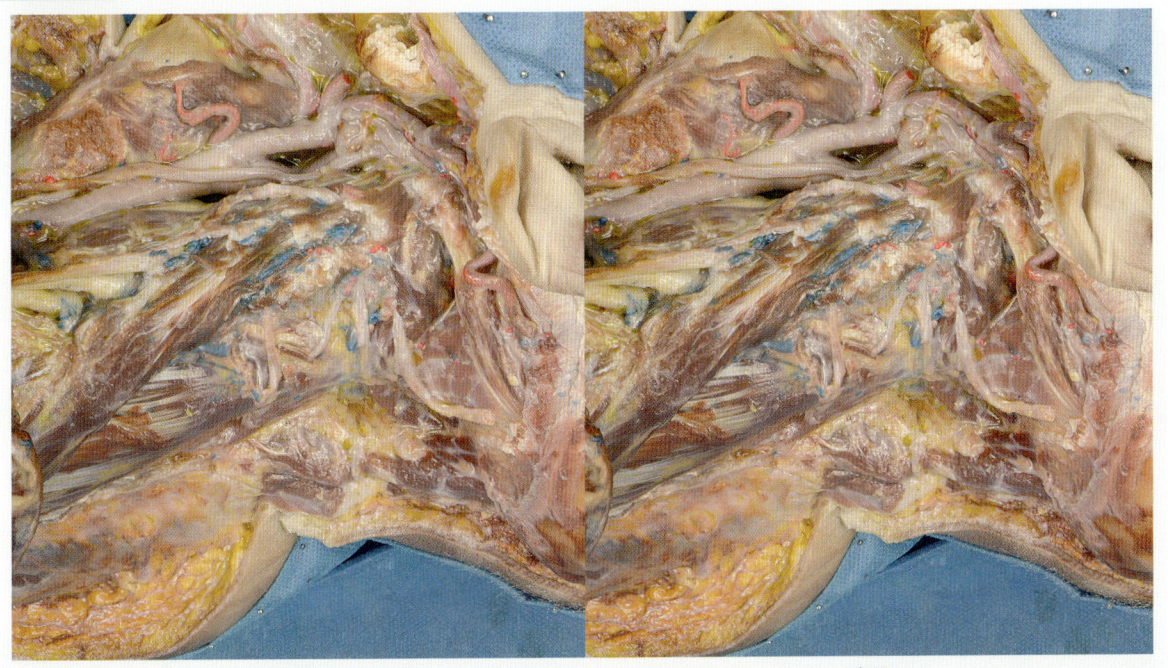

左眼　　　　　　　　　　　　　右眼

Part 1
頭頸部のブロック

写真9

A 緯度15度，経度−180度，第15層　　B 緯度70度，経度0度，第15層

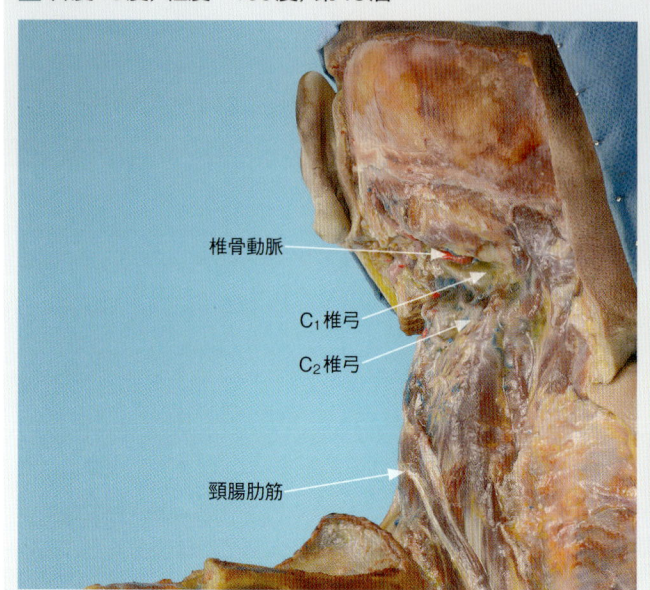
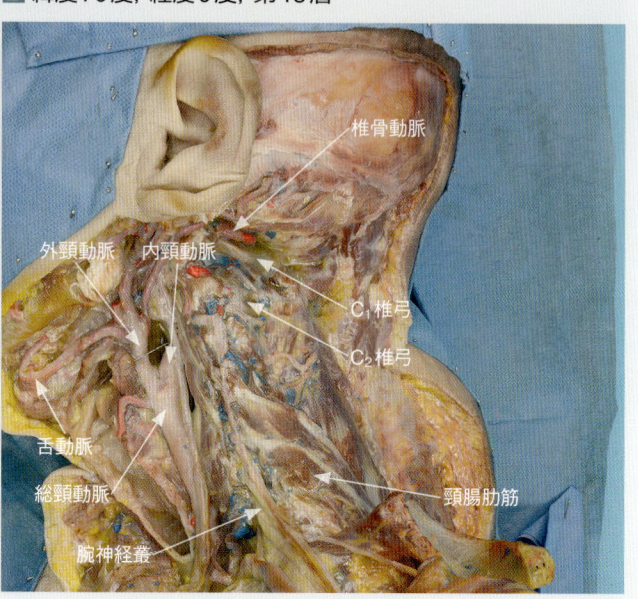

▲ 写真8より大後頭神経，第三後頭神経，下頭斜筋などの後頭下筋群，および後斜角筋を除去した。第1，2頸椎横突孔を通過しながら椎骨動脈が上行する様子が観察できる。除去した下頭斜筋の外側深部で，椎骨動脈が後外側に走行する。

写真10

A 緯度15度，経度−180度，第17層　　B 緯度70度，経度0度，第17層

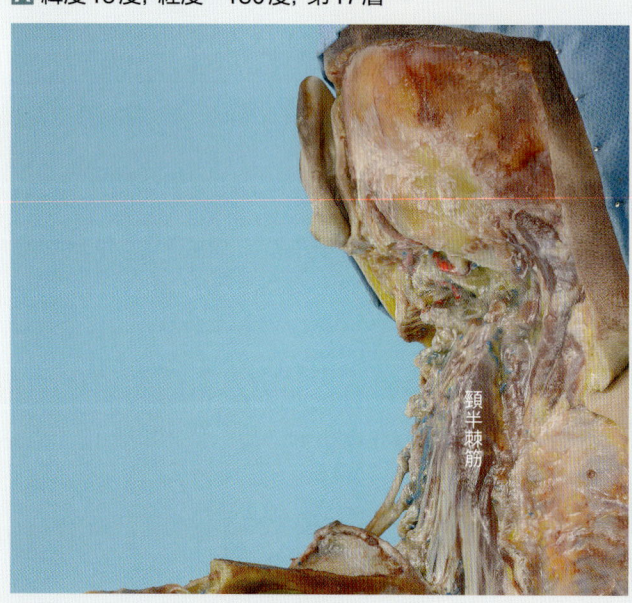
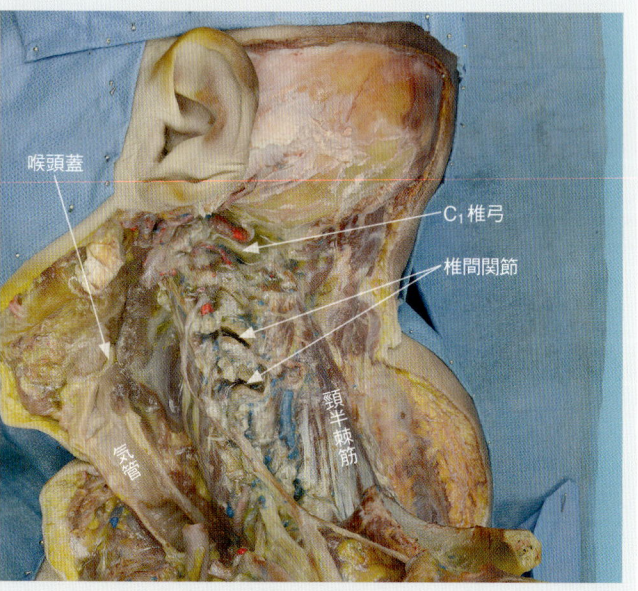

▲ 写真9より頸腸肋筋，頸動脈とその分枝を除去した。
　第1，2頸椎椎弓および椎骨動脈が第1，2頸椎横突孔を通過する部分が観察できる。下頭斜筋外側深部には椎骨動脈が後外側に走行する様子が確認できる。頸半棘筋が明らかになった。頸半棘筋の起始は第1〜6胸椎横突起，停止は第2〜5頸椎棘突起である。

写真11

A 緯度15度,経度−180度,第20層

B 緯度70度,経度0度,第20層

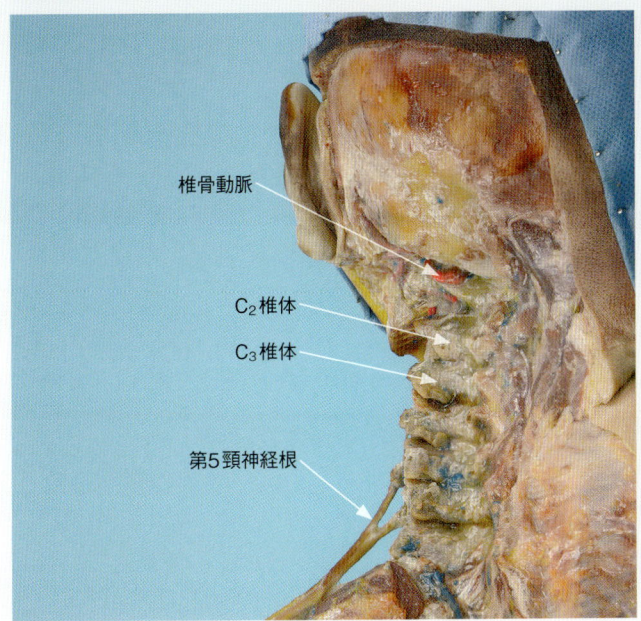
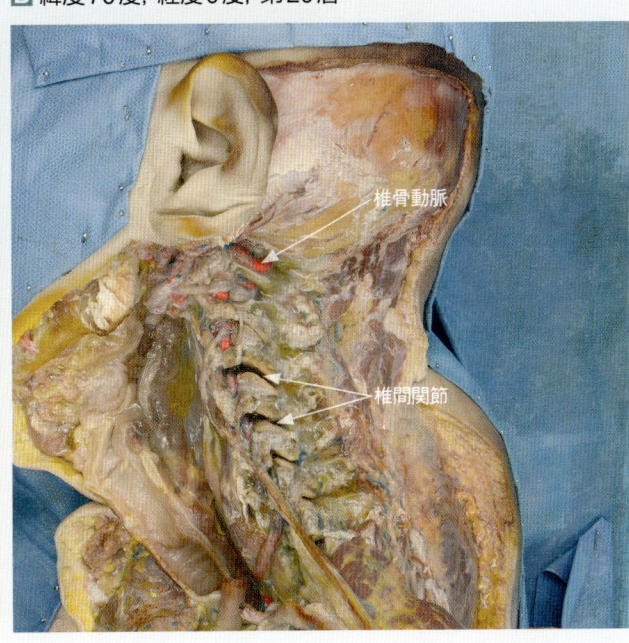

写真10より頸半棘筋および傍脊椎部の筋を除去した。頸椎の椎弓および棘突起,椎間孔,椎間関節の配列が明確になった。

　写真8と比較すると,第三後頭神経が第2-3頸椎椎間関節を横切るように内側へ走行していたことがわかる。

写真12

A 緯度15度,経度−180度,第23層

B 緯度70度,経度0度,第23層

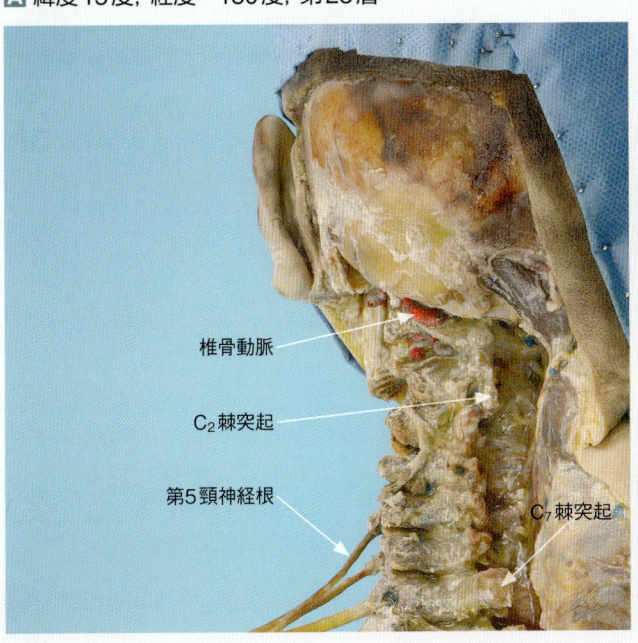
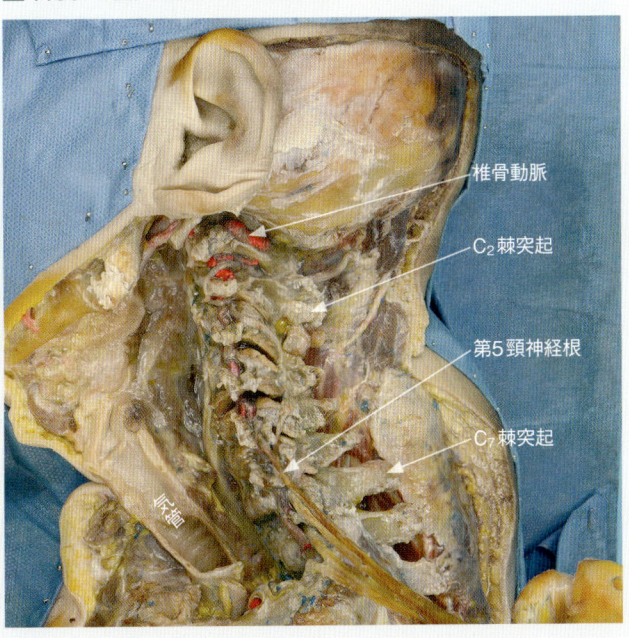

写真11より右半側後面の筋群を除去した。頸椎の両側の椎弓および棘突起が明確になった。側面からも棘突起の配列がわかる。

大後頭神経ブロックの実際

針先と神経の位置を確認する方法により，ランドマーク法と超音波ガイド下法に分けられる。ランドマーク法では，後頭動脈の触知がポイントとなる。一方，超音波ガイド下法では，ブロックする部位は主に①従来のランドマーク法と同じ上項線上の部位（遠位アプローチ），②第2頸神経から分枝した後，下頭斜筋と頭半棘筋や大後頭直筋との間を通過していく部位（近位アプローチ）の二つの方法がある。

患者は腹臥位とし，頭が大きく動かないように安定させておく。

ランドマーク法（傍後頭動脈法）

ランドマーク法は，上項線レベルかつ正中より2〜3 cm外側の後頭動脈のすぐ内側が刺入点である（写真13）。成書では，刺入点は正中より2.5 cm外側と記載されることが多い。実際には，後頭動脈は蛇行しており，その位置も正中から右側3.9 cm，左側4.4 cmの距離[4]，あるいは右側2.3 cm，左側2.1 cmの距離[5]などさまざまで，かつ左右差がある。

一方，大後頭神経と後頭動脈との距離は右側1.5 mm，左側1.2 mmという報告[5]があり，後頭動脈のすぐ内側に大後頭神経はあると考えられる。したがって，大後頭神経ブロックは，正中からの距離よりも後頭動脈の位置が重要で，その内側2 mm以内を走行している可能性が高い。

後頭動脈を確認したら，すぐ内側の点で皮膚に垂直に穿刺を行い，局所麻酔薬は1〜2％リドカインまたは0.375〜0.75％ロピバカイン3〜5 mLを注入する。必ずしも放散痛を得る必要はない。

超音波ガイド下ブロック 遠位アプローチ

遠位アプローチは，ランドマーク法の位置とほぼ等しい部位で大後頭神経をブロックする（写真13）。この方法も，後頭動脈の描出が重要である。

まず，正中で上項線上にプローブを当てた後に，

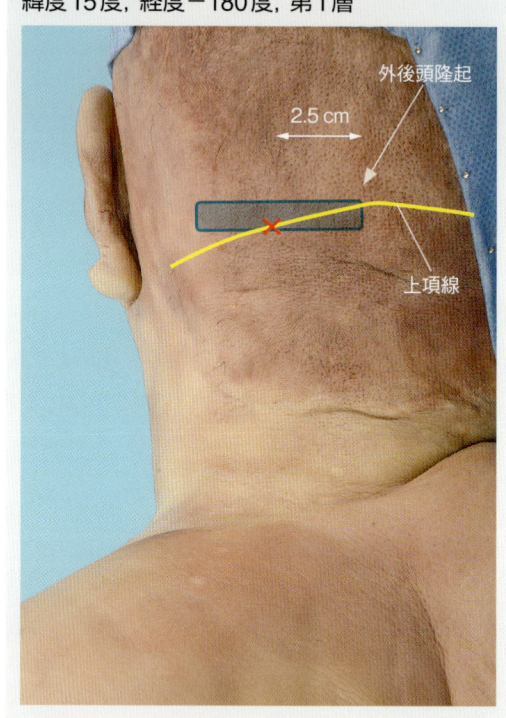

写真13 大後頭神経ブロックの穿刺位置
緯度15度，経度−180度，第1層

▲上項線レベルで後頭動脈を指標にして，そのすぐ内側を穿刺する（×印）。

2〜3 cmほど外側にプローブをスライドさせ，超音波画像で拍動する後頭動脈を探す。そのすぐ内側にあるのが大後頭神経である（図3）。22〜25ゲージの短針を用いて，平行法にて穿刺する。後頭動脈を穿刺しないためには，内側から平行法で穿刺する。超音波画像で明確に神経を確認できれば，注入する局所麻酔薬の量は1 mLでも効果を示すが，ランドマーク法と同じ薬液を3 mL程度注入すればよい。

超音波ガイド下ブロック 近位アプローチ

近位アプローチは，第1〜2頸椎レベルの頭半棘筋と下頭斜筋に挟まれた部分で大後頭神経をブロックする。下頭斜筋上を内側に向かうため，下頭斜筋を明確に描出することが目標となる。

まず，プローブを体軸と垂直に第2頸椎椎弓に平行に当てる。第2頸椎棘突起は，二つに分かれており，特徴的でかつ大きく触知しやすい。外後頭隆起の正中にプローブを当てて，ゆっくり尾側に動かしていくと皮膚近くに現れる第2頸椎棘突起が確認できる。やや外側にプローブをスライドさせ，深部に第2頸椎椎弓根，その直上の下頭斜

筋の一部を確認した後，プローブを下頭斜筋に平行（第1頸椎横突起と第2頸椎棘突起を結ぶ線に平行）となるように（写真1の②）外側を頭側，内側を尾側に回転しつつやや頭側に向けていくと，下頭斜筋が深部で長く描出できる．その部位で，表面より僧帽筋，頭半棘筋，下頭斜筋，第2頸椎椎弓の順に確認できれば，頭半棘筋と下頭斜筋に挟まれた筋膜面に大後頭神経が確認できる（図4）．

Greherら[6]は，大後頭神経はこの断面において正中より27.6 mm，皮膚より17.5 mmの深さにあると報告している．穿刺は平行法で，正中から外側に向けて穿刺すれば，脊柱管内に針が進入することなく安全に施行できる．

図3　上項線レベルにおける超音波画像とその解剖

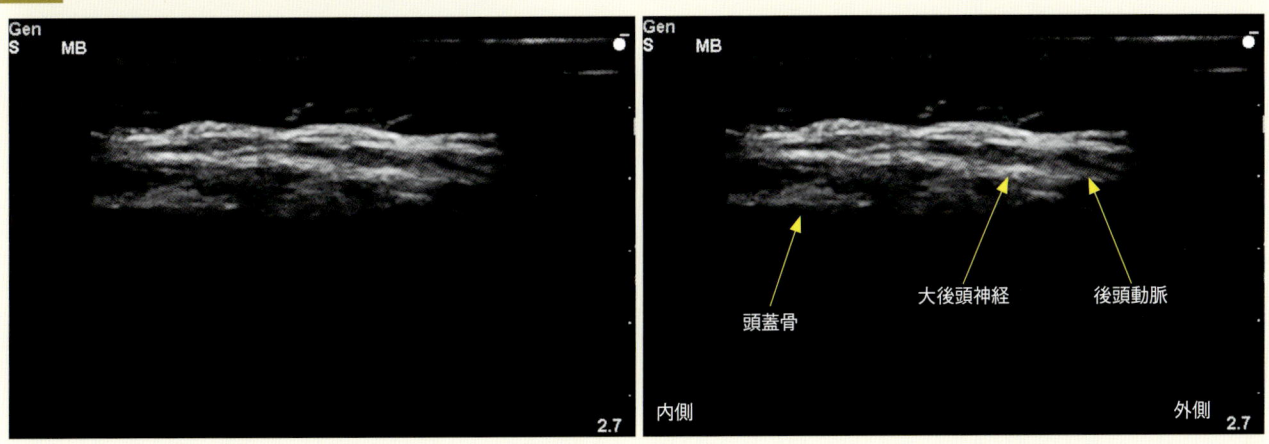

▲写真1の① 上項線レベルにおける超音波画像である．大後頭神経は後頭動脈のすぐ内側を走行している．後頭動脈の拍動を超音波画像で確認することは可能だが，カラードプラーでの確認は困難な場合がある．

図4　第2頸椎レベルにおける超音波画像とその解剖

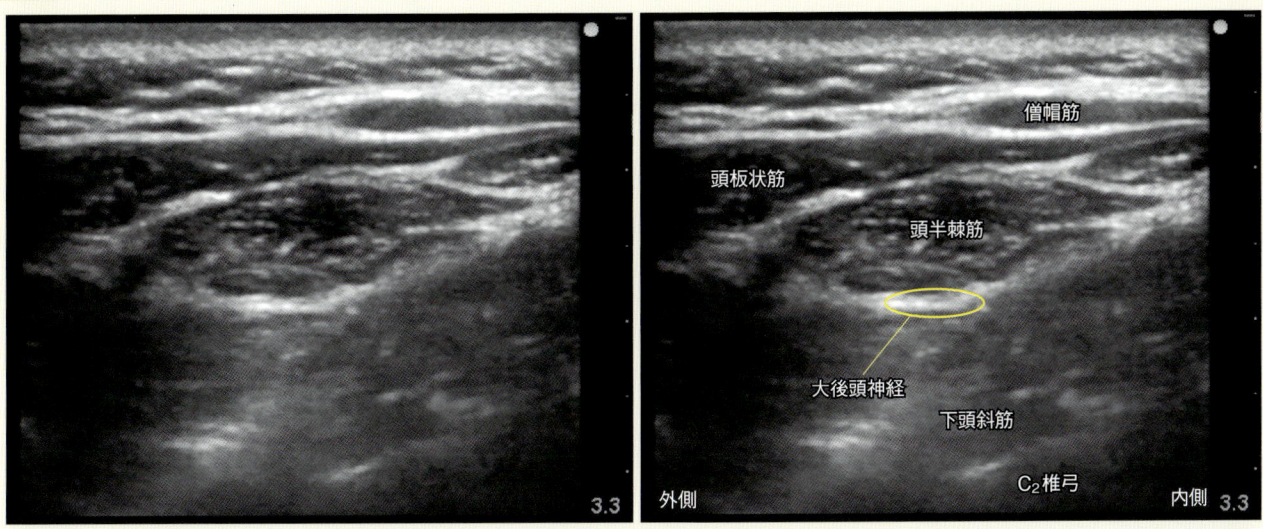

▲写真1の② 第2頸椎レベルにおける超音波画像である．この部位では頸椎椎弓を最深部として表面より僧帽筋，頭板状筋，頭半棘筋，下頭斜筋が確認でき，頭半棘筋と下頭斜筋に挟まれた筋膜間に外側から内側に斜走していく大後頭神経が確認できる．

小後頭神経ブロックの実際

小後頭神経ブロックもランドマーク法と超音波ガイド下法があるが、超音波で小後頭神経を同定・確認することは難しい。そのため、小後頭神経を圧痛部位や正中からの距離で推定するランドマーク法が一般的である。超音波ガイド下法では、胸鎖乳突筋後縁に穿刺して大耳介神経と一緒にブロックすることになる。

ランドマーク法

ランドマーク法は、大後頭神経ブロックの穿刺部位よりさらに 2.5 cm 外側、すなわち正中より約 5 cm 外側が刺入点とされている（写真14）。後頭動脈のように目印となる組織はほとんどない。圧痛点は小後頭神経の走行部位の参考となる。同部位で皮膚に垂直に穿刺を行い、局所麻酔薬は 1〜2% リドカインまたは 0.375〜0.5% ロピバカインを約 3〜5 mL 注入する。

超音波ガイド下法

リニアプローブを用いて、頸椎を短軸に第4頸神経根を描出する部位で、ランドマーク法よりも近位でブロックすることが可能となる（写真4 B）。これは、胸鎖乳突筋後縁と中斜角筋に挟まれた部分（図5）で薬液を注入するコンパートメントブロックであるため、しばしば大耳介神経も同時にブロックされる。投与量は、ランドマーク法と同じか、やや少なめである。

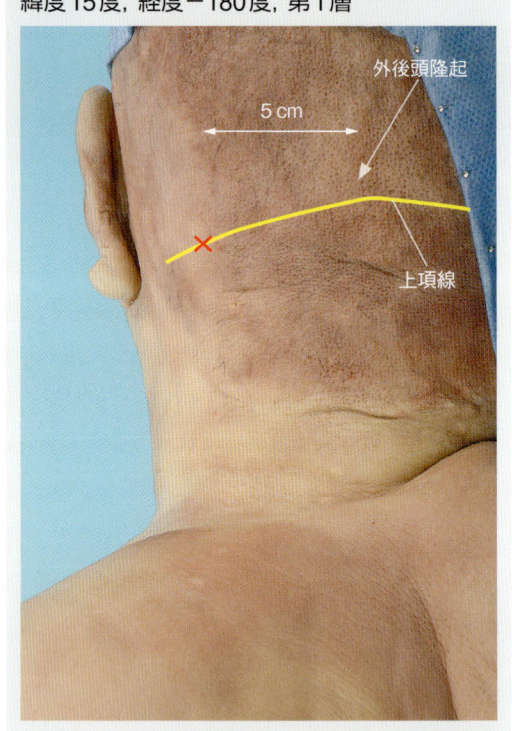

写真14　小後頭神経ブロックの穿刺位置
緯度15度，経度−180度，第1層

▲上項線レベルで，外後頭隆起から約 5 cm 前後外側で穿刺する（×印）。

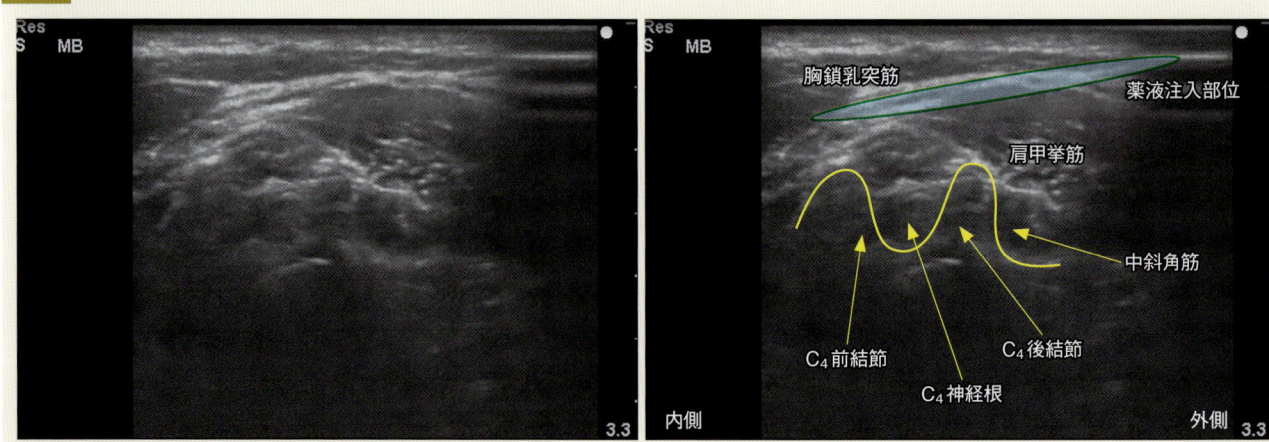

図5　胸鎖乳突筋後縁における超音波画像とその解剖

▲この部位では，胸鎖乳突筋の後縁とその奥に広がる中斜角筋などが確認できる。薬液の注入と広がりも，超音波画像で確認できる。

第三後頭神経ブロックの実際

第三後頭神経は第2-3頸椎椎間関節の側方を横切って背側に向かうため，第2-3頸椎椎間関節ブロックと同様のアプローチで選択的にブロックすることが可能である。第三後頭神経ブロックには，X線透視下法と超音波ガイド下法がある。

いずれの方法でも，第2頸椎および第2-3頸椎椎間関節の確認が大切である。

X線透視下法

X線透視下法は，ほぼ第2-3頸椎椎間関節ブロックと同じである。椎間関節ブロックは，体位により前方，側方，後側方アプローチに分かれる。ここでは第三後頭神経ブロックに最適な後側方アプローチについて述べる。

体位は，腹臥位かつ頭部を患側と反対にやや向ける。胸の下に枕を置き，やや前屈にしておく。X線透視は尾側から頭側方向に入射して，第2-3頸椎椎間関節が明瞭になるように調節する。棘突起から2～3cm外側かつ第3-4頸椎椎間関節レベルを刺入点とする。透視下に第2-3頸椎椎間関節へ針を近づけていき，針先をやや頭側にスライドさせると，後頭部の正中やや患側に放散痛が得られる。その位置で局所麻酔薬を注入する。脊柱管内や神経根を穿刺しないように，針先は椎間関節柱の中心線上を保ち，内外側にずれないようにする。局所麻酔薬は0.375～0.75%ロピバカインまたは1%リドカイン1～2mLを用いる。痛みの治療目的にはステロイドを混合してもよいが合併症を防ぐため，懸濁性のものは使用しない[7]。

超音波ガイド下法

超音波ガイド下法で第三後頭神経をブロックする部位は主に二つある。①X線透視下法と同じ部位（近位アプローチ，写真15），②第3頸神経から分枝した後，下頭斜筋と頭半棘筋を通過する部位（遠位アプローチ，写真16）である。

写真15 第三後頭神経ブロック近位アプローチの穿刺位置
緯度70度，経度0度，第1層

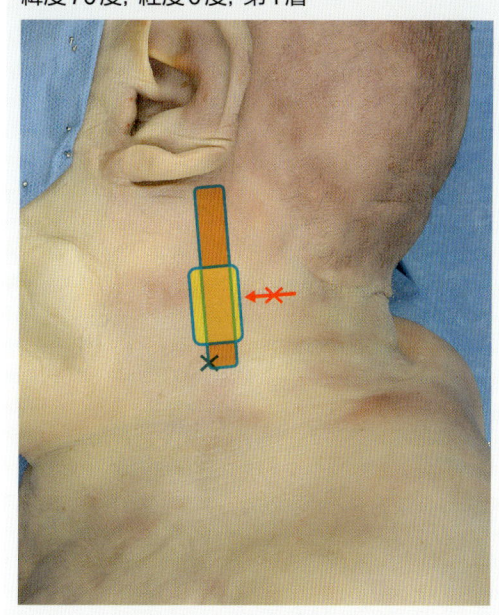

▲プローブを側頸部に当て，椎間関節と椎体中央の後枝内側枝の中点から矢状断交差法で穿刺する（橙帯・赤×印）か，マイクロコンベックスプローブを用いた平行法で穿刺する（黄帯・青×印）。

写真16 第三後頭神経ブロック遠位アプローチの穿刺位置
緯度15度，経度−180度，第1層

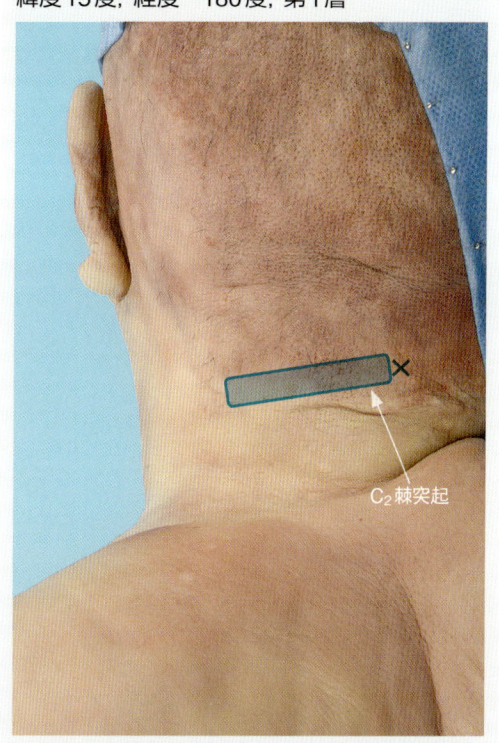

▲後頭動脈よりかなり内側でスキャンを行い，正中から2cm以内に第三後頭神経が頭半棘筋を貫通する前後でブロックを行う。

Part 1
頭頸部のブロック

まずはプローブを頸部側面の椎間関節柱に平行に当てる（写真15）。椎間関節は，上に凸の部分でnotchを示す部分である。第三後頭神経の位置は，第2-3頸椎椎間関節の直上にあることが多い（図6）が，最大2mm頭尾側に位置することがある[8]。一方，第3頸神経後枝内側枝は，第2-3頸椎椎間関節のやや尾側に位置している。この部位における皮膚から第三後頭神経までの深さは20mmで，神経の太さは2.0mmであり，骨の表面に接している。この部位では交差法で穿刺を行い，局所麻酔薬は1％リドカインまたは0.375～0.5％ロピバカイン1～2mLを投与する。

一方，遠位アプローチでは，椎間関節よりも遠位の筋層間でブロックを行う（写真16，図7）。プローブの位置は，大後頭神経ブロックの近位アプローチとほぼ同じ第2頸椎レベルである。第2頸椎レベルで下頭斜筋および頭半棘筋を描出したのち，プローブを正中へ近づけていく。このとき，大後頭神経の内側を正中へ向かう第三後頭神経が確認できる。

第三後頭神経の位置はかなり正中に近く，大後頭神経よりも内側となる。Greher ら[6]は，大後頭神経と第三後頭神経の距離は14.9 mmあったと述べている。

図6 第三後頭神経ブロック近位アプローチでの超音波画像とその解剖

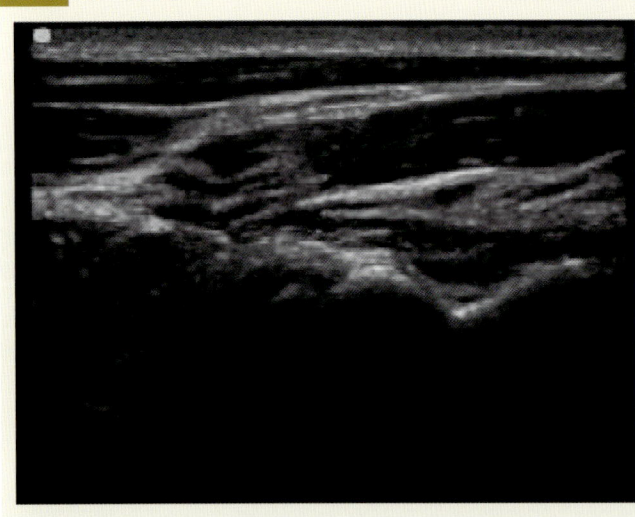 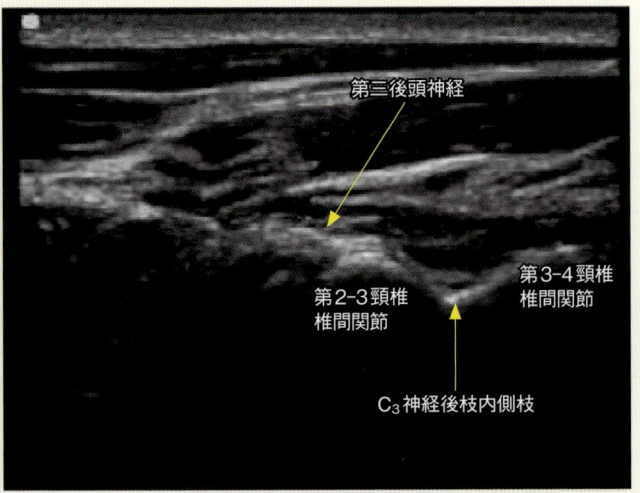

▲第2～4頸椎レベル（写真15のプローブ位置）における超音波画像である。第三後頭神経は，第2，3頸椎をまたぐように横走するため，画像でも第2-3頸椎椎間関節のほぼ上にある。

図7 第三後頭神経ブロック遠位アプローチでの超音波画像とその解剖

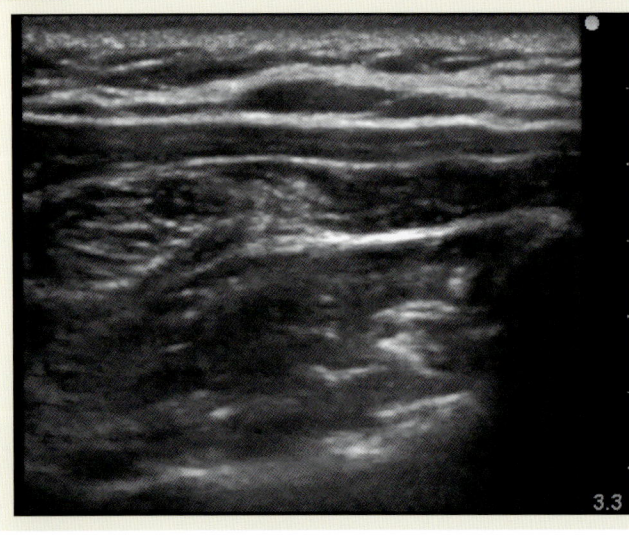 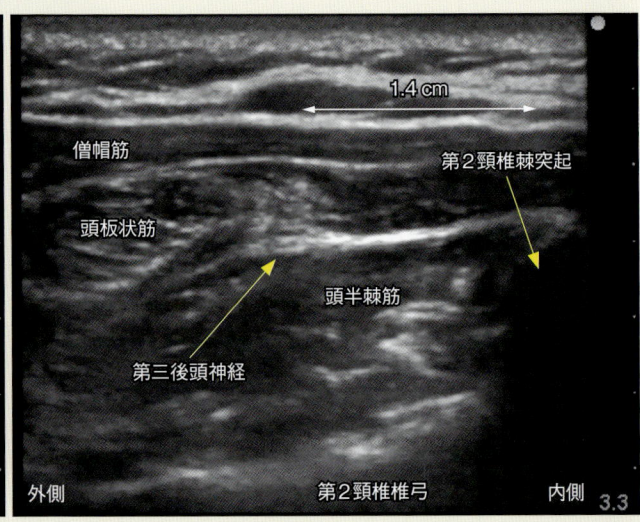

▲写真16のプローブ位置での超音波画像。第2頸椎レベルで，正中から1.4cm程度外側，頭半棘筋と頭板状筋に挟まれた部分で，第三後頭神経は内側かつ上行する。大後頭神経はちょうど画面の外側で確認できない。

図7では，第三後頭神経は，正中より1.4cm外側の位置で，頭板状筋と頭半棘筋に挟まれている。この部分で1～2％リドカインまたは0.375～0.75％ロピバカイン3～5mLを投与する。

副作用と合併症

頭頸部は血管に富む組織のため，いずれのブロックも血管内注入には注意する。大後頭神経ブロックの主な合併症は，血管穿刺であり，後頭動脈を穿刺しないようにする。

第三後頭神経ブロックにおいて，穿刺針が外腹側に大きくずれると椎骨動脈穿刺が起こる可能性がある。針が椎間孔の内側まで進めば，椎骨動脈穿刺，神経根ブロックの危険性がある。針先は椎間関節柱の中心線上を保ち，内外側にずれないようにする。

超音波ガイド下大後頭神経ブロックでも，椎骨動脈穿刺が起こる可能性がある。カラードプラーでの確認は困難なことも多いため，カラードプラーに加えて穿刺目標およびその周囲について拍動の有無をチェックする必要がある。

脱毛は頭髪のある部位での穿刺で起こる可能性があるが，まれである。大後頭神経ブロックにトリアムシノロンを用いた4症例で脱毛を示した報告[9]があるので，ステロイドの選択は重要である。

文献

1. Hammond SR, Danta G. Occipital neuralgia. Clin Exp Neurol 1978；15：258-70.
2. 森本康裕. 覚醒下脳外科手術における頭皮ブロック. In：森本康裕, 柴田康之. 超音波ガイド下末梢神経ブロック実践24症例. 東京：メディカル・サイエンス・インターナショナル, 2013：111-4.
3. Tubbs RS, Mortazavi MM, Loukas M, et al. Anatomical study of the third occipital nerve and its potential role in occipital headache/neckpain following midline dissections of the craniocervical junction. J Neurosurg Spine 2011；15：71-5.
4. Schmidt D, Adelmann G. The course of the occipital artery--an anatomical investigation for biopsy in suspected vasculitis. Eur J Med Res 2001；6：235-41.
5. Shin JH, Kim YC, Jang IK, et al. Occipital nerve stimulation in a patient with an intractable chronic headache -A case report-. Korean J Anesthesiol 2011；60：298-301.
6. Greher M, Moriggl B, Curatolo M, et al. Sonographic visualization and ultrasound-guided blockade of the greater occipital nerve：acomparison of two selective techniques confirmed by anatomical dissection. Br J Anaesth 2010；104：637-42.
7. Beckman WA, Mendez RJ, Paine GF, et al. Cerebellar herniation after cervical transforaminal epidural injection. Reg Anesth Pain Med 2006；31：282-5.
8. Siegenthaler A, Schliessbach J, Curatolo M, et al. Ultrasound anatomy of the nerves supplying the cervical zygapophyseal joints：an exploratory study. Reg Anesth Pain Med 2011；36：606-10.
9. Lambru G, Lagrata S, Matharu MS. Cutaneous Atrophy and Alopecia After Greater Occipital Nerve Injection Using Triamcinolone. Headache 2012；53：1596-9.

Part 1 頭頸部のブロック

02

星状神経節ブロック

西江 宏行

　星状神経節ブロックstellate ganglion block（SGB）は，ペインクリニックで頭頸部や上肢痛の診断と治療に用いられる最も重要なブロックの一つである。重要な血管や神経が多く存在する頸部へのブロックであり，解剖学の知識は必須である。きわめてまれではあるが，命にかかわる合併症も生じ得る。
　頸部の解剖を理解できれば，星状神経節のみならず，頸椎神経根，浅頸神経叢，深頸神経叢など，多くの神経ブロックに応用可能である。

Part 1
頭頸部のブロック

星状神経節ブロックに必要な解剖

星状神経節は，第6〜8頸神経と連絡する下頸神経節と，第1胸部交感神経節が合体したものである（図1）[1]。星状神経節ブロックは，直接，星状神経節に針を進めてブロックするのではなく，第6頸椎レベルで頸長筋内に局所麻酔薬を注入し，星状神経節へ薬液を到達させる方法である。

1991年に江場[2]と山室[3]は，注入した薬液の流れが頸長筋および頭長筋により規定されていることを報告している。そして，星状神経節ブロックの効果は頸長筋とその周囲への薬液の広がりが関係している[4]。したがって，第6頸椎周辺の解剖と頸長筋の走行を理解することが重要である。頸長筋は，第1頸椎から第3胸椎にかけて脊椎の腹側を覆っている筋肉である。頸長筋のさらに腹側に，交感神経幹が走行している（図2）。第6頸椎レベルでこの頸長筋内に針を刺入し，局所麻酔薬を注入するのが星状神経節ブロックである。言い換えるなら，頸長筋内局所麻酔薬注入法であろう。

星状神経節ブロックは，おおまかに，①第6頸椎横突起前結節を触れて横突起基部に針を刺す従来の方法（ランドマーク法），②超音波ガイド下法（前方アプローチ，側方アプローチ），③X線透視下法の3種類に分かれる。

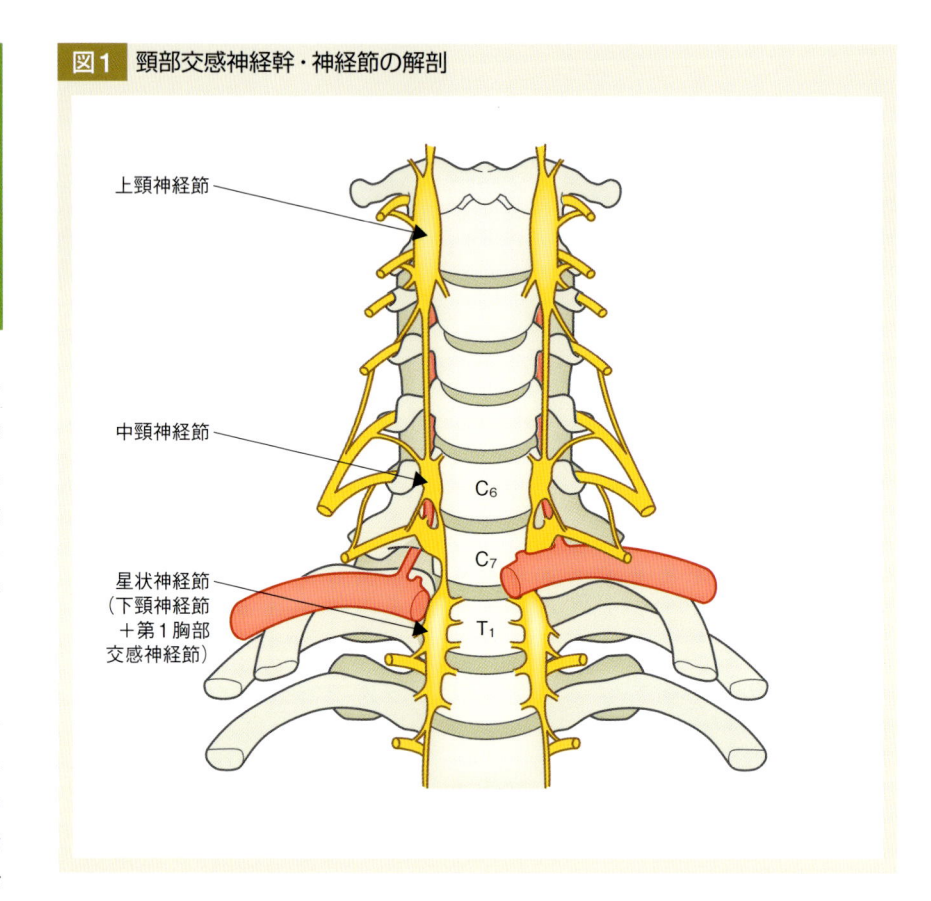

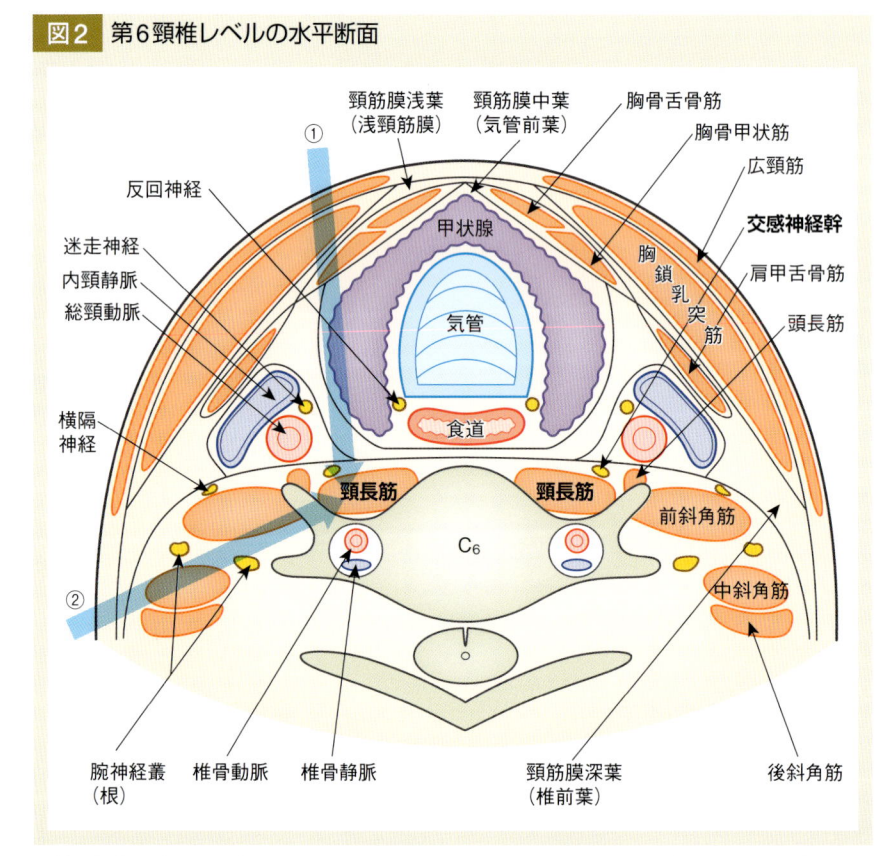

図1　頸部交感神経幹・神経節の解剖

図2　第6頸椎レベルの水平断面

▲①：前方アプローチ（ランドマーク法，超音波ガイド下法，X線透視下法）の刺入方向，②：側方アプローチ（超音波ガイド下法）の刺入方向。

星状神経節ブロック 02

写真1 緯度60度，経度45度，第1層

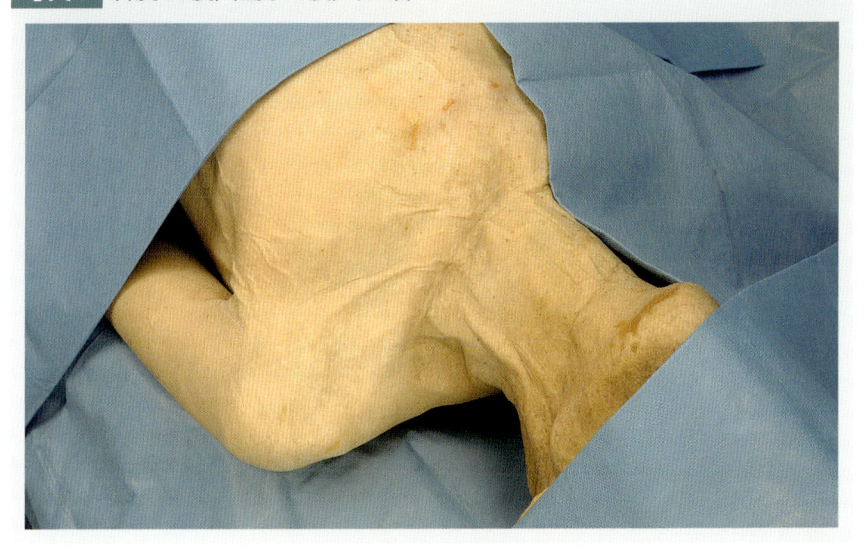

写真2 緯度20度，経度0度，第1層
喉頭隆起

図3 体表におけるランドマーク
胸鎖乳突筋鎖骨頭　　胸鎖乳突筋胸骨頭
外頸静脈

では，解剖を見ていこう。体表から，鎖骨，胸鎖乳突筋鎖骨頭，胸鎖乳突筋胸骨頭，外頸静脈，甲状軟骨の隆起した部分である喉頭隆起などが確認できる（**写真1，2，図3**）。これら体表のレリーフから第6頚椎の位置を推定する。この症例では，輪状軟骨上縁から甲状軟骨下縁にかけて，第6頚椎横突起前結節が存在していた。なお，**写真1**では右手前が頭側である。以後この位置を中心に見ていく。

体表の様子。この角度から，星状神経節ブロックのアプローチを見ていく。

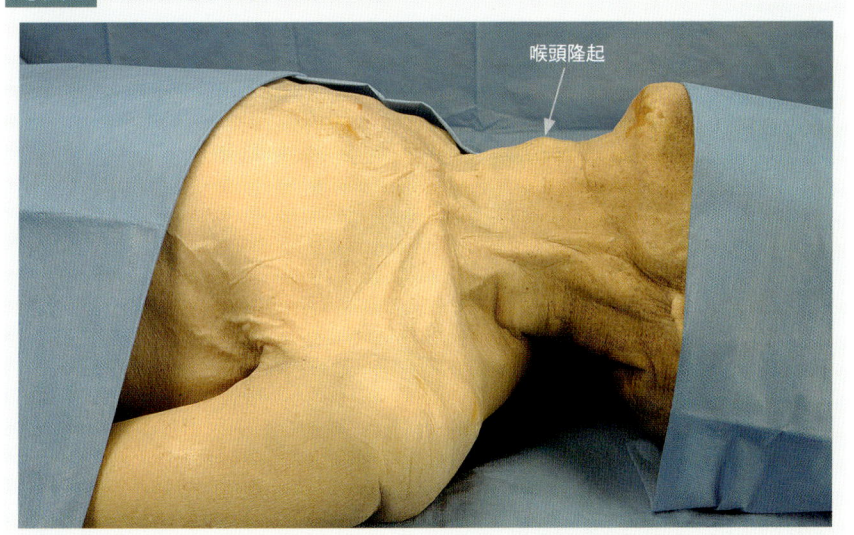

ほぼ真横から体表を観察する。喉頭隆起が確認できる。

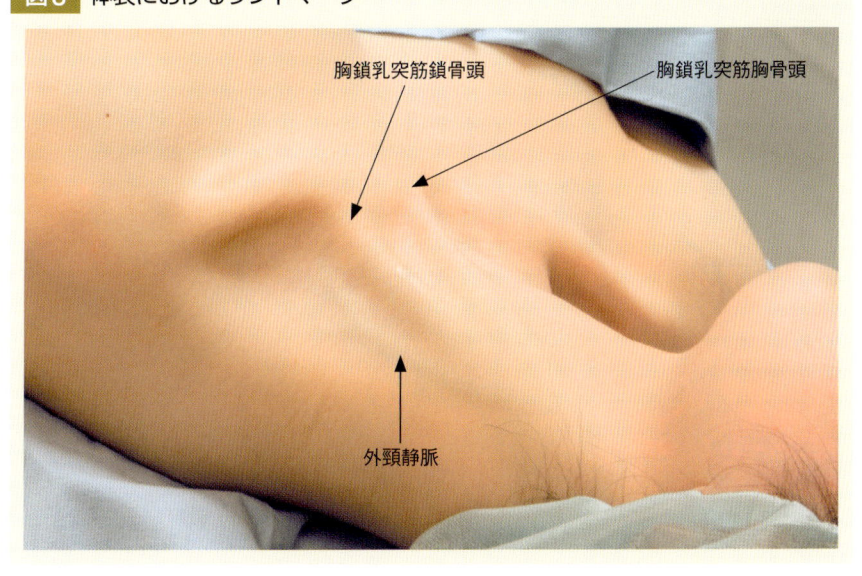

体表のレリーフから，第6頚椎の位置を推定してほしい。

23

Part 1
頭頸部のブロック

皮膚を剥離した。広頸筋，外頸静脈，胸鎖乳突筋胸骨頭などが見える。

写真3 緯度60度，経度45度，第2層

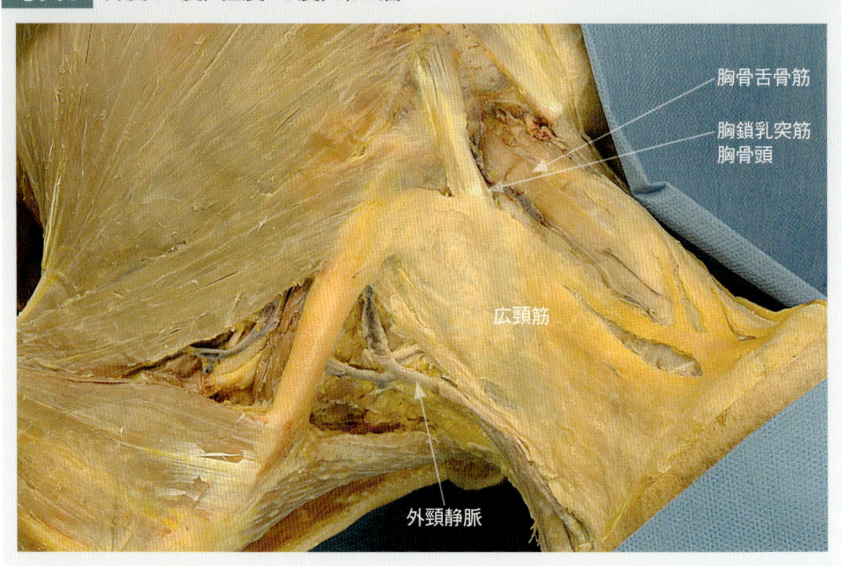

- 胸骨舌骨筋
- 胸鎖乳突筋胸骨頭
- 広頸筋
- 外頸静脈

広頸筋を取り除いた。胸鎖乳突筋，頸横神経，内頸動脈，外頸動脈などが見える。

写真4 緯度60度，経度45度，第3層

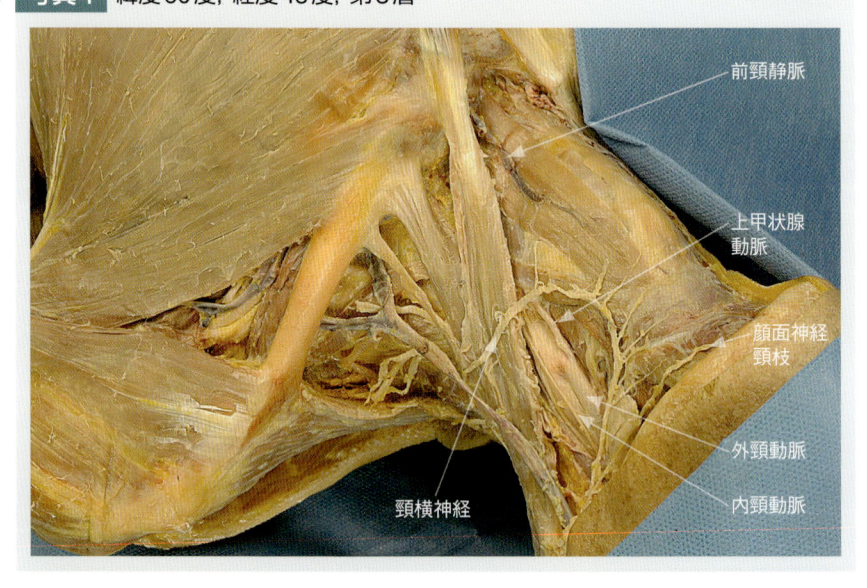

- 前頸静脈
- 上甲状腺動脈
- 顔面神経頸枝
- 外頸動脈
- 内頸動脈
- 頸横神経

胸鎖乳突筋と頸横神経，前頸静脈を除いた。総頸動脈，内頸静脈とその間に迷走神経が見えている。

写真5 緯度60度，経度45度，第5層

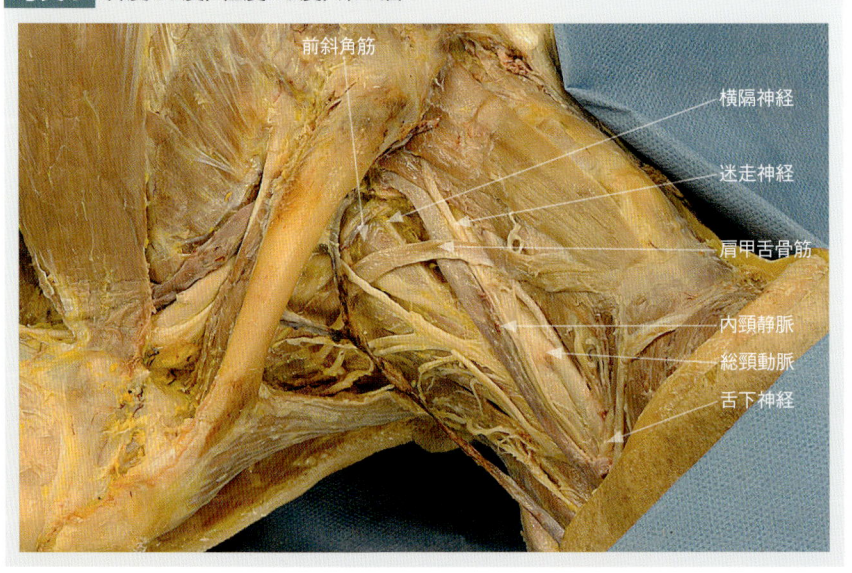

- 前斜角筋
- 横隔神経
- 迷走神経
- 肩甲舌骨筋
- 内頸静脈
- 総頸動脈
- 舌下神経

星状神経節ブロック 02

写真6 緯度60度, 経度45度, 第6層

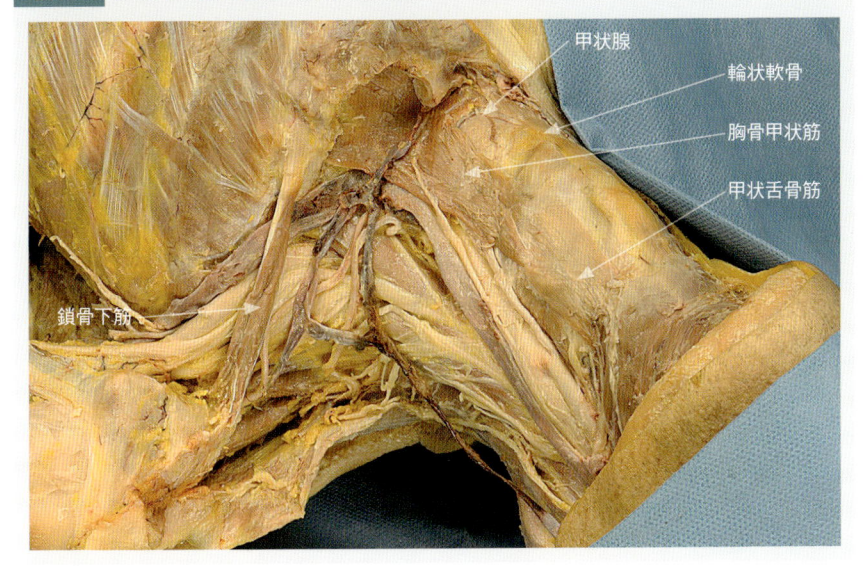

甲状腺
輪状軟骨
胸骨甲状筋
甲状舌骨筋
鎖骨下筋

鎖骨と胸骨舌骨筋, 肩甲舌骨筋を剝離した。

写真7 緯度60度, 経度45度, 第7層

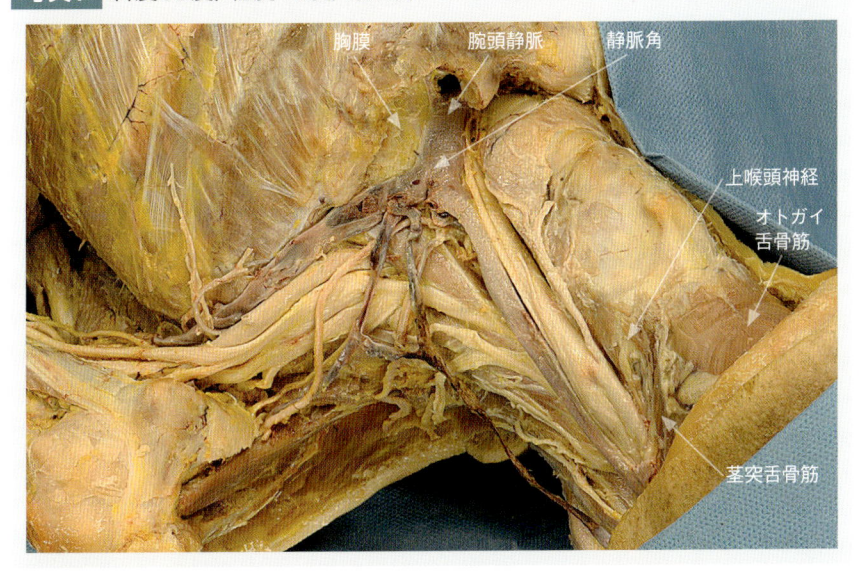

胸膜　腕頭静脈　静脈角
上喉頭神経
オトガイ舌骨筋
茎突舌骨筋

鎖骨下筋と胸骨甲状筋などを取り除いた。腕頭静脈や胸膜が確認できる。腕神経叢もはっきり見えるようになってきた。

写真8 緯度60度, 経度45度, 第8層

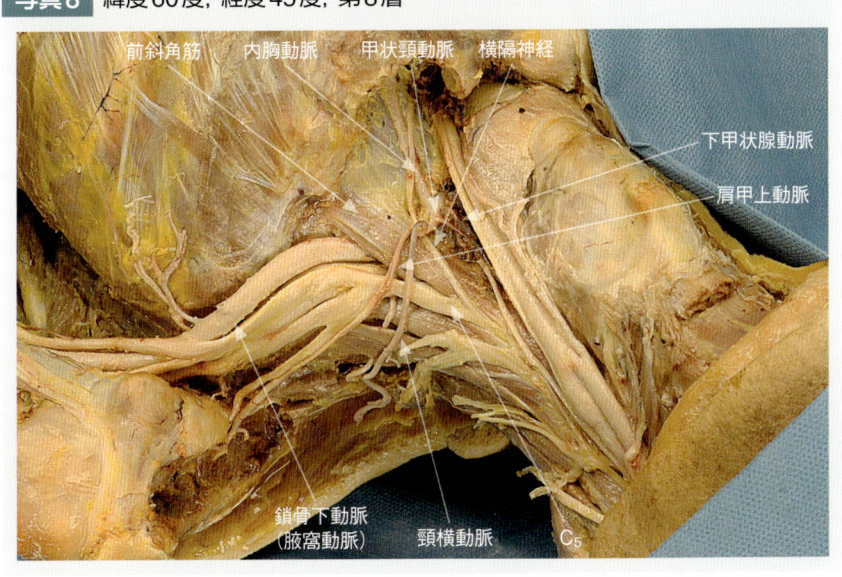

前斜角筋　内胸動脈　甲状頸動脈　横隔神経
下甲状腺動脈
肩甲上動脈
鎖骨下動脈（腋窩動脈）　頸横動脈　C₅

内頸静脈, 鎖骨下静脈などの静脈系を除いた。横隔神経が確認できる。甲状頸動脈, 内胸動脈, 下甲状腺動脈, 頸横動脈, 肩甲上動脈など, 頸部下方に多くの動脈が走行しているのがわかる。このように複雑に動脈が走行しているので, 星状神経節ブロックの際には十分な注意が必要である。一般に, 第5頸神経は前斜角筋と中斜角筋の間（斜角筋隙）を通るが, この症例では前斜角筋を貫いている。

25

Part 1
頭頸部のブロック

写真9 緯度60度, 経度45度, 第9層

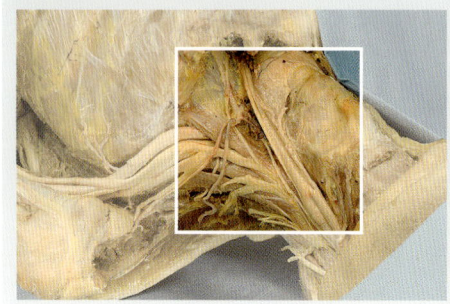

前斜角筋を剝離した。椎骨動脈が見える。ここが第7頸椎レベルである。

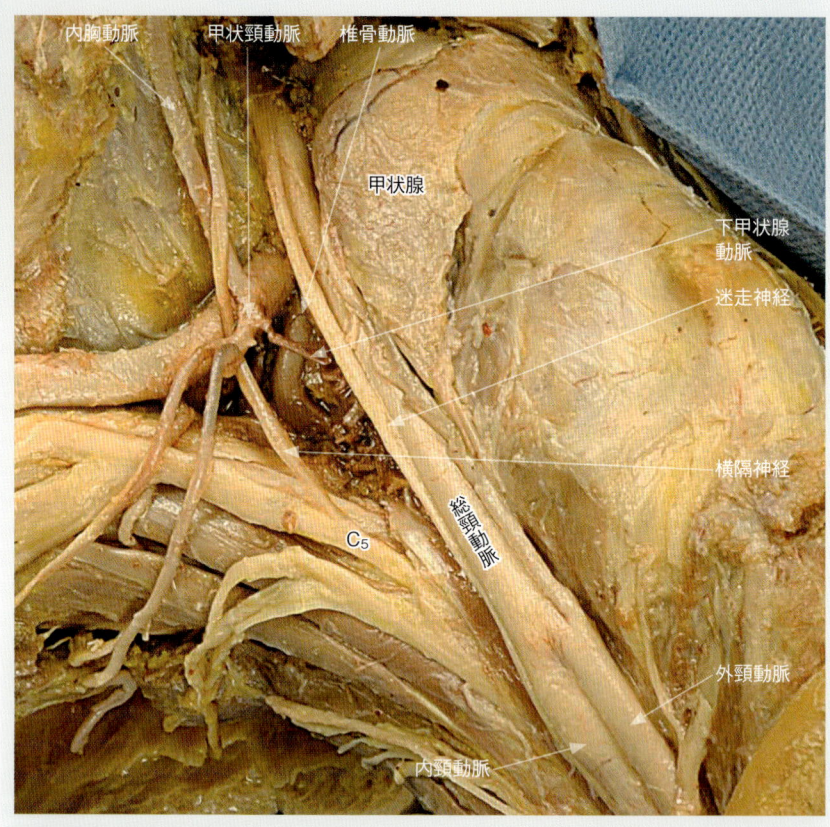

甲状腺と総頸動脈, 迷走神経などを除去し頸長筋を明らかにした。交感神経幹の背側に頭長筋, 頸長筋が走行している。椎骨動脈も明確になった。気管の背側には食道が見えている。この症例の星状神経節は, 鎖骨下動脈の背側に存在した。頭長筋, 頸長筋, 交感神経幹, 椎骨動脈, 食道, 反回神経…これらの位置関係の理解が大切である。

写真10 緯度60度, 経度45度, 第10層

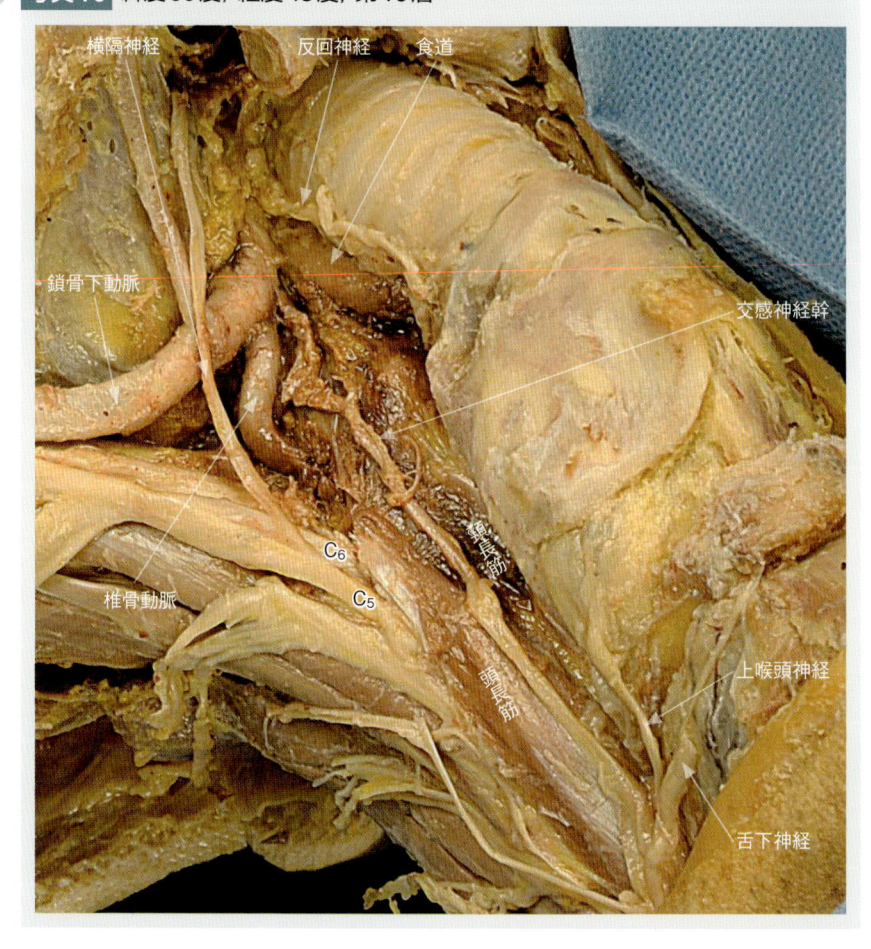

星状神経節ブロック 02

効果的な星状神経節ブロックを行うために

写真10と11が星状神経節ブロックを行ううえで重要である。交感神経幹は下部頸椎では頸長筋の腹側を，上部頸椎では頭長筋の腹側を走行していることがわかる。薬液の流れは頸長筋に規定されている[2,3]。つまり，頸長筋に沿って尾側へ薬液が広がり，星状神経節を含む交感神経幹に浸潤していくと考えられる。一方で，頭長筋に薬液が入ってしまうと頭側に流れ，交感神経幹の上部のみがブロックされ，星状神経節ブロックにならない。

写真10，11から，頸長筋，頭長筋それぞれに薬液が入った場合を考えてみるとよい。いずれにしても星状神経節ブロックを安全に施行するには，確実に頸長筋内に局所麻酔薬を注入することが大切である。

ステレオ 緯度60度，経度45度，第10層

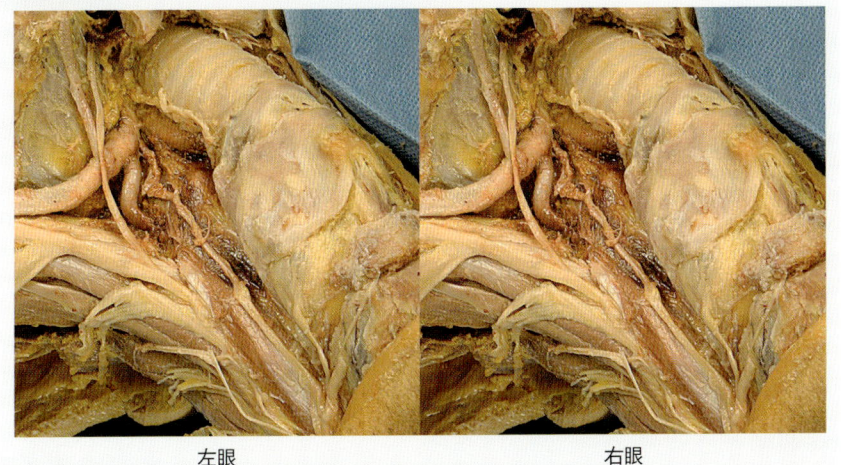

左眼　　　右眼

写真11 緯度60度，経度45度，第11層

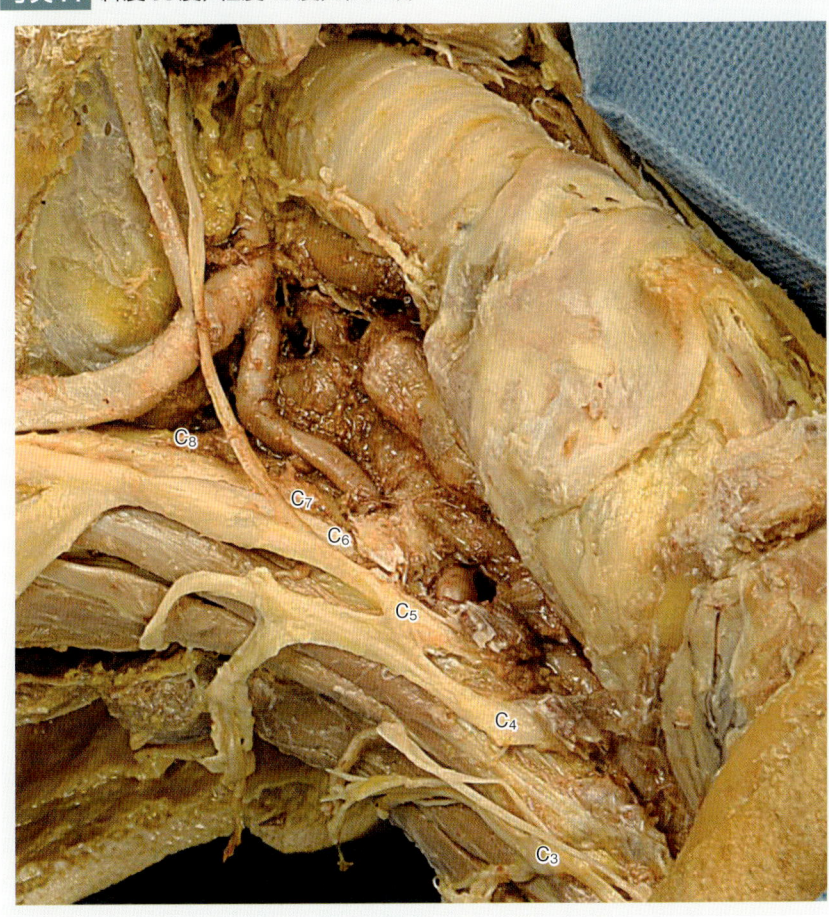

写真10から，交感神経幹，頭長筋と頸長筋を取り除いた。写真10と見比べると，第6頸椎横突起前結節には頭長筋が付着していたことがわかる。第7頸椎レベルでは椎骨動脈が露出している。この位置で超音波画像を見ずに横突起基部を狙って針を刺すのは難しいであろう。頭長筋のあった場所のすぐ背側には第3,4頸神経がある。

27

Part 1
頭頸部のブロック

ステレオ 緯度60度,経度45度,第11層

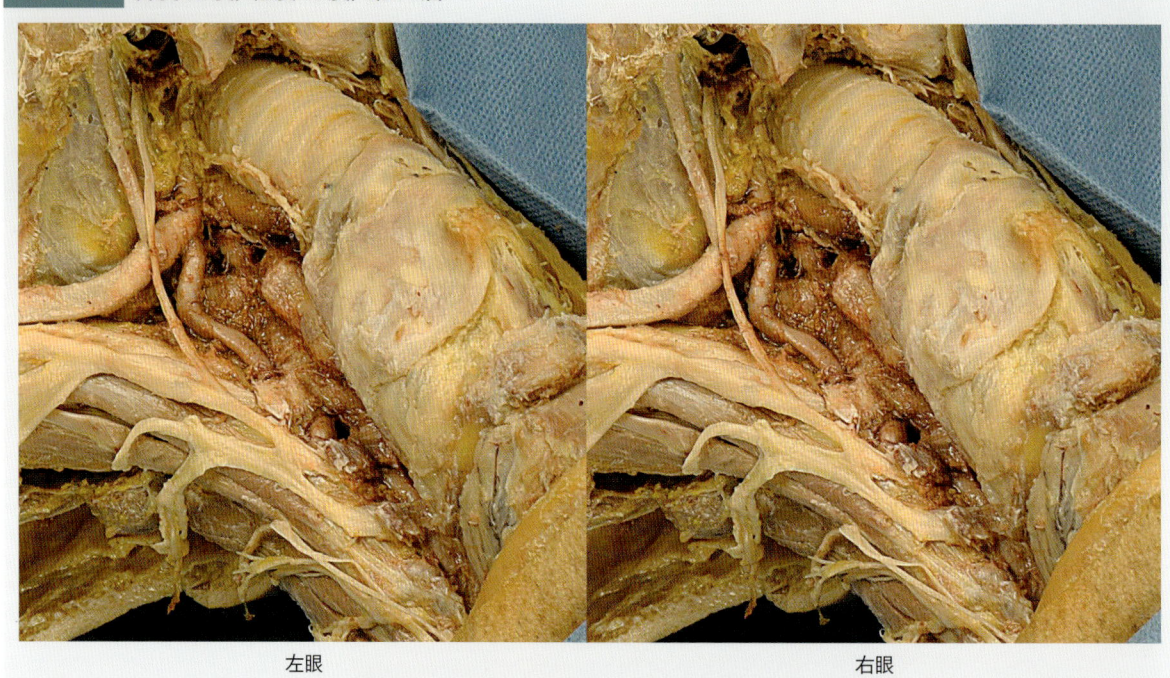

左眼　　　　　　　　　右眼

椎骨動脈,中斜角筋,後斜角筋を除去した。頸椎,腕神経叢,横隔神経の様子がわかる。

写真12 緯度60度,経度45度,第12層

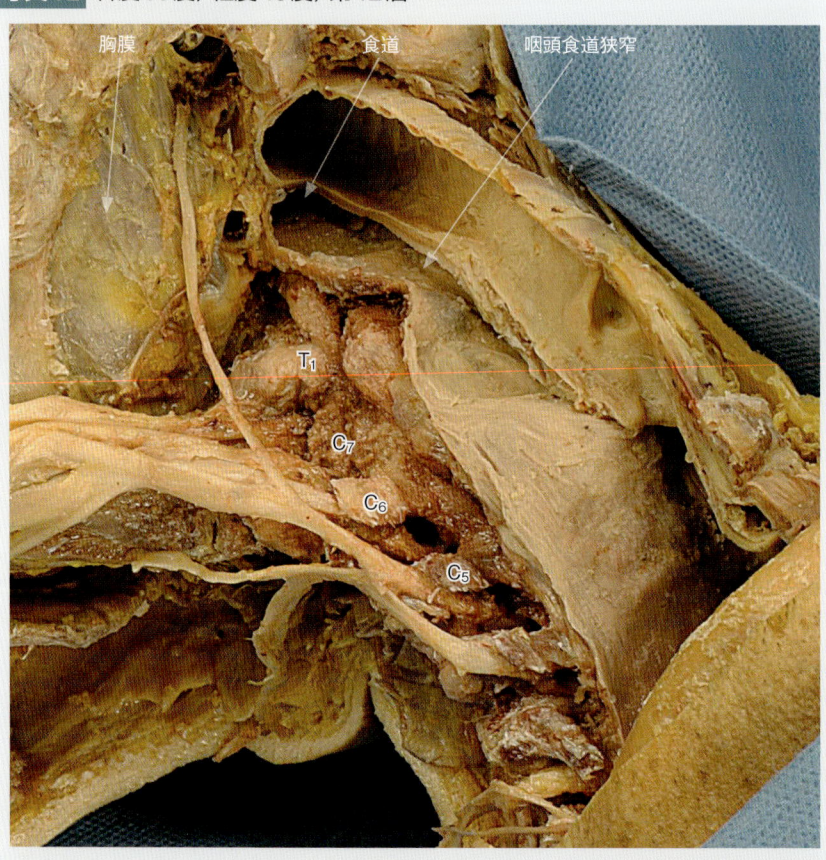

胸膜　　食道　　咽頭食道狭窄

T_1
C_7
C_6
C_5

28

星状神経節ブロックの実際

ランドマーク法

ランドマーク法では，総頸動脈と気管の間に指を入れ，第6頸椎横突起前結節を触れて，第6頸椎横突起を目指して針を刺入する．簡便であるが，正確に頸長筋内に針を刺入するには相当の経験が必要である．

初心者は，よく触れる第6頸椎横突起前結節に針を当てて薬液を注入しがちである．しかし，第6頸椎横突起前結節には頭長筋が付着しているため，薬液は頭長筋に沿って頭側に広がってしまう．

なお，星状神経節ブロックの重篤な合併症として，後述する出血が知られている．ランドマーク法は通常，横突起に針を当ててから薬液を注入するため，針先が折れ曲がり，抜針するときに血管を損傷することが原因と考えられている．

超音波ガイド下法前方アプローチ

Shibataら[5,6]は，マイクロコンベックスプローブを用いて頸長筋内に薬液を注入する新しい星状神経節ブロックの方法を報告した．患者を仰臥位とし（図4），気管と総頸動脈の間にマイクロコンベックスプローブを当てる．そして，そのまま軽くプローブを押し付けて，総頸動脈を外側へ押しやる（図5）と，プローブの直下にある頸長筋が超音波画像で見える．ランドマーク法に近い感覚である．

Shibataらはこの状態で内側から，つまり甲状腺とプローブの間に平行法で針を進めて頸長筋へアプローチしている．筆者は多くの場合，この状態で尾側から交差法で針を刺入し，1%リドカインを5 mL投与する．

図4 前方アプローチにおける体位

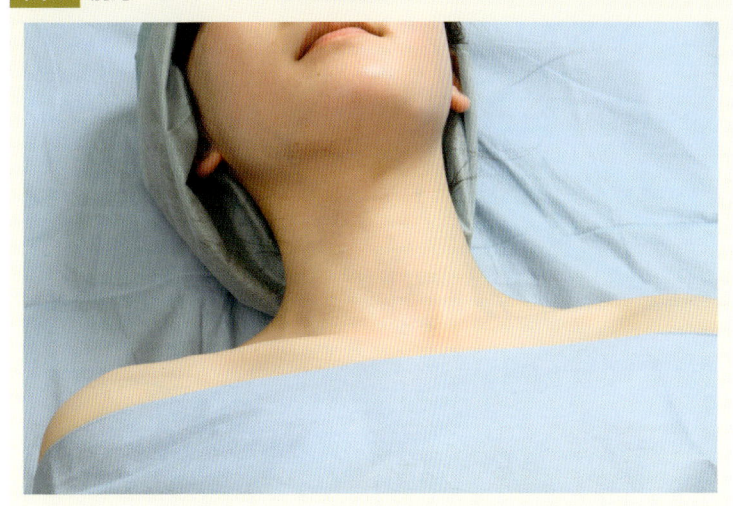

▲超音波ガイド下星状神経節ブロック前方アプローチでの体位．仰臥位とする．

図5 プローブの当て方

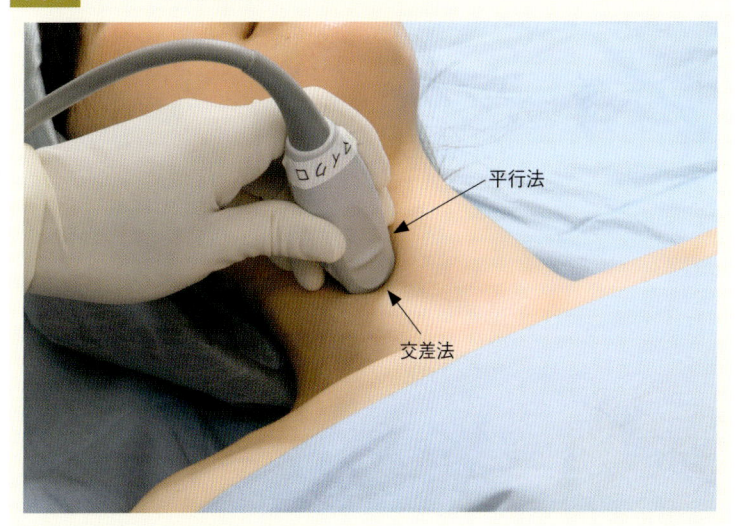

▲気管と総頸動脈の間にマイクロコンベックスプローブを当てる．そのまま軽くプローブを押し付けて，総頸動脈を外側へ押しやる．平行法での針の挿入方向と，交差法での針の挿入方向を矢印で示す．

Part 1
頭頸部のブロック

写真13　緯度90度，経度−10度，第11層

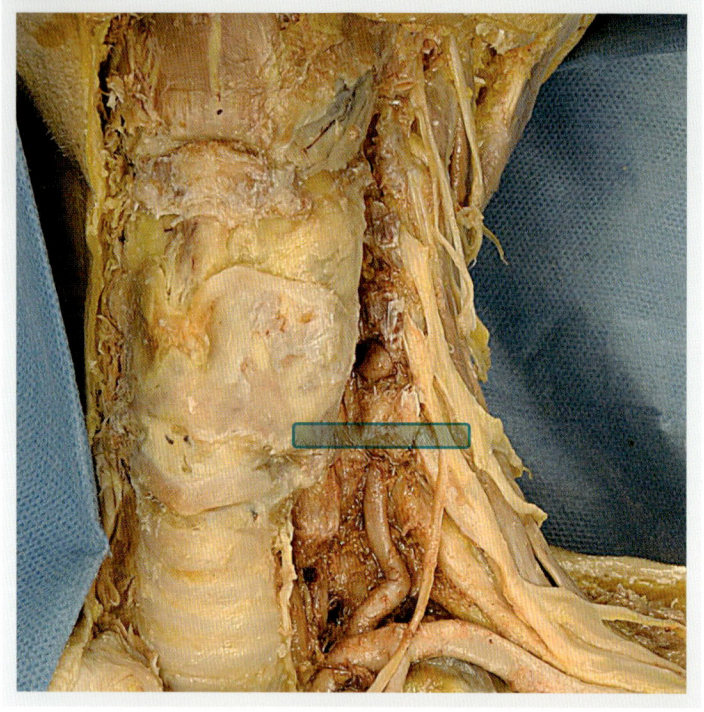

▲C₆レベル。青帯部分がプローブを当てた位置である。プローブを押しつけて総頸動脈を押しやると，頸長筋が見えてくる。この頸長筋を目標にして針を挿入する。

図6　第6頸椎レベルの超音波画像とその解剖

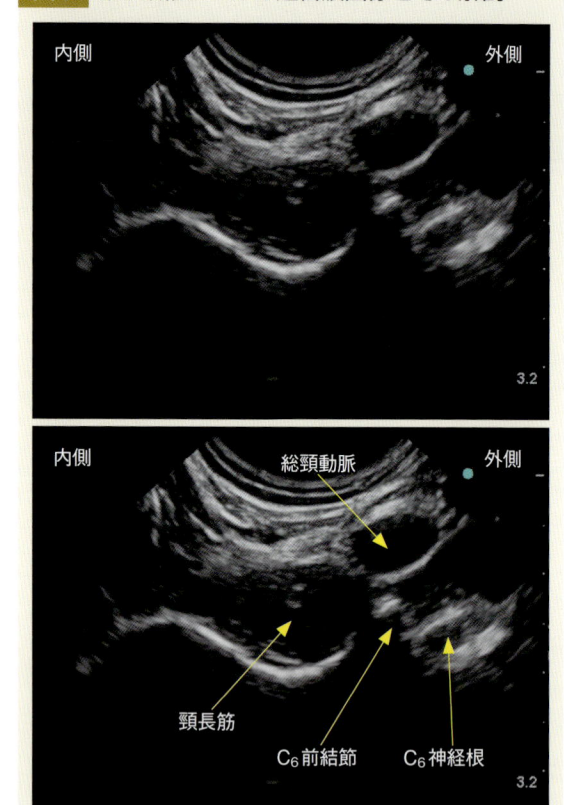

（ラベル：内側，外側，総頸動脈，頸長筋，C₆前結節，C₆神経根）

▲C₆前結節，C₆神経根，頸長筋が観察できる。

写真14　緯度90度，経度−10度，第11層

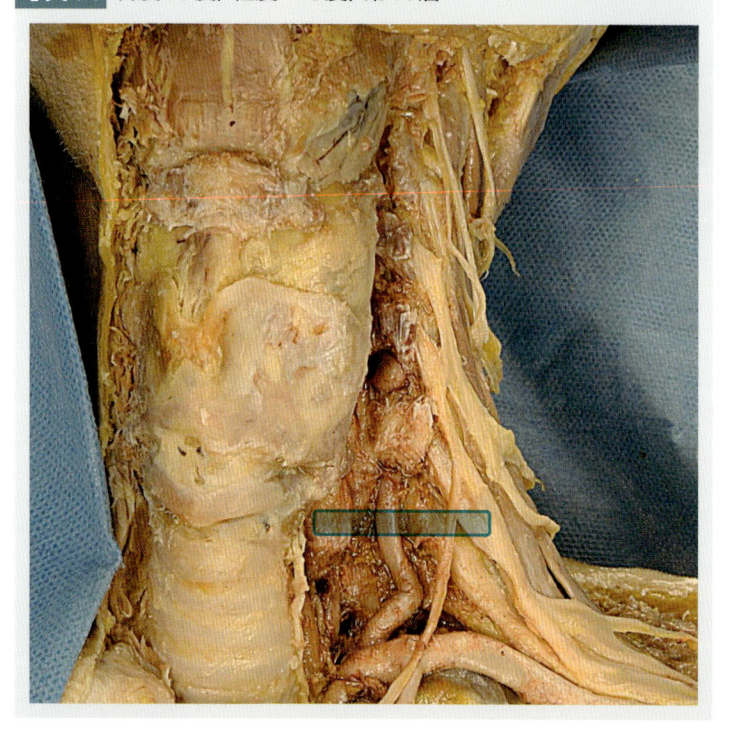

▲C₇レベル（青帯部分）にプローブを当てる。

青色部分が椎骨動脈。C₇横突起に前結節がなく，椎骨動脈が存在することがわかる。

図7　第7頸椎レベルの超音波画像とカラードプラー

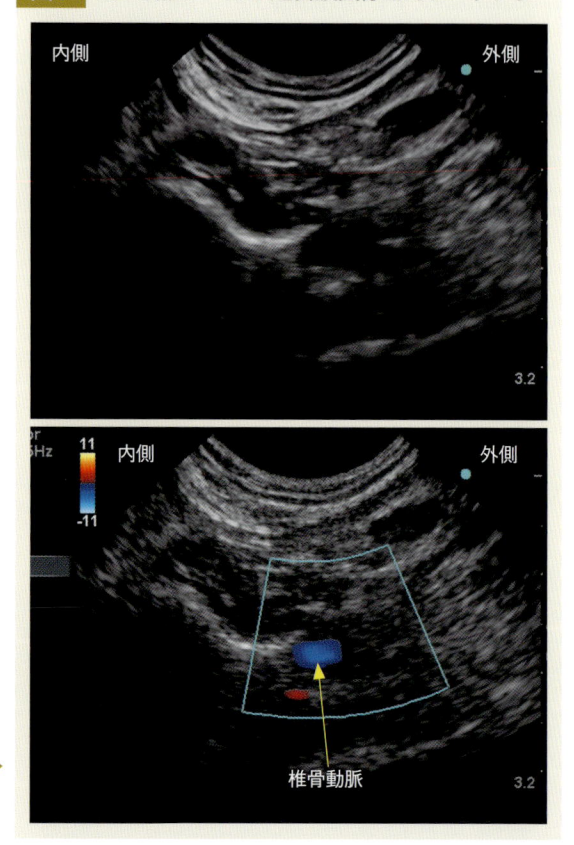

（ラベル：内側，外側，椎骨動脈）

穿刺部位付近の解剖（写真13）と超音波画像（図6）を示す。第6頸椎レベルでマイクロコンベックスプローブを頸部に押し付けて，総頸動脈，内頸静脈を外側に寄せて，頸長筋を見ている。交感神経幹もこの画像内にあるはずだが，同定が難しい。第7頸椎レベルの超音波画像では，第7頸椎横突起に前結節がなく，椎骨動脈が存在することがカラードプラーでわかる（写真14，図7）。

超音波ガイド下法側方アプローチ

リニアプローブを用いて，側方から平行法でアプローチする方法もある[7,8]。マイクロコンベックスプローブがなくても施行可能であること，頸神経根ブロックなどと，ほとんど同じ要領で施行できること，マイクロコンベックスプローブに比べて，画像が鮮明であることが利点である。欠点は，針の刺入経路が長いこと，経路に第5頸神経根，内頸静脈などが入りやすいことがあげられる。

体位は患側を上にした斜位（図8）もしくは側臥位で，穿刺側の対側に超音波装置を置いて施行する（図9，10）。

図8　側方アプローチにおける体位

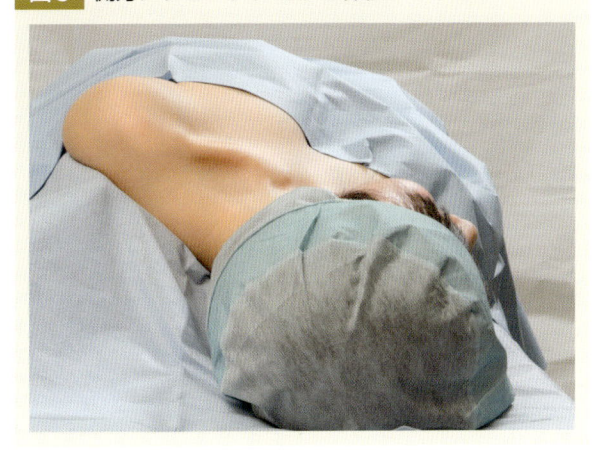

図9　プローブの位置と当て方

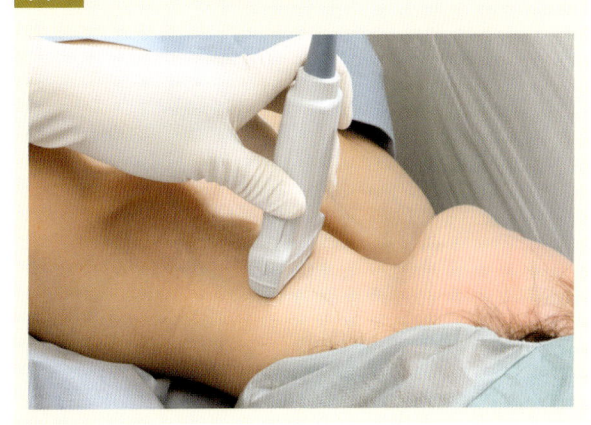

図10　超音波装置の設置場所

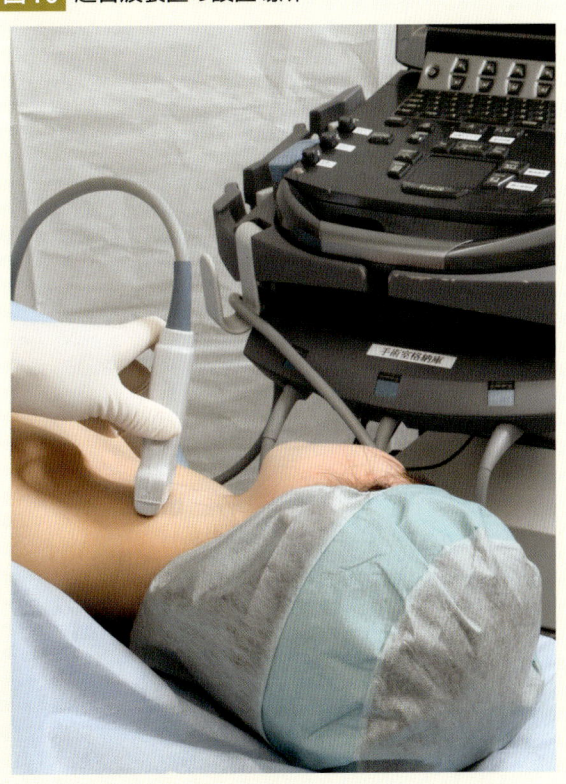

Part 1
頭頸部のブロック

図11 図10の位置での超音波画像とその解剖

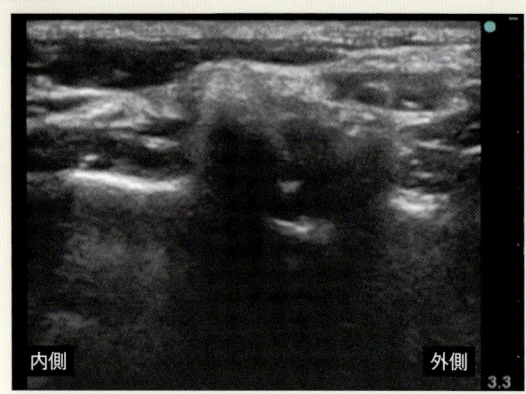

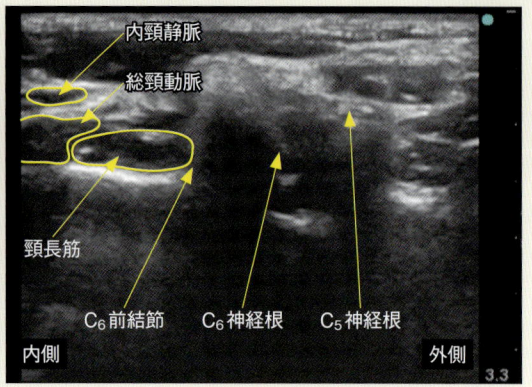

▲頸長筋，C₆前結節，C₆神経根，C₅神経根が見て取れる。

図12 図11より少し頭側にプローブをずらしたときの超音波画像とその解剖

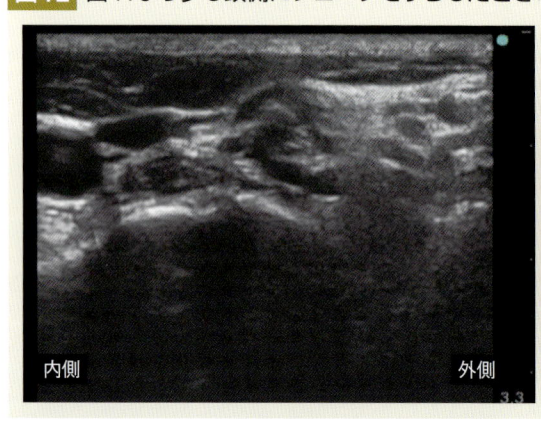

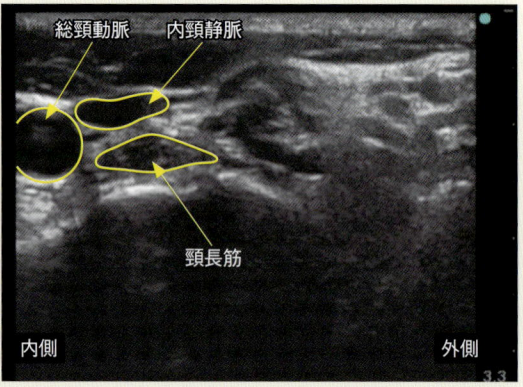

▲頸長筋の外側にあったC₆前結節が見えなくなっている。

図13 図11のカラードプラー

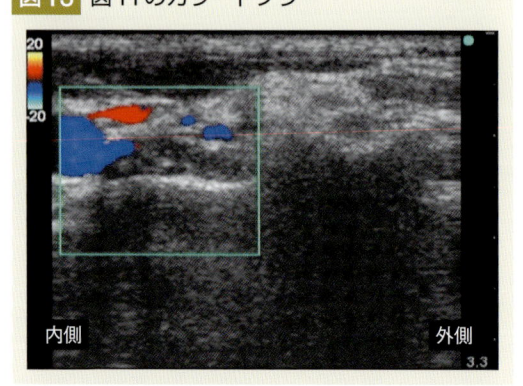

▲頸長筋の表面を血管が走行しているのがわかる（左の青色部分が総頸動脈，赤色部分が内頸静脈）。

図14 図12のカラードプラー

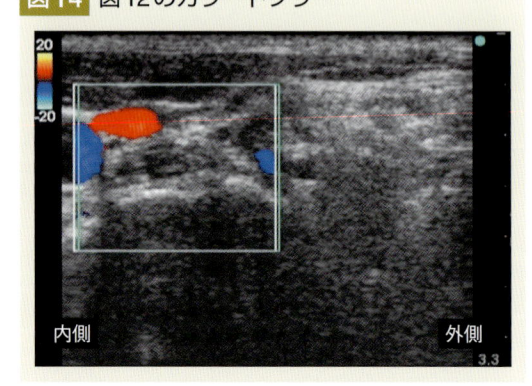

▲左の青色部分が総頸動脈，赤色部分が内頸静脈

　まず，第6頸神経根ブロックの要領で第6頸神経根を描出する（図11）。第6頸椎横突起前結節の内側に頸長筋が見えるので，その中に針を刺入する。頸長筋への刺入経路に前結節が障害となる場合には，少し頭側にプローブをずらして前結節を刺入経路から外す（図12）。そして，頸長筋を目指して針を刺入する。ただしこの症例は，頸長筋の上に小血管が見えており（図13，14），注意が必要である。針の刺入前には必ずカラードプラーで血管の有無を確認しておく。

　側方アプローチでは頸長筋膜直下に局所麻酔薬を注入するという報告が多く[8〜10]，解剖学的位置関係からも理解できる。Gofeldら[8]は遺体で頸長筋膜直下に色素を注入し，星状神経節が染まるの

を確認している。投与量はランドマーク法と同様でよいと考えているが，Leeら[9]は2mLで十分であると報告している。筆者は1%リドカインを5mL使用する。

X線透視下法

X線透視下に星状神経節ブロックを行う場合もある[11]。透視下に横突起基部を狙う方法である。しかし，Narouzeら[12]は透視下で星状神経節ブロックをしようと皮下まで針を刺入した症例で超音波画像を見てみると，通過すると考えられた経路に甲状腺と食道が見えていた症例を報告している。このように，X線透視だけでは血管や食道を確実に避けるのは難しい。

星状神経節ブロックの合併症

◎ 血管損傷による合併症（出血，動脈注入による痙攣）

出血は生命にかかわる最も重篤な合併症である。星状神経節ブロックを行う際の針の刺入経路に近い血管は，写真9に見える下甲状腺動脈，椎骨動脈である。第7頸椎のレベルでは椎骨動脈と下甲状腺動脈の2本があり，穿刺は特に難しい。

しかし，これらの血管が出血の原因かどうかは不明である。Higaら[13]は，後咽頭出血の剖検例で，椎骨動脈に損傷がなかった例を紹介している。間宮ら[14]は，後咽頭血腫により気管挿管，気管切開を要した症例を報告しているが，原因血管は特定できなかったとしている。図13では，第6頸椎横突起前結節の内側に頸長筋の表面に血管が走行している。ランドマーク法やX線透視下法では，この血管に針が当たる可能性もあるだろう。このような破格が存在することも知っておくべきである。また，超音波ガイド下法であれば，骨に針を当てる必要がないため，針先の折れ曲がりによる血管損傷を避けることができる。当然ではあるが，超音波ガイド下法であっても出血は起こり得るので，十分に注意し，説明と同意を得ておくことが必要である。

◎ 硬膜外注入，硬膜下注入，くも膜下注入

写真11，12から，針先が第6頸椎横突起の頭側で内側に外れて深く入った時に起こりやすいと考えられる。

◎ 腕神経叢ブロック

第6頸椎横突起を頭側，尾側，外側いずれに外れても起こり得る。

◎ 嗄声

写真10で見えるように，反回神経が気管に沿って走行していることから考えると，頸長筋の筋膜を針が越えなかったときに，反回神経麻痺が生じ得る。筆者の経験では，針がやや外側寄りにあっても嗄声は起こる。齋藤ら[15]は嗄声の原因は迷走神経本幹のブロックによるとしている。写真9と10を比較すると，確かに迷走神経本幹は頸長筋の付着する第6頸椎横突起前結節と距離が近い。また，写真10からは，頭長筋内を薬液が頭側へ流れた場合，上喉頭神経に影響する可能性もあることがわかる。齋藤ら[16]は色素を注入して，迷走神経本幹，上喉頭神経，反回神経のすべてに薬液が到達することを確認している。

◎ 食道穿刺

写真12では食道が第6頸椎横突起と距離があり，食道を穿刺する可能性は低い。ただし，Siegenthalerら[17]は，健常成人に対して超音波ガイド下星状神経節ブロック前方アプローチの要領でマイクロコンベックスプローブを気管と総頸動脈の間に押し当てて，第6，7頸椎レベルを観察した。そして，ランドマーク法で針を刺入した場合の経路をシミュレーションし，左側ではランドマーク法で穿刺すると針の経路に食道が16.7％に存在し得ることを報告している。

◎ 頸神経ブロック

頭長筋は第6頸椎横突起前結節に付着している。そのため，第6頸椎横突起前結節に針先を置いて薬液を注入すると，頭長筋に沿って流れ，頭長筋直下にある頸神経をブロックするものと考えられる。写真10と11を比較して見るとよくわかる。逆に言えば，頭長筋内に薬液を注入すれば，上頸神経節と，深頸神経叢ブロックを同時にできる[10]。

Part 1
頭頸部のブロック

● 文献

1. 星状神経節の解剖. In：斉藤敏之, 宮木孝昌, Hanno Steinke ほか編. 星状神経節ブロックの解剖と臨床. 東京：真興交易医書出版部, 2007：58-65.
2. 江場克夫. 第6頸椎横突起を指標とする星状神経節ブロックの検討. ペインクリニック 1991；12：329-38.
3. 山室 誠, 江場克夫, 兼子忠延ほか. 第6頸椎横突起基部を指標とする星状神経節ブロックの検討. ペインクリニック 1991；12：507-12.
4. 平川奈緒美. 解剖学的検討と補助手段を用いた手技の検討：より安全で確実な手技に. LiSA 2007；14：1182-5.
5. Shibata Y, Fujiwara Y, Komatsu T. A new approach of ultrasound-guided stellate ganglion block. Anesth Analg 2007；105：550-1.
6. 柴田康之. 星状神経節ブロック（前方アプローチ）. In：小松 徹, 佐藤 裕, 白神豪太郎ほか編. 超音波ガイド下脊柱管・傍脊椎ブロック. 東京：克誠堂出版, 2011：43-51.
7. 橋本 篤. 星状神経節ブロック（側方アプローチ）. In：小松 徹, 佐藤 裕, 白神豪太郎ほか編. 超音波ガイド下脊柱管・傍脊椎ブロック. 東京：克誠堂出版, 2011：52-6.
8. Gofeld M, Bhatia A, Abbas S, et al. Development and validation of a new technique for ultrasound-guided stellate ganglion block. Reg Anesth Pain Med 2009；34：475-9.
9. Lee MH, Kim KY, Song JH, et al. Minimal volume of local anesthetic required for an ultrasound-guided SGB. Pain Med 2012；13：1381-8.
10. 臼井要介, 白川 香, 水谷彰仁. （浅・深）頸神経叢ブロック. In：小松 徹, 佐藤 裕, 白神豪太郎ほか編. 新・超音波ガイド下区域麻酔法. 東京：克誠堂出版, 2012：202-9.
11. 西尾一寿太. コラム：星状神経節ブロックは何に効くの？本当に効くの？米国から一歩さがって眺めてみる. LiSA 2007；14：1192-5.
12. Narouze S, Vydyanathan A, Patel N. Ultrasound-guided stellate ganglion block successfully prevented esophageal puncture. Pain Physician 2007；10：747-52.
13. Higa K, Hirata K, Hirota K, et al. Retropharyngeal hematoma after stellate ganglion block：Analysis of 27 patients reported in the literature. Anesthesiology 2006；105：1238-45.
14. 間宮敬子, 寺尾 基, 岡田華子ほか. 星状神経節ブロック後に出現した再出血を伴った後咽頭血腫の1例. 日臨麻会誌 2012；32：513-8.
15. 齋藤敏之, 宮木孝昌. SGB で発生する副作用を解剖学的見地より考察する. LiSA 2007；14：1176-81.
16. 星状神経節ブロックの色素注入実験. In：齋藤敏之, 宮木孝昌, Hanno Steinke ほか編. 星状神経節の解剖と臨床. 東京：真興交易医書出版部, 2007：115-24.
17. Siegenthaler A, Mlekusch S, Schliessbach J, et al. Ultrasound imaging to estimate risk of esophageal and vascular puncture after conventional stellate ganglion block. Reg Anesth Pain Med 2012；37：224-7.

Part 1 | 頭頸部のブロック

浅/深頸神経叢ブロック

藤井 洋泉

　頸神経叢ブロックは，日本での実施は少ないが，内頸動脈内膜剥離術や甲状腺手術など，頸部から肩部の表在手術の麻酔として適応がある。また，ペインクリニック領域では，頸椎症，帯状疱疹関連痛などの第2〜4頸神経領域の痛みに用いられることが多い。

　頸神経叢ブロックには，ブロックする部位により浅頸神経叢ブロックと深頸神経叢ブロックがある。適切なブロックを行うために，頭長筋，頸長筋，前斜角筋，中斜角筋などの筋群の位置関係を中心に，第4頸椎レベルの解剖を熟知しておく必要がある。

Part 1
頭頸部のブロック

浅/深頸神経叢ブロックに必要な解剖

浅頸神経叢ブロックは，第2～4頸神経の前枝からなる頸神経叢のうち，皮枝をブロックするものである。皮枝には，小後頭神経（第2頸神経），大耳介神経（第2～3頸神経），頸横神経（第2～3頸神経），鎖骨上神経（第3～4頸神経）の4神経がある（図1）。これらは，後頭部・耳介後部からオトガイ，頸部から鎖骨まで広く皮膚を支配している。

深頸神経叢ブロックは，皮枝に加えて筋枝もブロックするものである。筋枝には，頸神経ワナ（第1～3頸神経）があり，舌骨下筋群のうち甲状舌骨筋以外の肩甲舌骨筋，胸骨舌骨筋，胸骨甲状筋を支配している。横隔神経（第3～5頸神経）は横隔膜を支配している。それ以外に深頸神経叢は，前斜角筋，中斜角筋，肩甲挙筋，胸鎖乳突筋，僧帽筋を支配している（表1）。

頸部は，深頸筋膜や浅頸筋膜など，頸椎を中心とする同心円状の筋膜により分けられている。すなわち，浅頸筋膜より浅い部分にあるのが浅頸神経叢，深い部分にあるのが深頸神経叢である。

浅頸神経叢ブロックは，胸鎖乳突筋後縁の皮下に局所麻酔薬を注入する。一方，深頸神経叢ブロックでは，胸鎖乳突筋，中斜角筋，頭長筋で囲まれた部分，もしくは，より深部にある頭長筋内に局所麻酔薬を注入する。

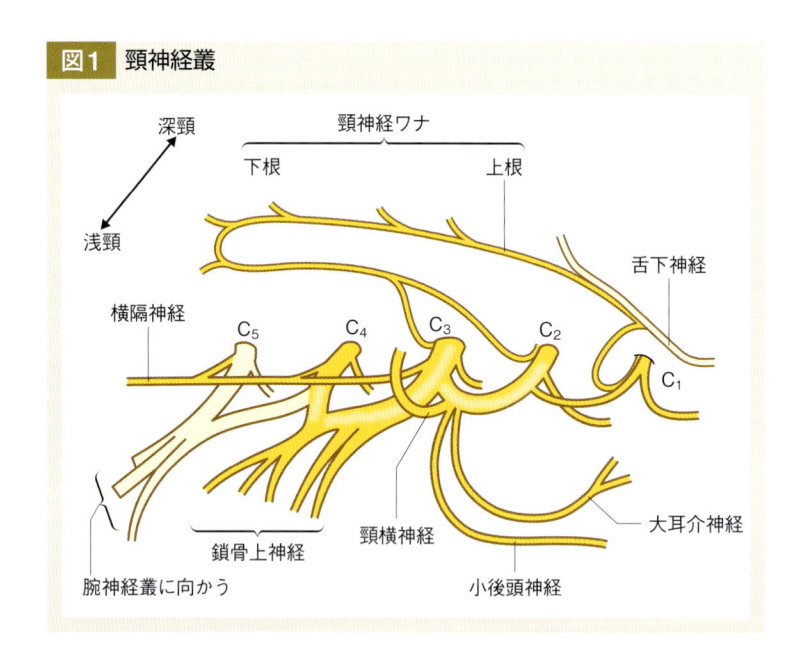

図1 頸神経叢

表1 頸神経叢の分枝

後枝	後頭下神経（C₁） 大後頭神経（C₂） 第三後頭神経（C₃）	
前枝	皮枝（浅頸神経叢）	小後頭神経（C₂） 大耳介神経（C₂～C₃） 頸横神経（C₂～C₃） 鎖骨上神経（C₃～C₄）
	筋枝（深頸神経叢）	頸神経ワナ（C₁～C₃） 横隔神経（C₃～C₅） 前斜角筋（C₅～C₇） 中斜角筋（C₂～C₈） 肩甲挙筋（C₂～C₅） 胸鎖乳突筋（C₂～C₃）* 僧帽筋（C₂～C₄）*

*：副神経との二重神経支配

頸部の横に立ち，正面から外側60°斜位から見下ろした視点で解剖を見ていく。ランドマーク法では側面から，超音波ガイド下法では患者のやや後方から見るが，この位置からの解剖の理解がまず大切である。

体表からは，輪状軟骨と胸鎖乳突筋（胸骨頭と鎖骨頭も），および乳様突起を観察する。ランドマーク法の場合は，第6頸椎横突起を触知する。第6頸椎は，輪状軟骨直下レベルで胸鎖乳突筋鎖骨頭の背側に位置している。

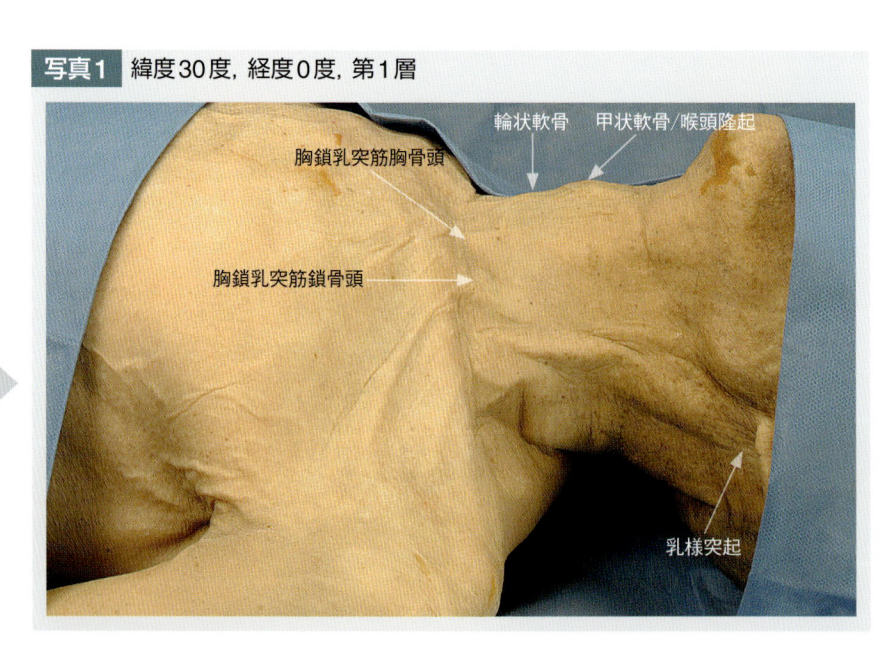

写真1 緯度30度，経度0度，第1層

浅/深頸神経叢ブロック 03

写真2 緯度30度，経度0度，第3層

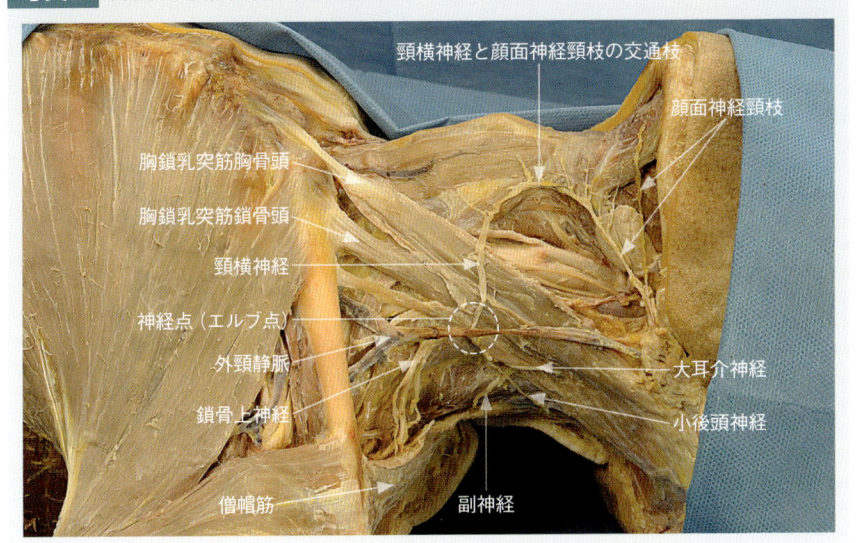

（ラベル：頸横神経と顔面神経頸枝の交通枝，顔面神経頸枝，胸鎖乳突筋胸骨頭，胸鎖乳突筋鎖骨頭，頸横神経，神経点（エルブ点），外頸静脈，鎖骨上神経，大耳介神経，小後頭神経，僧帽筋，副神経）

皮膚と皮下脂肪を除くと，胸鎖乳突筋の胸骨頭，鎖骨頭が明確になる。浅頸神経叢を構成する小後頭神経，大耳介神経，頸横神経，鎖骨上神経が確認できる。これらの神経が胸鎖乳突筋の後縁から分岐する部位は，神経点（エルブ点 Erb's point）と呼ばれ，ランドマーク法での浅頸神経叢ブロックポイントである。鎖骨上神経は，内側，中間，外側の三つに分かれている。頸横神経と顔面神経頸枝との交通枝も確認できる。

写真3 緯度30度，経度0度，第6層

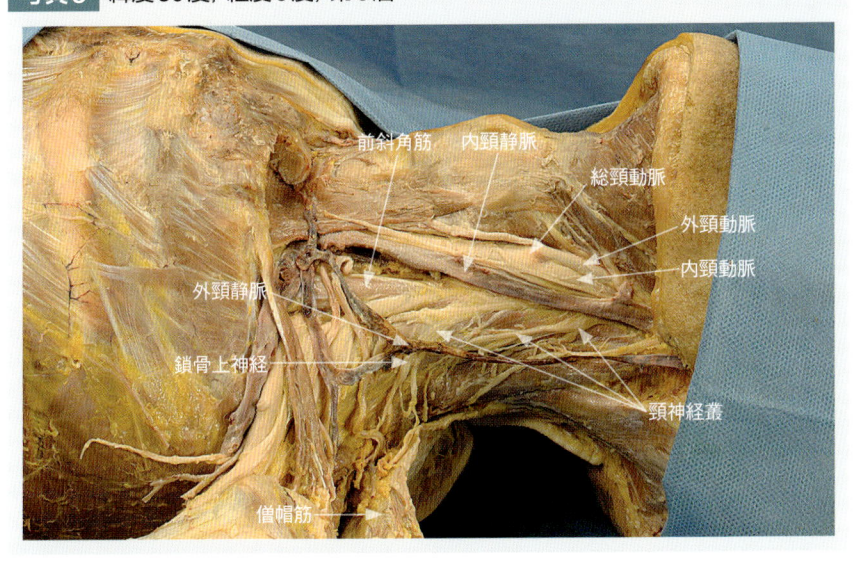

（ラベル：前斜角筋，内頸静脈，総頸動脈，外頸動脈，内頸動脈，外頸静脈，鎖骨上神経，頸神経叢，僧帽筋）

写真2より胸鎖乳突筋を除くと，前斜角筋，頸神経叢が観察できる。前斜角筋，中斜角筋の表層に椎前葉と呼ばれる深頸筋膜が存在して頸椎椎体周辺の筋肉と組織を覆っている。胸鎖乳突筋と前斜角筋，中斜角筋の間に局所麻酔薬を注入すると，胸鎖乳突筋と深頸筋膜間でのブロックとなり，これは深頸神経叢ブロックとなる。

写真4 緯度30度，経度0度，第8層

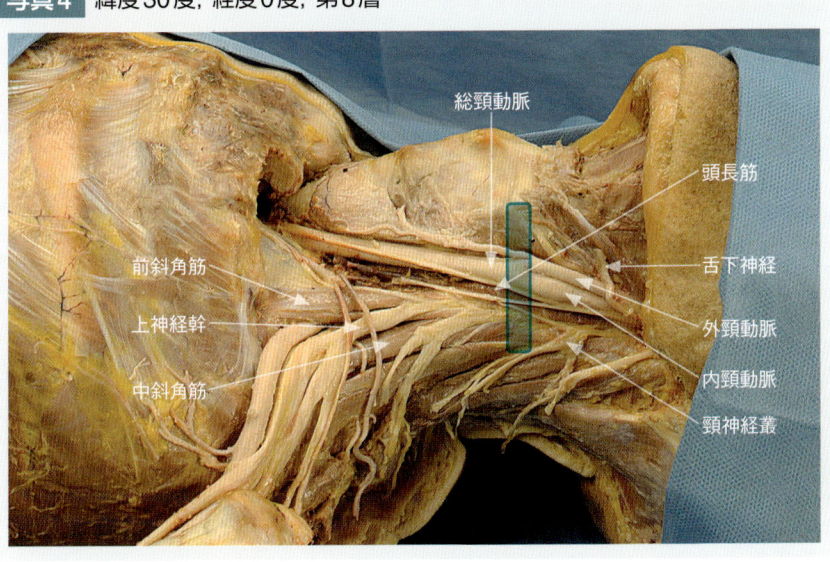

（ラベル：総頸動脈，頭長筋，舌下神経，外頸動脈，内頸動脈，頸神経叢，前斜角筋，上神経幹，中斜角筋）

写真3から外頸静脈，内頸静脈を除くと，頭長筋や中斜角筋が明確になった。頭長筋の前内側には，総頸動脈が位置している。前斜角筋は，第3〜6頸椎の横突起前結節から起始し，第1肋骨の斜角筋結節に停止する。これに対し頭長筋は，第3〜6頸椎の横突起前結節から起始し，後頭骨の基底部に停止する。つまり，超音波ガイド下深頸神経叢ブロックを行う第4頸椎レベルの超音波画像で，前斜角筋は小さいか確認できないが，頭長筋は大きく確認できる。また，中斜角筋は，第2〜7頸椎の横突起後結節から起始し，第1肋骨に停止するため，頸椎の超音波画像ではいつも存在する。**写真4**の青帯は超音波ガイド下深頸神経叢ブロック時のプローブ位置である。

37

Part 1
頭頸部のブロック

前斜角筋を除くと，第5頸神経が観察できる。頭長筋は第3〜6頸椎横突起前結節に起始するため，この層では，第4頸神経より頭側の頸神経根はまだ確認できない。

写真5 緯度30度，経度0度，第9層

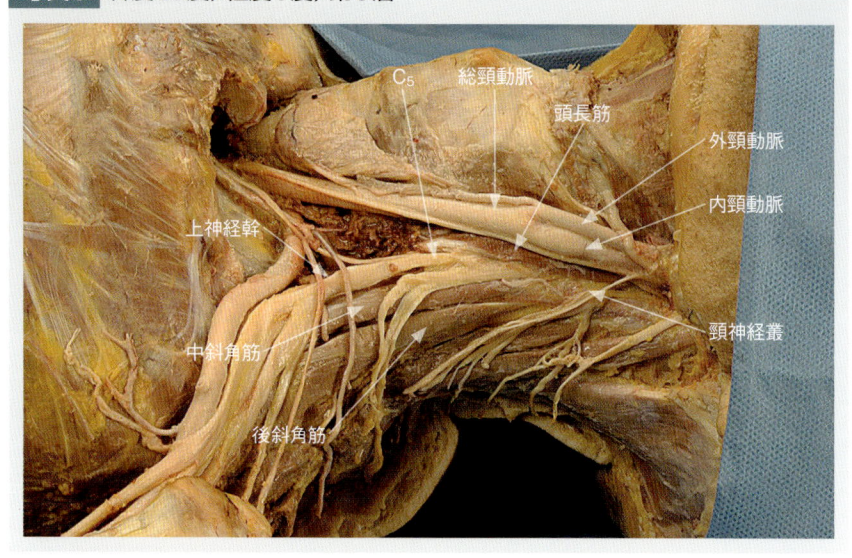

総頸動脈などを除くと頸長筋が確認できる。この頸長筋は，椎体および横突起前面を走行している。また，頸長筋の腹外側，頸長筋の腹内側，総頸動脈の背側に頸部交感神経幹が確認できる。深頸神経叢に加えて上頸神経節を同時にブロックするときには，頭長筋内に局所麻酔薬を注入する。

写真6 緯度30度，経度0度，第10層

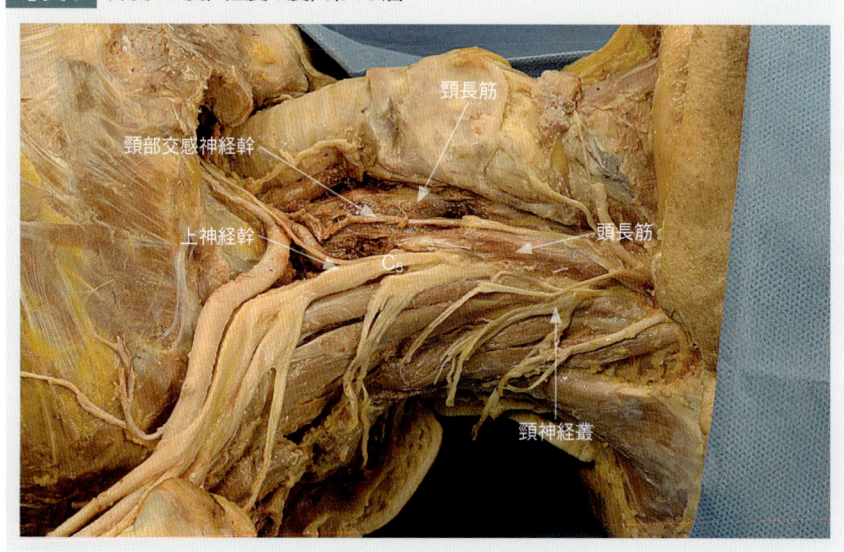

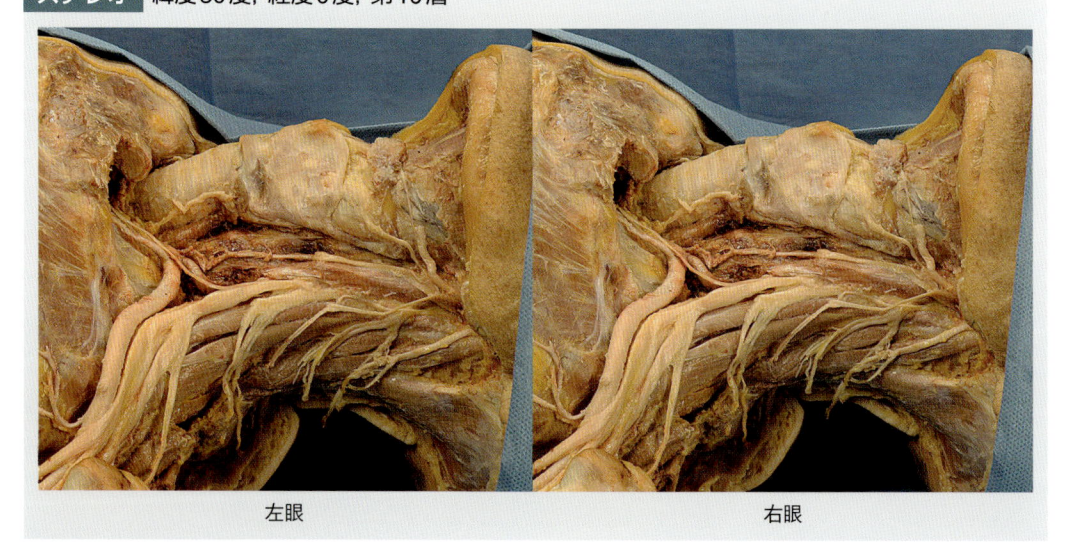

ステレオ 緯度30度，経度0度，第10層

左眼　　　右眼

38

浅/深頸神経叢ブロック 03

写真7 緯度30度, 経度0度, 第11層

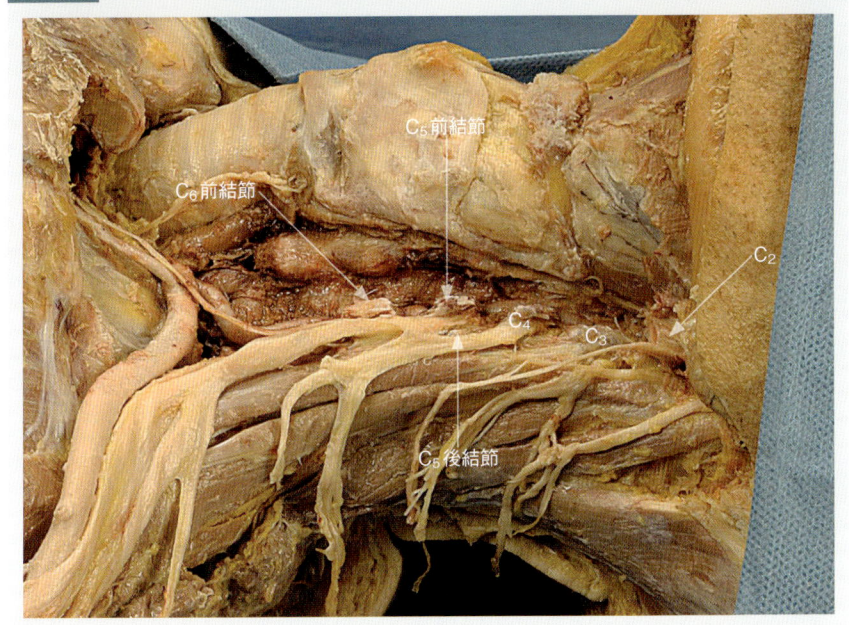

椎骨前方の筋(頭長筋,頸長筋)を除くと,頸神経叢を構成する第2~4頸神経根が観察できる。頸椎横突起前結節は第6頸椎まで存在し,第7頸椎では存在しないことも観察できる。

写真8 緯度50度, 経度0度, 第12層

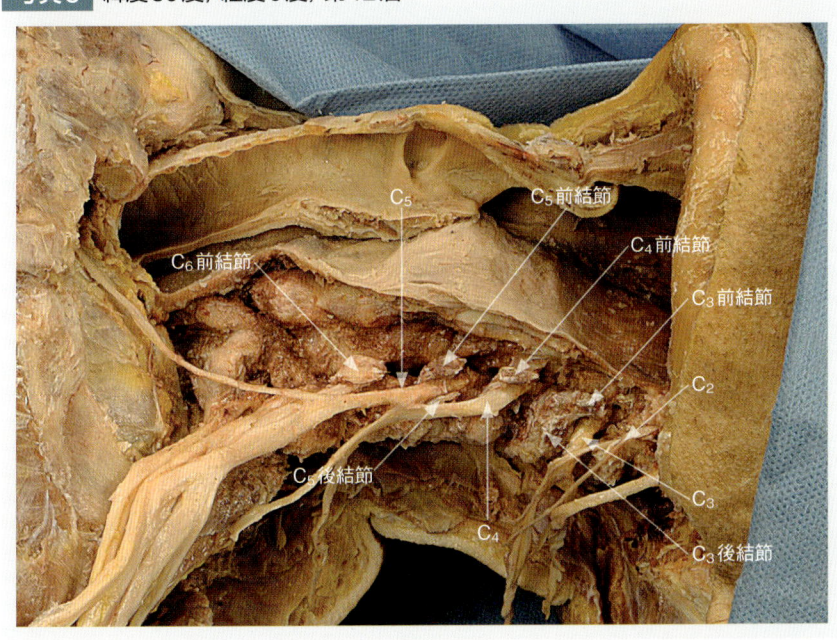

写真7から後頸部の中斜角筋,後斜角筋などを除き,視点をやや上方に移すと神経根レベルから頸神経が明瞭に観察できる。頸椎横突起の前結節,後結節も観察できる。

Part 1
頭頸部のブロック

次に，頸部をランドマーク法の視点から見ていこう。

ランドマーク法での頸神経叢ブロックの体位は仰臥位で，ブロック反対側に約45°頭を傾けたものである。したがって，施行者は頸部を真横から見つつ，ブロック針刺入部を正面から見る。

皮膚と皮下組織を除くと，胸鎖乳突筋が明瞭に確認できる。大耳介神経は胸鎖乳突筋の外側を前上方へ走行する。小後頭神経は，胸鎖乳突筋の背側を頭側へ走行する。この層が，浅頸神経叢ブロックを行う層である。

写真9

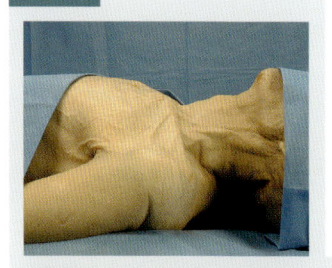

緯度0度，経度0度，第3層

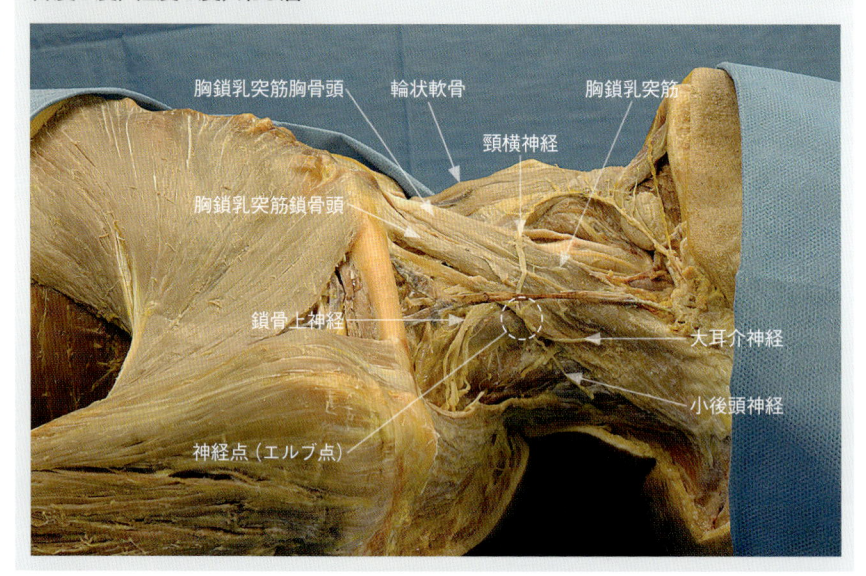

（ラベル：胸鎖乳突筋胸骨頭，輪状軟骨，胸鎖乳突筋，頸横神経，胸鎖乳突筋鎖骨頭，鎖骨上神経，大耳介神経，小後頭神経，神経点（エルプ点））

ステレオ 緯度0度，経度0度，第3層

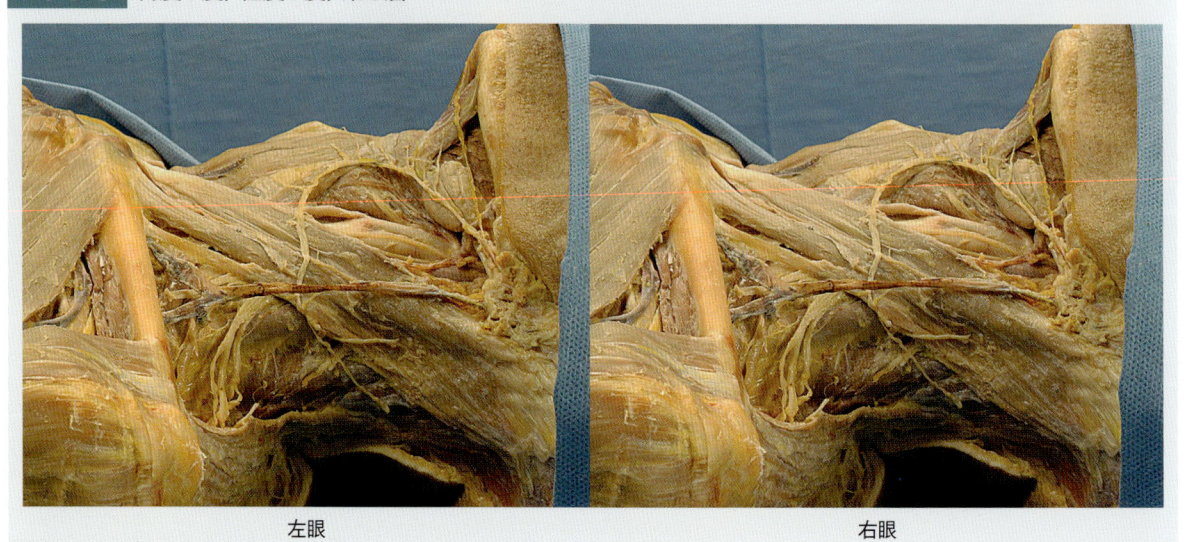

左眼　　　右眼

浅/深頸神経叢ブロック 03

写真10 緯度0度, 経度0度, 第10層

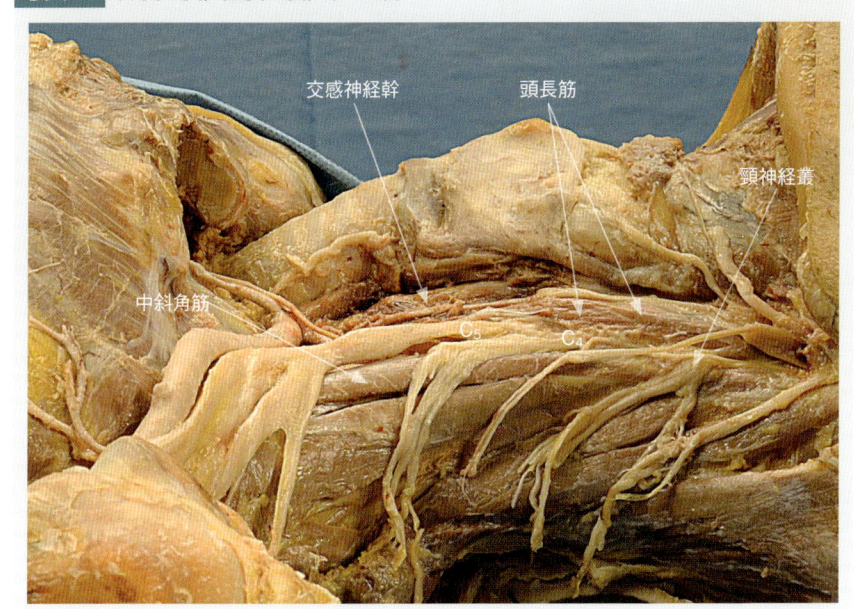

写真6と同じ層である。頭長筋が椎骨前面にあり, 中斜角筋との間にある頸神経叢が確認できる。

写真11 緯度0度, 経度0度, 第11層

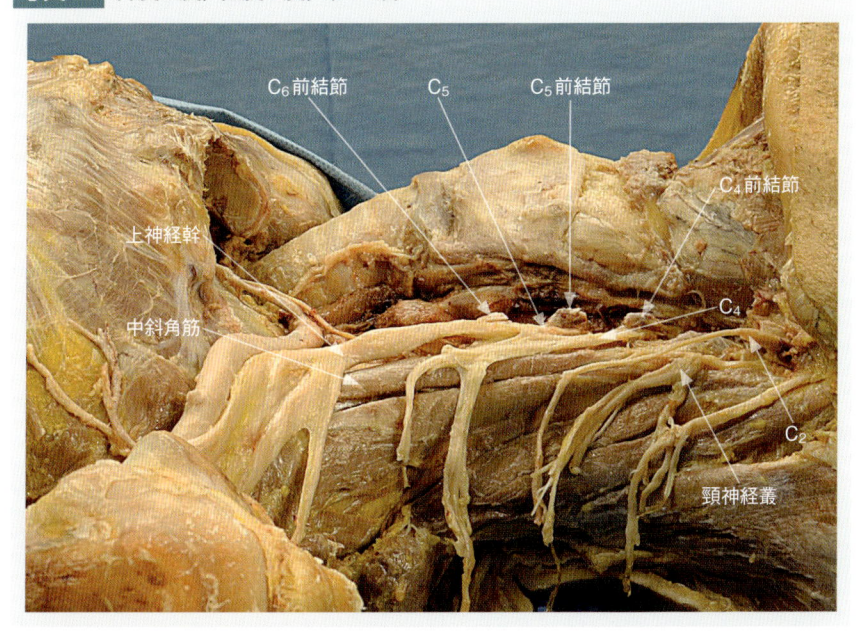

椎骨前面の筋（頭長筋と頸長筋）を除くと, 頸神経叢を構成する第2〜4頸神経根が観察できる。第4〜6頸椎横突起の前結節も観察できる。頸部の側面からこの横突起に針先を当て, 局所麻酔薬を注入するのがランドマーク法による深頸神経叢ブロックである。写真11からも中斜角筋の前方に局所麻酔薬は広がると考えられる。

ステレオ 緯度0度, 経度0度, 第11層

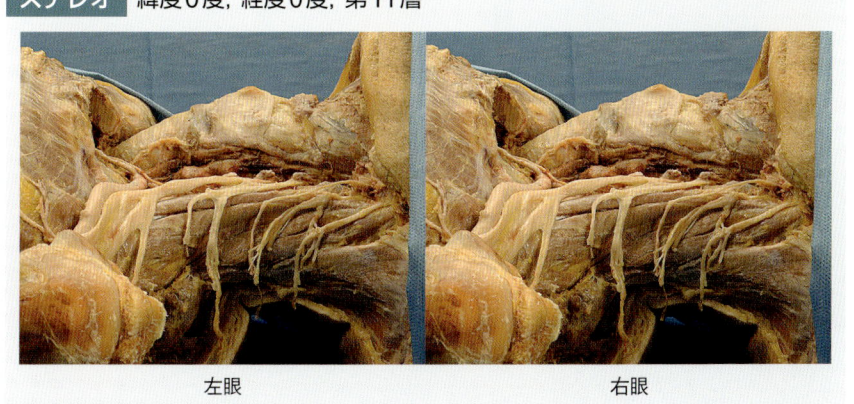

左眼　　　右眼

超音波ガイド下法での体位は, ブロック側の肩に枕を入れて, 顔を少し反対側に向けた半側臥位で, 施行者は患者の背側に位置する。施行者からの視点は, 患者の頸部をやや後外側から見下ろすようになる。

　三次元でイメージして見てほしい。

41

Part 1
頭頸部のブロック

浅頸神経叢ブロックの実際

浅頸神経叢ブロックは，ランドマーク法と超音波ガイド下法の二つの方法がある。どちらの方法でも，指標は胸鎖乳突筋である。体位は患者の顔をブロック反対側に傾け，頸部を軽く伸展する。

ランドマーク法

ランドマーク法は，浅頸神経叢を構成する小後頭神経，大耳介神経，頸横神経，鎖骨上神経の4神経を，胸鎖乳突筋後縁より皮下に出る所（神経点：エルブ点）でブロックする方法である。放散痛や神経刺激などで神経を同定しない。

乳様突起，第6頸椎横突起を触知しマークし，その二つを結ぶ線の中央点で胸鎖乳突筋の後縁を刺入点とする（図2）。ここが第4頸椎横突起レベルとなる。まず皮膚に対して垂直に穿刺し局所麻酔薬を注入したのち，針を胸鎖乳突筋後縁と平行にして，上方（頭側），下方（尾側）に穿刺して局所麻酔薬を投与する。こうすることで浅頸神経叢の4神経をブロックできる。内頸動脈内膜剥離術では，1％リドカインと0.375％ロピバカインの合剤を10〜15 mL投与する。皮下投与であるので，針は1〜2 cm以上深く穿刺しないことが肝要である[1,2]。

図2 浅頸神経叢ブロックのランドマーク

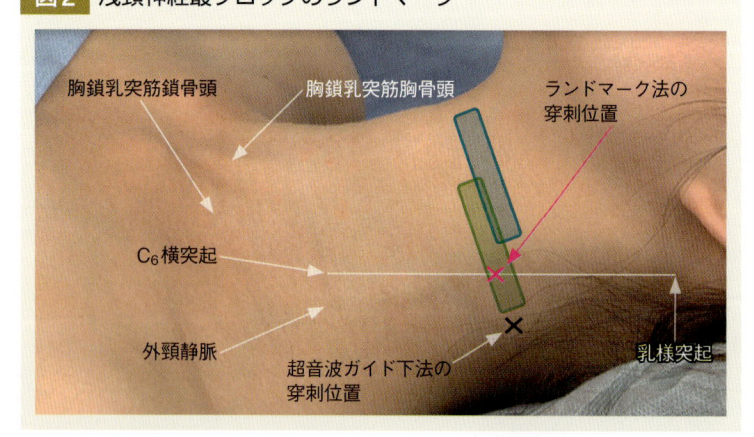

▲青帯：第4頸椎レベル（深頸神経叢ブロックプローブの位置）
緑帯：胸鎖乳突筋後縁レベル（浅頸神経叢ブロックプローブの位置）

超音波ガイド下法

超音波装置の進歩により，解像度は非常に精密になったが，浅頸神経叢ブロックで目的とする小後頭神経などの同定は困難である。実際には，局所麻酔薬が安全・確実に胸鎖乳突筋後縁の皮下に注入されたことを超音波画像で確認することが目標となる。安全に行うには，平行法で穿刺することが重要であり，適切な体位をとる必要がある。ブロック側を上にした半側臥位なら，平行法でブロック針を超音波画像で確認しながらの刺入が可能である。

患者はブロック側を上にした半側臥位で，顔を少し反対側に傾ける。施行者は，患者の後方に位置し，対側（患者の腹側）に超音波装置を置く。目標は第4頸椎レベルの胸鎖乳突筋の後縁である。第7頸椎から頭側へ向かって，前結節と後結節の存在を確認しながらC_6, C_5, C_4と数えていくことが重要である。第4頸椎を同定したら（図3 A），そのレベルでプローブをやや後方（背側）にずらすと，胸鎖乳突筋の後縁が確認できる（図3 B）。この後縁の浅い部分に平行法で針を刺入し局所麻酔薬を投与する。内頸動脈内膜剥離術では，1％リドカインと0.375％ロピバカインの合剤を5〜10 mL投与する。頸部表面の手術では，0.5％ロピバカインを各6〜7 mL，両側で合計12〜14 mLを注入し，表面麻酔はアドレナリン入り1％リドカインを約3 mL用いる。一般的には，ランドマーク法よりも少ない投与量でよい。針が胸鎖乳突筋の後面に入り，胸鎖乳突筋と中斜角筋の間に薬液が広がると深頸神経叢ブロックとなるので，注意が必要である。

合併症

局所麻酔薬の注入前には，必ず吸引を行う。しかし，吸引して血液の逆流がなくても，針先が血管内にあることはある。注入時に超音波画像で局所麻酔薬の広がりが見えないときは，さらなる注入は行わない。

局所麻酔薬を胸鎖乳突筋内に注入すると，副神経がブロックされてしまう。副神経は，胸鎖乳突筋と僧帽筋を支配しているので，それらの麻痺が起こる。

浅/深頸神経叢ブロック 03

図3

A 第4頸椎レベルの超音波画像と解剖

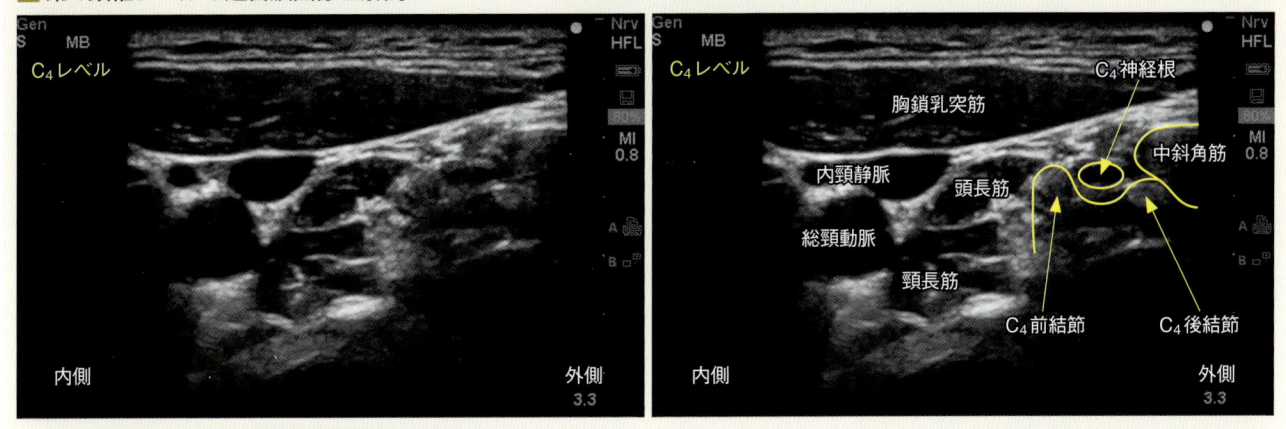

C₄レベル / 胸鎖乳突筋 / 内頸静脈 / 総頸動脈 / 頭長筋 / 頸長筋 / C₄神経根 / 中斜角筋 / C₄前結節 / C₄後結節 / 内側 / 外側

B 浅頸神経叢ブロックの超音波画像と解剖

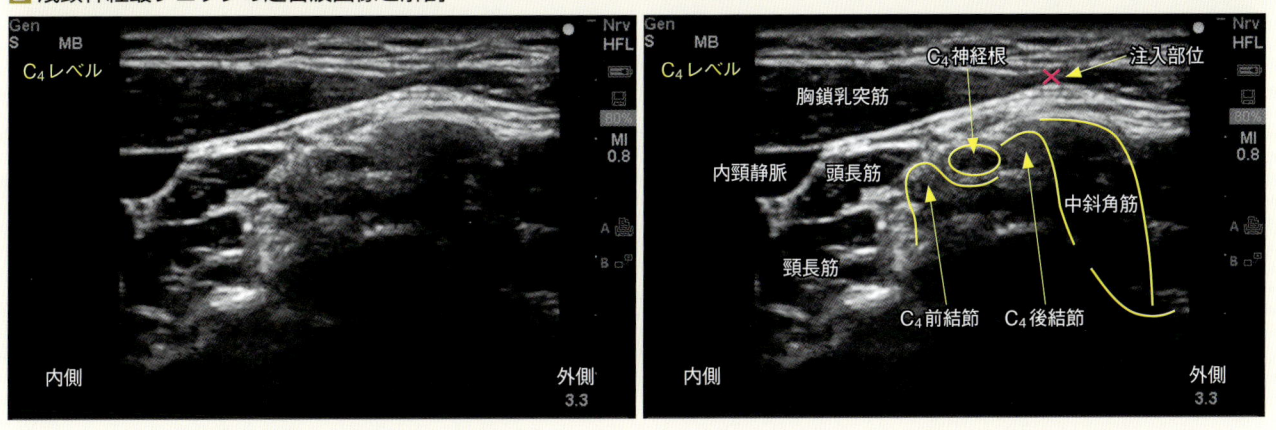

C₄レベル / 胸鎖乳突筋 / 内頸静脈 / 頭長筋 / 頸長筋 / C₄神経根 / 注入部位 / 中斜角筋 / C₄前結節 / C₄後結節 / 内側 / 外側

▲**A**：図2のプローブ（青帯）位置での画像。**B**：図2の青帯から背側に平行移動させた部位（緑帯）での画像。胸鎖乳突筋の後縁まで確認できて，その背内側（超音波画像では背外側）に中斜角筋がある。

Part 1
頭頸部のブロック

深頸神経叢ブロックの実際

深頸神経叢ブロックには，ランドマーク法と超音波ガイド下法があり，それぞれ，1回法と3回法がある．ランドマーク法では1回法と3回法どちらも使用されているが，超音波ガイド下法は1回法が主体である．

ランドマーク法

ランドマーク法で指標となるのは，乳様突起，第6頸椎横突起である．患者は仰臥位とし，顔をブロックの反対側に約45°傾ける．乳様突起と，輪状軟骨直下レベルで胸鎖乳突筋鎖骨頭の背側に第6頸椎横突起を触知して，その2点を直線で結ぶ．その線上に乳様突起から，2 cm，4 cm，6 cmで印をつける．そこが，3回法における第2，第3，第4頸椎レベルの各刺入点である（図4）[1]．手指で横突起を挟むようにして確認し，その間でブロック針を皮膚に対して垂直に穿刺する．ブロック針は頭側には向けず，やや尾側に向けて進め，横突起に針が当たったら血液，脊髄液の逆流がないことを確認後，局所麻酔薬を注入する．投与量は1か所当たり4 mLとする．

1回法は，Winnieら[3]の方法が広く知られている．この方法は，まず第4頸椎レベルで前斜角筋を触れ，そのレベルで背側（後方）へ指をスライドさせ，前斜角筋と中斜角筋の間（斜角筋隙）を触知して針を刺入する．刺入方向は，やや背側，尾側とする．放散痛が得られるか，横突起に当たったら，そこで局所麻酔薬を10～15 mL注入する．3回法，1回法いずれの場合も，0.75％ロピバカインと2％リドカインの合剤を用いる．しかし，写真4～6で見られるように，前斜角筋は第4頸椎レベルでは起始するレベルであり，触知は困難と思われる．腕神経叢は前斜角筋と中斜角筋の間にあるが，頸神経叢は頭長筋と中斜角筋の間にある（写真5，6）．したがって，第4頸椎レベル（刺入点）は3回法で決定するほうがよい．Vlokaら[1,4]は，1回法の刺入点は第3頸椎レベルを推奨している．

超音波ガイド下法

超音波ガイド下法では，1回法が推奨される．患者はブロック側を上とした側臥位とし，顔をやや反対側に向ける．施行者は，患者の背側に位置し，超音波装置は対側に置く．超音波ガイド下浅頸神経叢ブロックと同様に，皮膚消毒をしたのち，プローブを第6頸椎レベルで頸部に当て，前斜角筋，中斜角筋，第6頸神経根を確認する．そこから，プローブを頭側に，前斜角筋が小さくなり，頭長筋が太くなる第4頸椎レベルまで移動させる（図5）．第4頸椎レベルは，乳様突起と第6頸椎横突起を結ぶ直線の中点であるので，慣れるまではスキャン前にランドマークを記しておくとよい．第4頸椎横突起の前結節，後結節，中斜角筋，頭長筋を確認し，平行法でブロック針を刺入する．ブロック針の先端を，頭長筋と中斜角筋の間まで進め，吸引して血液の逆流がないことを確認したのち，0.75％ロピバカインと2％リドカインの合剤を超音波画像で確認しながら5～10 mL注入する（図5）．

深頸神経叢に加えて交感神経幹もブロックするときは，頭長筋内に局所麻酔薬を約5 mL注入する[5]（図6，7）．

合併症

横隔神経麻痺は，深頸神経叢ブロックでは常に起こる．呼吸機能が低下している患者に行う際は注意が必要であり，両側のブロックは禁忌である．

血管内注入は超音波ガイド下法でも起こり得るため，血液の逆流がないことの確認と超音波画像

図4 深頸神経叢ブロックのランドマーク

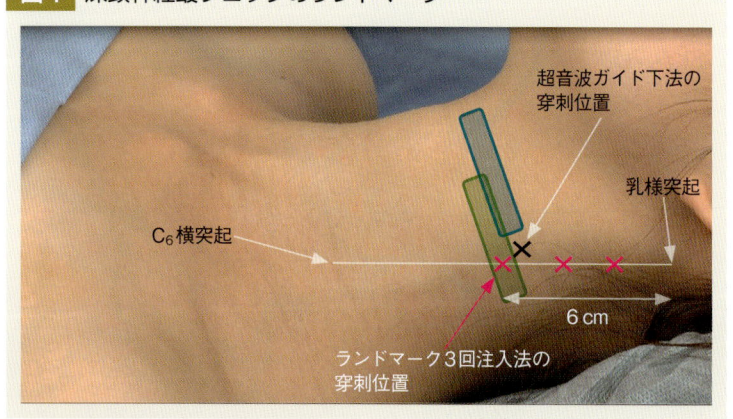

▲青：第4頸椎レベル（深頸神経叢ブロックプローブの位置）
　緑：胸鎖乳突筋後縁レベル（浅頸神経叢ブロックプローブの位置）

浅/深頸神経叢ブロック 03

図5 深頸神経叢ブロックの超音波画像と解剖

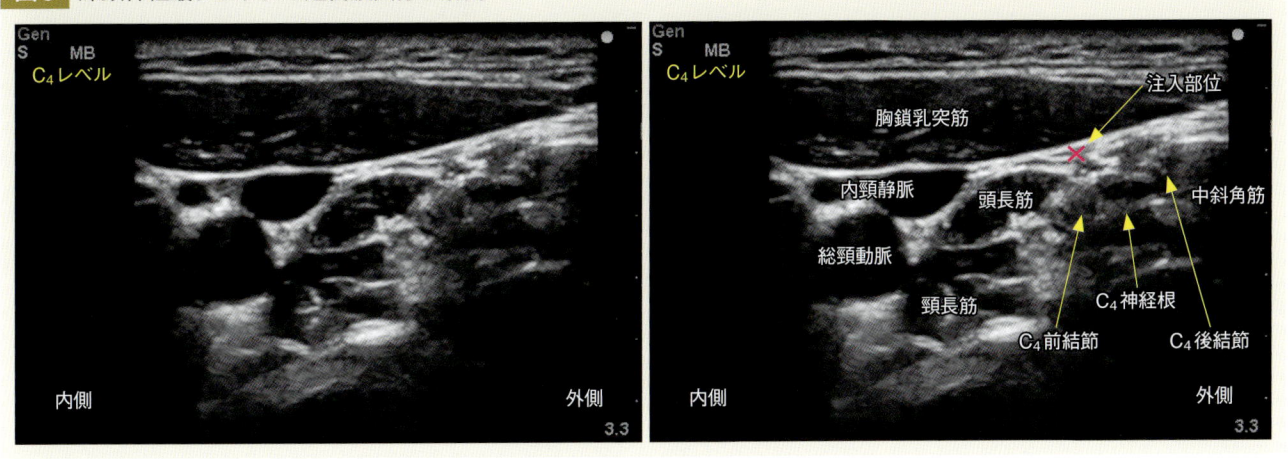

▲写真4や図4のプローブ位置（青帯）での画像である。第4頸椎横突起の前結節，後結節，中斜角筋，頭長筋が確認できる。

図6 頭長筋内注入の超音波画像と解剖

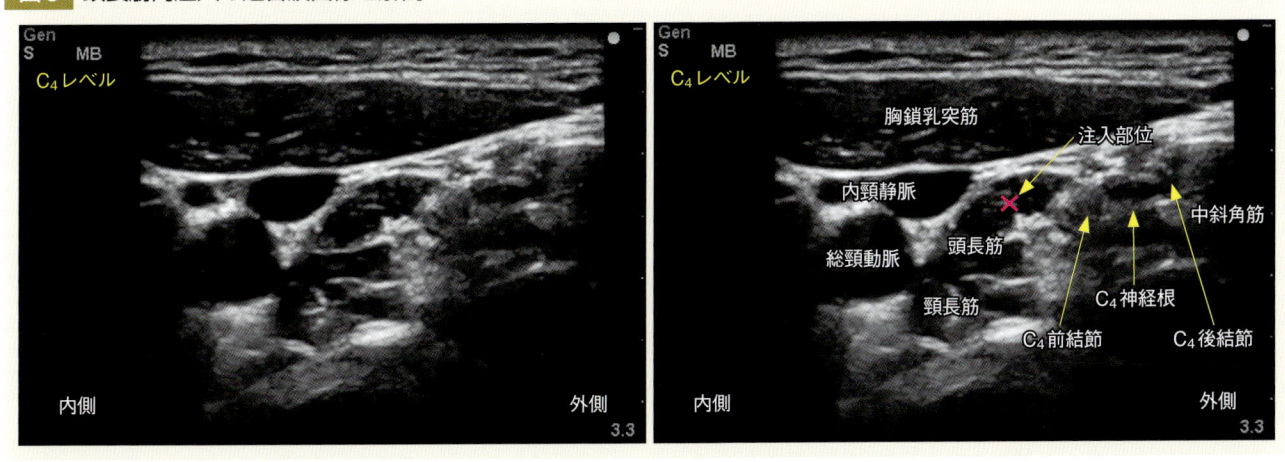

図7 頭長筋内への穿刺・注入

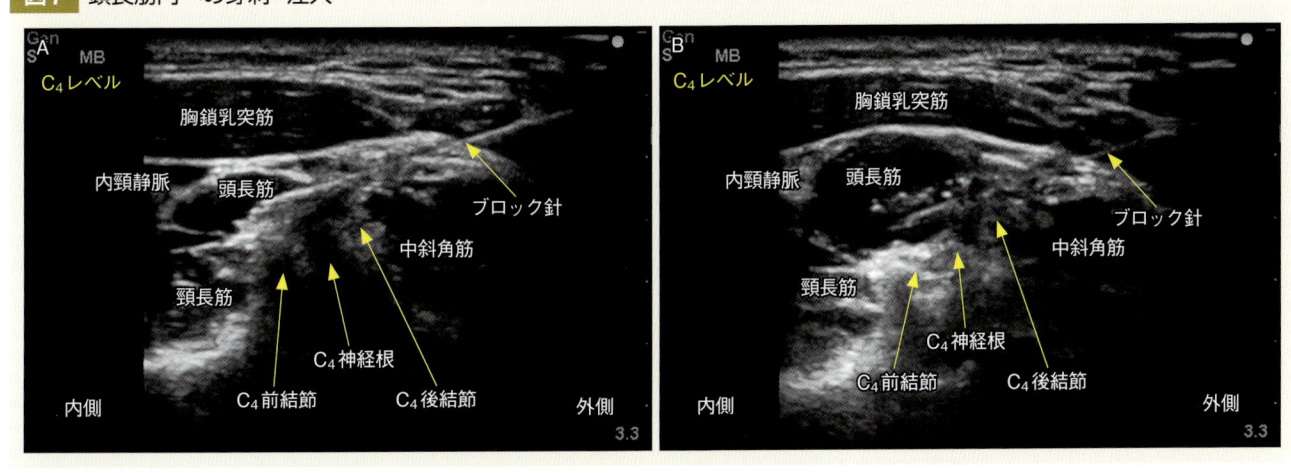

▲写真4や図4のプローブ位置（青帯）において頭長筋内に穿刺（図7A）して，約5mLの薬液を注入した（図7B）。

での薬液の広がりの確認は必須である。頸動脈手術に対する頸神経叢ブロックの大規模前向き研究では，血管内注入は0.6%と少なかった[6]。

局所麻酔薬が頭長筋の腹側，内側に大きく広がると頸部交感神経幹だけでなく，反回神経もブロックされ，嗄声が起こる。

45

●文献

1. Vloka JD, Tsai T, Hadzic A. Cervical plexus block. In : Hadzic A. Textbook of Regional Anesthesia and Acute Pain Management. New York : McGraw-Hill, 2007 : 387-95.
2. Waldman SD. Superficial cervical plexus block. In : Waldman SD. Atlas of Interventional Pain Management. 2nd ed. Philadelphia : Saunders, 2004 : 88-90.
3. Winnie AP, Ramamurthy S, Durrani Z, et al. Interscalene cervical plexus block : a single-injection technic. Anesth Analg 1975 ; 54 : 370-5.
4. Gratz I, Deal E, Larijani GE, et al. The number of injections does not influence absorption of bupivacaine after cervical plexus block for carotid endarterectomy. J Clin Anesth 2005 ; 17 : 263-6.
5. Usui Y, Kobayashi T, Kakinuma H, et al. An anatomical basis for blocking of the deep cervical plexus and cervical sympathetic tract using an ultrasound-guided technique. Anesth Analg 2010 ; 110 : 964-8.
6. Davies MJ, Silbert BS, Scott DA, et al. Superficial and deep cervical plexus block for carotid artery surgery : a prospective study of 1000 blocks. Reg Anesth 1997 ; 22 : 442-6.

Part 2

腕神経叢ブロック

腕神経叢の概要

上肢の皮神経の分布を図1, 2に，筋肉の起始・停止を表1に示す．腕神経叢ブロックでは，腕神経叢と鎖骨，第1肋骨および胸膜，鎖骨下（腋窩）動静脈，肩峰，烏口突起との位置関係を理解しておくことが重要である．腕神経叢はダイナミックに分枝，集束を繰り返して終末枝を形成する（図3）．

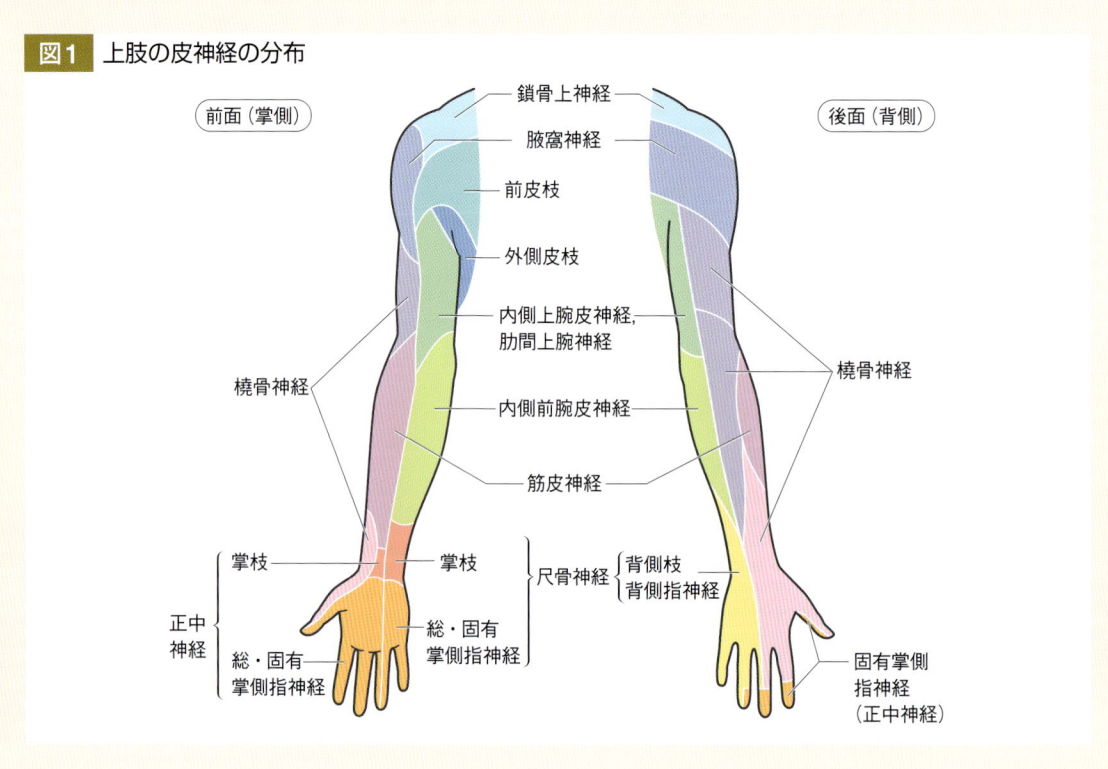

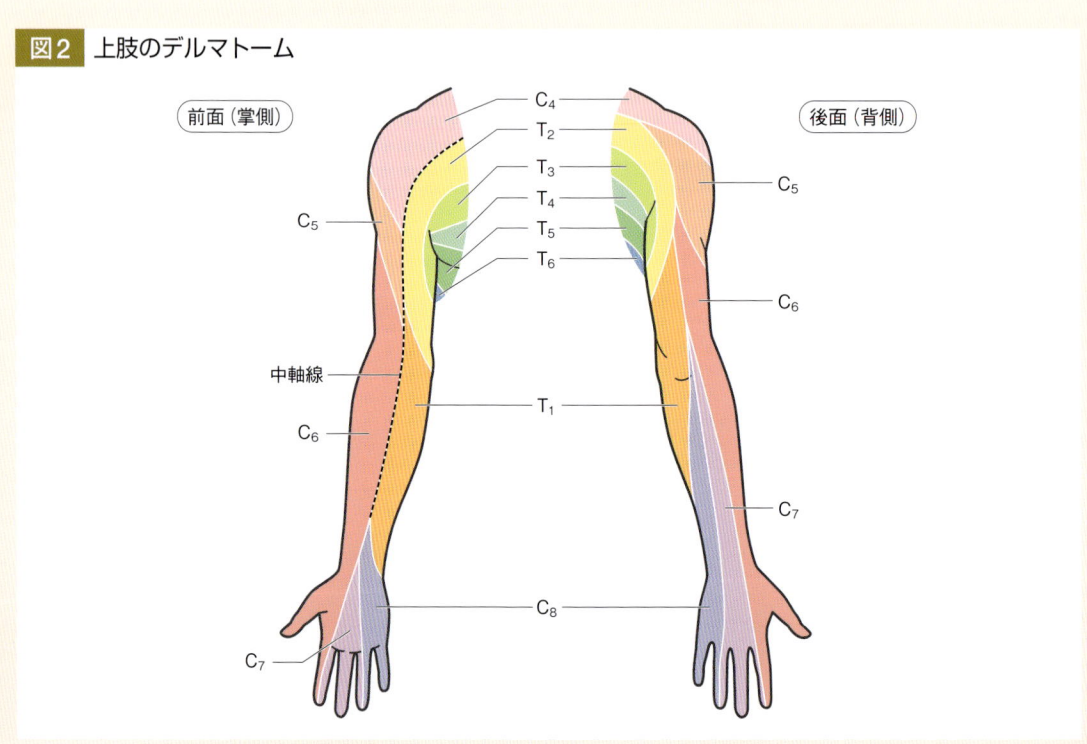

図1 上肢の皮神経の分布

図2 上肢のデルマトーム

図3 腕神経叢（左）の分枝・集束

表1 腕神経叢ブロックの理解に必要な筋肉の起始・停止

筋	起始	停止
胸鎖乳突筋	乳様突起，上項線	胸骨柄，鎖骨内側
前斜角筋	第3〜6頸椎横突起前結節	第1肋骨斜角筋結節
中斜角筋	第2〜7頸椎横突起後結節	第1肋骨
頭長筋	第3〜6頸椎横突起前結節	後頭骨基底部
頸長筋	第5〜7頸椎，第1〜3胸椎の椎体前面	第2〜4頸椎椎体前面
	第3〜5頸椎横突起前結節	第1頸椎前結節
	第1〜3胸椎椎体前面	第5,6頸椎横突起前結節
肩甲挙筋（図4A）	第1〜4頸椎横突起後結節	肩甲骨上角
烏口腕筋（図4B）	烏口突起	上腕骨内側面
上腕二頭筋（図4C）	肩甲骨関節上結節，烏口突起	橈骨
上腕三頭筋（図4D）	上腕骨，肩甲骨関節下結節	尺骨
大胸筋（図4E）	鎖骨内側，胸骨前面	上腕骨小結節稜
大円筋（図4F）	肩甲骨下角	上腕骨小結節稜
広背筋（図4G）	第7胸椎〜第5腰椎棘突起，第9〜12肋骨，肩甲骨下角，腸骨稜	上腕骨大結節稜

図4 腋窩周囲の筋肉の起始（青色）と停止（赤色）

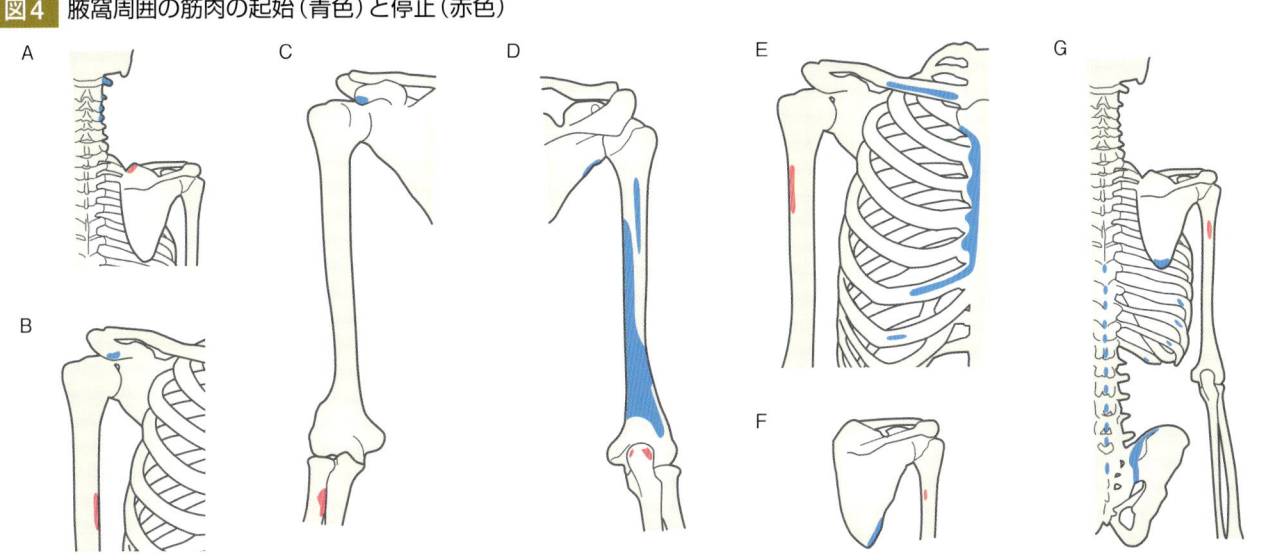

Part 2
腕神経叢ブロック

腕神経叢の解剖

腕神経叢は，第5〜8頸神経と第1胸神経からなる（図1）。前斜角筋は，第3〜6頸椎横突起前結節と第1肋骨を結合し，中斜角筋は，第2〜7頸椎横突起後結節と第1肋骨を結合する。前斜角筋は超音波画像では第5頸椎から尾側で観察される。

写真1 緯度90度，経度0度，第12層

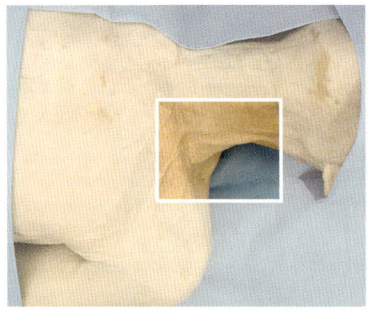

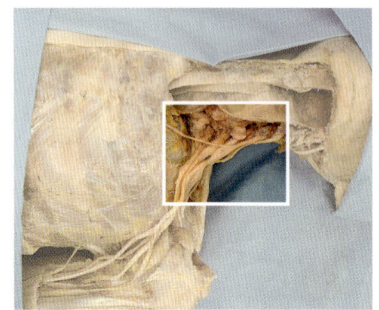

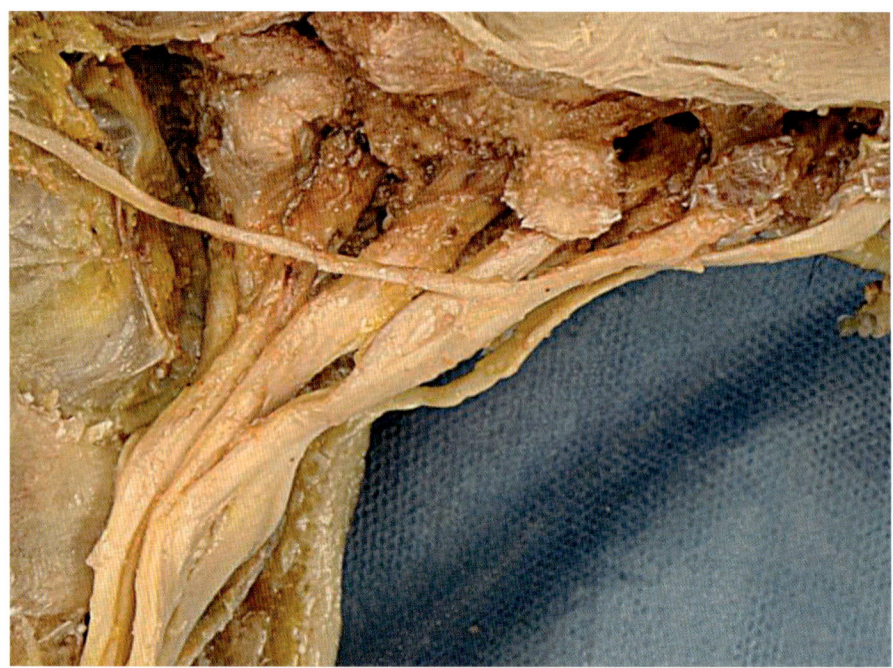

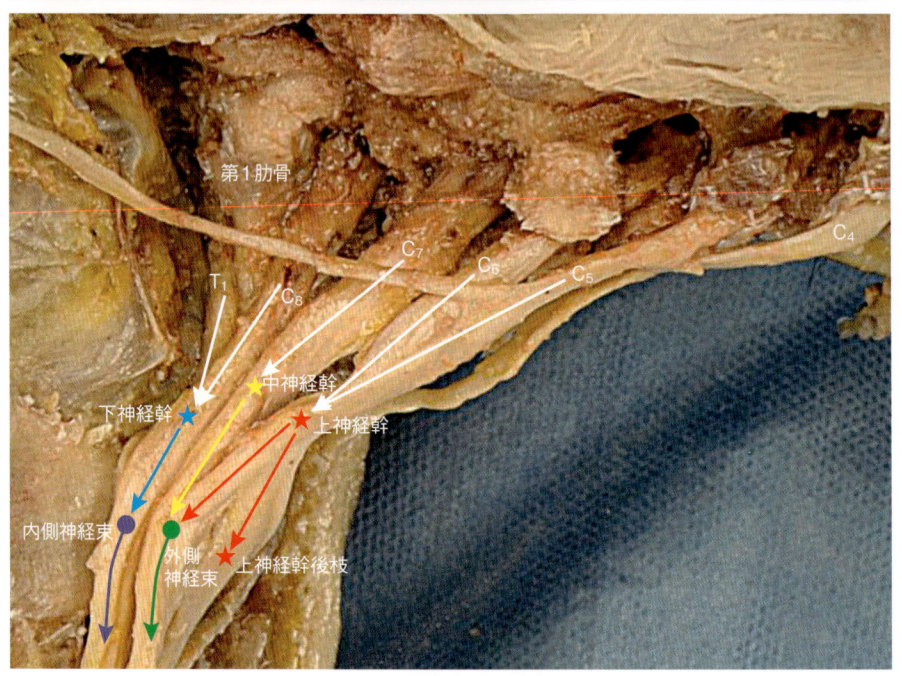

▲ 頭部を右側にして真上から見る。神経幹と神経束の形成が観察できる。第5頸神経と第6頸神経が合流して，上神経幹（★）を形成。第7頸神経は中神経幹（★）になる。第8頸神経と第1胸神経が合流して，下神経幹（★）を形成する。上神経幹前枝と中神経幹前枝が合流して，外側神経束（●）を形成する。下神経幹前枝（★）は内側神経束（●）になる。この症例は第4頸神経の一部も，腕神経叢に合流している。

50

第4頸神経から上位の頸神経は，中斜角筋の外側を走行し，腕神経叢（第5頸神経〜第1胸神経）は前斜角筋と中斜角筋の間（斜角筋隙）を走行する。腕神経叢は横突起から出て斜角筋隙を通過する間に上神経幹（第5頸神経，第6頸神経），中神経幹（第7頸神経），下神経幹（第8頸神経，第1胸神経）を形成する（写真1）。

　肩甲上神経は，上神経幹から分枝する（写真2）。斜角筋隙を出て鎖骨に至る間に，各々の神経幹は前枝と後枝に分かれ合流し，神経束を形成する。前枝は上肢前面（屈筋側），後枝は上肢背面（伸筋側）に分布する。上神経幹前枝と中神

写真2　緯度55度，経度80度，第12層

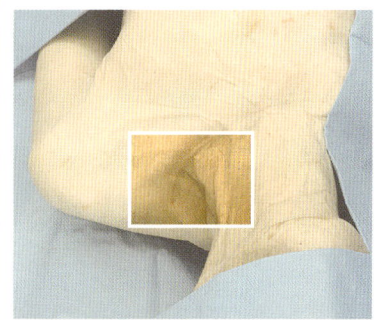

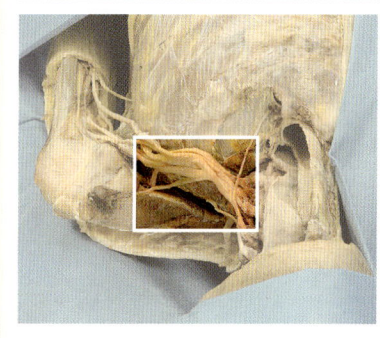

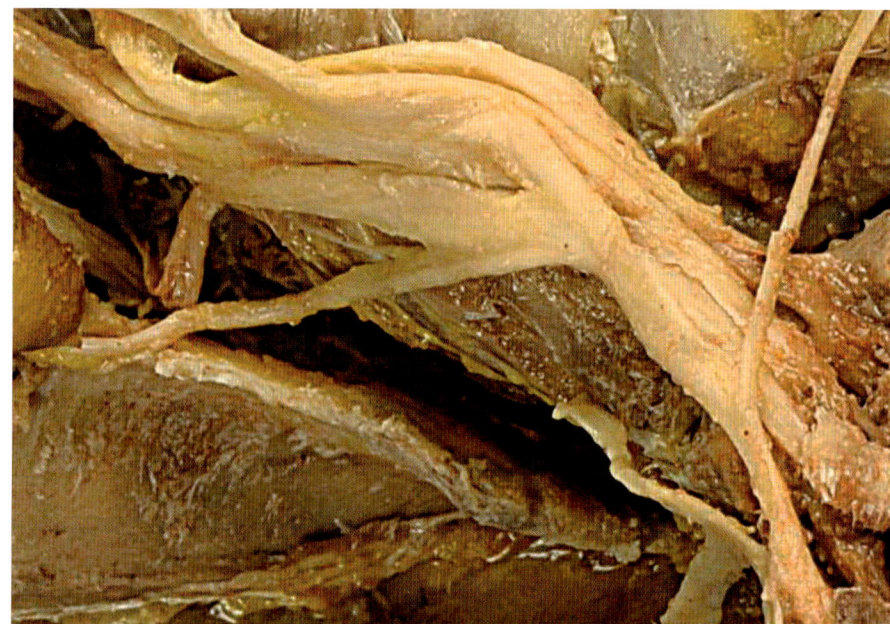

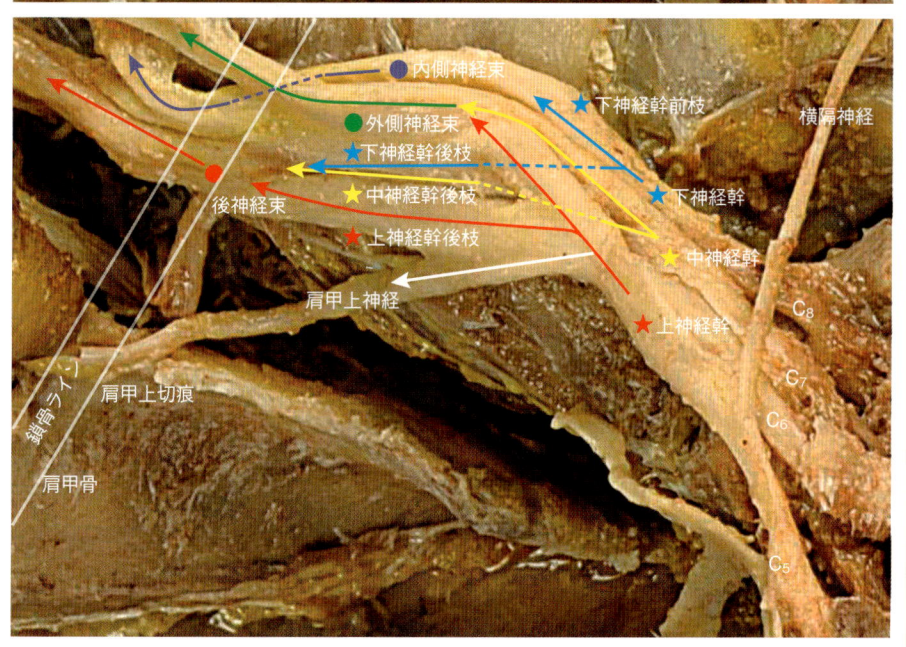

▲頭側から頸部を見る。上神経幹前枝と中神経幹前枝が合流して，外側神経束（●）を形成する。上神経幹後枝（★），中神経幹後枝（★）と下神経幹後枝（★）が合流して，後神経束（●）を形成する。下神経幹前枝（★）は内側神経束（●）になる。肩甲上神経が上神経幹（★）から分岐して，肩甲上切痕を通過する。肩甲上神経が分岐するのは，鎖骨より中枢側である。

51

Part 2
腕神経叢ブロック

経幹前枝が合流し外側神経束（**写真1, 2**），上神経幹後枝，中神経幹後枝，下神経幹後枝が合流し，後神経束（**写真3**）を形成する。

下神経幹前枝が内側神経束（**写真1, 2**）になる。外側神経束は，鎖骨より遠位で筋皮神経（**写真3, 4**）を分岐したのち，内側神経束と合流し，正中神経（**写真3, 4**）を形成する。肩甲下神経（**写真3**），腋窩神経（**写真4**），橈骨神経（**写真4**）は後神経束より分枝する。内側前腕皮神経（**写真4**），尺骨神経（**写真4**）は内側神経束に由来する。

写真3 緯度0度，経度55度，第12層

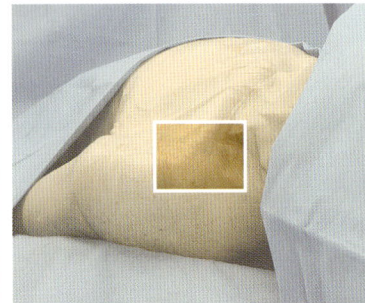

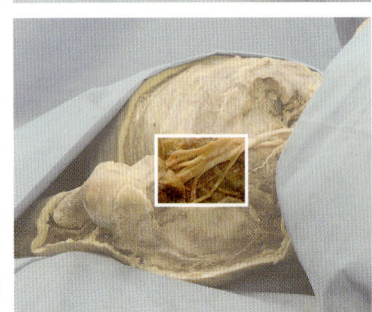

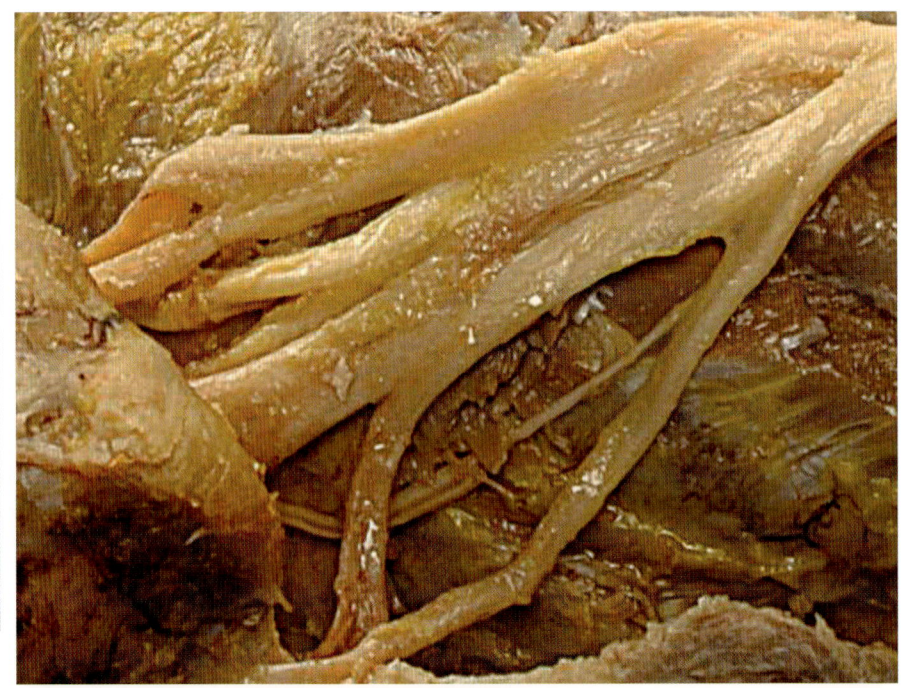

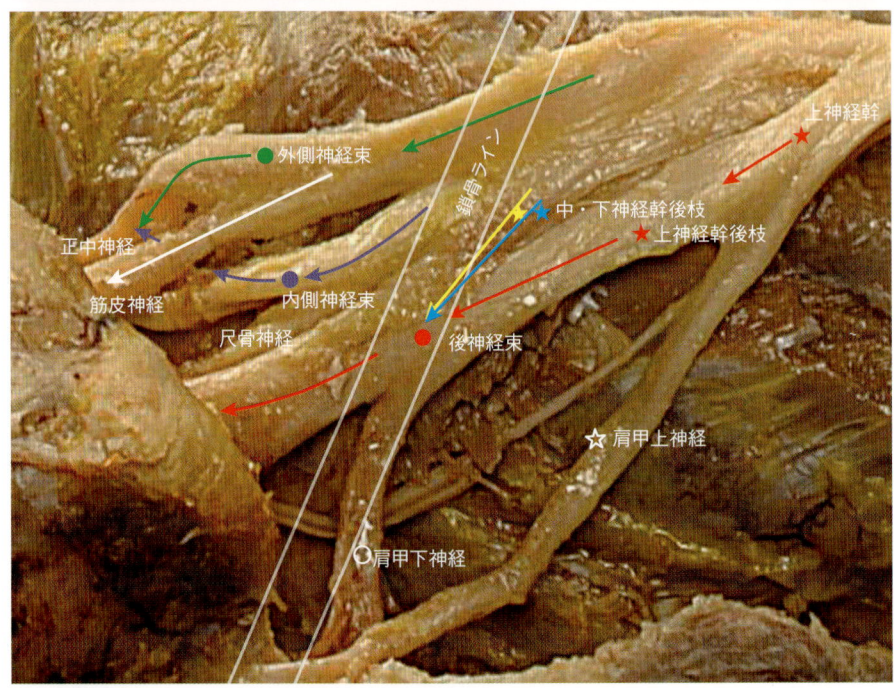

▲頭側の左斜位から見る。上神経幹後枝（★），中神経幹後枝（★）と，下神経幹後枝（★）が合流して，後神経束（●）を形成している。肩甲上神経（☆）は上神経幹（★）より起始する。肩甲下神経（○）は後神経束（●）より起始。肩甲上神経は鎖骨上アプローチではブロックされにくいことがわかる。筋皮神経は外側神経束（●）より起始する。正中神経は外側神経束（●）と内側神経束（●）が合流して形成される。外側神経束（●）と内側神経束（●）が合流する部位を鎖骨下動脈が走行する。尺骨神経は内側神経束（●）の終枝である。

52

写真4 緯度25度, 経度−20度, 第12層

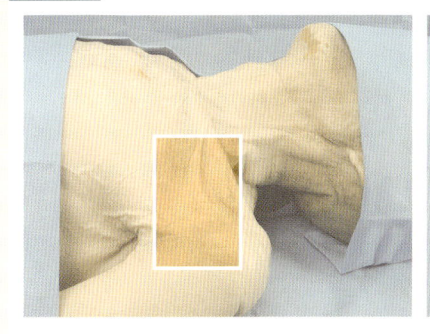

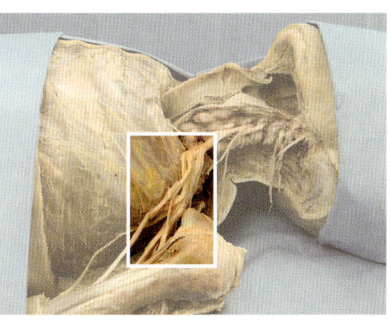

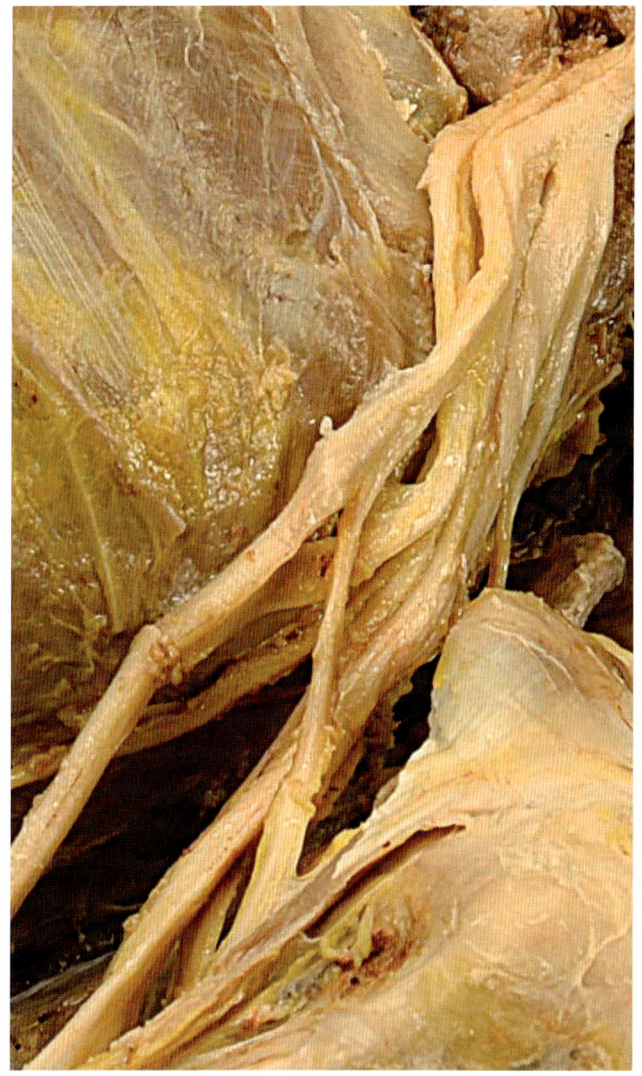

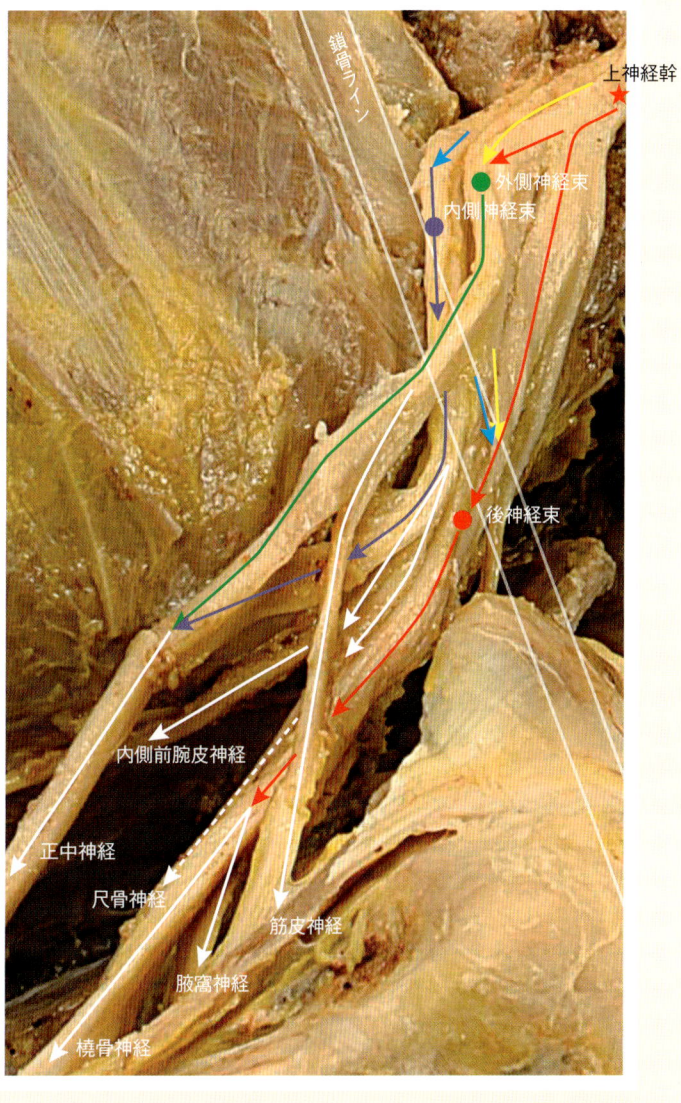

▲左横から見る。筋皮神経は, 外側神経束（●）より起始する。正中神経は, 外側神経束（●）と内側神経束（●）が合流して形成される。内側前腕皮神経と尺骨神経は, 内側神経束（●）より起始する。腋窩神経と橈骨神経は, 後神経束（●）より起始する。これら末梢神経は鎖骨より末梢側で分岐しており, 鎖骨上アプローチでブロック可能である。

Part 2 | 腕神経叢ブロック

04

腕神経叢ブロック 斜角筋間アプローチ

武田 吉正

　腕神経叢ブロック斜角筋間アプローチは，肩の手術と上腕の手術がよい適応である．肩の手術では，斜角筋間アプローチの施行で疼痛が軽減し，入院期間が短縮する[1,2]．斜角筋間アプローチを行うには，腕神経叢と輪状軟骨，胸鎖乳突筋，前斜角筋，中斜角筋，横隔神経，迷走神経，交感神経幹の位置関係と，腕神経叢の分岐を理解することが重要である．

Part 2
腕神経叢ブロック

腕神経叢ブロック斜角筋間アプローチに必要な解剖

腕神経叢ブロック斜角筋間アプローチでは，腕神経叢と輪状軟骨，胸鎖乳突筋，前斜角筋，中斜角筋，横隔神経，迷走神経，交感神経幹の位置関係を理解し（図1），腕神経叢の分岐を理解することが重要である。超音波ガイド下法の場合，プローブは図1の矢印の方向から当てるため，超音波画像は図2のように見える。

　肩関節内の知覚は主に肩甲上神経（上神経幹より分枝，第5頸神経，第6頸神経）と腋窩神経（後神経束より分枝，主に第5頸神経と第6頸神経）が支配しているので，第5頸神経と第6頸神経に局所麻酔薬を投与する。皮膚知覚（48ページ　図1, 2参照）は肩の頭側を鎖骨上神経（第3頸神経，第4頸神経），肩の外側を腋窩神経（第5頸神経，第6頸神経），上腕内側を内側上腕皮神経〔内側神経束（第8頸神経，第1胸神経）より分枝し，第2胸神経と交通〕と肋間上腕神経（第2胸神経），上腕前側を内側前腕皮神経（内側神経束より分枝）が支配している。全身麻酔を併用せず神経ブロック単独で肩や上腕の手術を行う場合は，広い範囲に局所麻酔薬を効かせる必要がある。

図1　腕神経叢および周囲組織の解剖模式図（第6頸椎レベル）

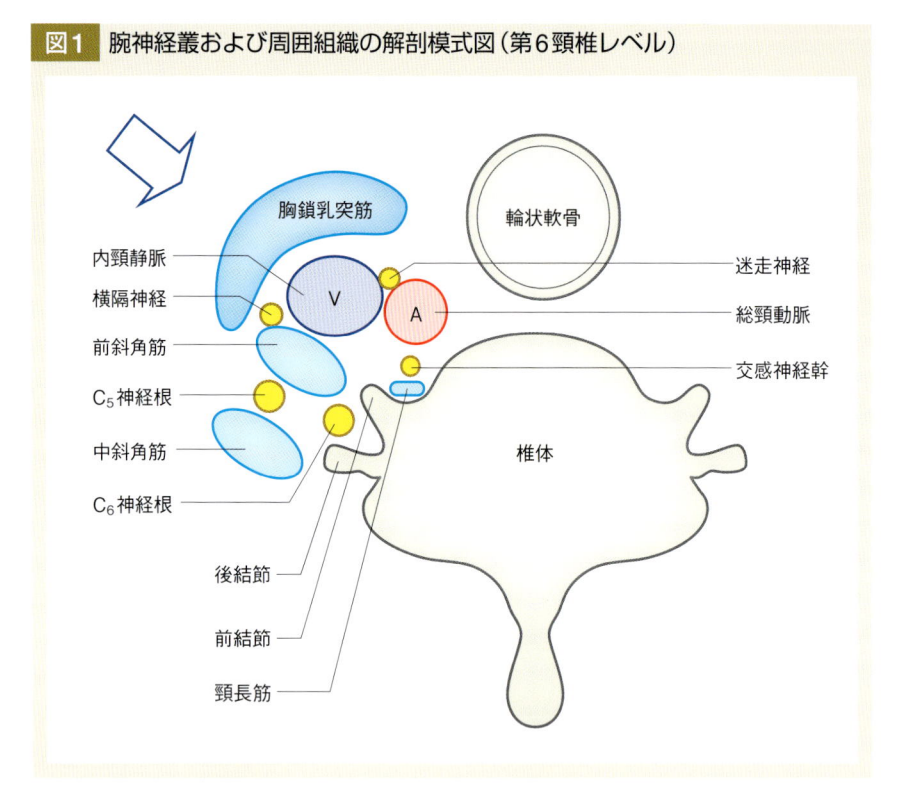

V：内頸静脈，A：総頸動脈

図2　斜角筋間アプローチにおける超音波画像の模式図

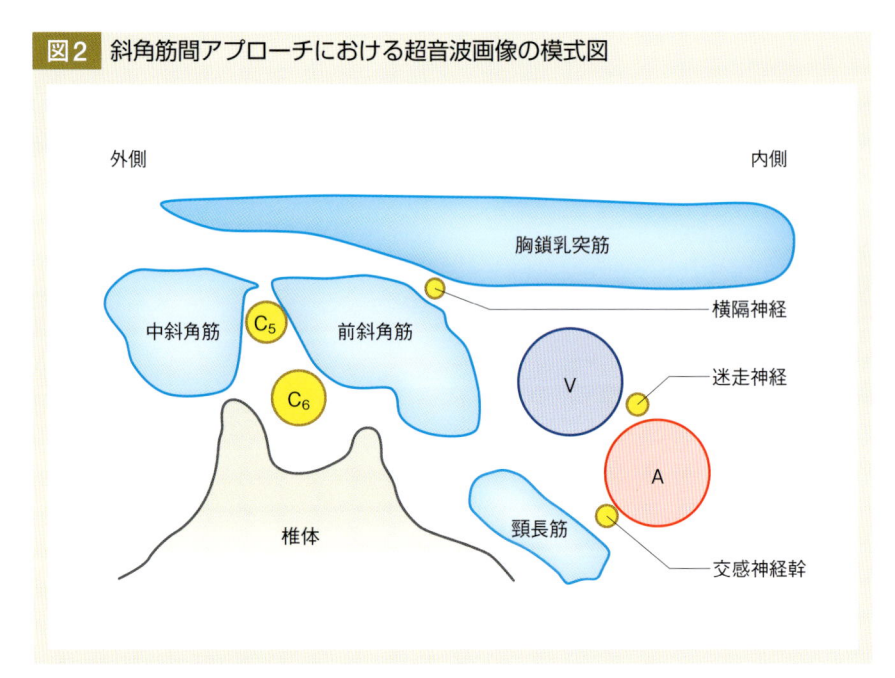

V：内頸静脈，A：総頸動脈

04 腕神経叢ブロック斜角筋間アプローチ

　斜角筋間アプローチで前腕の手術を行うとき，尺骨神経（第8頸神経，第1胸神経）がブロックできないことがある。写真1に示すように，第1胸神経は，頭側を第1肋骨，尾側を胸膜，腹側を鎖骨下動脈に囲まれているため，局所麻酔薬が到達しにくい。尺骨神経をブロックできる確率は，0.75%ロピバカイン30 mLを第5頸椎レベルで投与したとき19%，第6頸椎レベルで93%と報告[3]されている。つまり，斜角筋間アプローチでも第6頸椎より尾側に局所麻酔薬を投与すれば，尺骨神経領域を含む前腕の手術を行うことが可能である[4]。しかし，腋窩アプローチに比べ，斜角筋間アプローチは合併症発生頻度が高い（後述）。前腕の手術は腋窩アプローチで行うほうがよい。

写真1

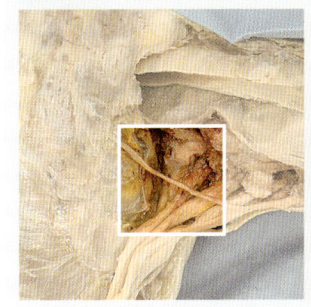

A 緯度90度，経度0度，第12層

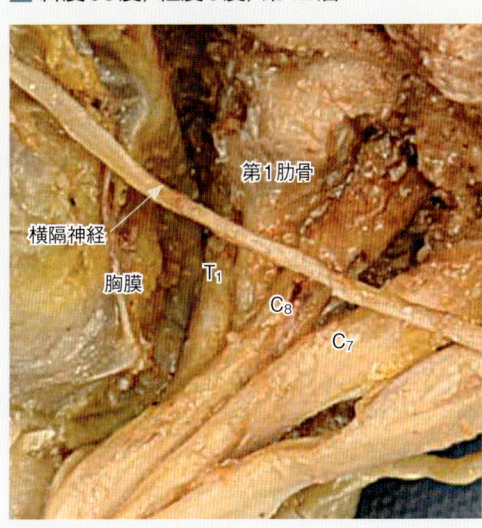

B 緯度90度，経度0度，第11層

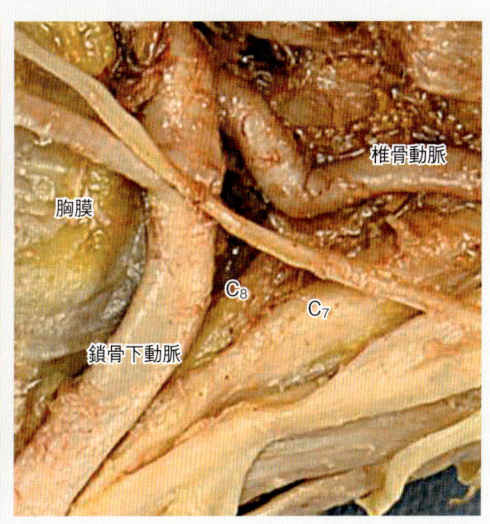

Bから，鎖骨下動脈を除くと第1胸神経が見え，椎骨動脈を除くと第1肋骨が見える。第1胸神経は，鎖骨下動脈，第1肋骨，胸膜に囲まれていることがわかる。

ステレオ　緯度90度，経度0度，第12層

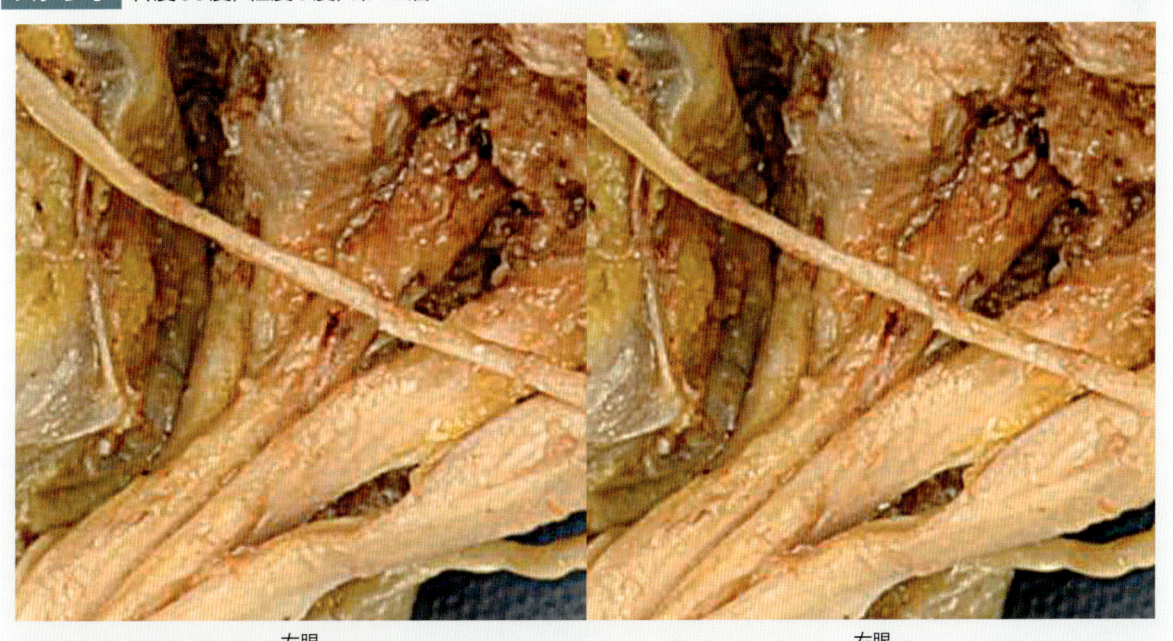

左眼　　　　　　　　　右眼

57

Part 2
腕神経叢ブロック

では，解剖を見ていこう。斜角筋間アプローチでは輪状軟骨，外頸静脈，胸鎖乳突筋がよい指標になる。一般的に輪状軟骨は第6頸椎の高さにあり，超音波ガイド下法の場合，輪状軟骨の高さで胸鎖乳突筋外側縁（外頸静脈直上）にプローブを当てる。この症例では，甲状軟骨下縁に第6頸椎が位置していたため，通常より高位でプローブを当てている（青帯部分）。

写真2 緯度0度，経度0度，第1層

（輪状軟骨／甲状軟骨／鎖骨／外頸静脈／胸鎖乳突筋）

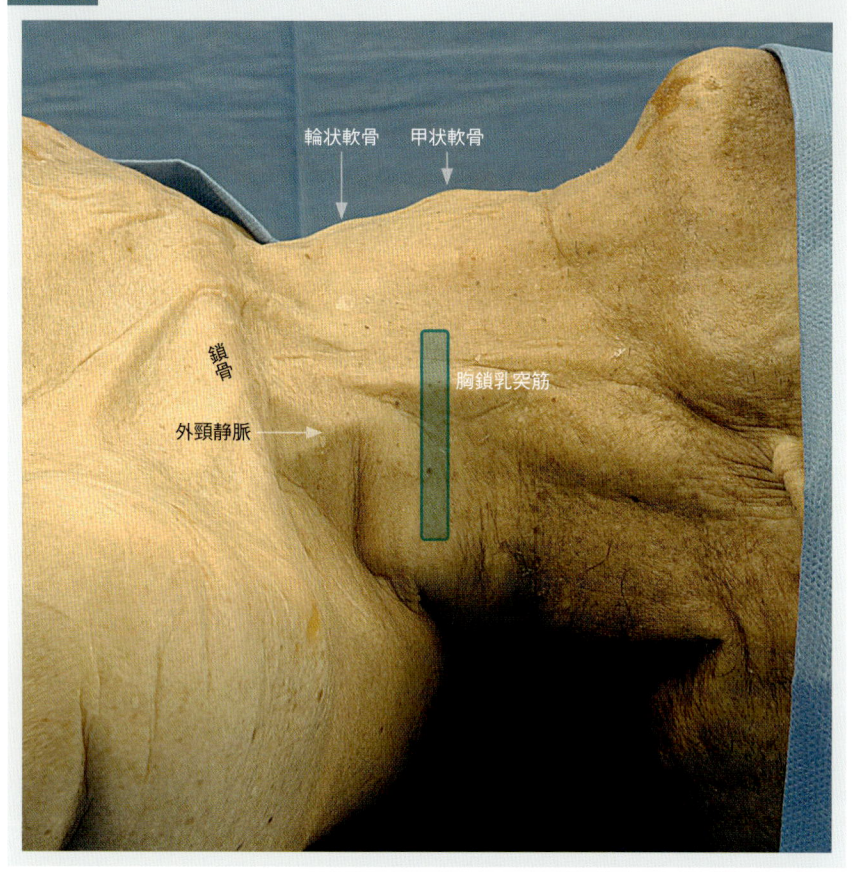

写真2からやや角度を変えて見る。表皮と皮下脂肪を剝離し，最外層の筋肉（広頸筋）を剖出した。広頸筋は表情筋の一部で，ひげそりの時など頸部皮膚に緊張を与える筋肉である。

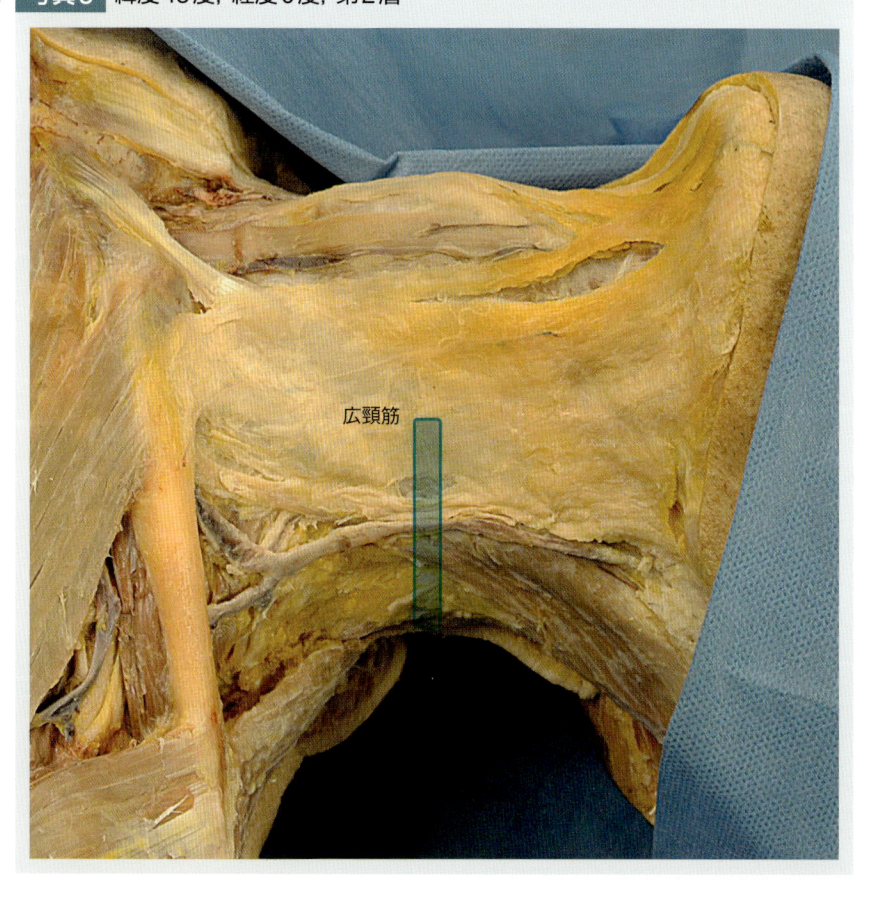

写真3 緯度45度，経度0度，第2層

（広頸筋）

腕神経叢ブロック斜角筋間アプローチ 04

写真4 緯度45度，経度0度，第3層

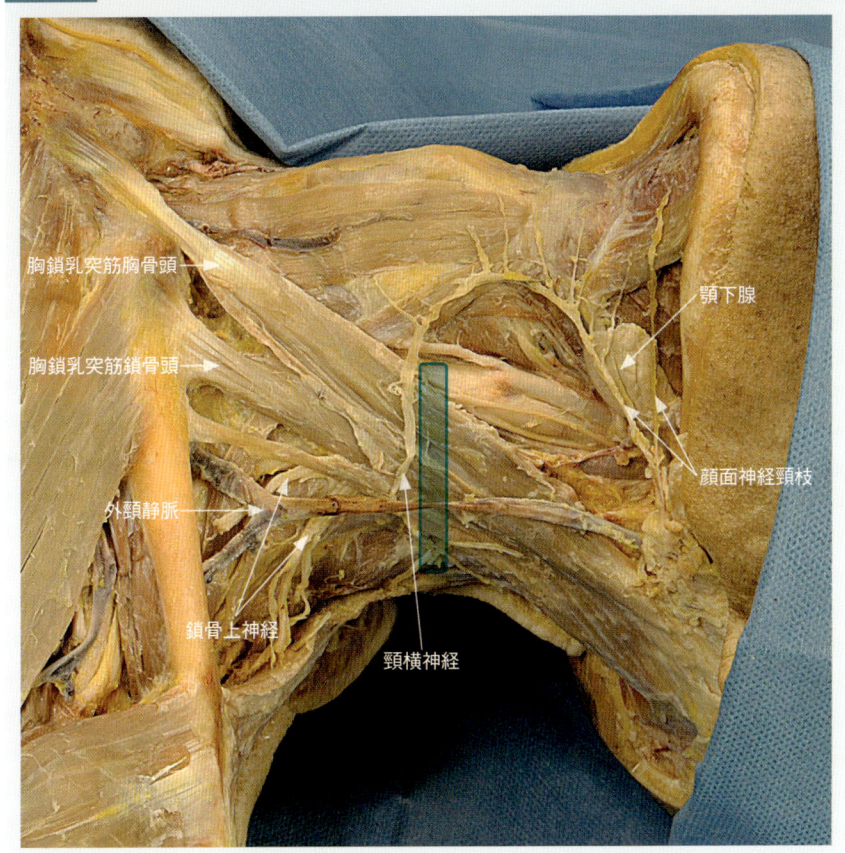

- 胸鎖乳突筋胸骨頭
- 胸鎖乳突筋鎖骨頭
- 外頸静脈
- 鎖骨上神経
- 頸横神経
- 顎下腺
- 顔面神経頸枝

広頸筋を除去し，頸横神経（第2頸神経，第3頸神経），鎖骨上神経（第3頸神経，第4頸神経），顔面神経頸枝，顎下腺を剖出した。胸鎖乳突筋の後縁中央から頸横神経や鎖骨上神経が出てくる。頸横神経は頸部の皮膚知覚を支配する。頸部を上行したあと，顔面神経頸枝と合流する。胸鎖乳突筋と外頸静脈のため，腕神経叢はまだほとんど見えていない。

プローブを当てる位置（青帯）と，その位置から見た超音波画像の模式図を示す。

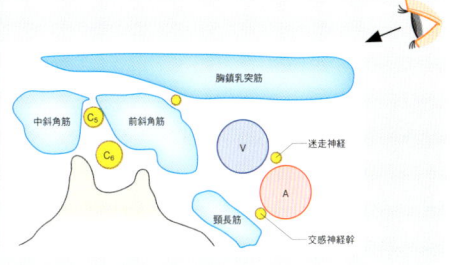

（模式図：胸鎖乳突筋，中斜角筋，前斜角筋，C5，C6，迷走神経，V，A，頸長筋，交感神経幹）

写真5 緯度45度，経度0度，第6層

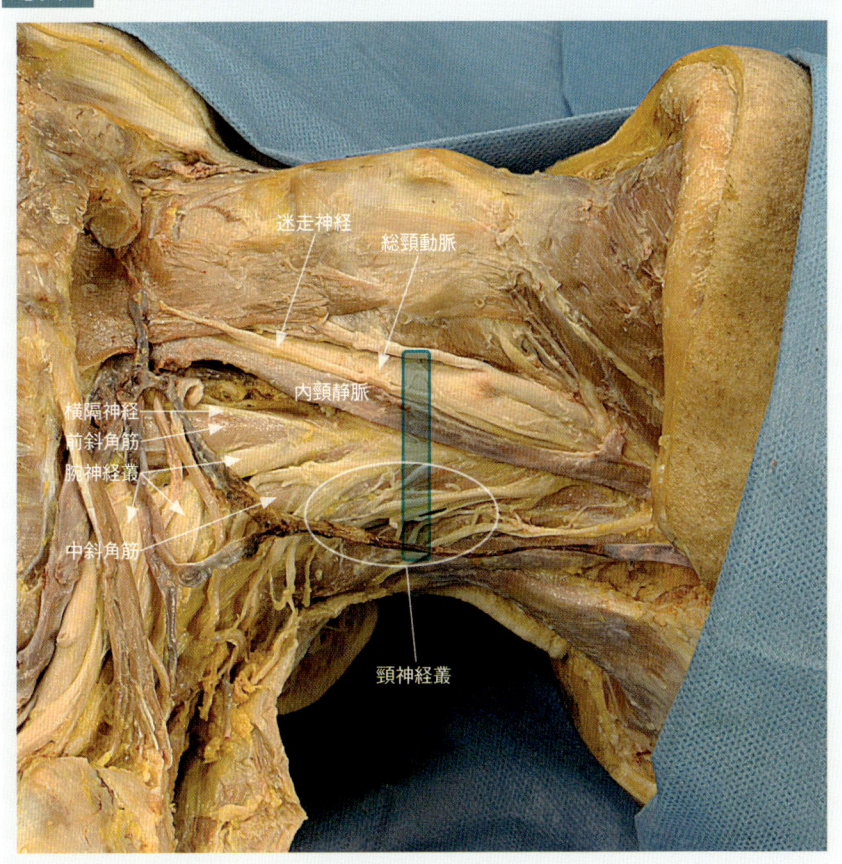

- 迷走神経
- 総頸動脈
- 内頸静脈
- 横隔神経
- 前斜角筋
- 腕神経叢
- 中斜角筋
- 頸神経叢

胸鎖乳突筋，鎖骨を除去した。内頸静脈，総頸動脈，前斜角筋，横隔神経，腕神経叢，頸神経叢が見える。内頸静脈の外側に前斜角筋が観察できる。前斜角筋は，第3～7頸椎横突起前結節と第1肋骨を結び，頭部を屈曲する作用をもつ。前斜角筋と中斜角筋の間から腋窩方向に腕神経叢が走行している。迷走神経が総頸動脈と内頸静脈の間に，横隔神経が前斜角筋腹側面に観察される。

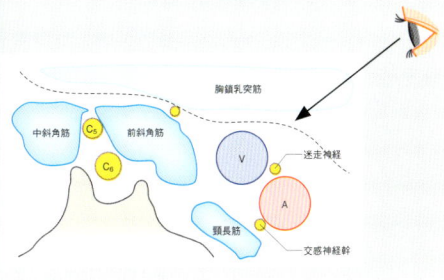

（模式図：胸鎖乳突筋，中斜角筋，前斜角筋，C5，C6，迷走神経，V，A，頸長筋，交感神経幹）

59

Part 2
腕神経叢ブロック

内頸静脈を除去し，迷走神経と総頸動脈を剖出した。前斜角筋と中斜角筋の間（この症例では一部の腕神経叢が前斜角筋を貫いている）から腋窩方向に腕神経叢が走行している様子も明確になった。迷走神経は，総頸動脈の外側を下行している。上神経幹から肩甲上神経が分枝し，肩甲上動脈と並走している。

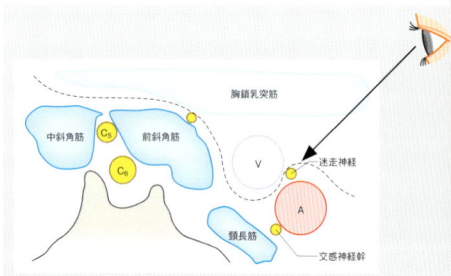

写真6 緯度45度，経度0度，第8層

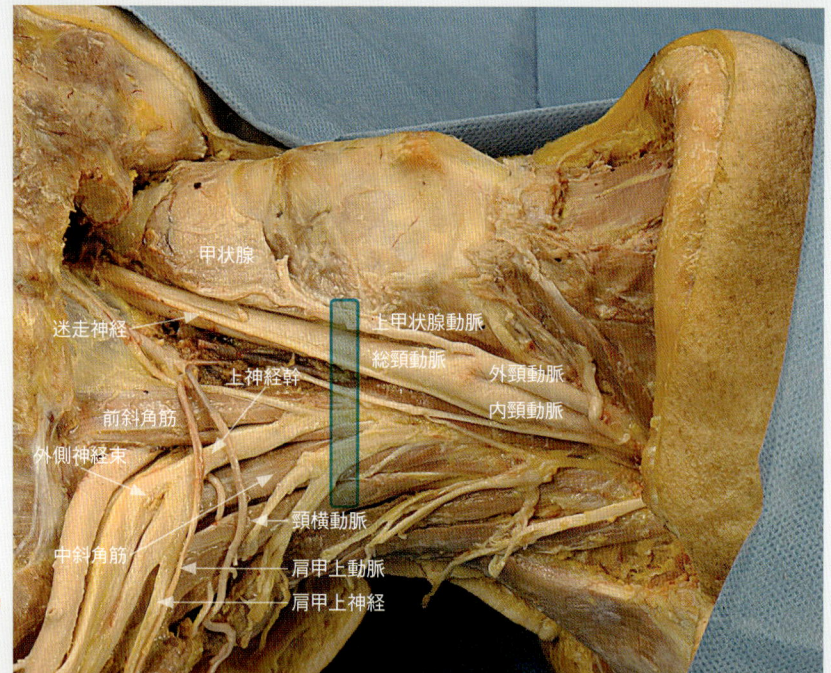

甲状腺
迷走神経
上甲状腺動脈
総頸動脈
上神経幹
外頸動脈
前斜角筋
内頸動脈
外側神経束
頸横動脈
中斜角筋
肩甲上動脈
肩甲上神経

胸鎖乳突筋
中斜角筋　C5　前斜角筋
C6
V　迷走神経
頸長筋
A
交感神経幹

前斜角筋，頸動脈を除去し，腕神経叢，反回神経，交感神経幹を剖出した。交感神経幹は，総頸動脈の背側，頸長筋の腹側を並走している。また，鎖骨下動脈から分岐した椎骨動脈が確認できる。

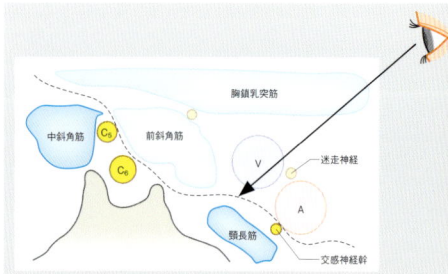

写真7 緯度45度，経度0度，第10層

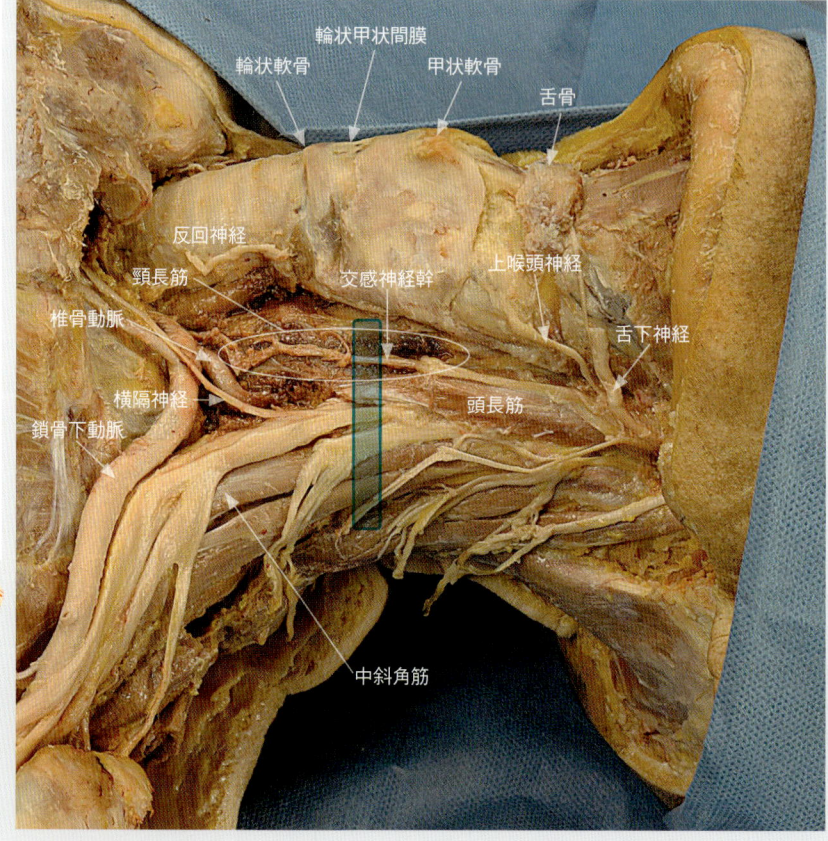

輪状甲状間膜
輪状軟骨　甲状軟骨　舌骨
反回神経
頸長筋　交感神経幹　上喉頭神経
椎骨動脈
舌下神経
横隔神経
頸長筋
鎖骨下動脈
中斜角筋

胸鎖乳突筋
中斜角筋　C5　前斜角筋
C6
V　迷走神経
頸長筋
A
交感神経幹

60

04 腕神経叢ブロック斜角筋間アプローチ

写真8 緯度45度，経度0度，第12層

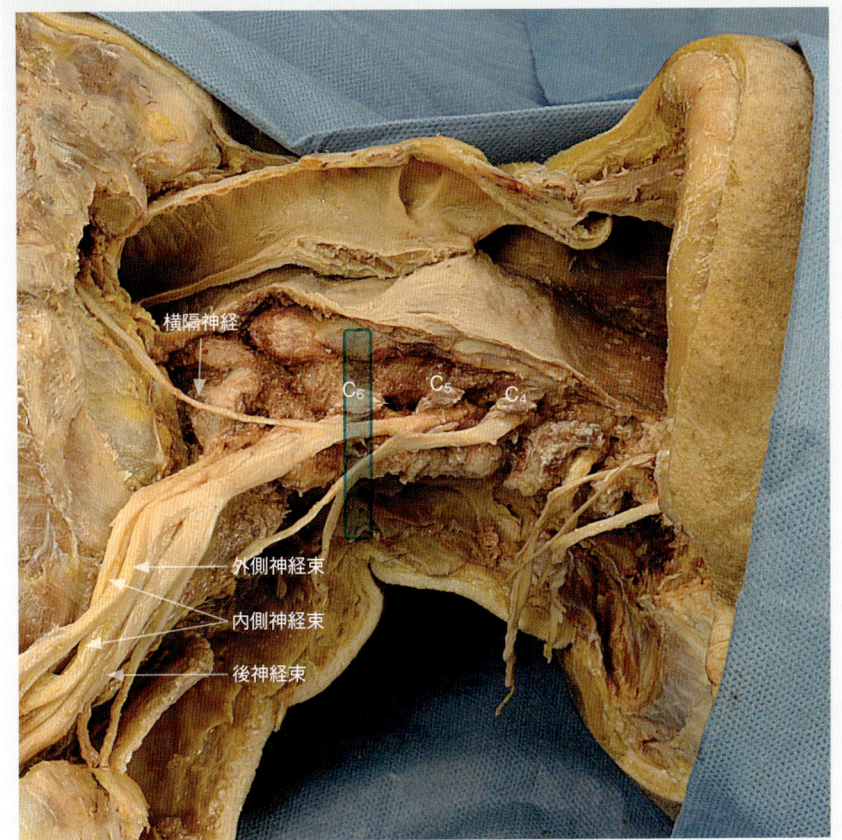

鎖骨下動脈，交感神経幹，中斜角筋を除去し，腕神経叢を剖出した。第4～6頸椎横突起前結節が観察される。横隔神経は第3～5頸神経より起始し，腕神経叢と近接して走行する。斜角筋間アプローチで有名な Winnie の原法は，第6頸神経根に向かって針を刺入し，局所麻酔薬を20～40 mL 投与する。

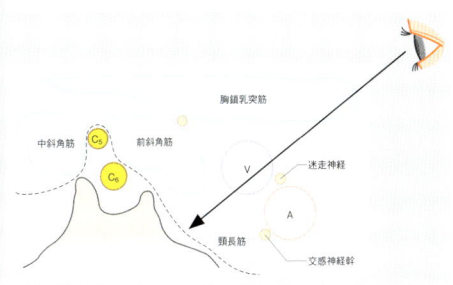

ラベル：横隔神経，C₆，C₅，C₄，外側神経束，内側神経束，後神経束

図ラベル：胸鎖乳突筋，中斜角筋，前斜角筋，C₅，C₆，V，A，迷走神経，頸長筋，交感神経幹

ステレオ 緯度45度，経度0度，第8層

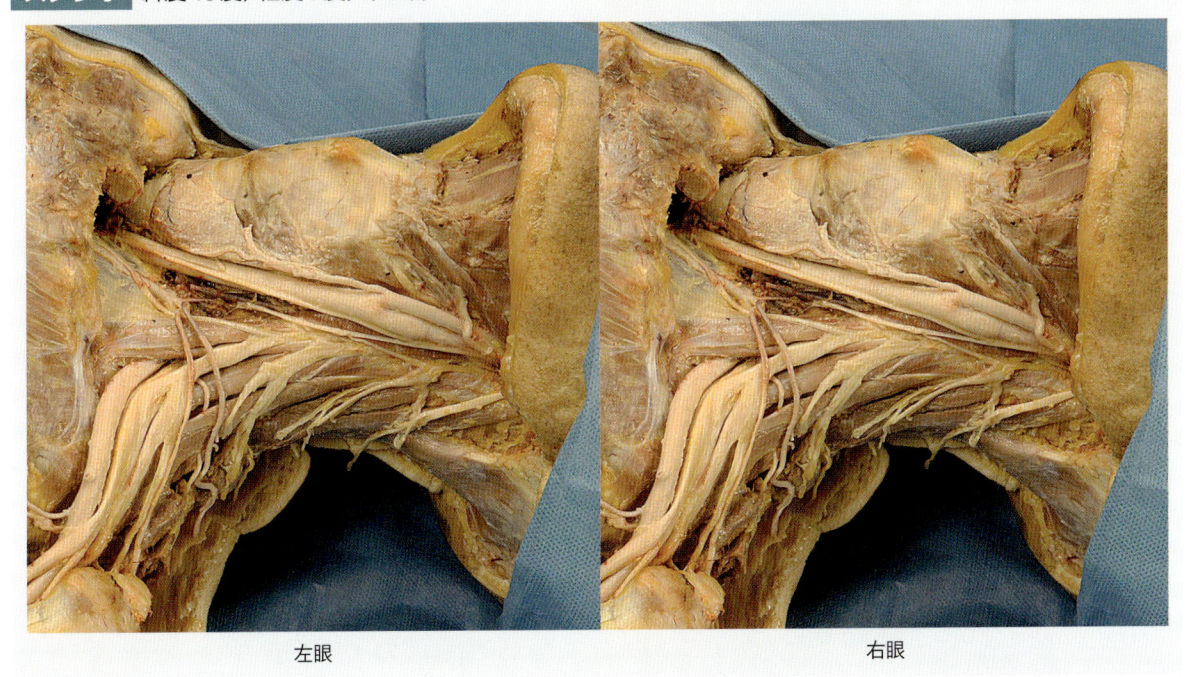

左眼　　　右眼

▲ 写真6をステレオ表示にした。平行法で見てほしい。神経の走行が三次元でイメージできるようになっただろうか。

61

Part 2
腕神経叢ブロック

図3 視診と触診で輪状軟骨を特定する

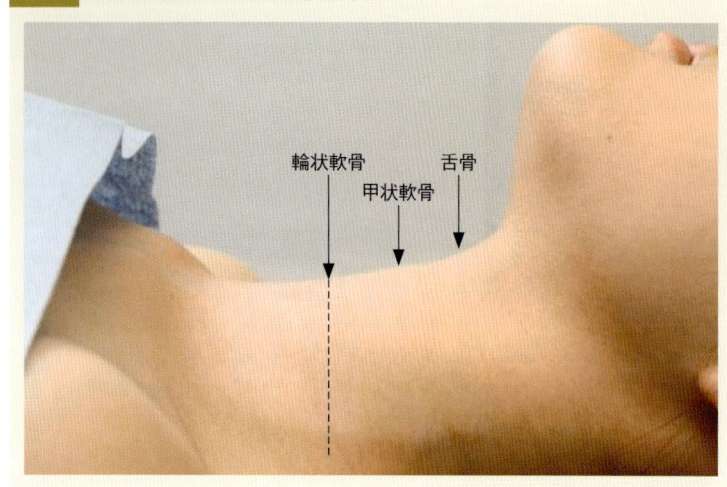

図4 胸鎖乳突筋の外側に斜角筋間溝（丸印）が触れる

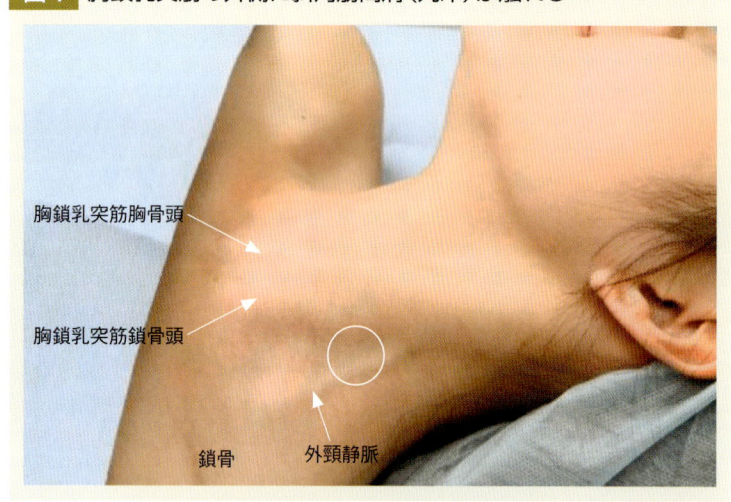

図5 超音波装置の設置場所

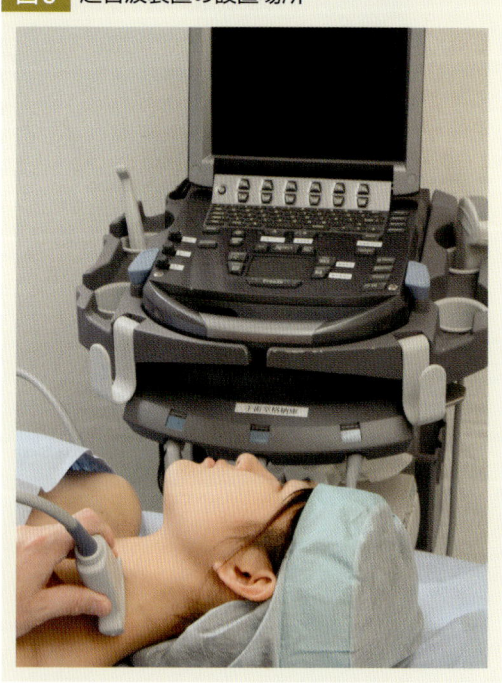

斜角筋間側方アプローチの実際

腕神経叢ブロック斜角筋間アプローチには，穿刺方向により側方アプローチと後方アプローチがある。

ランドマーク法

斜角筋間アプローチでは，1970年にWinnieが発表した側方アプローチ lateral approach が広く行われている[5]。

まず，体表のレリーフから輪状軟骨を特定し，皮膚に沿って垂線を引く。輪状軟骨は第6頸椎の指標に使用される（図3）。

体位は仰臥位で頭部を反対側に向け，上肢（肩）を尾側に下げる。頭部を持ち上げるように力を入れると，胸鎖乳突筋の走行が容易に確認できる（図4）。

輪状軟骨の高さで胸鎖乳突筋の外側を触診すると，斜角筋間溝（図4丸印）に触れる。外頸静脈が斜角筋間溝の直上を走行することが多い。

示指と中指で斜角筋間溝を触診し，両指の間（皮膚から神経までの距離を短くできる）で，皮膚に垂直にブロック針を刺入する。肩より末梢に放散痛を得たら，局所麻酔薬を20〜40 mL注入する。肩に放散痛があった場合は，腕神経叢ではなく，上神経幹より分岐した肩甲上神経に当たっている可能性がある。

Brullら[6]は，皮膚に垂直に刺入すると椎骨動脈穿刺やくも膜下穿刺を起こす確率が上昇する可能性があるため，矢状面に対して60°の角度で尾側に刺入し，長さが1.5インチ以下のブロック針を使用し，1インチ（2.5 cm）以上刺入しないことを勧めている。

超音波ガイド下法

ランドマーク法と同様に，体位は仰臥位で頭部を反対側に向け，上肢（肩）を尾側に下げる。肩枕を用いてもよい。超音波装置は患者の対側に設置する（図5）。

腕神経叢ブロック斜角筋間アプローチ 04

　超音波ガイド下腕神経叢ブロック斜角筋間アプローチを行う場合，プローブを輪状軟骨に当てながら，外側に回転させていくと（図6）解剖がわかりやすい。

　まず，正中にプローブを当てたときの超音波画像では，輪状軟骨と甲状腺が観察できる（図7 **A**）。そこから少し外側にプローブを回転させると，胸鎖乳突筋の深層に総頸動脈，内頸静脈が観察される（図7 **B**）。さらに外側に回転させると，前斜角筋と中斜角筋に挟まれた腕神経叢が観察できる（図7 **C**）。

図6　プローブの操作方法①

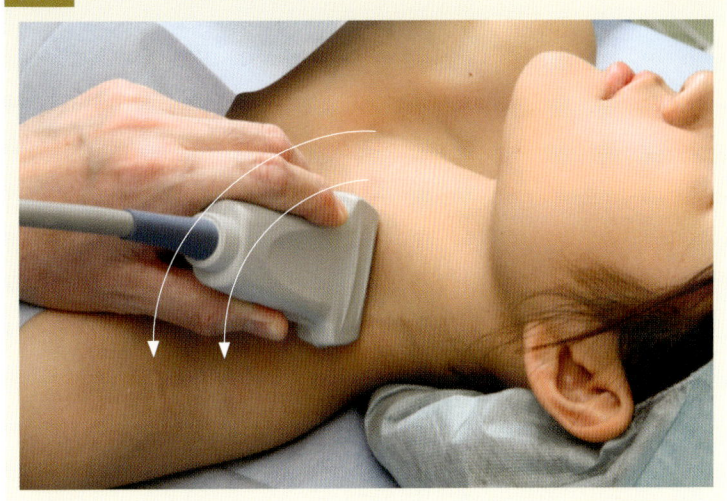

▲輪状軟骨から体軸を中心にプローブを回転させる。回転の中心は椎体になる。

図7

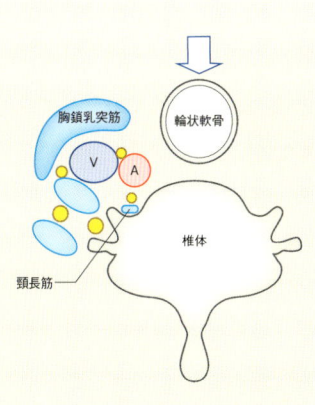

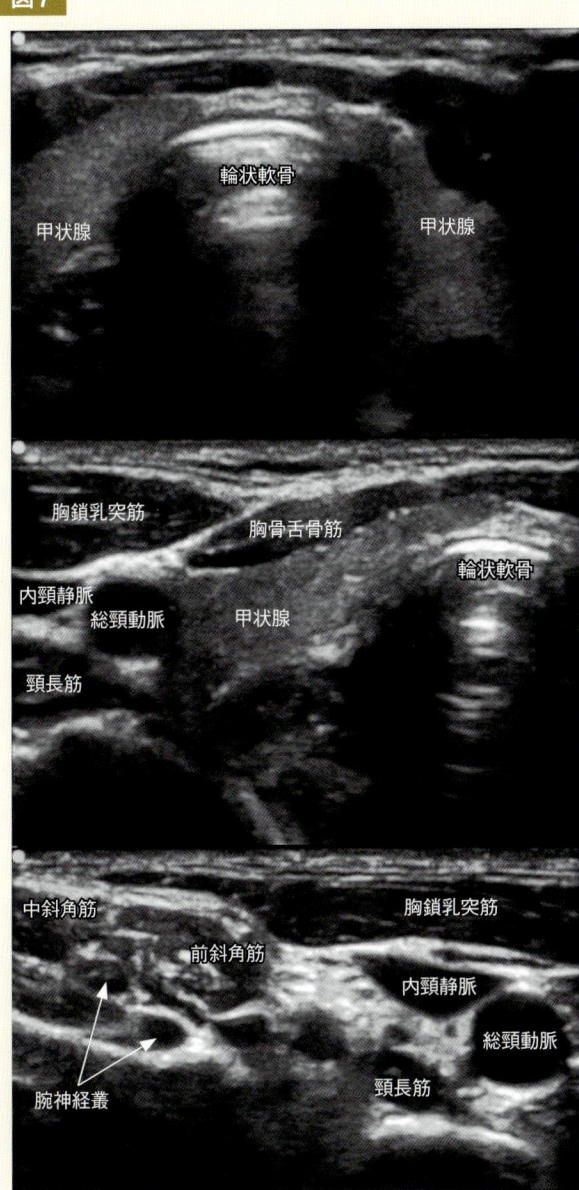

A
◀輪状軟骨の両側に甲状腺が観察できる。

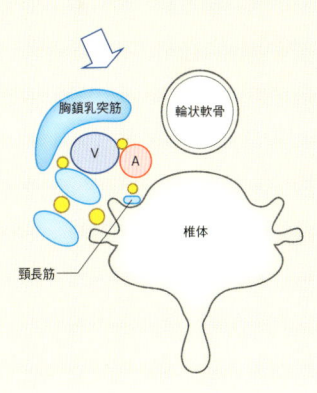

B
◀プローブを外側に回転させると，胸鎖乳突筋，総頸動脈，内頸静脈が観察できる。

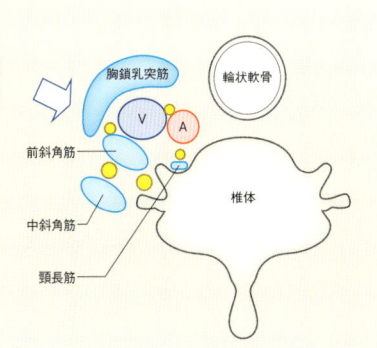

C
◀内頸静脈の外側に，前斜角筋と中斜角筋が観察できる。腕神経叢は，前斜角筋と中斜角筋の間を走行する。

Part 2
腕神経叢ブロック

図8 プローブの操作方法②

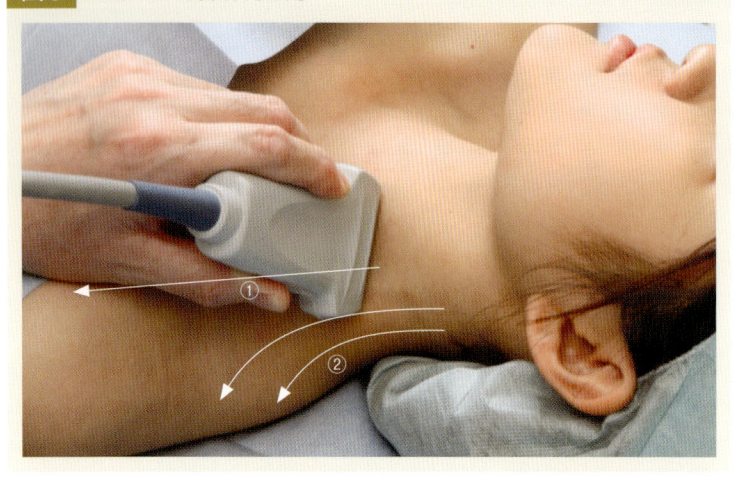

▲プローブは，①：写真9の直線Bに沿って傾けて平行移動させる，②：写真9の曲線Aに沿ってプローブの基部を中心に回転させる。これらの動作では，神経に垂直にビームが当たるように心掛ける。

次に，プローブを鎖骨上窩に向けて（尾側方向に）滑らせる（図8）。このとき，腕神経叢に対して垂直にビームが当たるように心掛ける。腕神経叢は，緩やかなカーブを描きながら，斜めに走行している（写真9）。このラインをイメージして，神経に垂直にプローブを当てる。

神経根の同定のポイント

神経根を同定する際の解剖学的ポイントは，以下の四つである。
① 第4頸神経は椎間孔を出た後，中斜角筋と胸鎖乳突筋の間（鎖骨上神経）を走行することが多い（図9）。第5頸神経より下位の頸神経は，前斜角筋と中斜角筋の間を走行する（写真10）。

写真9 緯度90度，経度0度，第12層

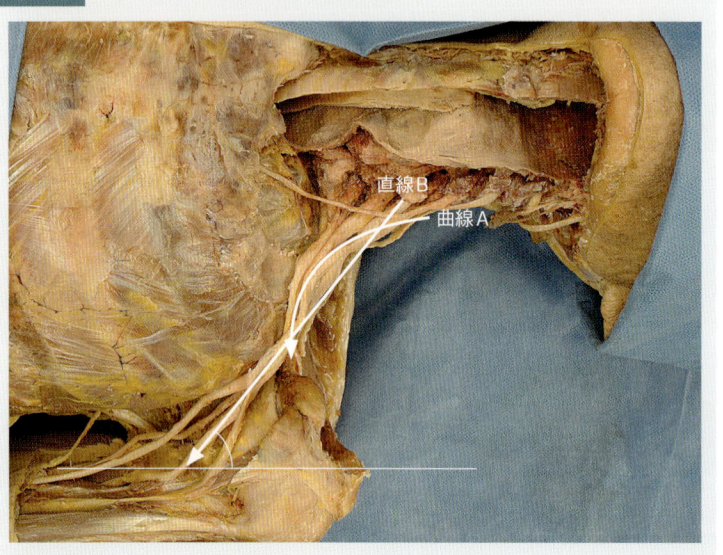

▲実際の腕神経叢の走行。曲線Aもしくは直線Bをイメージして，プローブを動かしてほしい。

緯度10 緯度45度，経度0度，第8層

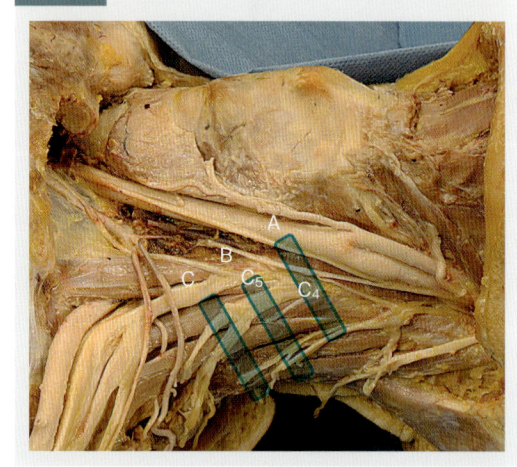

COLUMN 神経ブロックを全身麻酔下に行ってよいか

米国区域麻酔学会American Society of Regional Anesthesia and Pain Medicineは，ガイドラインで「全身麻酔下もしくは深鎮静下に末梢神経ブロックを施行すべきでない」と記載している[33]。一方，全身麻酔下に末梢神経ブロックを行っても合併症発生率は上昇しないとする報告[34]もある。

もともと，合併症の発生率が低いので，全身麻酔下に神経ブロックを行うことの是非を検証することは困難である。意識下に神経ブロックを行っても神経障害の発生を完全に防ぐことはできず，2～3％の頻度で発生する。筆者は神経ブロックの合併症を防ぐためには，患者の訴えに頼るよりも，高濃度，多量の局所麻酔薬使用を控えること，薬液の注入抵抗に注意を払うことのほうが，より重要と考えている。

腕神経叢ブロック斜角筋間アプローチ 04

図9 第4頸神経の走行

A：写真10のプローブAの位置での超音波画像

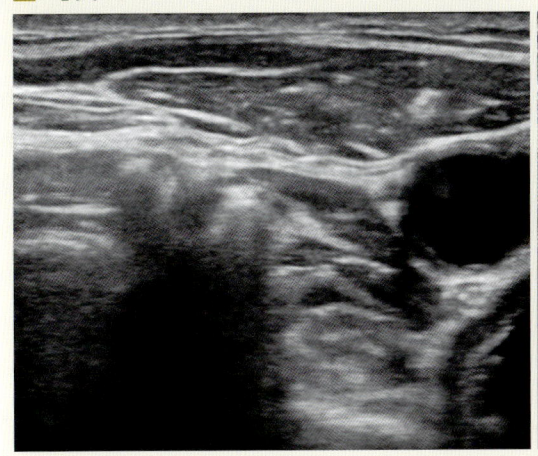

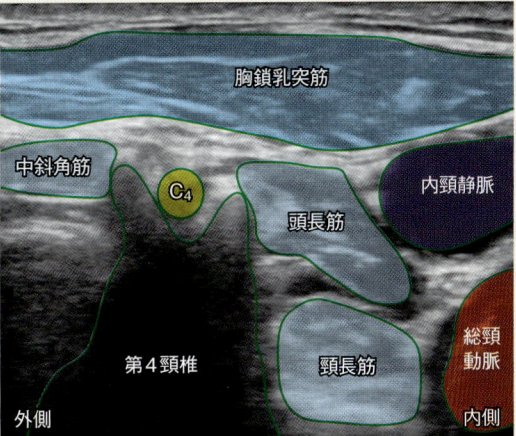

B：写真10のプローブBの位置での超音波画像

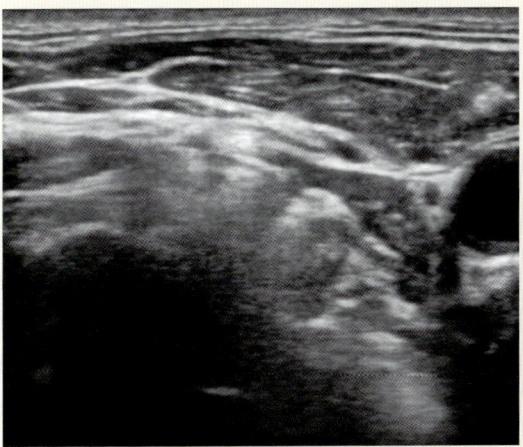

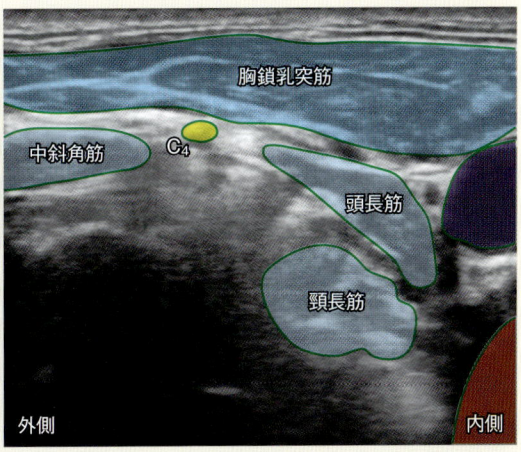

C：写真10のプローブCの位置での超音波画像

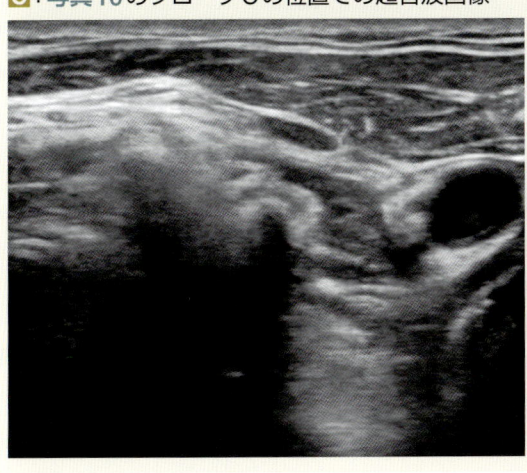

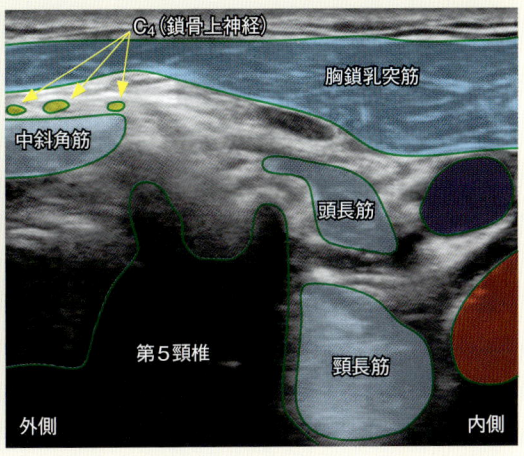

▲写真10のプローブの位置に対応する超音波画像を示した。第4頸神経は中斜角筋と胸鎖乳突筋の間を走行することが多い。

Part 2
腕神経叢ブロック

写真11 第5頸神経根レベルの解剖　緯度45度，経度0度，第10層

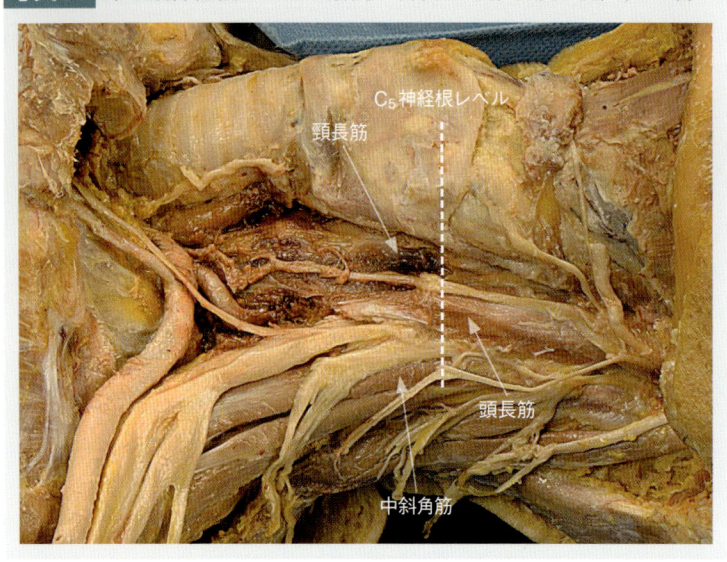

② 超音波画像では，第5頸神経根レベルより尾側で前斜角筋が見え始めることが多い。また，第5頸神経根レベルで頸長筋と頭長筋が見える（写真11，図10）。
③ 超音波画像では，第6頸神経根レベルで前斜角筋と中斜角筋と頸長筋が見える。第6頸椎横突起の前結節は大きく，後結節との幅が広い（写真12，図11）。
④ 超音波画像では，第7頸神経根レベルで横突起後結節は存在するが前結節がなく，椎骨動脈が視認できる。総頸動脈と椎骨動脈の間に頸長筋が存在する（写真13，図12）。

◀第5頸神経根レベルでは，頸長筋と頭長筋が存在する。

図10 第5頸神経根レベルでの超音波画像とその解剖

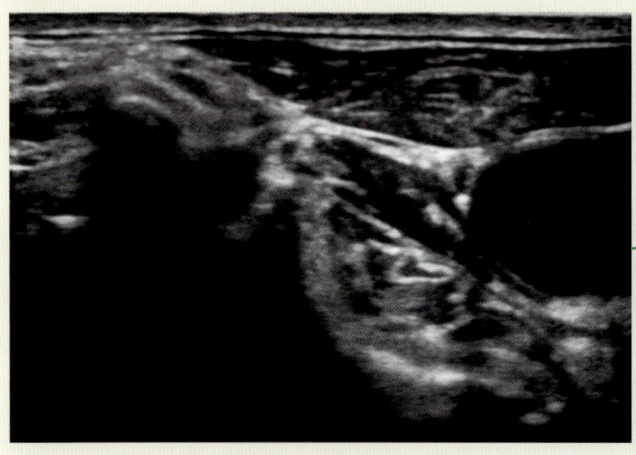

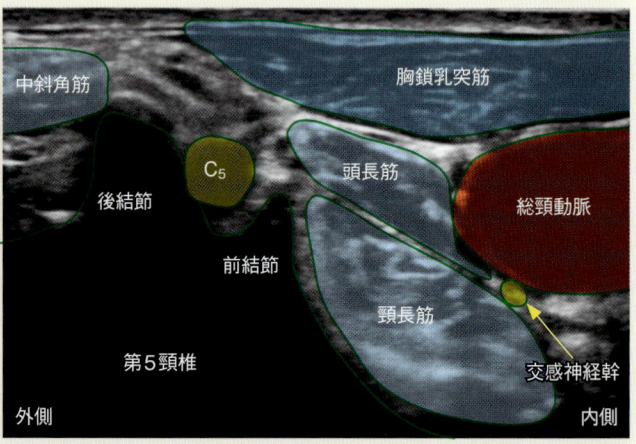

▲交感神経幹は識別できないので推定位置を記す。頸長筋と頭長筋が見える。少し尾側にプローブをスライドさせると，前斜角筋が見え始めることが多い。

写真12 第6頸神経根レベルの解剖

A 緯度45度，経度0度，第8層

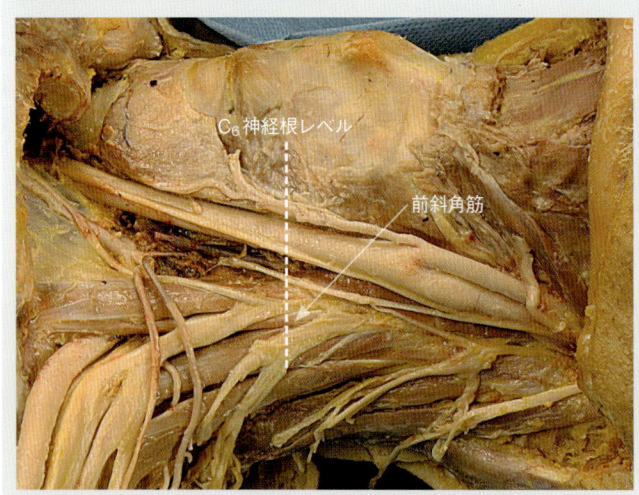

B 緯度45度，経度0度，第10層

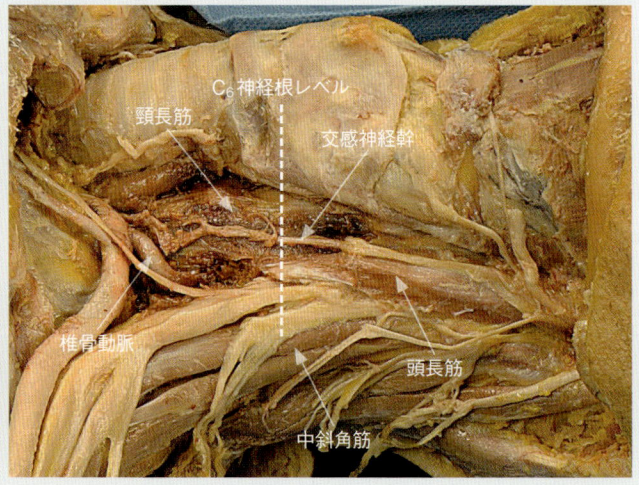

▲第6頸神経根レベルでは，前斜角筋，中斜角筋，頸長筋が存在する。

腕神経叢ブロック斜角筋間アプローチ 04

図11 第6頸神経根レベルでの超音波画像とその解剖

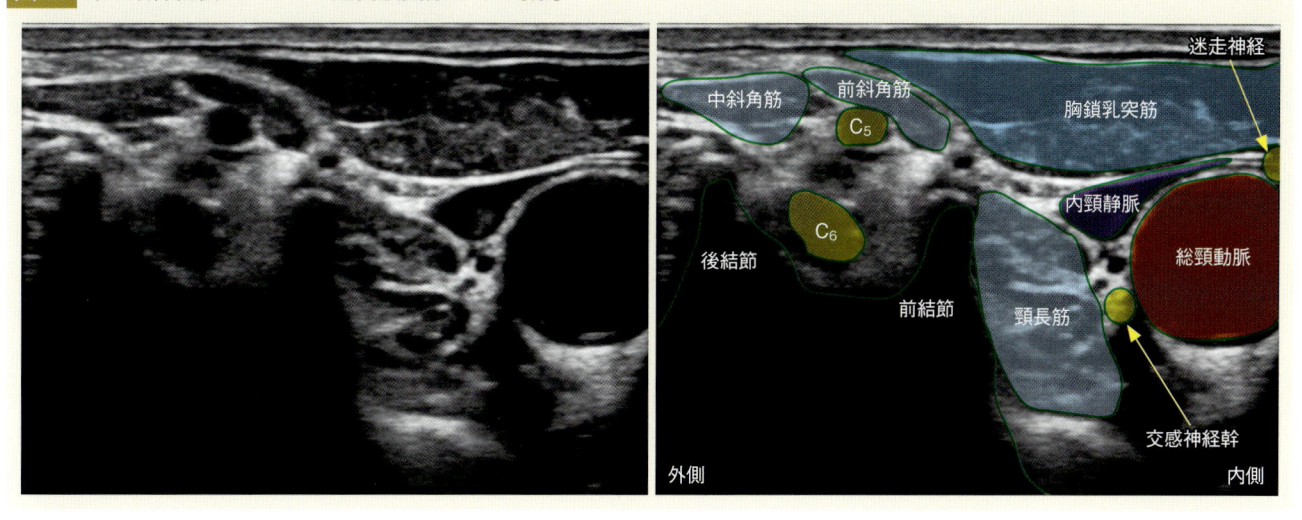

▲交感神経幹と迷走神経は識別できないので推定位置を記す。第6頸神経根レベルでは，前結節と後結節の幅が広いことがよい指標になる。

写真13 第7頸神経根レベルの解剖　緯度45度，経度0度，第11層

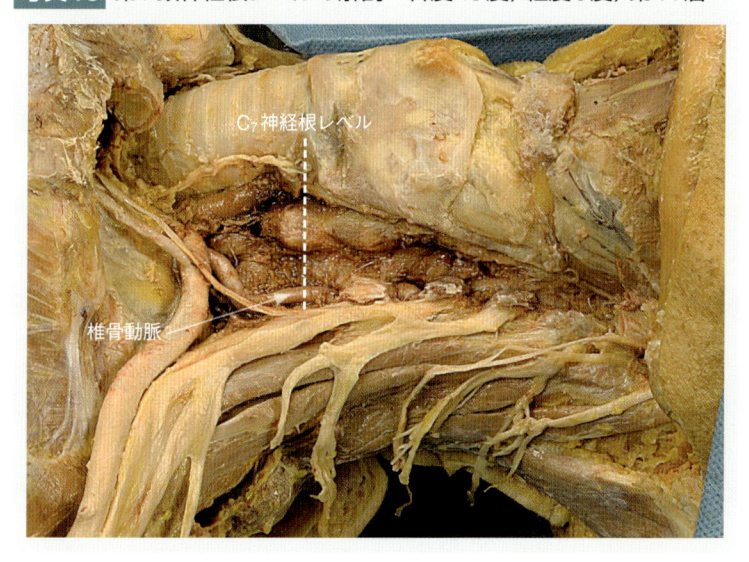

◀第7頸神経根レベルでは，前結節がなく，椎骨動脈が見える。

図12 第7頸神経根レベルでの超音波画像とその解剖

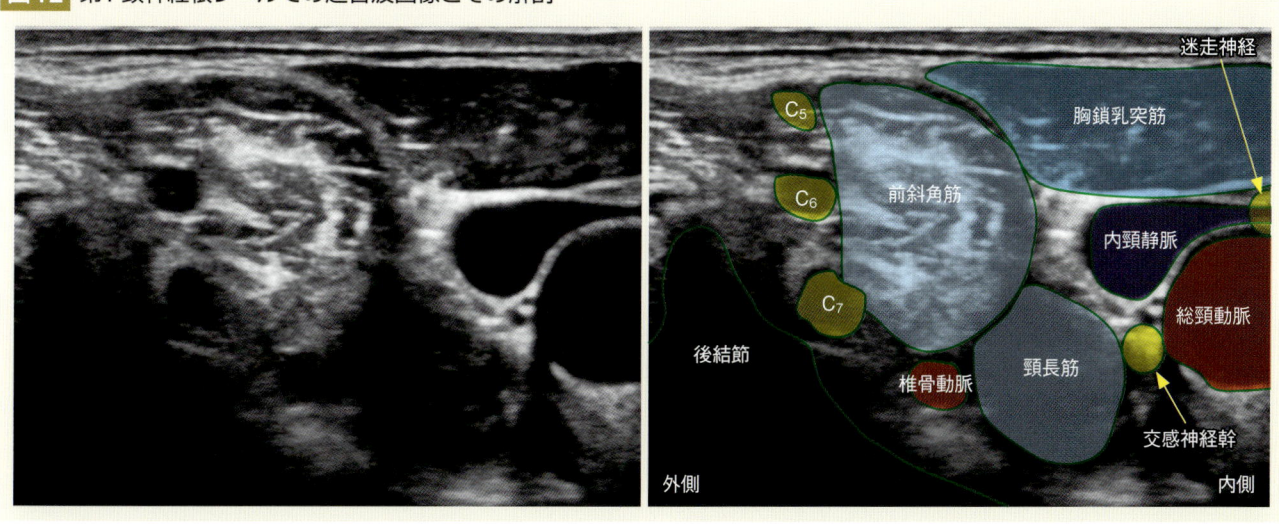

▲交感神経幹と迷走神経は識別できないので推定位置を記す。第7頸神経根レベルでは，前結節がなく，椎骨動脈が見えることがよい指標になる。

側方アプローチにおける針の刺入と薬液の注入

刺入方法は，交差法，平行法ともに可能である。しかし，重要な神経（反回神経，迷走神経，横隔神経，交感神経幹）は腕神経叢より腹側にあるので，平行法で背側から中斜角筋を貫いて刺入するほうが，より安全と考えられる。

第5頸神経と第6頸神経の間に針先を置いて，局所麻酔薬を注入する（図13）。注入時に，目的とする頸神経の周囲が局所麻酔薬で囲まれるように注入して，広がりを超音波画像で確認する（図14）。

頸椎横突起の付近は，静脈が発達している。また，硬膜外注入，くも膜下注入を避ける意味でも横突起に近接した部位で薬液を注入することは避けたほうがよい。広い範囲をブロックする必要がある場合は，第5頸神経，第6頸神経，第7頸神経と順番に針先を移動させ，multiple-injectionにすると確実性が増す。

以前は40 mL前後の局所麻酔薬を投与する報告が多かったが，超音波ガイド下法が普及するに伴い，薬液量が減少する傾向にある。0.375%～0.75%ロピバカインは5～20 mL，0.5%ブピバカインも5～20 mLが一般的である。少ない投与量（5 mL以下）や薄い濃度（0.125%ブピバカイン）で，横隔神経麻痺の発生率が抑えられる（後述）。

カテーテルの挿入は，交差法，平行法ともに可

図13　側方アプローチにおける針の刺入

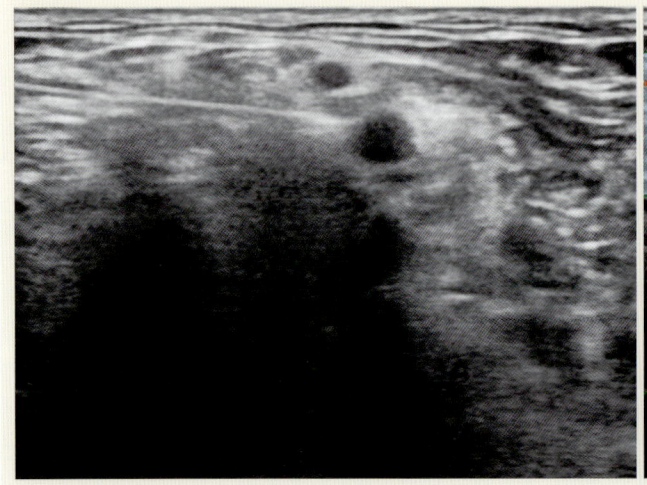

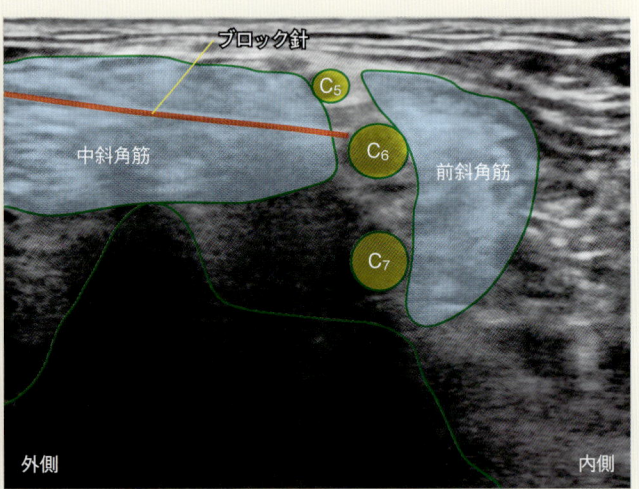

▲ブロック針をC_5とC_6の間に刺入した。中斜角筋を貫いている。

図14　ドーナツサイン

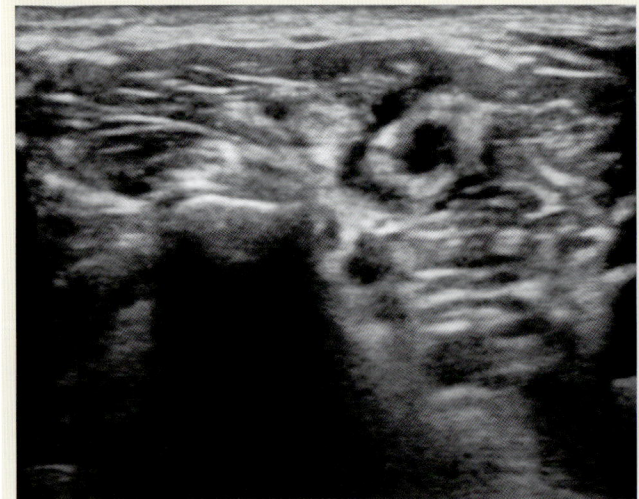

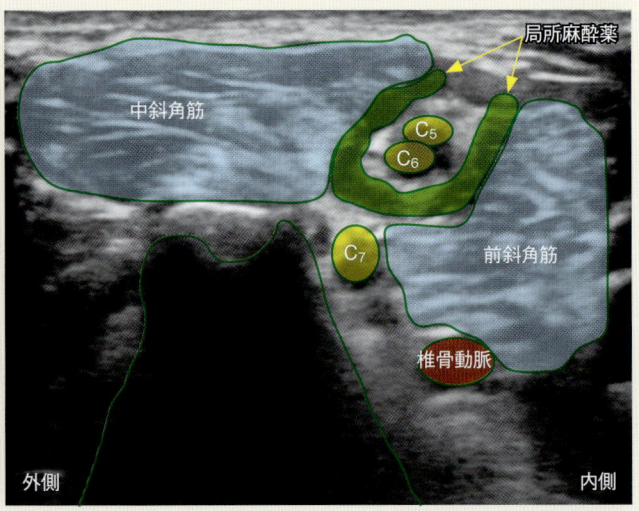

能である．局所麻酔薬を注入し，神経の周りに局所麻酔薬もしくは生理食塩液による液性剥離をしたあと，カテーテルを2cm程度挿入する．投与量は0.2%ロピバカインを4〜6mL/hrである．

患者自己調節鎮痛法 patient controlled analgesia（PCA）の場合は，0.2%ロピバカインを4〜6mL/hr，ボーラス投与は3〜4mL，ロックアウト時間は20分とする．肩の手術では，カテーテルを挿入して局所麻酔薬を持続投与したほうが，術後の疼痛や睡眠障害が改善され，患者の満足度が高い[7〜9]．

肩の手術を受ける患者に超音波ガイド下法でカテーテルを挿入し，0.5%ブピバカイン20〜30mLをボーラス投与後，5mL/hrで持続投与したときの合併症発生率は，除痛不完全6%，呼吸困難感0.7%，気胸0.7%と報告[10]されている．

COLUMN　カテーテル挿入時の一工夫

「カテーテル挿入時にカテ先がどこに行ったかわからない」

カテーテル挿入時に，反対側にシリンジ接続具を取り付け閉塞しておくと，カテーテル内に空気が残存するため，カテーテル先端を超音波画像で観察しやすくなる（図A）．

「カテーテルが術後早期に自然抜去する」

長いカテーテルを処理するとき，刺入部でループを作りテープで固定することが多い．しかし，カテーテルが皮膚から出てきたところでループを作るとカテーテルが抜けやすくなる．図Bに示すように，カテーテルの刺入方向を3cm程度維持したまま皮膚にテープで固定したほうが押し戻す力が働き，自然抜去の発生率が低下する．長いカテーテルを処理する必要がある場合は，テープで固定後にループを作る．

図B

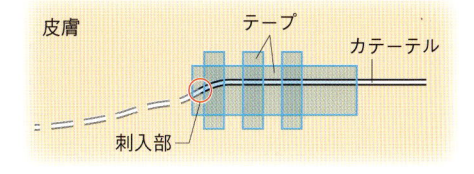

図A

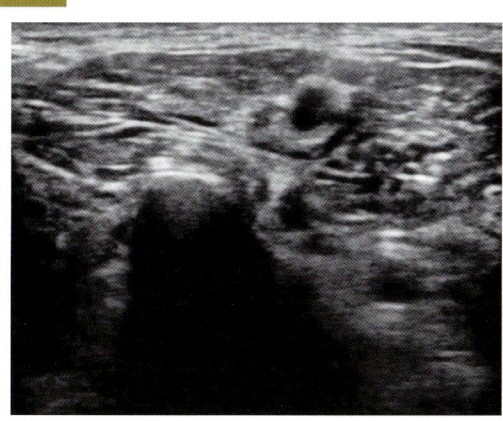

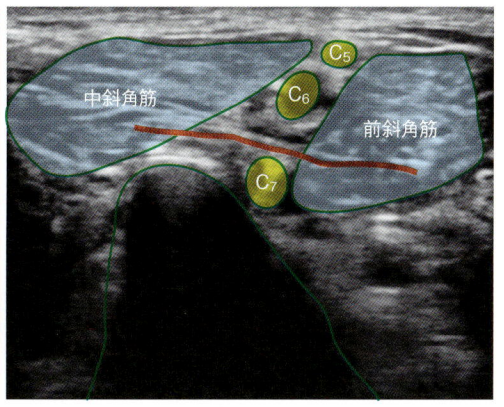

▲中斜角筋を貫いて挿入したカテーテル（赤）が前斜角筋内に迷入している．このまま注入すると前斜角筋の内側に薬液が広がり，嗄声やHorner徴候が出現する可能性がある．

斜角筋間後方アプローチの実際

後方アプローチはKappis（1912年），Pippa（1990年），Baezaart（2001年）らが提唱した刺入法である[11,12]。総頸動脈，内頸静脈，交感神経幹，迷走神経，横隔神経など，重要な神経や血管は腕神経叢より腹側にあるため，後方アプローチは安全なアプローチと考えられている[13]。

欠点は，後頸部の筋肉を貫くため，特にカテーテルを留置した場合，患者が刺入部痛を訴えることである。筋肉の貫通を減らすため，僧帽筋と肩甲挙筋の交点を刺入点とし，肩甲挙筋の内側を通過するように挿入する（写真14，15）。

ランドマーク法

体位は側臥位もしくは坐位で顔を反対側に向け，頭部をやや前方反対側に傾ける。第7頸椎棘突起（隆椎）は体表から触れやすく，ランドマークとなる。

Baezaartの方法では，第6頸椎のレベルで僧帽筋と肩甲挙筋の交点から輪状軟骨（前方，内側，尾側）に向け，第6頸椎の横突起に当たるまでTuohy針を進める。横突起に当たったら内筒を抜き，シリンジを装着し，硬膜外麻酔の要領で抵抗を確認しながら，横突起に沿って針を外側に移動させる。抵抗が消失した場所で，神経刺激による肩の筋収縮を確認し，局所麻酔薬を投与する。この方法では，神経根が横突起から出てきた直後の部位に局所麻酔薬を投与することになる。神経内に投与すると，硬膜外ブロック，くも膜下ブロックになる可能性があるので注意する。

超音波ガイド下法

体位は側臥位もしくは仰臥位で行う。仰臥位の場合，手術台を少し反対側に傾けるか，肩の下に枕を挿入すると操作がやりやすくなる。超音波装置は患者の対側に設置する。側方アプローチと同様の方法で腕神経叢を描出する。肩甲挙筋と僧帽筋の交点を刺入点とし（写真14，15），平行法で肩

写真14　緯度0度，経度15度，第5層

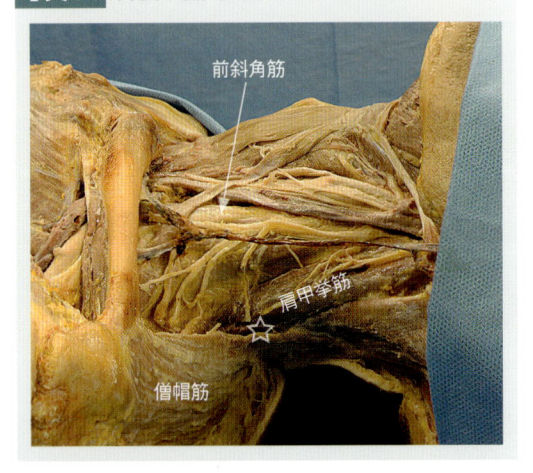

▲☆印は刺入点を示す。

写真15　緯度90度，経度85度，第5層

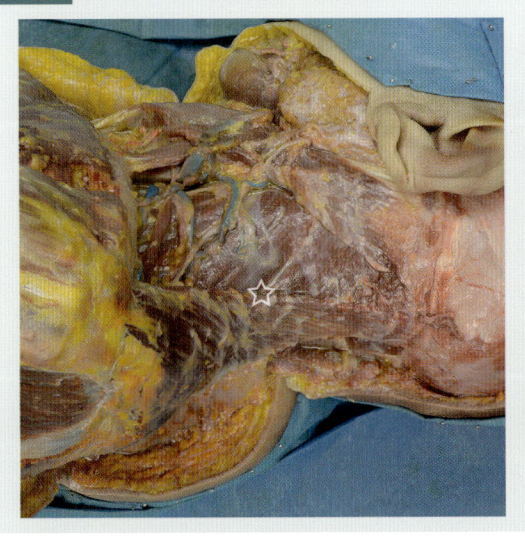

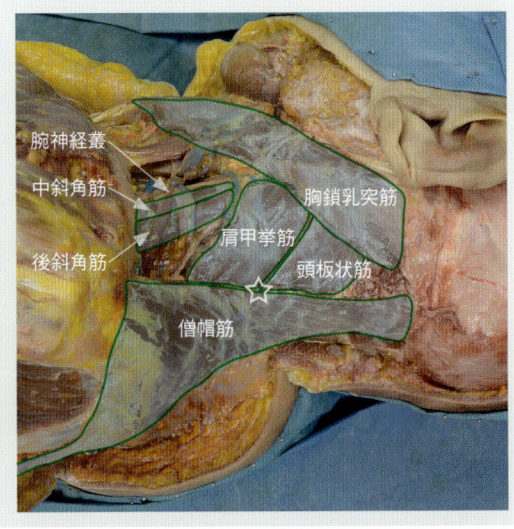

▲頭頸部側面の解剖を示す。☆印が刺入点である。肩甲挙筋の内側を通り，中斜角筋を貫いて神経に到達する。

図15 後方アプローチでの超音波画像とその解剖

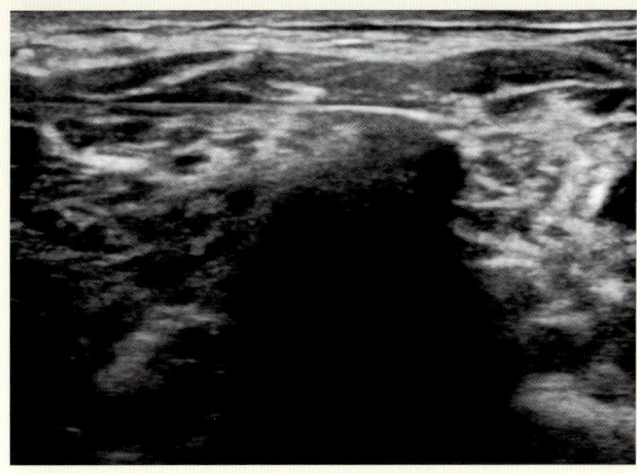

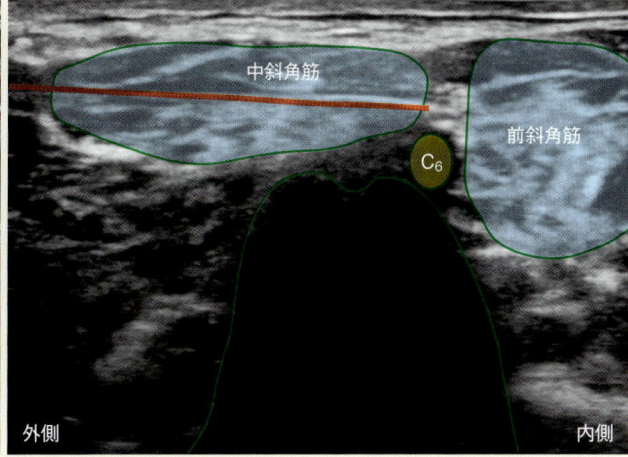

甲挙筋の内側に沿って針を進め，中斜角筋を貫いて第5頸神経，第6頸神経をブロックする[13]（図15）。

禁忌と合併症

禁忌[6]

絶対禁忌は，未経験者単独による斜角筋間アプローチの施行である。経験数と合併症発生頻度には，有意な相関がある[14]。反対側に反回神経障害がある患者に対する斜角筋間アプローチ，両側斜角筋間アプローチも，絶対禁忌である。

相対的禁忌は，末梢神経障害がある患者に対する斜角筋間アプローチである。糖尿病性末梢神経障害（第8頸神経の皮膚知覚鈍麻）を有する患者の肩手術後に，斜角筋間アプローチで0.25％ブピバカインを12 mL/hrを96時間持続投与し，重篤な腕神経叢の障害を呈したという報告[15]がある。

また，刺入部位近辺に感染がある場合，出血傾向がある患者，呼吸不全状態の患者も相対的禁忌である。

合併症

1994〜2005年にワシントン大学メディカルセンタ

表2 腕神経叢ブロック斜角筋間アプローチの合併症[14]

長期の末梢神経障害（尺骨神経麻痺など）	27（66％）
不整脈	4（10％）
気胸	3（7％）
脊麻	2（5％）
継続する横隔神経麻痺	2（5％）
痙攣	1（2％）

ーで腕神経叢ブロック斜角筋間アプローチが3172症例に施行された[14]（超音波装置や神経刺激装置の使用は不明）。このうち，合併症の発生率は1.1％であった。1991〜2005年に発症した合併症の内訳を表2に示す。

◎気胸[16]

写真1に示すように，第1肋骨の頭側に肋間筋は存在せず，胸膜が露出している。第1胸神経や鎖骨下動脈は胸膜に接して走行しているので，第7頸椎より尾側の神経根や鎖骨下動脈を越えて針を進めると，気胸を引き起こす可能性がある。

◎痙攣

1985〜1992年に，米国メイヨークリニックで行われた局所麻酔に伴う痙攣の発生率は0.76％（斜角筋間アプローチ），0.79％（鎖骨上アプローチ），0.12％（腋窩アプローチ）であった[17]。斜角筋間アプローチは腋窩アプローチに比べて，痙攣を起こす頻度が高い。頸部の動脈に直接局所麻酔薬を注入する可能性があること，横突起周囲は静脈が発達していることが原因と考えられる。一方，血中

局所麻酔薬が臨床濃度内であっても痙攣を起こす可能性がある[18]。痙攣はいつでも発生し得ると考え，蘇生の準備ができていないところで神経ブロックを行ってはならない。

◎ 末梢神経障害

2006年にLiguoriら[19]は218名の患者を2群に分け，斜角筋間アプローチに神経刺激装置を用いた場合と，針先の放散痛で神経を同定した場合を比較したが，術後の神経障害発生率に差はなかった。放散痛が神経障害に及ぼす原因は不明なことが多い。

神経根から末梢神経に至るまで，神経は神経線維とその周りを覆う神経周膜と結合組織で構成されている。神経周膜内に局所麻酔薬を注入することが，末梢神経障害の原因になると考えられている。注入圧が高いときは神経周膜内投与の可能性があり，針先の位置を変える必要がある。腕神経叢は，中枢に近いほど結合組織が少なく，神経線維と神経周膜が密に走行しているので[20]，斜角筋間アプローチでは特に注入圧に注意すべきである。以下に示すように，斜角筋間アプローチでは2〜3％の確率で軽度の神経障害が発生しているが，ほとんどの場合，数か月で回復している。

2003年の報告[21]では，700例に斜角筋間アプローチで0.5％ロピバカイン（30〜50 mL）が注入され，0.2％ロピバカインが5 mL/hr持続投与された。ボーラス投与は4 mL，ロックアウト時間は20分に設定された。軽度な神経障害（知覚異常など）の発生率は2.4％（1か月後），0.3％（3か月後），0％（6か月後）であった。重篤な知覚神経障害や運動神経障害は0.2％の症例で発生し，19〜28週で回復した。

2007年に発表されたメタアナリシス[22]では，斜角筋間アプローチ後の神経障害発生率は2.84％で，腋窩アプローチ（1.48％）や大腿神経ブロック（0.34％）より高率だった。ほぼ全例で回復しているが，斜角筋間アプローチは神経障害を発生しやすい神経ブロックと考えられる。

◎ 横隔神経麻痺

横隔神経麻痺の発生率は，斜角筋間アプローチで100％，鎖骨上アプローチで50〜70％，鎖骨下近位アプローチで24〜26％，鎖骨下遠位アプローチで0％である[23]。斜角筋間アプローチで酸素飽和度が低下する確率は，0.1％[24]〜0.5％[25]。呼吸苦を感じる確率は0.7％[10]〜2.7％[26]である。

横隔神経麻痺が臨床上問題となることは少ないが，呼吸機能が低下している患者や両側の腕神経叢ブロックが必要な場合は，斜角筋間アプローチを避ける。横隔神経麻痺を呈する原因は，次の二つが考えられる。

① 前斜角筋の前面に広がった局所麻酔薬が横隔神経麻痺を起こす（**写真16 A** ☆印）。
② 前斜角筋と中斜角筋の間を内側に広がった局所麻酔薬が神経根レベルで横隔神経麻痺を起こす（**写真16 B**）。

横隔神経麻痺を完全に防ぐ方法は存在しない。しかし，斜角筋隙の第5頸神経と第6頸神経の間

写真16 横隔神経麻痺の機序と解剖

A 緯度45度，経度0度，第6層

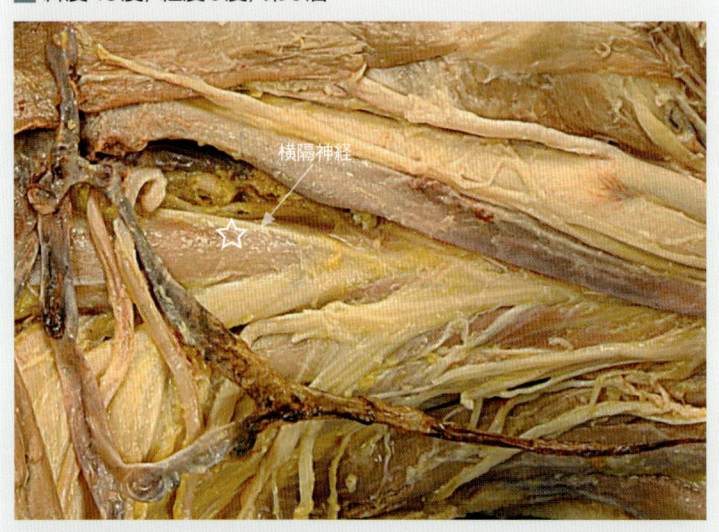

B 緯度45度，経度0度，第12層

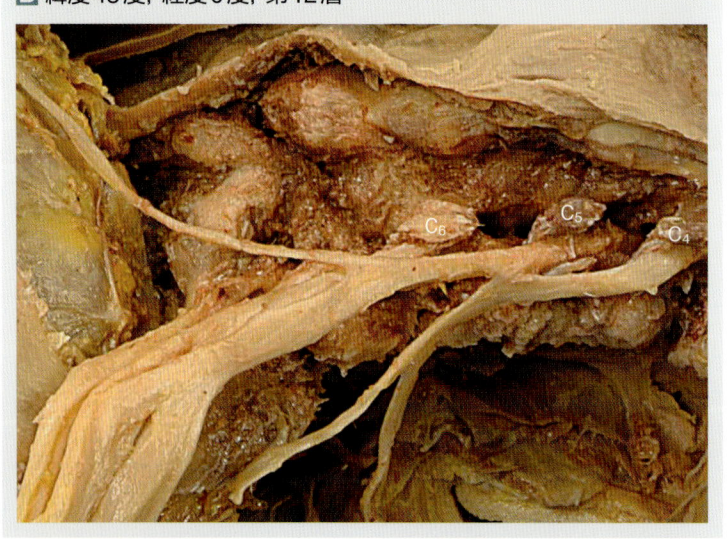

▲ **A**：腕神経叢と横隔神経。**B**：同じ角度から腕神経叢を撮影した。横隔神経は第3〜5頸神経から起始する。この症例では第4，5頸神経から起始している。

に少量（5 mL以下）の局所麻酔薬を投与するか，もしくは痛覚のみブロックし運動機能を温存する低濃度（0.125% ブピバカイン）の局所麻酔薬を使用することにより，横隔神経麻痺の発生率を低減できる。

Falcão ら[27]は，上神経幹と中神経幹の間と，中神経幹と下神経幹の間に，等量の0.5% ブピバカイン＋アドレナリン（1/20万）を投与後に全身麻酔を施行し，肩の手術が可能な最小必要量は総量0.95 mL，横隔神経麻痺を起こさない最大量は4.29 mL，術後6時間後に疼痛を感じない平均投与量は2.34 mLであることを報告し，2.34～4.29 mLの投与量を推奨している。

Thackeray ら[28]の報告は，0.25% ブピバカインを20 mL投与後，0.125% ブピバカイン5 mL/hrを持続投与した場合と，0.125% ブピバカインを20 mL投与後，0.125% ブピバカイン5 mL/hrを持続投与した場合とでは，術後鎮痛効果は同等で，横隔神経麻痺発生頻度は，0.25% ブピバカインを投与した場合で78%，0.125% ブピバカインを投与した場合は21% であった。

Lee ら[29]の報告は，0.75% ロピバカイン5 mL投与と10 mL投与では，術後鎮痛効果は同等で，横隔神経麻痺発生頻度は，5 mL投与で33%，10 mL投与で60% であった。

Sinha ら[30]の報告は，0.5% ロピバカイン10 mL

写真17 反回神経麻痺・迷走神経麻痺の機序と解剖

A 緯度0度，経度0度，第8層

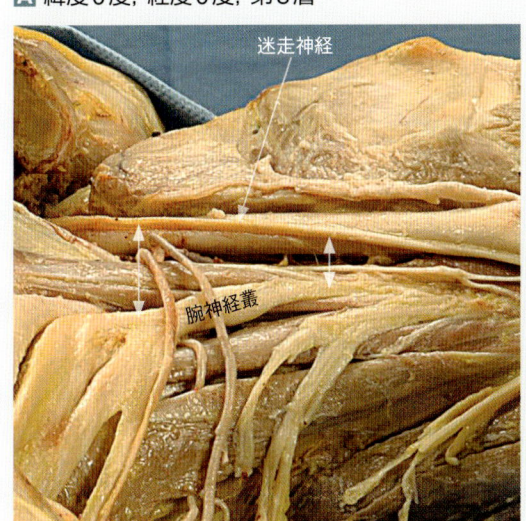

B 緯度0度，経度0度，第10層

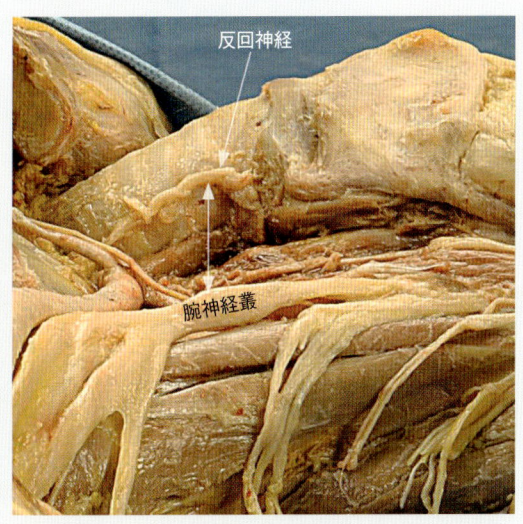

C 緯度90度，経度0度，第8層

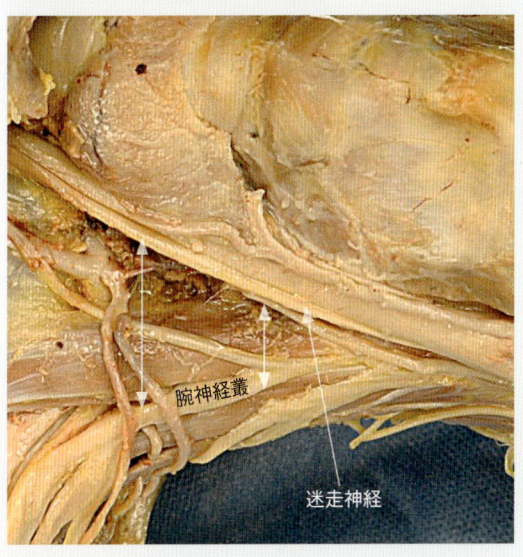

D 緯度90度，経度0度，第10層

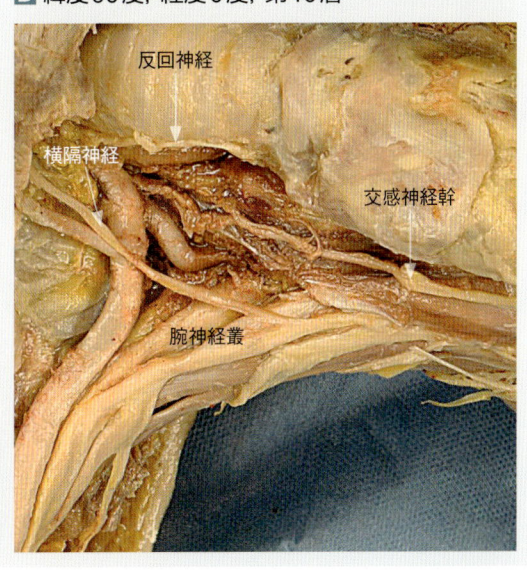

▲**A**：頭側では迷走神経と腕神経叢の高さ方向の距離が近いことがわかる。**B**：反回神経は迷走神経よりさらに腹側を走行する。
C：頭側では迷走神経と腕神経叢の水平方向の距離も近いことがわかる。**D**：反回神経は迷走神経よりさらに内側を走行する。

投与と20 mL投与では，術後疼痛は同等で，ほぼ全例に横隔神経麻痺が発生した。

◎嗄声，反回神経麻痺，迷走神経麻痺

迷走神経，反回神経は腕神経叢の腹側（写真17 A, B），内側（写真17 C, D）に位置する。腕神経叢と反回神経の間には前斜角筋が存在するため，反回神経麻痺が発生することはそれほど多くない。少なくとも前斜角筋腹側へ局所麻酔薬が広がらないように注意する。また，迷走神経は頭側ほど腕神経叢との距離が近い。頭側への麻酔薬の拡散は，迷走神経麻痺のリスクを上昇させる可能性がある。

Winnieの原法[5]では，刺入部頭側を指で圧迫して頭側への薬液拡散を抑制し，第8頸神経，第1胸神経へ薬液を拡散させることを推奨している。

神経刺激装置を用いた斜角筋間アプローチで，0.5%ブピバカイン20 mLを投与したときの反回神経麻痺の発生頻度は5%[31]と報告されている。

◎Horner徴候，交感神経麻痺

頸部の交感神経幹は総頸動脈の背側に位置し，腕神経叢とほとんど同じ水平面に位置するため（写真18），横突起近くで大量に局所麻酔薬を投与すると，Horner徴候が出現する。

Horner徴候が出現しても臨床上問題となることは少ないが，局所麻酔薬が必要以上に内側まで広がっている指標となる。斜角筋間アプローチで1%メピバカイン40 mLを投与したときのHorner徴候出現頻度は75%[32]，神経刺激装置を用いて0.5%ブピバカイン20 mLを投与したときの出現頻度は12%[31]と報告されている。

超音波画像で，交感神経幹や迷走神経を同定することは困難であるが，解剖学的には図10〜12に示した近辺を走行すると考えられる。注入時に，薬液が前斜角筋を超えて内側に広がらないように注意することが大切である。

写真18 頸部交感神経幹

A 緯度90度，経度0度，第10層

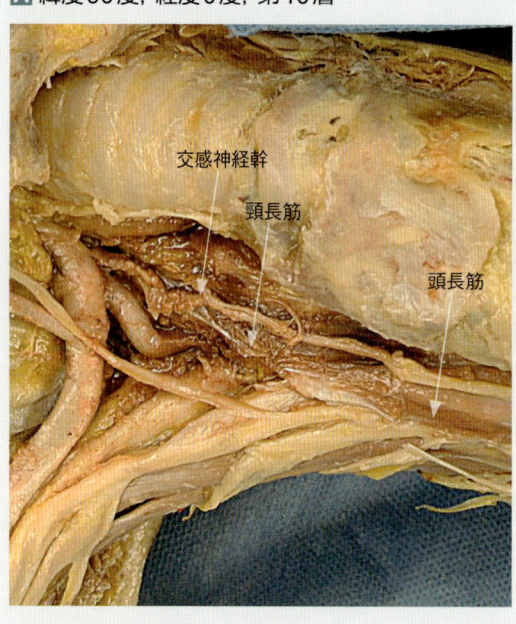

B 緯度0度，経度0度，第10層

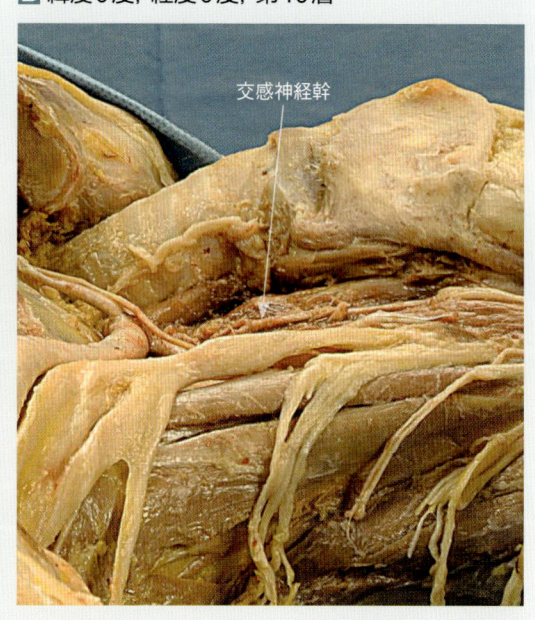

▲A：頸部の交感神経幹は頸長筋の腹側を走行する。神経根より内側を走行していることがわかる。B：真横から見ると交感神経幹と腕神経叢はほぼ同じ平面上に存在することがわかる。

●文献

1. Hadzic A, Williams BA, Karaca PE, et al. For outpatient rotator cuff surgery, nerve block anesthesia provides superior same-dayrecovery over general anesthesia. Anesthesiology 2005 ; 102 : 1001-7.
2. Ilfeld BM, Vandenborne K, Duncan PW, et al. Ambulatory continuous interscalene nerve blocks decrease the time to discharge readinessafter total shoulder arthroplasty : a randomized, triple-masked, placebo-controlled study. Anesthesiology 2006 ; 105 : 999-1007.
3. Plante T, Rontes O, Bloc S, et al. Spread of local anesthetic during an ultrasound-guided interscalene block : does the injection site influence diffusion? Acta Anaesthesiol Scand 2011 ; 55 : 664-9.
4. Kim JH, Chen J, Bennett H, et al. A low approach to interscalene brachial plexus block results in more distal spread of sensory-motor coverage compared to the conventional approach. Anesth Analg 2011 ; 112 : 987-9.
5. Winnie AP. 川島康男, 佐藤信博訳. 腕神経叢ブロック. 東京 : 真興交易医書出版部, 1988.
6. Brull R, McCartney CJ, Sawyer RJ, et al. The indications and applications of interscalene brachial plexus block for surgery about the shoulder. Acute Pain 2004 ; 6 : 57-77.
7. Mariano ER, Afra R, Loland VJ, et al. Continuous interscalene brachial plexus block via an ultrasound-guided posterior approach : a randomized, triple-masked, placebo-controlled study. Anesth Analg 2009 ; 108 : 1688-94.
8. Ilfeld BM, Morey TE, Wright TW, et al. Continuous interscalene brachial plexus block for postoperative pain control at home : a randomized, double-blinded, placebo-controlled study. Anesth Analg 2003 ; 96 : 1089-95, table of contents.
9. Fredrickson MJ, Ball CM, Dalgleish AJ. Analgesic effectiveness of a continuous versus single-injection interscalene block for minor arthroscopic shoulder surgery. Reg Anesth Pain Med 2010 ; 35 : 28-33.
10. Bryan NA, Swenson JD, Greis PE, et al. Indwelling interscalene catheter use in an outpatient setting for shoulder surgery : technique, efficacy, and complications. J Shoulder Elbow Surg 2007 ; 16 : 388-95.
11. Borene SC, Rosenquist RW, Koorn R, et al. An indication for continuous cervical paravertebral block (posterior approach to the interscalene space). Anesth Analg 2003 ; 97 : 898-900.
12. McNaught A, McHardy P, Awad IT. Posterior interscalene block : an ultrasound-guided case series and overview of history, anatomy and techniques. Pain Res Manag 2010 ; 15 : 219-23.
13. Bigeleisen P, Orebaugh S, Moayeri N, et al. Ultrasound-guided Regional Anesthesia and Pain Medicine. Baltimore : Lippincott Williams & Wilkins, 2010.
14. Lenters TR, Davies J, Matsen FA 3rd. The types and severity of complications associated with interscalene brachial plexus block anesthesia : local and national evidence. J Shoulder Elbow Surg 2007 ; 16 : 379-87.
15. Horlocker TT, O'Driscoll SW, Dinapoli RP. Recurring brachial plexus neuropathy in a diabetic patient after shoulder surgery and continuous interscalene block. Anesth Analg 2000 ; 91 : 688-90.
16. Mandim BL, Alves RR, Almeida R, et al. Pneumothorax post brachial plexus block guided by ultrasound : a case report. Rev Bras Anestesiol 2012 ; 62 : 741-7.
17. Brown DL, Ransom DM, Hall JA, et al. Regional anesthesia and local anesthetic-induced systemic toxicity : seizure frequency and accompanying cardiovascular changes. Anesth Analg 1995 ; 81 : 321-8.
18. Dhir S, Ganapathy S, Lindsay P, et al. Case report : ropivacaine neurotoxicity at clinical doses in interscalene brachial plexus block. Can J Anaesth 2007 ; 54 : 912-6.
19. Liguori GA, Zayas VM, YaDeau JT, et al. Nerve localization techniques for interscalene brachial plexus blockade : a prospective, randomized comparison of mechanical paresthesia versus electrical stimulation. Anesth Analg 2006 ; 103 : 761-7.
20. Moayeri N, Bigeleisen PE, Groen GJ. Quantitative architecture of the brachial plexus and surrounding compartments, and their possible significance for plexus blocks. Anesthesiology 2008 ; 108 : 299-304.
21. Borgeat A, Dullenkopf A, Ekatodramis G, et al. Evaluation of the lateral modified approach for continuous interscalene block after shouldersurgery. Anesthesiology 2003 ; 99 : 436-42.
22. Brull R, McCartney CJ, Chan VW, et al. Neurological complications after regional anesthesia : contemporary estimates of risk. Anesth Analg 2007 ; 104 : 965-74.
23. Walid T, Mondher BA, Mohamed Anis L, et al. A case of Horner's syndrome following ultrasound-guided infraclavicular brachial plexus block. Case Rep Anesthesiol 2012 ; 2012 : 125346.
24. Bert JM, Khetia E, Dubbink DA. Interscalene block for shoulder surgery in physician-owned community ambulatory surgerycenters. Arthroscopy 2010 ; 26 : 1149-52.
25. Wiegel M, Gottschaldt U, Hennebach R, et al. Complications and adverse effects associated with continuous peripheral nerve blocks in orthopedic patients. Anesth Analg 2007 ; 104 : 1578-82, table of contents.
26. Misamore G, Webb B, McMurray S, et al. A prospective analysis of interscalene brachial plexus blocks performed under general anesthesia. J Shoulder Elbow Surg 2011 ; 20 : 308-14.
27. Falcão LF, Perez MV, de Castro I, et al. Minimum effective volume of 0.5% bupivacaine with epinephrine in ultrasound-guided interscalene brachial plexus block. Br J Anaesth 2013 ; 110 : 450-5.
28. Thackeray EM, Swenson JD, Gertsch MC, et al. Diaphragm function after interscalene brachial plexus block : a double-blind, randomized comparison of 0.25% and 0.125% bupivacaine. J Shoulder Elbow Surg 2013 ; 22 : 381-6.
29. Lee JH, Cho SH, Kim SH, et al. Ropivacaine for ultrasound-guided interscalene block : 5 mL provides similar analgesia but less phrenic nerve paralysis than 10 mL. Can J Anaesth 2011 ; 58 : 1001-6.
30. Sinha SK, Abrams JH, Barnett JT, et al. Decreasing the local anesthetic volume from 20 to 10 mL for ultrasound-guided interscalene block at the cricoid level does not reduce the incidence of hemidiaphragmatic paresis. Reg Anesth Pain Med 2011 ; 36 : 17-20.
31. Boezaart AP, de Beer JF, du Toit C, et al. A new technique of continuous interscalene nerve block. Can J Anaesth 1999 ; 46 : 275-81.
32. Vester-Andersen T, Christiansen C, Hansen A, et al. Interscalene brachial plexus block : area of analgesia, complications and blood concentrations of local anesthetics. Acta Anaesthesiol Scand 1981 ; 25 : 81-4.
33. Bernards CM, Hadzic A, Suresh S, et al. Regional anesthesia in anesthetized or heavily sedated patients. Reg Anesth Pain Med 2008 ; 33 : 449-60.
34. Misamore G, Webb B, McMurray S, et al. A prospective analysis of interscalene brachial plexus blocks performed under general anesthesia. J Shoulder Elbow Surg 2011 ; 20 : 308-14.

Part 2 | 腕神経叢ブロック

05

腕神経叢ブロック
鎖骨上・鎖骨下アプローチ

大橋 一郎

　腕神経叢ブロック鎖骨上アプローチでは，各神経幹が神経束に向けて分枝していく部分が主なターゲットとなる．鎖骨下アプローチは，やや深い部分に位置する神経束が主なターゲットとなる．ブロック成功および合併症予防のためには，各神経が分枝する位置と各神経の支配領域に加え，近傍の解剖を十分に理解しておくことが重要である．

Part 2
腕神経叢ブロック

腕神経叢ブロック鎖骨上アプローチに必要な解剖

鎖骨上アプローチでポイントとなるのは，腕神経叢の走行に対する胸鎖乳突筋，前斜角筋，中斜角筋，鎖骨，第1肋骨，鎖骨下動静脈および胸膜との位置関係である。腕神経叢は，第5頸神経から第1胸神経までの5本の神経根に始まり，前斜角筋と中斜角筋に挟まれている。前斜角筋は，第3頸椎から第6頸椎までの横突起前結節に始まり，第1肋骨の上面に付着する。中斜角筋は，第2頸椎から第7頸椎までの横突起後結節に始まり，第1肋骨の上面に付着する。

5本の神経根は収束して3本の上・中・下神経幹となり，前斜角筋と中斜角筋の間（斜角筋隙）を通り抜ける（50ページ写真1）。斜角筋隙は第1肋骨に向かって末広がりの三角形になっており，鎖骨下動脈はこの斜角筋三角の中で，下神経幹の前方から腕神経叢に接近し並走する。

神経幹と呼ばれる部分は短く，鎖骨中部に到達するまでに，上・中・下神経幹はそれぞれが前枝・後枝に分枝する。前後方向に縦に並んでいた神経幹が，この部位では分枝しつつも全体としては比較的収束する。

肩甲上神経は，上神経幹が前枝と後枝に分枝する部分よりさらに近位で分岐するため，鎖骨上アプローチではブロックできないことが多い（52ページ写真3）。

胸膜穿刺（気胸）は，鎖骨上アプローチの最大の合併症の一つであり，第1肋骨弓の内側面あるいは第1肋骨下面，すなわち第1肋間で起こり得る。第1肋骨は，短く平らなC型の形状をしており，その内側縁は壁側胸膜に接している。前斜角筋の内側面は壁側胸膜に接しているが，外側面は接していない。これらを念頭に置けば，胸膜穿刺は十分に防ぐことができる。

> **COLUMN**
>
> 鎖骨下動静脈は，第1肋骨外側縁から末梢では腋窩動静脈，大円筋下縁から末梢では上腕動静脈と名前を変える。本章では混乱を防ぐため，「鎖骨下動静脈」を使用し，必要に応じて腋窩，上腕を併記する。
>
> 腋窩神経は，後神経束から分枝し，三角筋や肩関節に分布する。腋窩動脈，腋窩静脈と並走していない。腋窩神経と並走するのは，後上腕回旋動静脈である。

では，ランドマーク法の視点で見ていこう。体表からは胸鎖乳突筋（胸骨頭，鎖骨頭），外頸静脈，鎖骨，肩峰が観察できる。前斜角筋，中斜角筋は触知できる。これらを元に腕神経叢の走行をイメージできるだろうか。

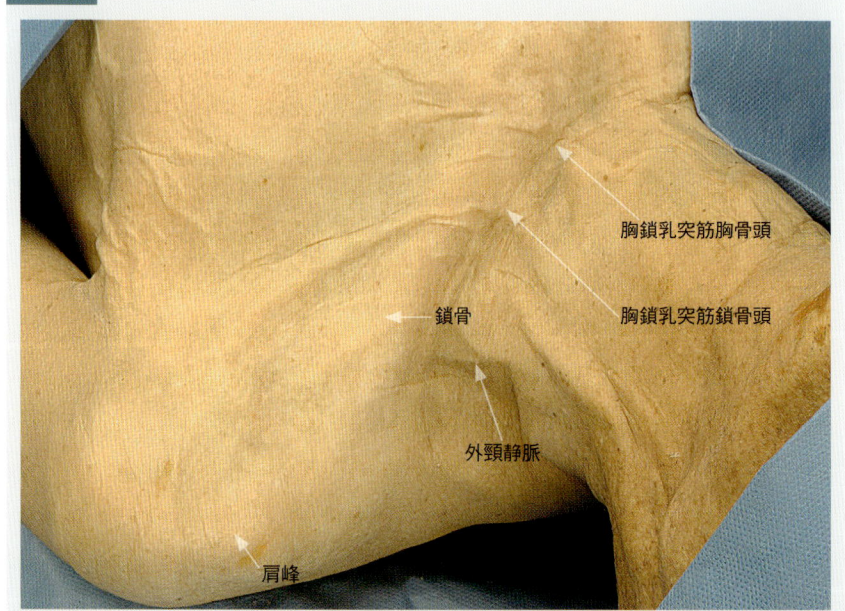

写真1 緯度50度，経度50度，第1層

胸鎖乳突筋胸骨頭
胸鎖乳突筋鎖骨頭
鎖骨
外頸静脈
肩峰

腕神経叢ブロック鎖骨上・鎖骨下アプローチ 05

写真2 緯度50度，経度50度，第3層

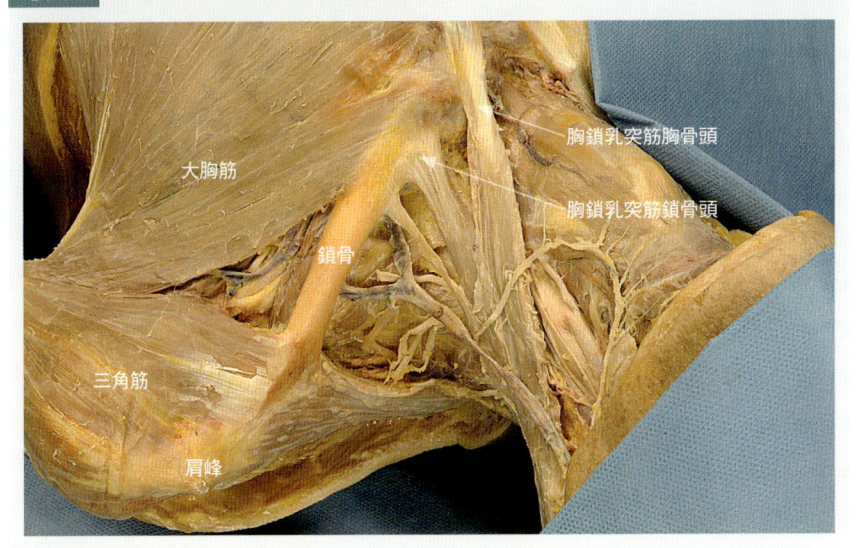

（大胸筋，胸鎖乳突筋胸骨頭，胸鎖乳突筋鎖骨頭，鎖骨，三角筋，肩峰）

写真1から，皮膚と広頸筋を取り除いた。胸鎖乳突筋の胸骨頭と鎖骨頭が見える。鎖骨頭の外側縁は鎖骨上アプローチの重要な刺入点の一つである。

写真3 緯度50度，経度50度，第4層＋7層

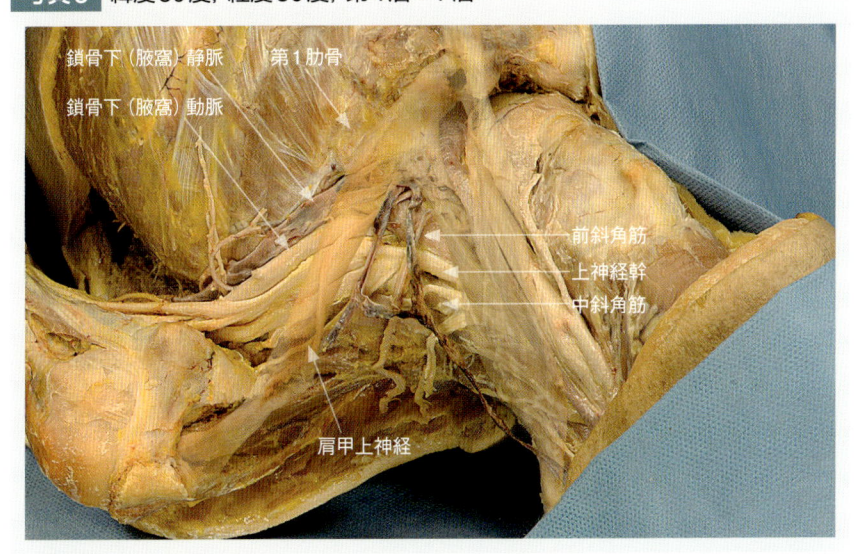

（鎖骨下（腋窩）静脈，第1肋骨，鎖骨下（腋窩）動脈，前斜角筋，上神経幹，中斜角筋，肩甲上神経）

写真2から，大胸筋，小胸筋を取り除いた。鎖骨と胸鎖乳突筋は半透明にしてスーパーインポーズしている。腕神経叢の全体像が見えてきた。前斜角筋，中斜角筋はどちらも第1肋骨に付着しており，鎖骨下静脈は前斜角筋の前を，鎖骨下動脈と腕神経叢は前斜角筋と中斜角筋の間を通る。腕神経叢は，上・中・下神経幹として斜角筋隙を抜けて鎖骨上窩に入り，鎖骨下動静脈とともに第1肋骨の前面に接しながら，鎖骨のほぼ中央でその下を通過する。

写真4 緯度50度，経度50度，第8層

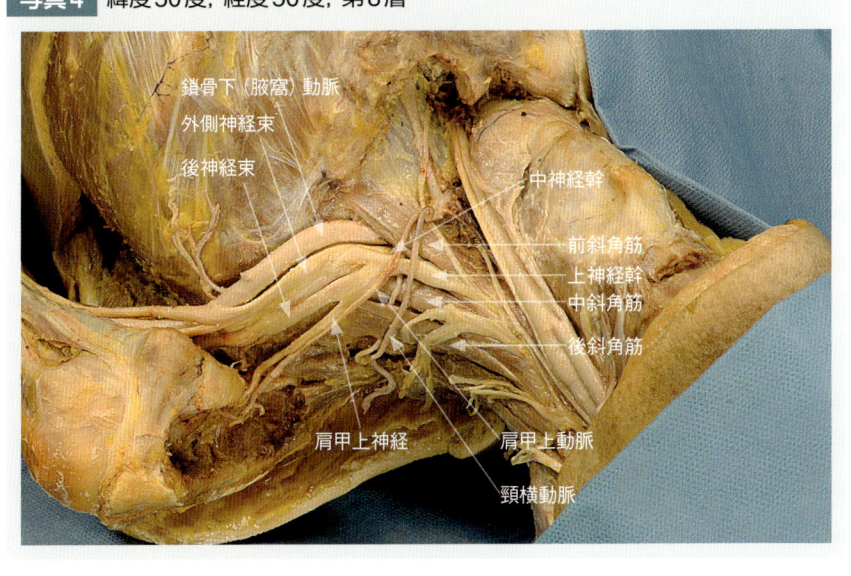

（鎖骨下（腋窩）動脈，外側神経束，後神経束，中神経幹，前斜角筋，上神経幹，中斜角筋，後斜角筋，肩甲上神経，肩甲上動脈，頸横動脈）

写真3から，鎖骨下静脈，内頸静脈，外頸静脈，鎖骨，胸鎖乳突筋を取り除いた。斜角筋隙を抜けると神経幹は分岐を始める。上神経幹は肩甲上神経を分岐したのち，前枝と後枝に分枝する。肩甲上神経に肩甲上動脈が並走している。中・下神経幹もそれぞれ前枝と後枝に分枝する。上・中神経幹の前枝が合流して外側神経束を形成し，上・中・下神経幹の後枝が後神経束を形成する。下神経幹の前枝はそのまま内側神経束となる。

Part 2
腕神経叢ブロック

斜角筋隙では超音波画像で3本の神経幹がはっきりと見える。プローブを鎖骨上窩に移動させ，さらに尾側にプローブをスライドさせると，神経幹が「ブドウの房」状に見えながら次第に鎖骨下動脈に接近し，内側・外側・後の三つの神経束に分岐収束して，鎖骨下（腋窩）動脈の周囲に接していく。神経束の「内側」「外側」「後」はこの動脈との位置関係を表現したものである。

前斜角筋を除いた鎖骨周囲を拡大した。上・中・下神経幹が分岐しながら鎖骨下動脈の頭側から接近していく様子がわかる。鎖骨下部では神経束となって鎖骨下（腋窩）動脈に接して並走する。

外側神経束と内側神経束はそれぞれ外側枝と内側枝に分枝し，外側神経束の外側枝が筋皮神経となる。外側神経束の内側枝と内側神経束の外側枝は鎖骨下（腋窩）動脈の前で鋭角に合流し正中神経となる（外側神経束の内側枝＝正中神経の外側根，内側神経束の外側枝＝正中神経の内側根）。内側神経束の内側枝は内側上腕皮神経と内側前腕皮神経を分岐したのち，尺骨神経となる。後神経束は肩甲下神経，胸背神経，腋窩神経を分岐した後に橈骨神経となる（図1）。

写真5

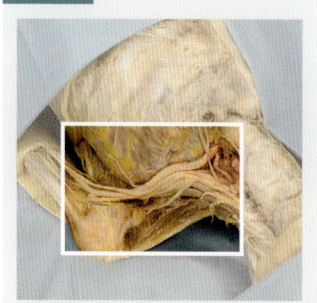

A 緯度70度，経度45度，第11層

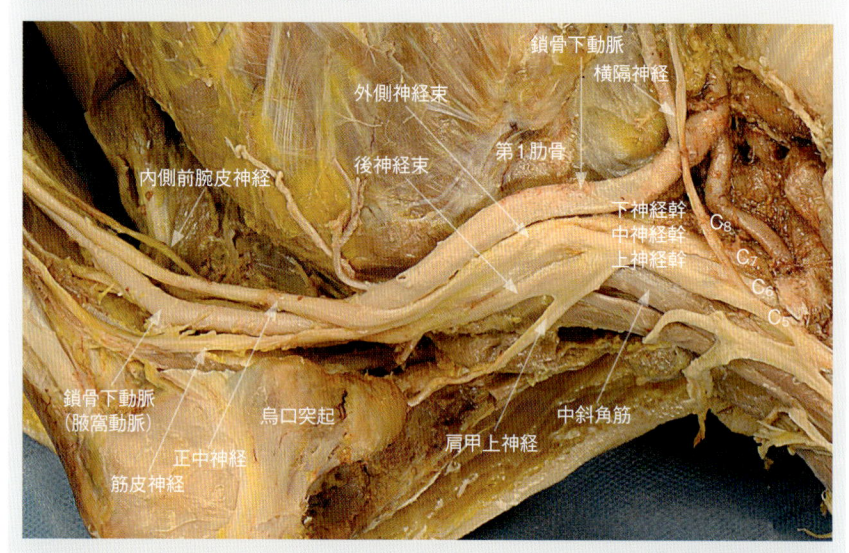

ラベル：鎖骨下動脈，横隔神経，外側神経束，後神経束，第1肋骨，内側前腕皮神経，下神経幹，中神経幹，上神経幹，C₈，C₇，C₆，C₅，鎖骨下動脈（腋窩動脈），烏口突起，中斜角筋，正中神経，筋皮神経，肩甲上神経

B 緯度70度，経度45度，第12層（写真5Aより，鎖骨下（腋窩）動脈を除去）

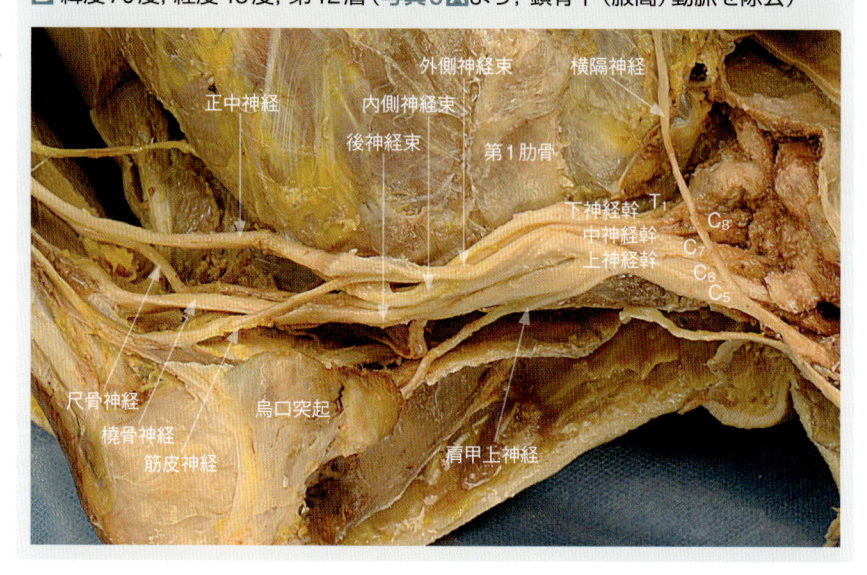

ラベル：外側神経束，横隔神経，正中神経，内側神経束，後神経束，第1肋骨，T₁，下神経幹，中神経幹，上神経幹，C₈，C₇，C₆，C₅，尺骨神経，烏口突起，橈骨神経，筋皮神経，肩甲上神経

80

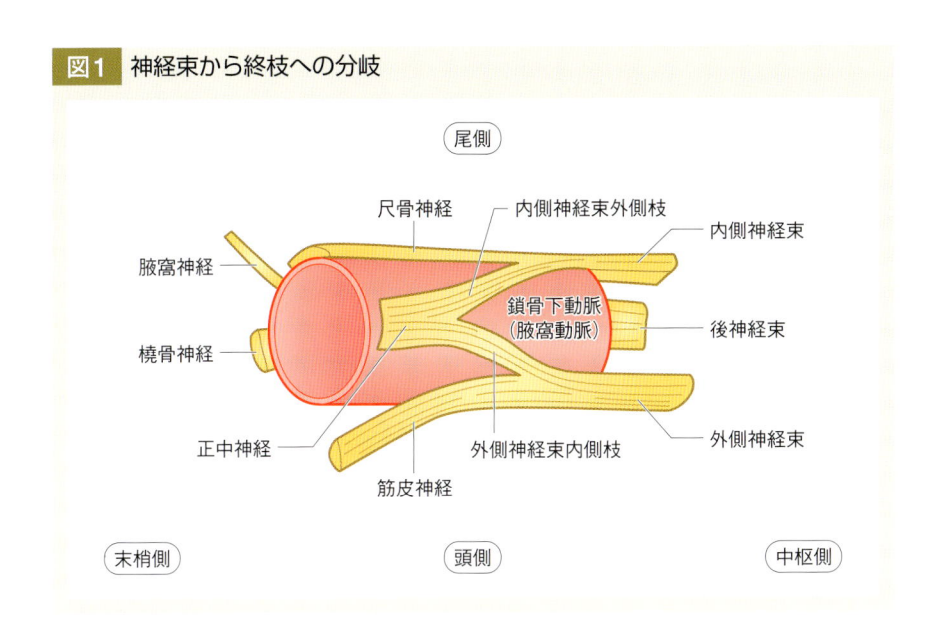

腕神経叢ブロック鎖骨上・鎖骨下アプローチ 05

図1 神経束から終枝への分岐

尾側

尺骨神経　内側神経束外側枝　内側神経束
腋窩神経
鎖骨下動脈（腋窩動脈）　後神経束
橈骨神経
正中神経　外側神経束内側枝　外側神経束
筋皮神経

末梢側　頭側　中枢側

ステレオ 緯度45度，経度70度，第4層＋10層

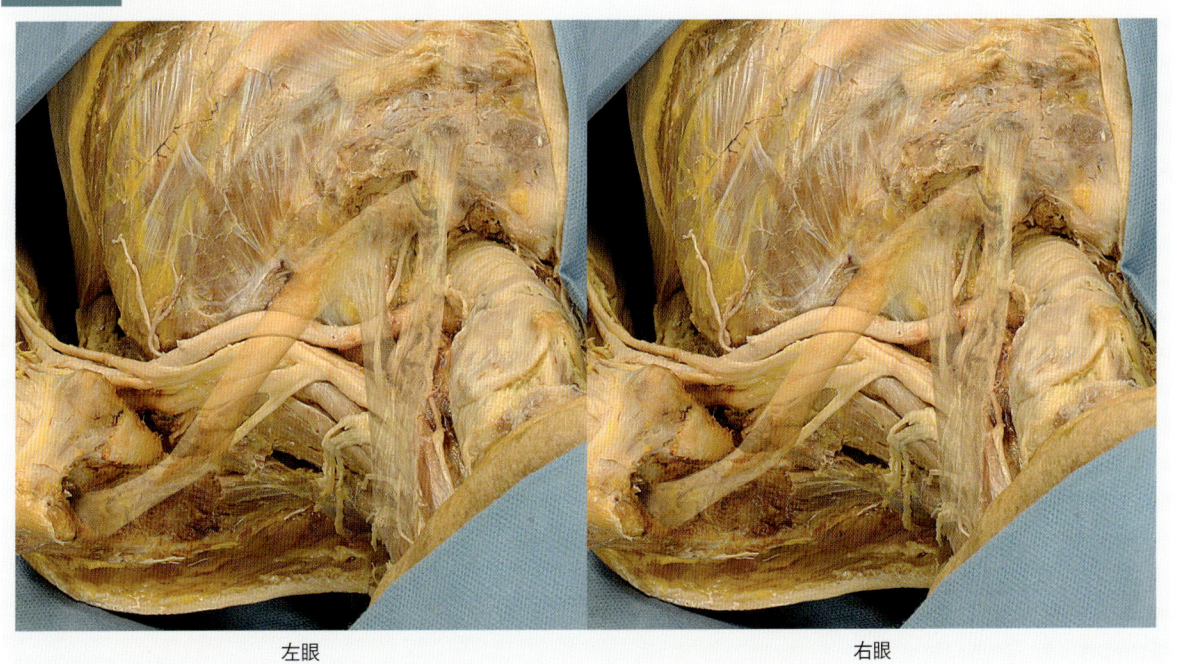

左眼　　　右眼

81

Part 2
腕神経叢ブロック

写真6 緯度15度, 経度40度, 第12層

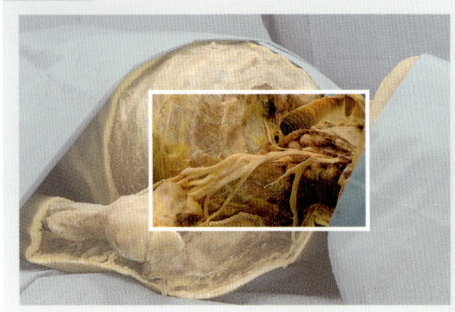

超音波ガイド下法における穿刺方向から見ると, 腕神経叢と第1肋骨の位置関係がわかる. 鎖骨上アプローチとは, つまり第1肋骨上ブロックである.

写真6に中斜角筋, 後斜角筋, 鎖骨下動脈が加わった. 中斜角筋は第1肋骨に, 後斜角筋は第2肋骨に付着する.

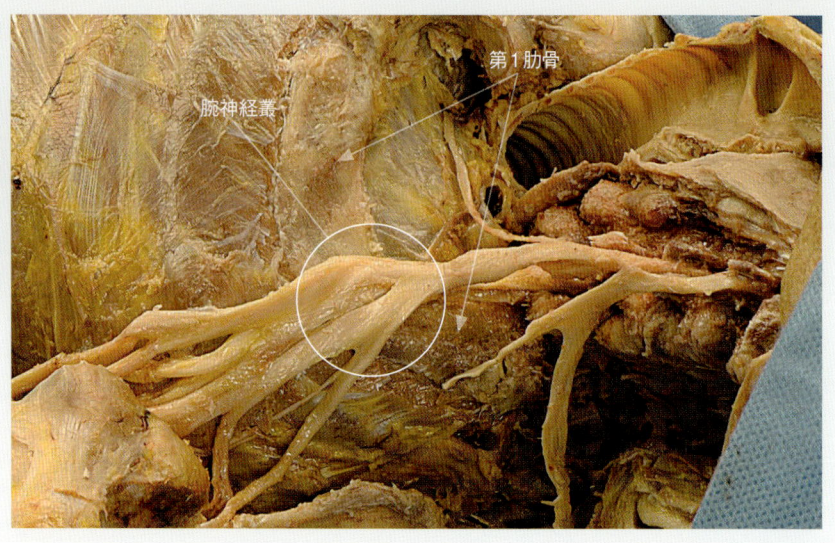

写真7 緯度15度, 経度40度, 第11層

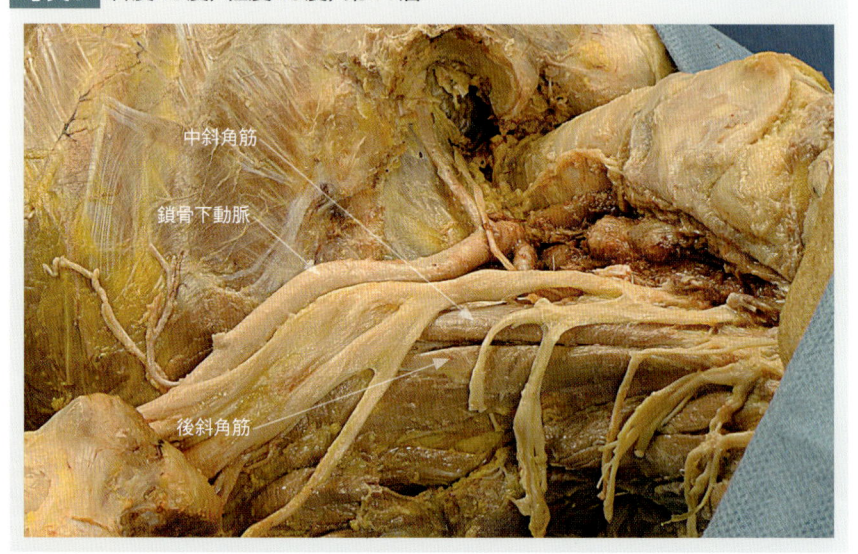

写真7に前斜角筋が加わった. 前斜角筋は第1肋骨に付着する. この症例では上神経幹が前斜角筋を貫いている.

写真8 緯度15度, 経度40度, 第8層

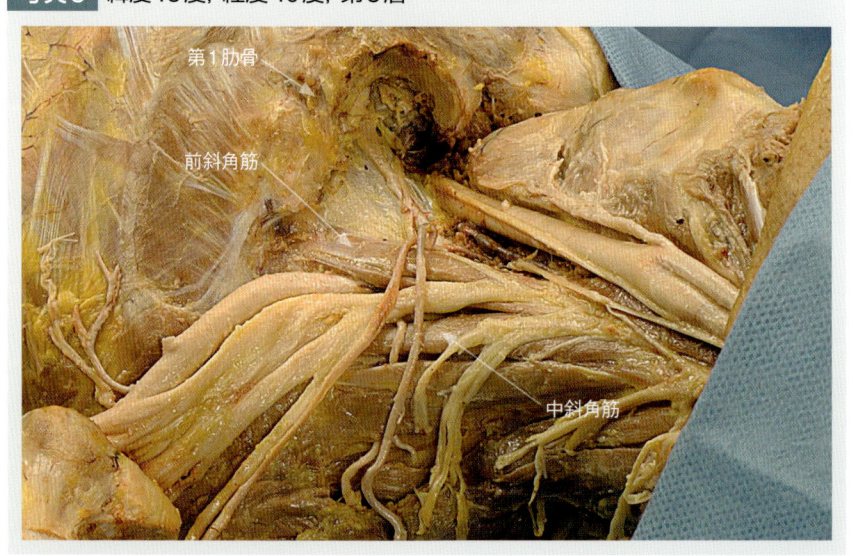

82

腕神経叢ブロック鎖骨上・鎖骨下アプローチ 05

写真9 緯度15度, 経度40度, 第7層

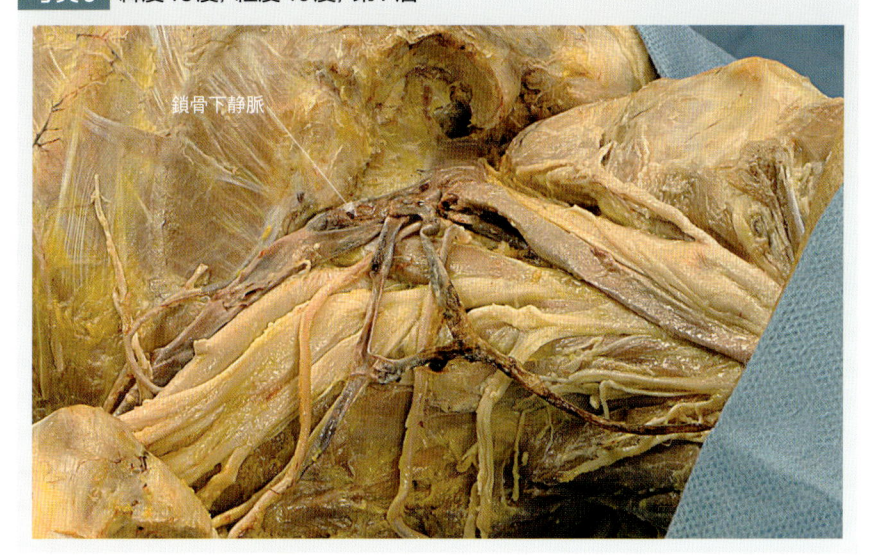

写真8に鎖骨下静脈が加わった。鎖骨下静脈は，前斜角筋の腹側を走行する。神経ブロックとは離れるが，ランドマーク法で行う鎖骨下静脈穿刺は，この鎖骨下動静脈が前斜角筋の前後に分かれて走行するという解剖学的特徴を利用している。

写真10 緯度20度, 経度50度, 第12層

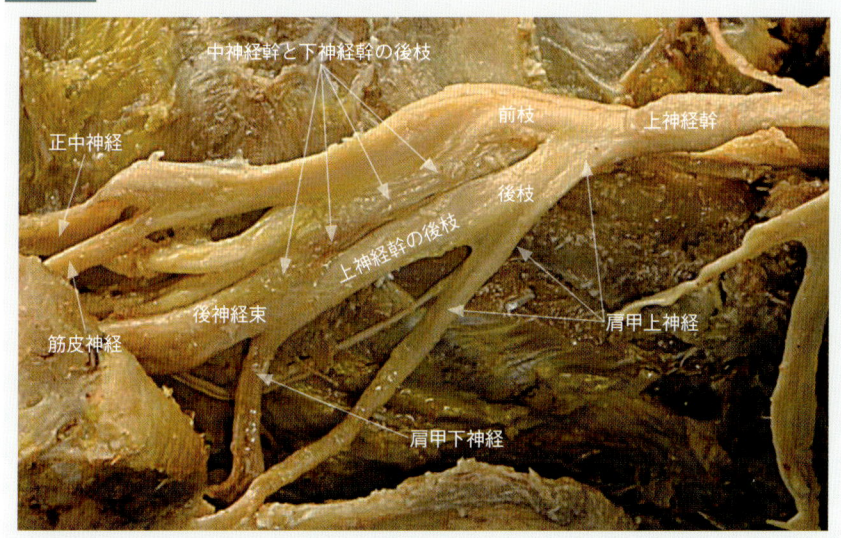

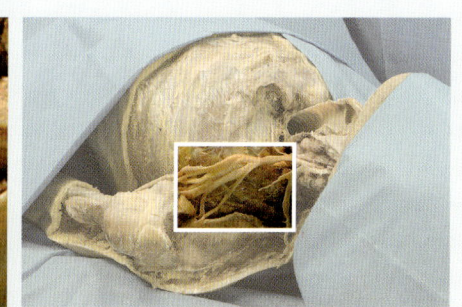

上神経幹は肩甲上神経を分岐したのち，前枝と後枝に分枝する。この角度からは，中神経幹，下神経幹はよく見えない。

写真11 緯度90度, 経度80度, 第12層

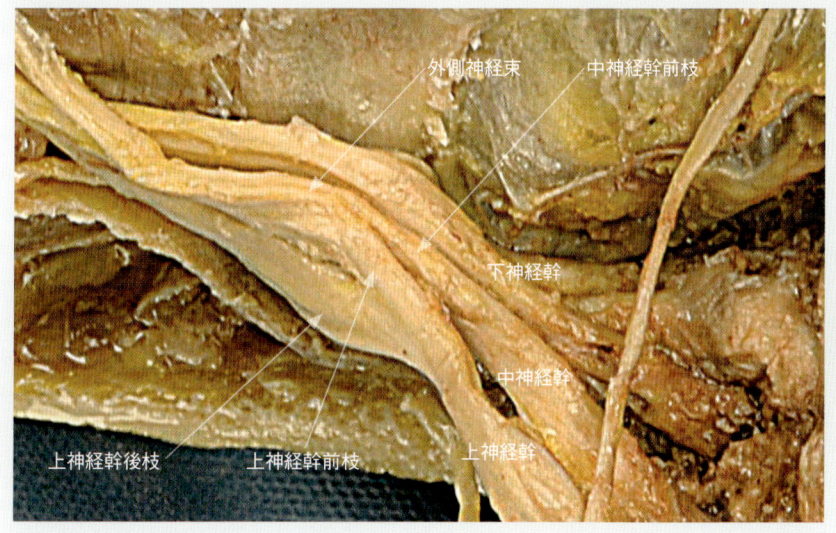

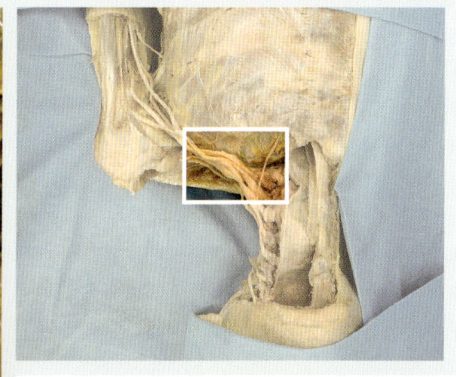

上神経幹と中神経幹の前枝が合流して外側神経束を形成する。

83

Part 2
腕神経叢ブロック

ランドマーク法 鎖骨上アプローチ

　古典的ブロック法はKulenkampff[1]が1911年に最初に行い，1928年に報告した穿刺法であり，数々の変法が試みられている。広く施行されているのは，1964年に報告されたWinnieら[2]による変法であろう（subclavian perivascular technique）。

　Winnieらの変法は，まず患者の頭を少し患肢の反対側に向かせる。示指を胸鎖乳突筋鎖骨頭から背側に向かって滑らせ，前斜角筋と中斜角筋の筋腹を触れ，斜角筋間溝を確認する。そのまま尾側に向かって，鎖骨下動脈を触れるまでなぞる。鎖骨下動脈の背側を刺入点として，尾側に向かって穿刺する（写真12①）。神経鞘を貫くclickを感じ，患肢への放散痛を感じたら，そこで局所麻酔薬を20～30 mL注入する。前斜角筋，中斜角筋の延長線上には第1肋骨があるはずなので，その筋束に平行に針を進めれば第1肋骨を越えることはない。第1肋骨に当たるまで神経叢に当たらないときは，針の延長線が第1肋骨の上を外れないようにしながら方向を修正する。

　この方法による最も注意すべき合併症は気胸である。刺入方向がまさに肺に向かっているため，第1肋骨に当たらずこれを越えてしまうと，当然，胸膜を穿刺してしまう。腕神経叢と鎖骨下動脈がともに斜角筋隙を通過すること，前斜角筋，中斜角筋はともに第1肋骨に付着していることを十分イメージして，ブロック針の刺入方向を誤らないことが重要である。

　1993年にBrownら[3]により報告された穿刺法が重り釣り下げ法plumb-bob techniqueである。胸鎖乳突筋の鎖骨頭外側縁を刺入点とし，重りを吊り下げるようにベッドに対して垂直方向に穿刺する（写真12②）。気胸を起こさないために考えられた方法であり，穿刺方向から肺尖部胸膜や鎖骨下動脈を穿刺することは少ないが，神経に当たらず内側方向へ探ったり，あるいは深すぎる穿刺時には気胸の危険がないわけではない。

超音波ガイド下法による鎖骨上アプローチの実際

　患者を仰臥位にする。施行者は患者の頭側かつ穿刺側に立ち，軽く反対側を向かせる（図2）。超音波装置は穿刺側と対側に置く（図3）。

　鎖骨上縁に沿ってプローブを当てる（図4）。ブロック針を持つ手がベッドと干渉して穿刺しにくいときは，肩の下に薄い枕を入れて肩を少し浮かせるとよい。腕神経叢に対して頭側尾側へプローブをスライドさせると，上・中・下神経幹がそれぞれ枝分かれし，ブドウの房状に一塊になっていく様子を観察できる（図5）。ビームを鎖骨背側に向けると，輝度の高い胸膜あるいは第1肋骨の上で，神経叢が鎖骨下動脈に次第に近接し，その外側に接して位置するのがわかる。神経叢，鎖骨下動脈，胸膜，第1肋骨を確認する。

　穿刺は，プローブの外側から平行法で行う（写真12③）。特に痩せた患者では，刺入点をプローブから離し過ぎるとブロック針の穿入角度が小さすぎて，皮膚から浅い部分（上神経幹からの分枝）に針先が到達しにくいことがある。

　胸膜穿刺や血管穿刺などの合併症を引き起こさないために，針先は常に描出する。胸膜と鎖骨下

写真12　主なランドマークと穿刺部位・方向
緯度50度，経度50度，第1層

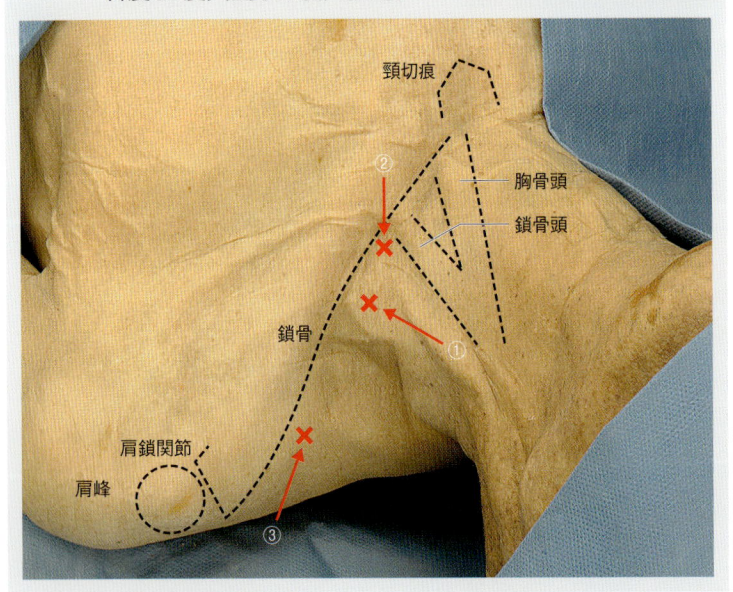

▲×は刺入点，矢印は刺入方向を示す。
①Kulenkampffの刺入方向，②Brownの刺入方向，③超音波ガイド下法の刺入方向

動脈の近くまで針を進め，局所麻酔薬を注入する。薬液は超音波画像では黒く見えるので，神経叢全体が薬液で満たされるよう観察しながら注入していく。局所麻酔薬は，1.5%リドカイン，0.5%ロピバカイン，または0.5%レボブピバカイン20～30 mLを分割投与する。超音波ガイド下法では，計20 mL以内でブロックできることがほとんどである。

超音波ガイド下法でも，下神経幹領域の効きの悪さや遅れをしばしば経験する（例えば，肘関節の屈曲はできないのに前腕内側をつねると痛いなど）。これは，神経叢と鎖骨下動脈や胸膜の間の部分への薬液の浸潤が不十分なためと思われる。まずは針先をできるだけ鎖骨下動脈と胸膜の近くまで進めて，神経叢を浮き上がらせる（液性剥離）ように局所麻酔薬を注入すると，下神経幹領域（尺骨神経領域）のブロック抜けを防ぐことができる。薬液で腕神経叢と鎖骨下動脈あるいは第1肋骨との間隔を広げながら，針を少しずつ進めて下神経幹領域まで十分に薬液を投与することがブロック成功のコツである。

図2 鎖骨上アプローチの体位

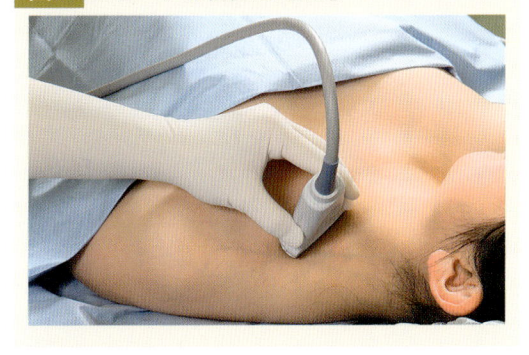

図3 超音波装置の設置場所

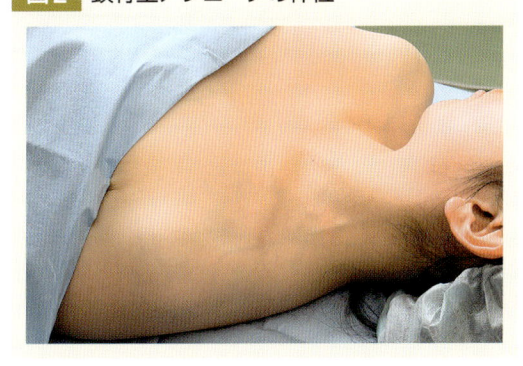

図4 プローブの位置と当て方

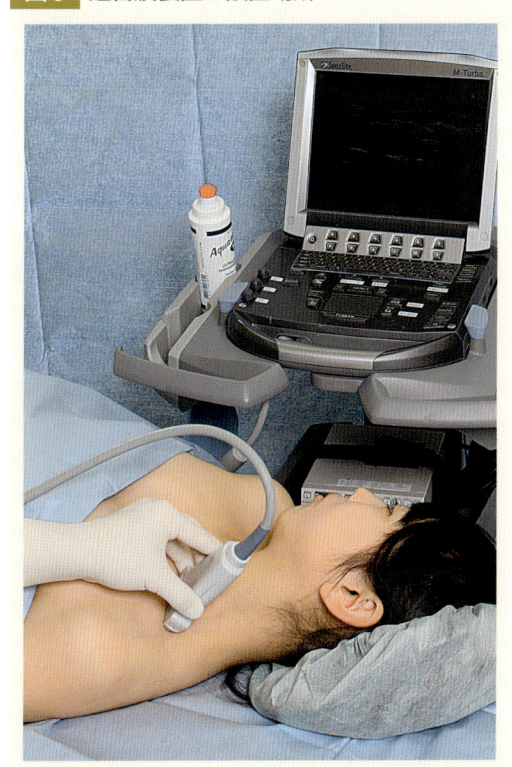

図5 鎖骨上アプローチにおける超音波画像とその解剖

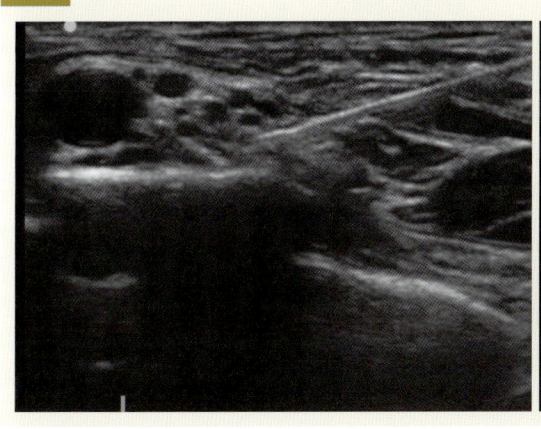

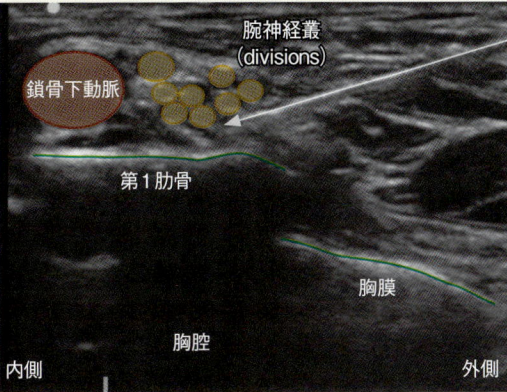

Part 2
腕神経叢ブロック

鎖骨下アプローチに必要な解剖

鎖骨上部では鎖骨下動脈の外側にまとまっていた腕神経叢は，鎖骨下部では外側・内側・後神経束に分かれて鎖骨下（腋窩）動脈の周囲に分布している。鎖骨下アプローチでは，この神経束の部分がブロックの対象となる。外側神経束は体表から最も浅く鎖骨下（腋窩）動脈の外側に，内側神経束は鎖骨下（腋窩）動脈の内側で鎖骨下（腋窩）静脈との間に，後神経束は深く鎖骨下（腋窩）動脈の後外側に位置する（図1）。外側，内側，後は，鎖骨下（腋窩）動脈との位置関係により命名されたものであるが，バリエーションが多く，必ずしもその位置にあるとは限らない。

外側神経束からは筋皮神経が分岐し，外側神経束と内側神経束の分枝は鎖骨下（腋窩）動脈の前面で合流して正中神経となる。また，内側神経束からは，内側上腕皮神経と内側前腕皮神経を分岐したのち，尺骨神経となる。後神経束は肩甲下神経，胸背神経，腋窩神経を分岐して，最終的に橈骨神経となる（図1）。鎖骨下アプローチでは，これら三つの神経束と鎖骨下（腋窩）動脈との位置関係，それぞれの分枝の支配領域を理解しておく必要がある。

鎖骨下アプローチは，上腕以下の手術の麻酔に施行されるが，体表から深く距離があること，胸膜が近いことから，従来の方法では腋窩アプローチに比べて手技的に難しいうえに合併症が多いという理由で，敬遠されることが多かった。近年，超音波ガイド下法の

鎖骨下アプローチでは，体表からのランドマークとしては頸切痕，鎖骨，肩峰，烏口突起が重要である。

写真13 緯度90度，経度0度，第1層

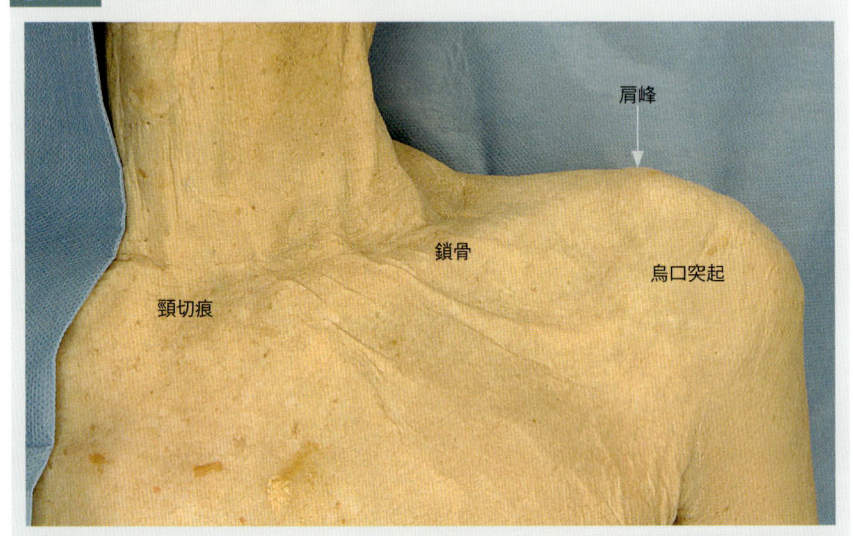

皮膚と皮下脂肪を除去した。鎖骨下縁内側1/2から1/3には大胸筋が，外側1/3には三角筋が起始している。大胸筋の下には小胸筋があり，烏口突起から起始している。

写真14 緯度90度，経度0度，第3層

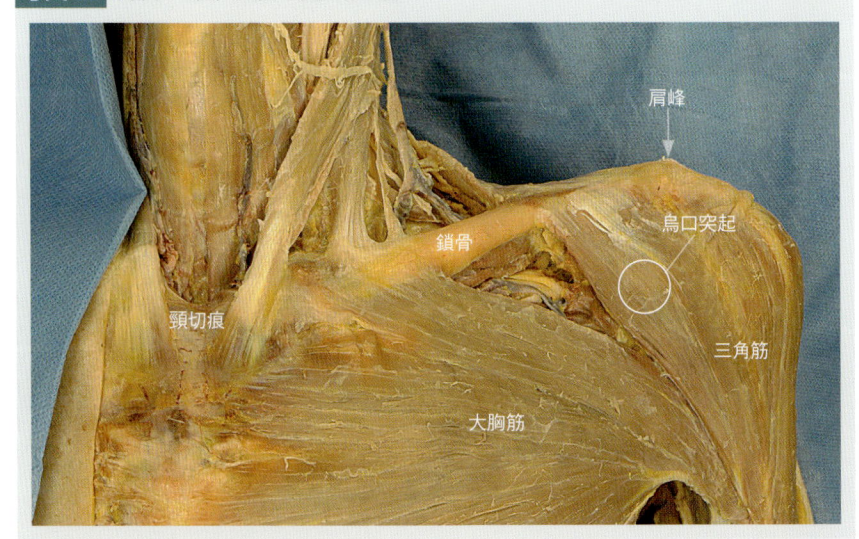

腕神経叢ブロック鎖骨上・鎖骨下アプローチ 05

普及により，比較的容易な手技となったため，施行する機会が増えてきた。鎖骨上アプローチに比べ気胸の合併が少ないこと，腋窩アプローチに比べ内側上腕皮神経と内側前腕皮神経が同時にブロックできるので上腕部のターニケットペインが少なくなること，筋皮神経が同時にブロックできること，そして持続神経ブロックのカテーテル固定がしやすいことが大きなメリットであり，今後メジャーな方法になる可能性がある。

写真15 緯度90度，経度0度，第4層＋7層

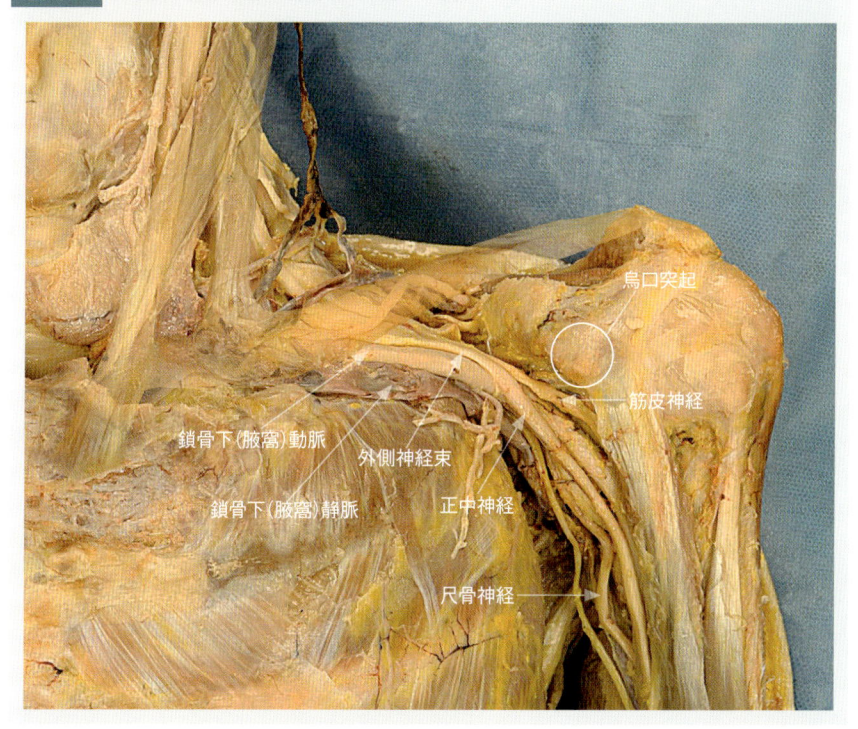

大胸筋，小胸筋を取り除き，鎖骨と胸鎖乳突筋をスーパーインポーズしている。腕神経叢は鎖骨下部では神経束となっており，鎖骨下（腋窩）動静脈に接して並走している。外側神経束は最も浅く，鎖骨下（腋窩）動脈の前頭側に接しており，その外側枝は筋皮神経となる。外側神経束内側枝は内側神経束外側枝と鎖骨下（腋窩）動脈の前面で合流し，正中神経となる。

写真16 緯度90度，経度0度，第4層＋8層

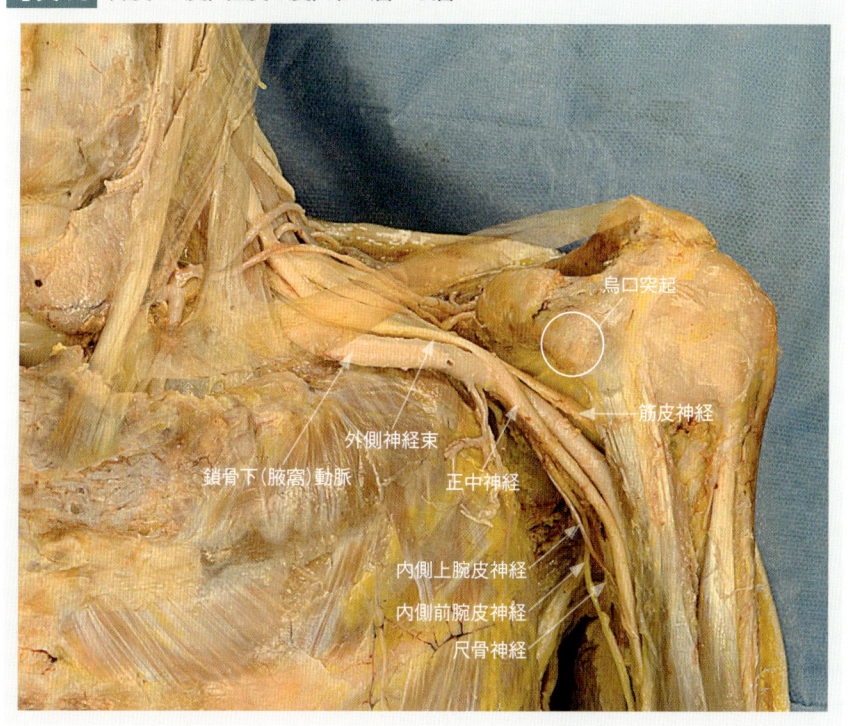

鎖骨下（腋窩）静脈を除いた。前方から内側神経束，後神経束は見えない。内側上腕皮神経および内側前腕皮神経は内側神経束からの分枝である。神経束の分枝や位置には変異が多い。鎖骨下（腋窩）動静脈の間にあることが多い内側神経束が，この症例ではまだ確認できない。

Part 2
腕神経叢ブロック

鎖骨下（腋窩）動脈を取り除くと，その裏に隠れていた内側神経束および後神経束，その延長の尺骨神経および橈骨神経が現れた。

写真17 緯度90度，経度0度，第4層＋12層

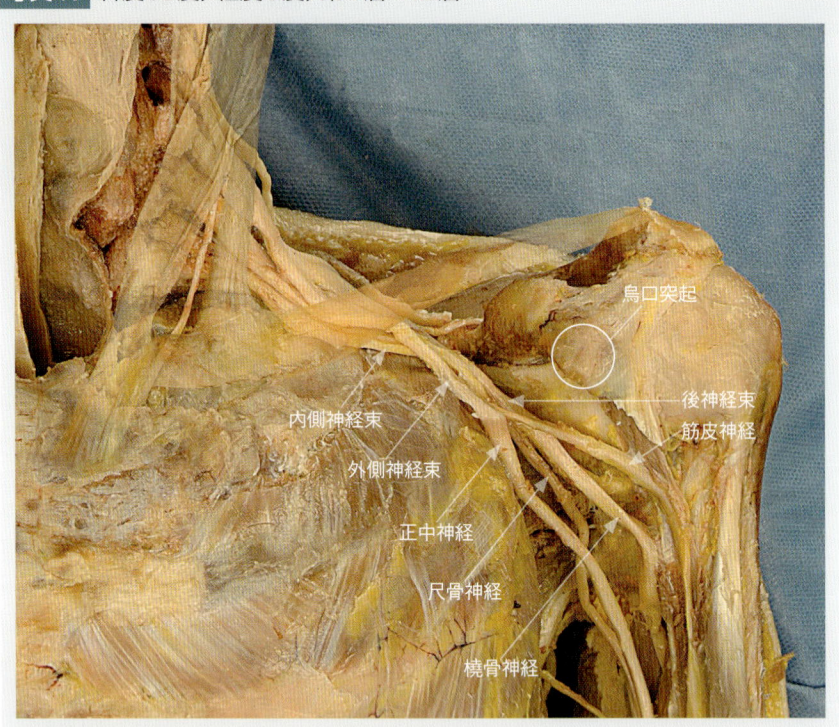

烏口突起
内側神経束
外側神経束
後神経束
筋皮神経
正中神経
尺骨神経
橈骨神経

ステレオ 緯度90度，経度0度，第4層＋第12層

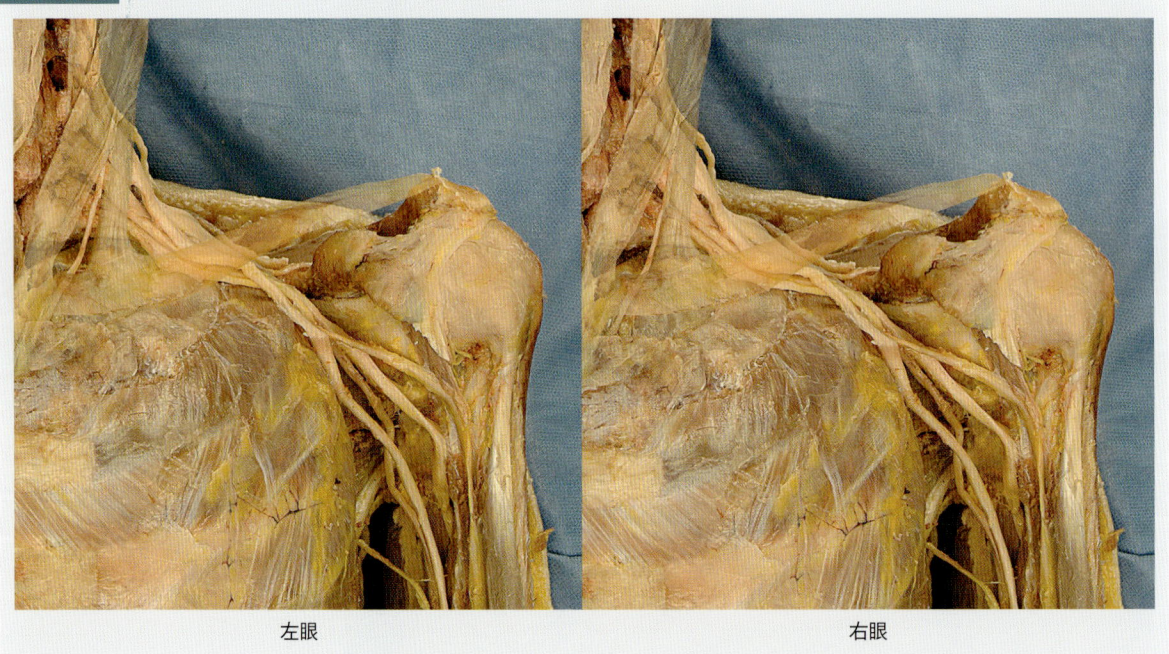

左眼　　　　　　　　　　　右眼

88

ランドマーク法 鎖骨下アプローチ

鎖骨下アプローチの歴史は意外と古く，数多くの穿刺法が報告されているが，合併症の多さと手技の複雑さから，鎖骨上アプローチや腋窩アプローチほど広くは施行されてこなかった．近年，持続神経ブロック用のカテーテルの固定が容易であることや，超音波ガイド下法の普及により手技的に容易になったことから，急速に施行の機会が増えている．

鎖骨下アプローチのランドマークとして重要なのは，頸切痕，肩峰と烏口突起である（写真13）．盲目的穿刺は難しく，神経刺激の使用は必須である．体表に近い外側神経束−正中神経には到達しやすく，ブロックのよい指標になるが，鎖骨下（腋窩）動静脈の背側に隠れている後神経束−橈骨神経，鎖骨下（腋窩）動静脈間にある内側神経束−尺骨神経への到達は難しく，腕神経叢全体をカバーするには大量の局所麻酔薬注入が必要であった．また，この部位では鎖骨下（腋窩）動静脈と接して並走しているので血管穿刺の可能性は高い．

多くの穿刺法の理論的根拠を知ることで，解剖学的な理解を深められる．そのいくつかを紹介する（写真18）．

写真18 主なランドマークと穿刺部位・方向
緯度90度，経度0度，第1層

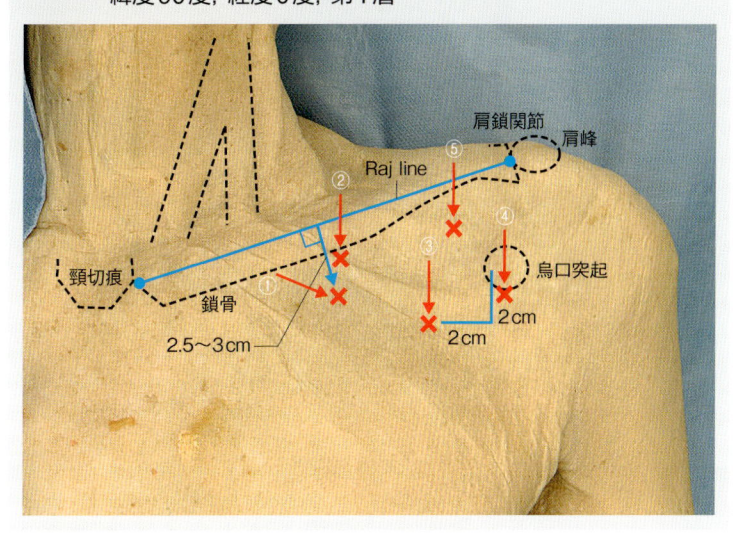

▲×は刺入点，矢印は刺入方向を示す．
① Raj の刺入方向，② vertical infraclavicular block の刺入方向，③ coracoid block の刺入方向，④ lateral infraclavicular plexus block の刺入方向，⑤ lateral and sagittal technique の刺入方向

◎Raj 変法

1973 年に Raj ら[5]が報告した方法である．上肢を90°外転し，頸切痕と肩鎖関節を結ぶ線（Raj line）の中点から垂直に2.5〜3 cm 下を刺入点として，腋窩の鎖骨下（腋窩）動脈に向かって45〜60°の角度で穿刺する．神経叢に当たらなければ，針を少し頭側か尾側に振る．決して肺に向かって穿刺角度を急にしてはならない．最大の筋収縮が得られる深さで，局所麻酔薬を20〜30 mL 注入する．

◎vertical infraclavicular block

1995 年に Kilka ら[6]が報告した方法である．鎖骨の中点の直下を刺入点として，垂直に穿刺する．50 mm の針を用いて，決してそれ以上深く穿刺してはならない．神経叢に当たらない時は矢状面を保ちながら針を少し頭側か尾側に振ってみる．局所麻酔薬を 50 mL 注入する．

◎coracoid block

1998 年に Wilson ら[7]が報告している．烏口突起先端から2 cm 尾側，2 cm 内側を刺入点とし，垂直に穿刺する．神経束までの深さは，男性で平均4.24 cm，女性で平均4.01 cm であった．

◎lateral infraclavicular plexus block

1999 年に Kapral ら[8]が報告している．上肢は体幹につけ，烏口突起に針を当てた後，2〜3 mm 抜いて尾側にずらし，矢状面から外さないように烏口突起の下側に向かって穿刺する．通常 5.5〜6.5 cm で神経束に達する．

◎lateral and sagittal technique

2004 年に Klaastad ら[9]が提唱した．20 人の健常者の MRI 画像からの検討で，烏口突起の内側で鎖骨前下面に接して矢状面から外れることなく，背側に 15°の角度で頭側より刺入する方法である．神経束までの距離は平均 6.5 cm，胸膜までは平均 7.5 cm であった．この方法でも鎖骨下（腋窩）動脈，さらには胸膜穿刺する可能性がある．

超音波ガイド下法による鎖骨下アプローチの実際

患者の対側に，超音波装置を設置する（図6）。鎖骨下遠位アプローチではリニアプローブを烏口突起の内側で，体軸に平行に鎖骨下に当て（図7），その頭側の鎖骨下より尾側に向かって平行法で穿刺する。腕神経叢は，鎖骨上アプローチに比べてかなり深い位置にある。プローブを微調整して鎖骨下（腋窩）動脈とその周囲の三つの神経束を描出する（図8）。プローブを矢状面に近づけるほど胸膜は遠のいて見えなくなる。その位置で穿刺すれば胸膜穿刺は起こらないはずである。

図8に鎖骨下遠位アプローチの際の超音波画像を示す。プローブは矢状面に近づけているので胸膜は見えない。鎖骨下（腋窩）動静脈は並走しており，頭側に拍動する円形の鎖骨下（腋窩）動脈が見える。通常，鎖骨下（腋窩）静脈のほうが太く，尾側に位置し，圧迫するとつぶれることで確認でき

図6 超音波装置の設置場所

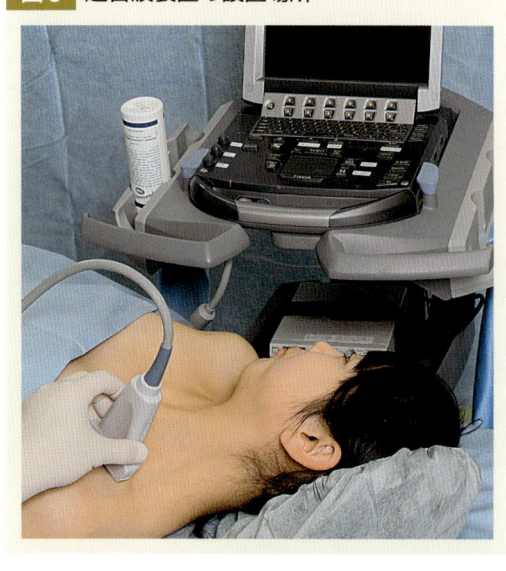

図7 遠位アプローチのプローブの位置と当て方

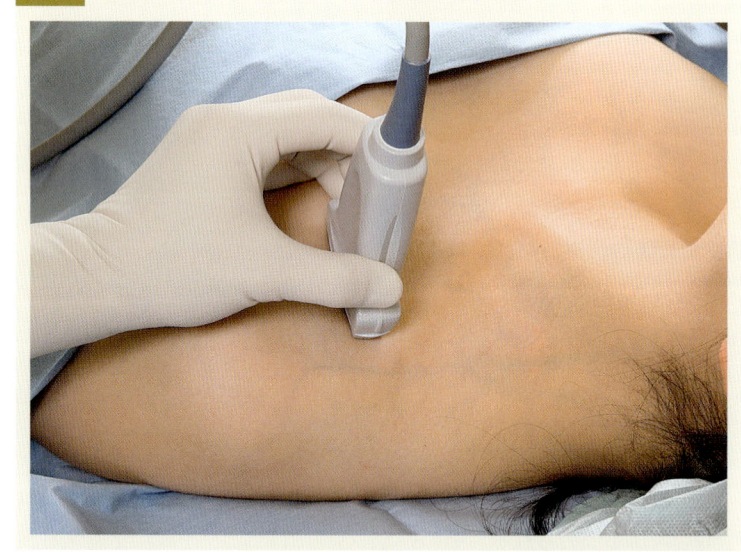

図8 超音波画像とその解剖

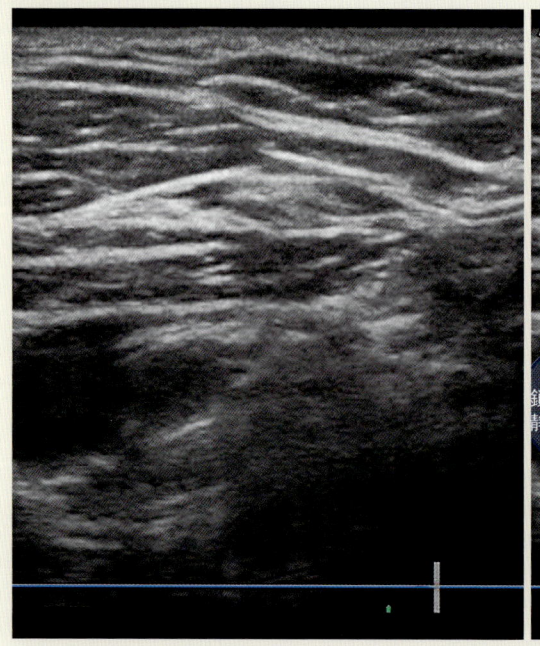

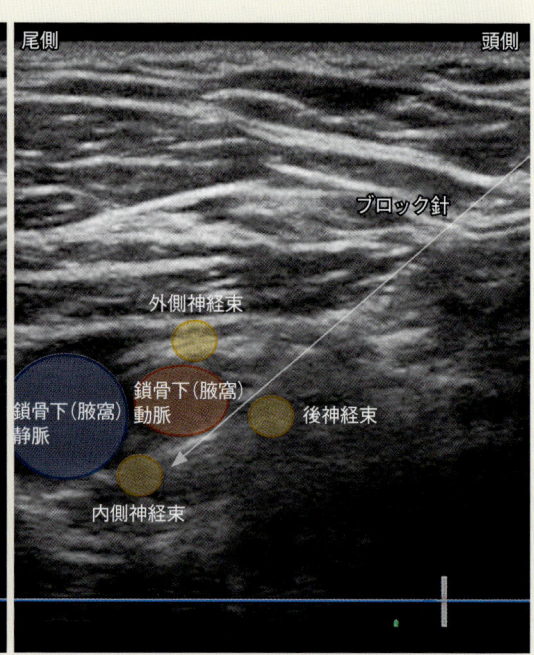

る(時に逆位があるので注意！)。

　三つの神経束の位置は変異が多いことが知られており，超音波ではっきりと確認できないこともあるので，神経刺激を併用したほうが確実である。鎖骨下(腋窩)動脈に向かって穿刺し，深い位置にある後神経束や，鎖骨下(腋窩)動静脈の間にあることが多い内側神経束周囲に十分に薬液を注入する。

図9　最適な穿刺部位と薬液の広がり方

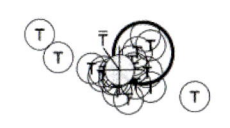

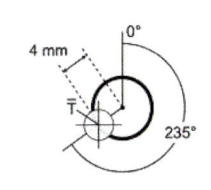

▲20名のボランティアにMRI撮影を行い，鎖骨下(腋窩)動脈(A)と各神経束の位置関係を求めた。
上段：Lは平均的な外側神経束の位置，Pは平均的な後神経束の位置，Mは平均的な内側神経束の位置，Tは計算して求めた平均的ターゲットポイント。
中段：20名のボランティア個々のターゲットポイントを示す。
下段：平均的ターゲットポイントと鎖骨下(腋窩)動脈中心部の距離，角度。
(Sauter AR, et al. Use of magnetic resonance imaging to define the anatomical location closest to all three cords of the infraclavicular brachial plexus. Anesth Analg 2006；103：1574-6, Wolters Kluwer Health より)

筆者は，0.375〜0.5％ロピバカイン30 mLまたは1〜1.5％リドカイン30 mLを投与している。

　SauterらのMRI画像での検討によると，矢状断面で鎖骨下(腋窩)動脈を中心に腹側(前方)を0°として，平均すると外側神経束は276°で中心より9 mm，後神経束は236°で中心より9 mm，内側神経束は159°で中心より7 mmに位置している。そして各神経束からの距離から最適な針の先端位置を235°で中心より4 mmとしている。つまり，腹側(前方)を0時として，尾側回りに腋窩動脈の8時の位置をターゲットに針を進めて，3時から11時にかけて腋窩動脈の周囲に薬液を広げればよいことを示唆している(図9)[10]。

　プローブを鎖骨に平行にした鎖骨下近位アプローチの当て方を図10に示す。腕神経叢のより近位でのブロックが可能であり，内側上腕皮神経，内側前腕皮神経のブロックを確実にしたい時に用いる。このアプローチでは鎖骨下(腋窩)動脈の奥に胸膜が描出されるので，胸膜穿刺をしないよう針先の描出がより重要となる。

図10　近位アプローチのプローブの位置と当て方

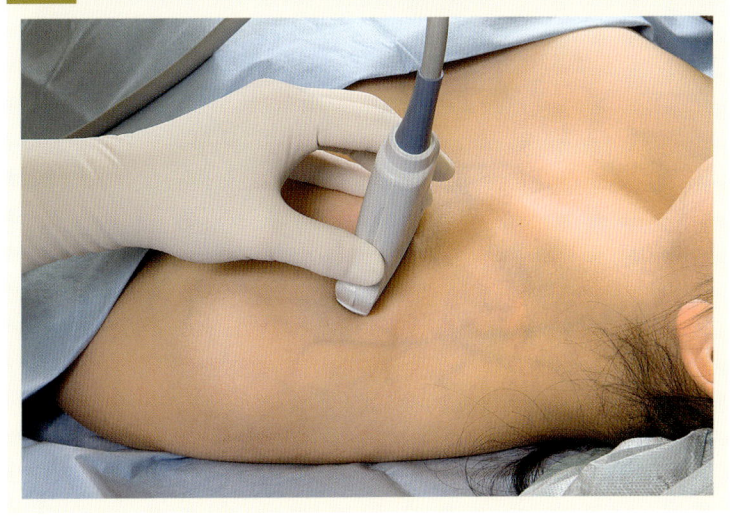

●文献

1. Kulenkampff D. Brachial plexus anaesthesia: its indications, technique, and dangers. Ann Surg 1928 ; 87 : 883-91.
2. Winnie AP, Collins VJ. The subclavian perivasculartechnique of brachial plexus anesthesia. Anesthesiology 1964 ; 25 : 353-63.
3. Brown DL, Cahill DR, Bridenbaugh LD. Supraclavicular nerve block : anatomic analysis of a method to prevent pneumothorax. Anesth Analg 1993 ; 76 : 530-4.
4. Chan VW, Perlas A, Rawson R, et al. Ultrasound-guided supraclavicular brachial plexus block. Anesth Analg 2003 ; 97 : 1514-7.
5. Raj PP, Montgomery SJ, Nettles D, et al. Infraclavicular brachial plexus block--a new approach. Anesth Analg 1973 ; 52 : 897-904.
6. Kilka HG, Geiger P, Mehrkens HH. Infraclavicular vertical brachial plexus blockade. A new method for anesthesia of the upper extremity. An anatomical and clinical study. Anaesthesist 1995 ; 44 : 339-44.
7. Wilson JL, Brown DL, Wong GY, et al. Infraclavicular brachial plexus block : parasagittal anatomy important to the coracoid technique. Anesth Analg 1998 ; 87 : 870-3.
8. Kapral S, Jandrasits O, Schabernig C, et al. Lateral infraclavicular plexus block vs. axillary block for hand and forearm surgery. Acta Anaesthesiol Scand 1999 ; 43 : 1047-52.
9. Klaastad Ø, Smith HJ, Smedby O, et al. A novel infraclavicular brachial plexus block : the lateral and sagittal technique, developed by magnetic resonance imaging studies. Anesth Analg 2004 ; 98 : 252-6, table of contents.
10. Sauter AR, Smith HJ, Stubhaug A, et al. Use of magnetic resonance imaging to define the anatomical location closest to all three cords of the infraclavicular brachial plexus. Anesth Analg 2006 ; 103 : 1574-6.

Part 2　腕神経叢ブロック

06

腕神経叢ブロック 腋窩アプローチ

石川 慎一

　腋窩部での腕神経叢は，腋窩動脈を含む神経血管鞘を中心として，各終末神経に分岐している。腕神経叢ブロック腋窩アプローチは，肘より末梢の手指と前腕の手術における区域麻酔法として用いられ，腕神経叢ブロックの各アプローチの中で最も合併症の少ない方法である。

　腕神経叢と腋窩動静脈，上腕二頭筋，烏口腕筋，上腕三頭筋との位置関係の理解が重要である。また，各終末神経の走行と神経支配領域を理解することはとても重要である。

Part 2
腕神経叢ブロック

腕神経叢ブロック腋窩アプローチに必要な解剖

腕神経叢ブロック腋窩アプローチは，肘より末梢の手指や前腕の麻酔に適している。ターゲットとなるのは，正中神経，尺骨神経，橈骨神経，および筋皮神経の4神経と言われる。ただし，これらの神経ブロックのみでは前腕内側の除痛が不十分となる可能性があり（48ページ図1），肘以下の確実なブロックを行うには，前腕内側を支配する内側前腕皮神経を加えた5神経をターゲットとする必要がある（表1）。

これらの神経を同定するポイントとなるのは，腋窩動静脈，上腕二頭筋，上腕三頭筋，烏口腕筋，上腕骨との位置関係である（表1，図1）。

一般に，腋窩動静脈および正中神経，尺骨神経，橈骨神経，内側前腕皮神経は，神経血管鞘の中に存在する。したがって，まずは神経血管鞘内に局所麻酔薬を満たすことが重要になる。一方，筋皮神経は，神経血管鞘から約1〜2cm離れた上方かつ上腕二頭筋と烏口腕筋の筋膜間にある。

表1　腋窩アプローチのターゲット組織の位置

神経血管鞘と各組織の位置	
内部	腋窩動静脈，橈骨・正中・尺骨神経，内側前腕皮神経
外部	筋皮神経
前上方	上腕二頭筋
上方	烏口腕筋
下方	広背筋腱，上腕三頭筋
深部	上腕骨

図1　腋窩断面における神経血管鞘と各組織の位置関係

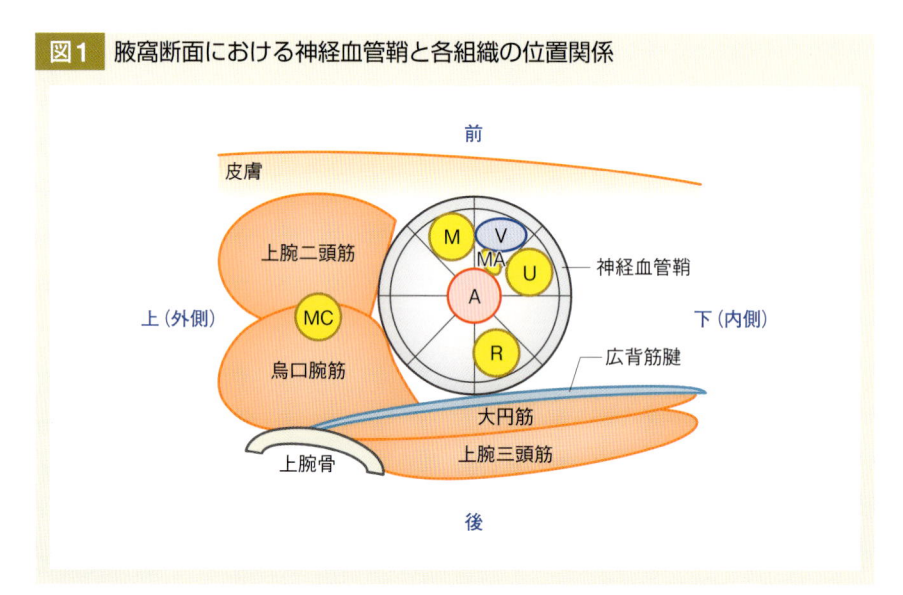

A：腋窩動脈，V：腋窩静脈，M：正中神経（前方/前上方），R：橈骨神経（後方/後下方），U：尺骨神経（下方/前下方），MC：筋皮神経（上後方の筋膜間），MA：内側前腕皮神経（正中神経と尺骨神経の間）

以上の位置関係をまず，体をほぼ真上から見下ろした視点からの解剖で見ていこう。この視点は，後述する超音波ガイド下法の頭側からの穿刺方向にほぼ一致する。なお，見やすさを考慮して頭側を上方とする。

体表からは，頸部から上腕までに鎖骨，肩峰，腋窩および前腋窩ヒダが観察できる。

これらを元に腕神経叢の走行やプローブを当てる位置がイメージできるだろうか。プローブを当てる位置は，大胸筋外側縁と上腕二頭筋の交点である。

写真1　緯度90度，経度95度，第1層

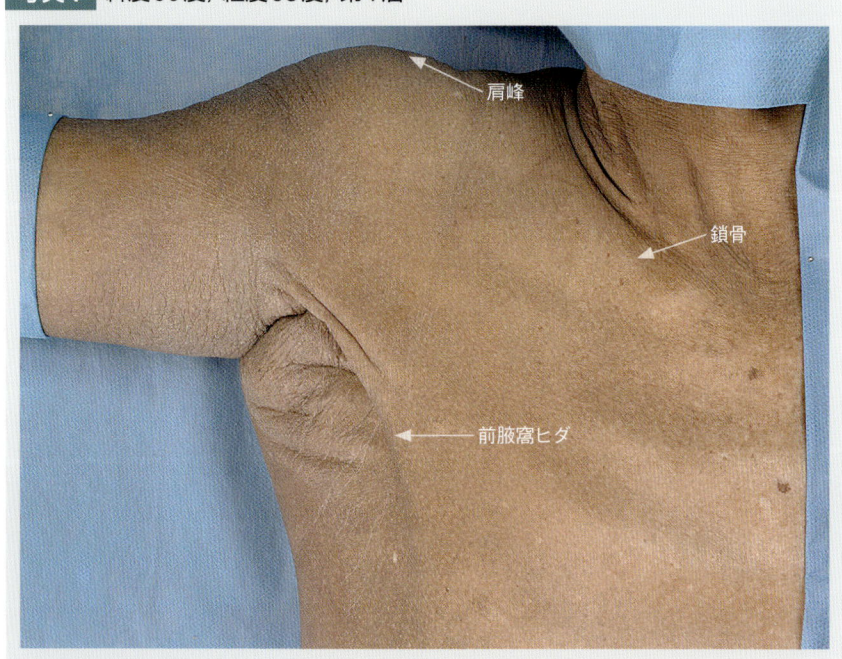

腕神経叢ブロック腋窩アプローチ 06

写真2 緯度90度，経度95度，第2層

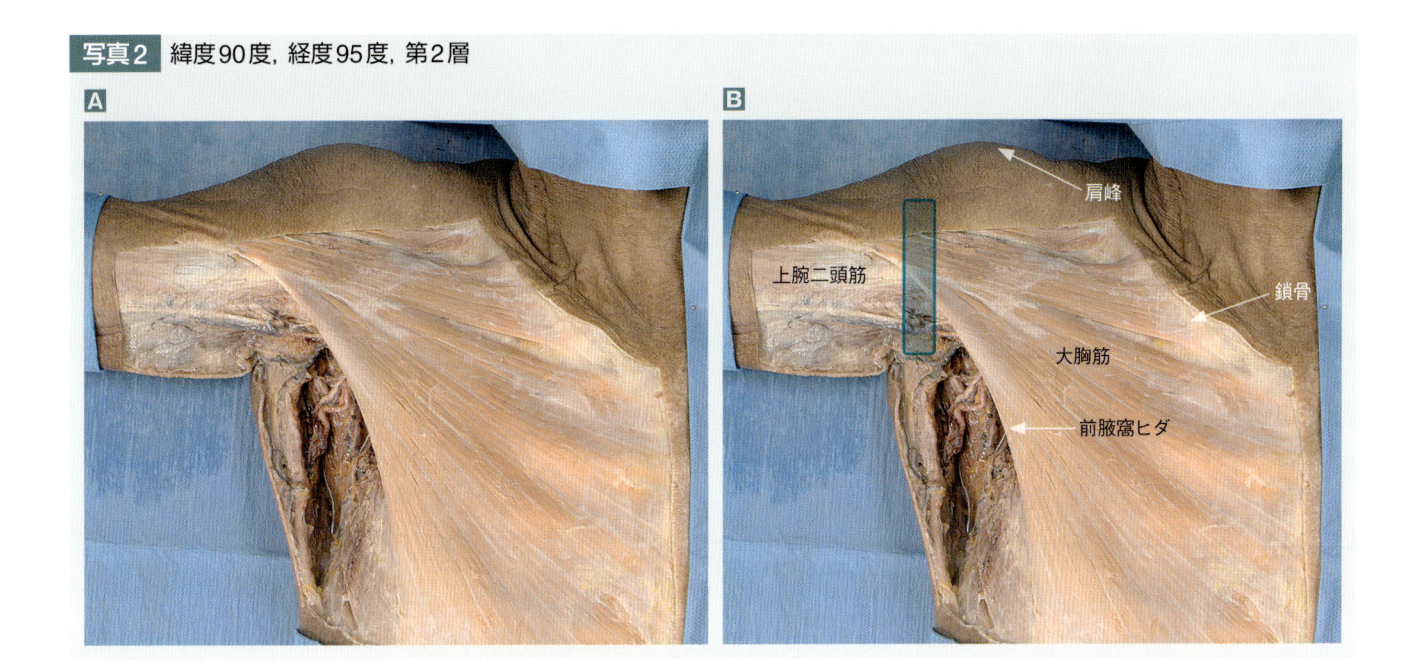

▲ 皮膚と皮下脂肪を除くと，大胸筋と上腕二頭筋が明確になった。写真1と比較すると，前腋窩ヒダが大胸筋外側縁に一致していることがわかる。Bの青帯部分が，超音波ガイド下法でプローブを当てる位置である。神経は腋窩動脈を中心に存在しているので，腋窩動脈の拍動を触知する部位にプローブの中点を当てるのが理想的である。

写真3 緯度90度，経度95度，第4層

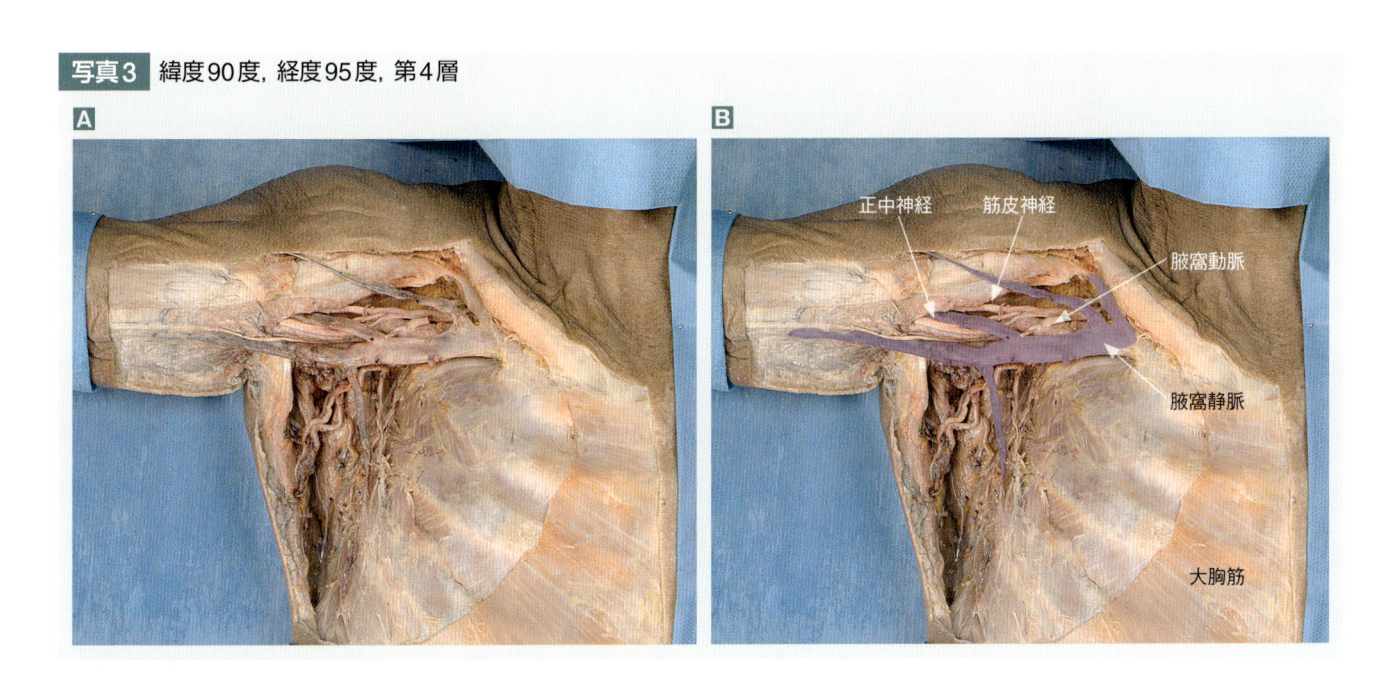

▲ 写真2より，大胸筋のほとんどと小胸筋を除いた。腋窩動脈の一部と腋窩静脈（Bの紫色部分）全体が見えてきた。正中神経が腋窩動脈の前上方に，筋皮神経が鎖骨近傍で外側神経束から分岐して腋窩動脈の上後方に進む様子が観察できる。この視点からは，尺骨神経や橈骨神経は確認できない。

Part 2
腕神経叢ブロック

写真4 緯度90度，経度95度，第7層

A

B
- 烏口腕筋
- 上腕二頭筋
- 筋皮神経
- 正中神経
- 外側神経束内側枝
- 腋窩動脈
- 内側神経束外側枝
- 上腕動脈
- 尺骨神経
- 広背筋腱
- 上腕三頭筋
- 大円筋
- 内側前腕皮神経

▲

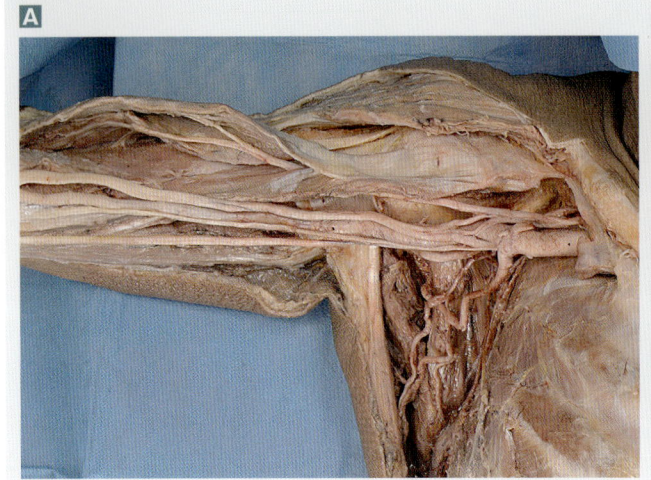

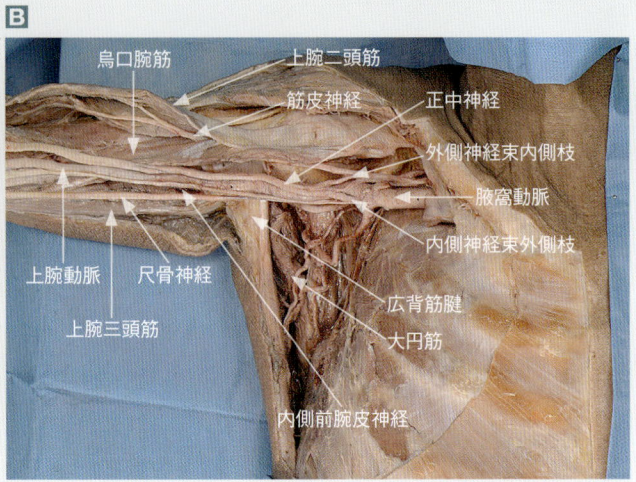

写真3より，腋窩静脈を除き，上腕二頭筋の一部を翻転した．腋窩動脈に沿う尺骨神経は見えるが，橈骨神経は腋窩動脈の下に隠れてまだ見えない．外側神経束内側枝と内側神経束外側枝は，腋窩動脈前方で合流して，正中神経を形成している．筋皮神経は，腋窩動脈の上後方および烏口腕筋と上腕二頭筋の筋膜間を進む．

写真5

A 緯度90度，経度95度，第9層
- 烏口腕筋
- 正中神経
- 外側神経束内側枝
- 内側神経束外側枝
- 橈骨神経
- 広背筋腱
- 上腕三頭筋
- 大円筋

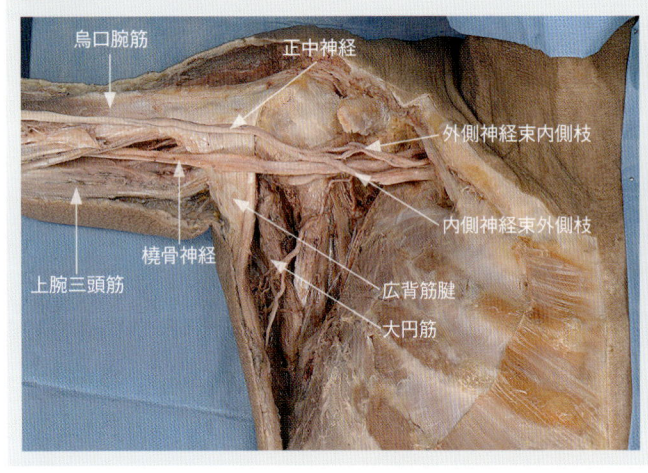

B 緯度90度，経度95度，第1層
- 肩峰
- 鎖骨
- 後腋窩ヒダ

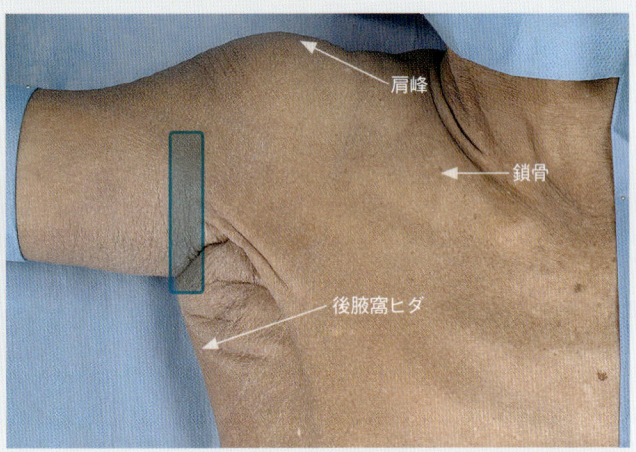

▲

写真4より，腋窩動脈，上腕二頭筋，筋皮神経，烏口腕筋の一部，内側前腕皮神経および尺骨神経を除去した（A）．腋窩動脈の後面にある橈骨神経や，広背筋腱が上腕骨に付着する部位（停止：上腕骨小結節稜）が明確になった．広背筋の後方に入る上腕三頭筋や，内側を頭尾側に走行する大円筋も観察できる．

体表の後腋窩ヒダは広背筋外側縁から構成されることがわかる（B）．

腕神経叢ブロック腋窩アプローチ 06

次に，腋窩周囲をランドマーク法や動脈貫通法の視点から見よう。

写真6

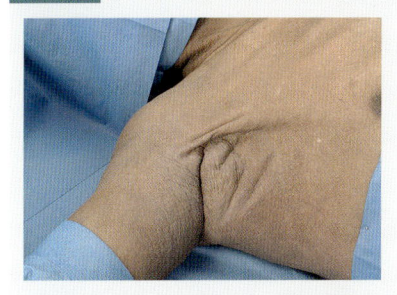

A 緯度40度，経度40度，第2層

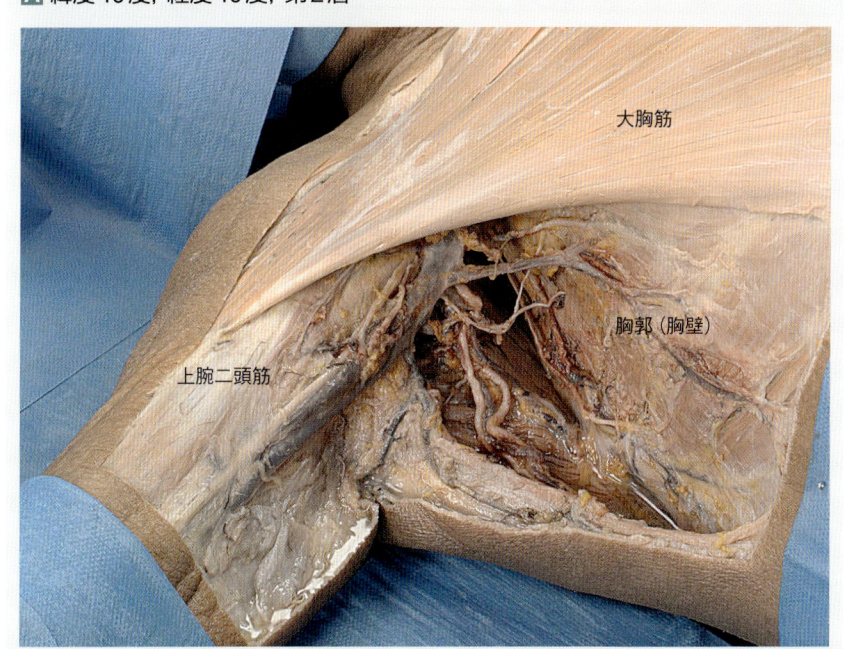

皮膚と皮下脂肪を除いた**写真2**と同じ層である。神経血管鞘が，大胸筋の背部で胸郭（胸壁）と上腕二頭筋の間を下行して腋窩に至る様子がわかる。

B 緯度40度，経度40度，第2層

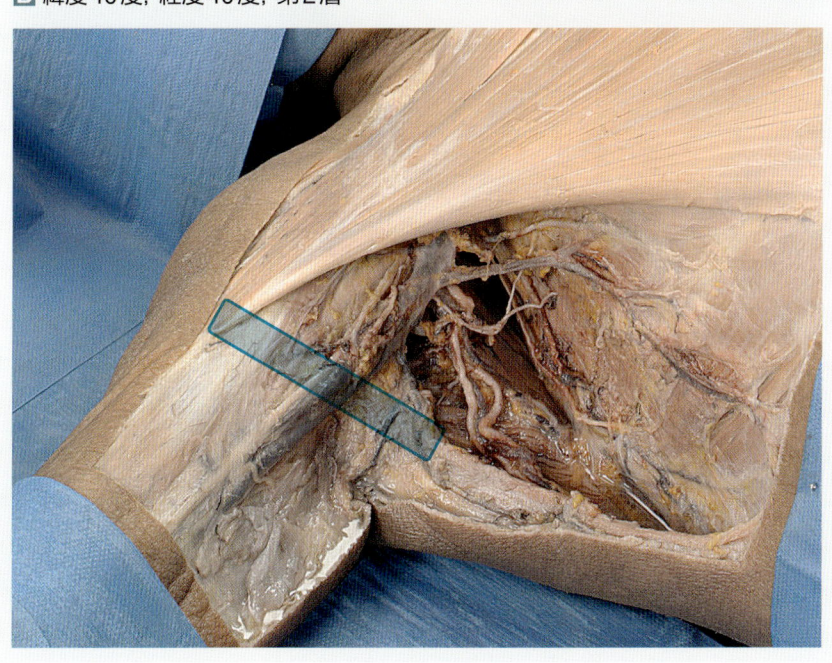

超音波ガイド下法でのプローブ位置と，見え方の模式図（**図1**）を再掲する。腋窩断面の解剖をイメージしてほしい。

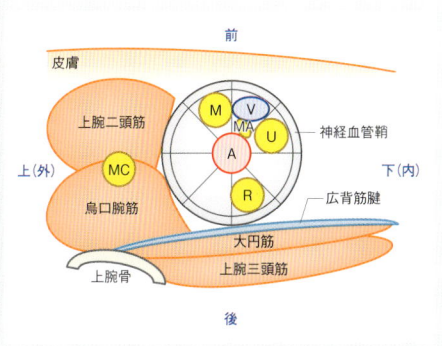

97

Part 2
腕神経叢ブロック

写真7

緯度40度，経度40度，第4層

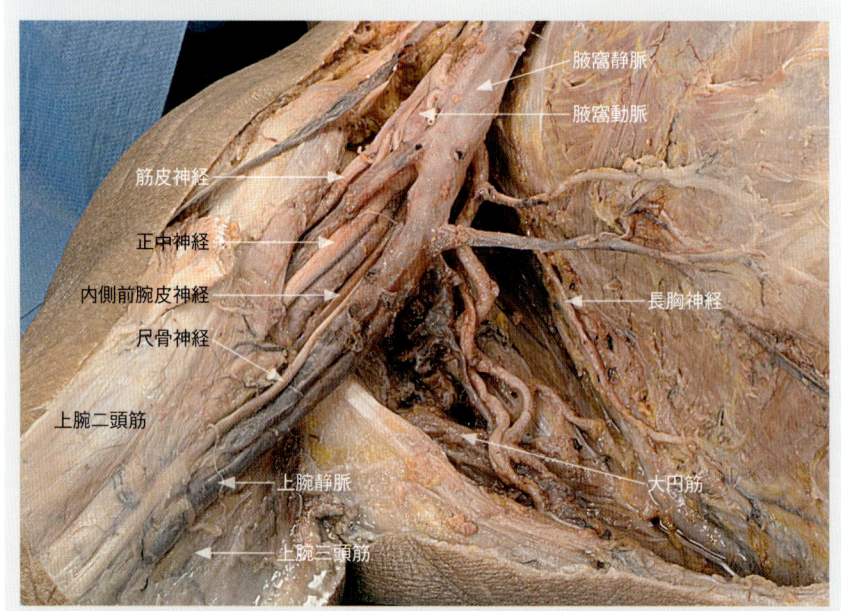

写真6より，大胸筋や小胸筋を除いた。写真3と同じ層である。外側神経束とその分枝である筋皮神経，正中神経が観察できる。腋窩動静脈は，大円筋下縁から末梢では上腕動静脈と名前を変える。写真3では見えなかった尺骨神経が，腋窩動脈と腋窩静脈に挟まれつつ下行し，上腕静脈と並走することがわかる。内側前腕皮神経は，正中神経と尺骨神経，腋窩動静脈に囲まれつつ，腋窩動脈のより近くにあることが確認できる。一方，この層と角度では，橈骨神経はまったく見えない。

写真7より，腋窩静脈を除き，上腕二頭筋を翻転した，写真4と同じ層である。腋窩動脈を中心に，頭側から順に，正中神経，内側前腕皮神経，尺骨神経が観察できる。尺骨神経は写真4よりは見えるようになったが，橈骨神経はまだほとんど見えてこない〔視点をさらに下げると，橈骨神経が観察できる（写真13）〕。

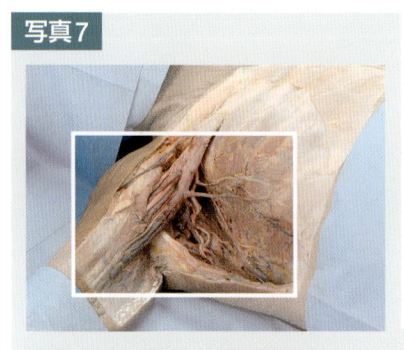

腋窩動脈とその他の神経の位置関係を検討すると，この症例では，図1で示したように，筋皮神経は神経血管鞘の外部かつ上方にある上腕二頭筋と烏口腕筋の筋膜間を通過することがわかる。また，正中神経は腋窩動脈の前方から前上方を血管に接するように通過している。尺骨神経は，皮膚から内側前腕皮神経のさらに奥にあるが，これも腋窩動脈の下方を並走している。

写真8 緯度40度，経度40度，第7層

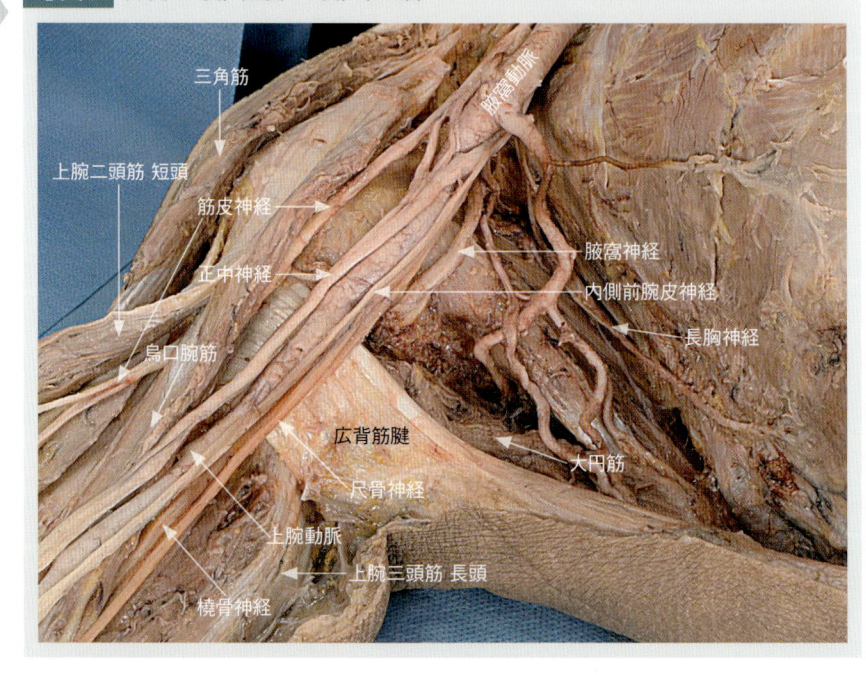

腕神経叢ブロック腋窩アプローチ 06

ステレオ 緯度40度, 経度40度, 第7層

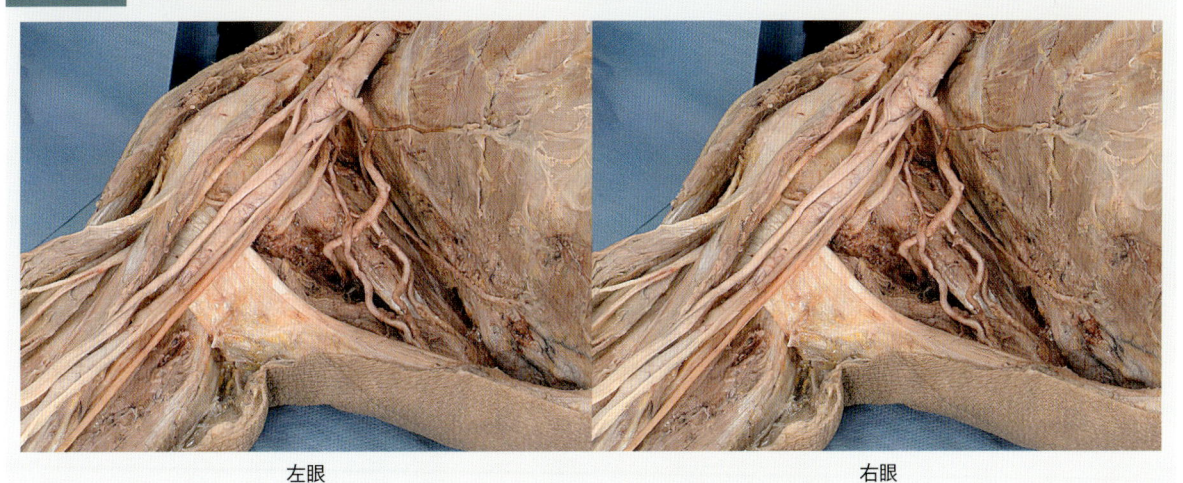

左眼　　　右眼

写真9 緯度40度, 経度40度, 第9層

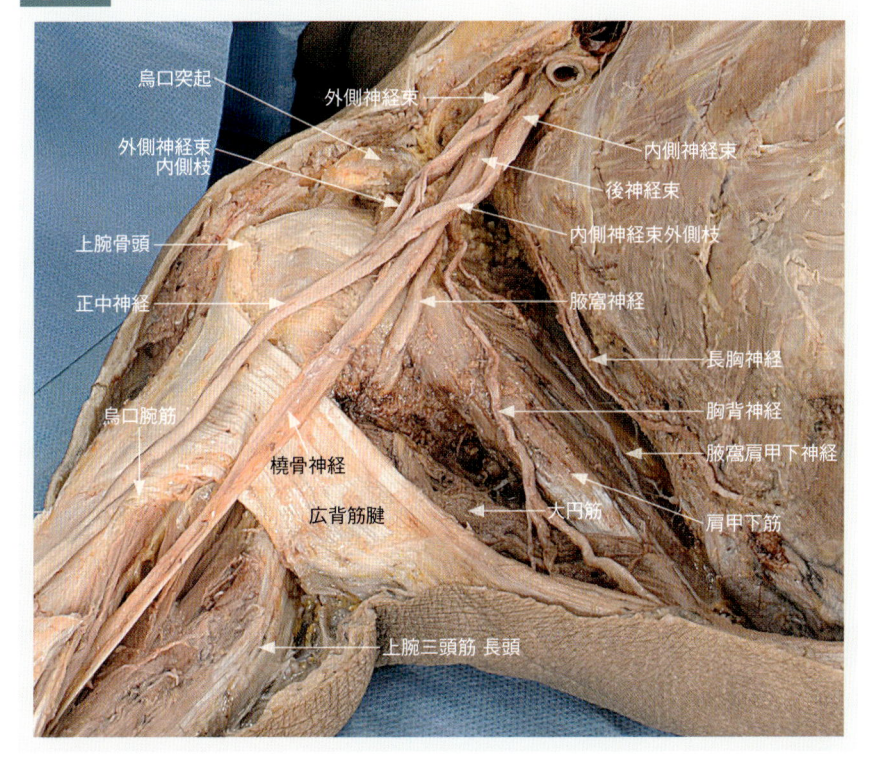

烏口突起
外側神経束
外側神経束内側枝
上腕骨頭
正中神経
烏口腕筋
橈骨神経
広背筋腱
内側神経束
後神経束
内側神経束外側枝
腋窩神経
長胸神経
胸背神経
腋窩肩甲下神経
大円筋
肩甲下筋
上腕三頭筋 長頭

写真8より，腋窩動脈とその分枝，筋皮神経，尺骨神経，内側前腕皮神経，烏口腕筋の一部などを除いた。ここでようやく，腋窩動脈を挟んで正中神経と反対側にある橈骨神経が確認できる。後神経束が腋窩神経を分岐したのちに，橈骨神経となり，下行していく。この症例で，橈骨神経は腋窩動脈の後方に接しながら，腋窩を通過することがわかる。

また，この層は鎖骨下から腋窩を通過するまでの神経束の分岐と位置関係をよく示している。神経束の内側・外側・後という名称が，腋窩動脈との位置関係に由来することがよくわかる。

99

Part 2
腕神経叢ブロック

写真10　緯度30度，経度95度，第2層

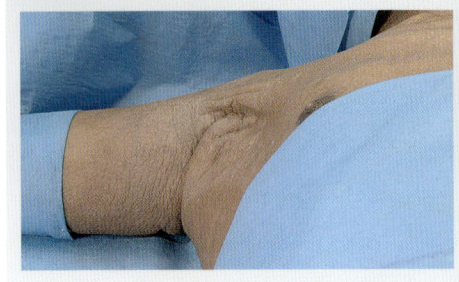

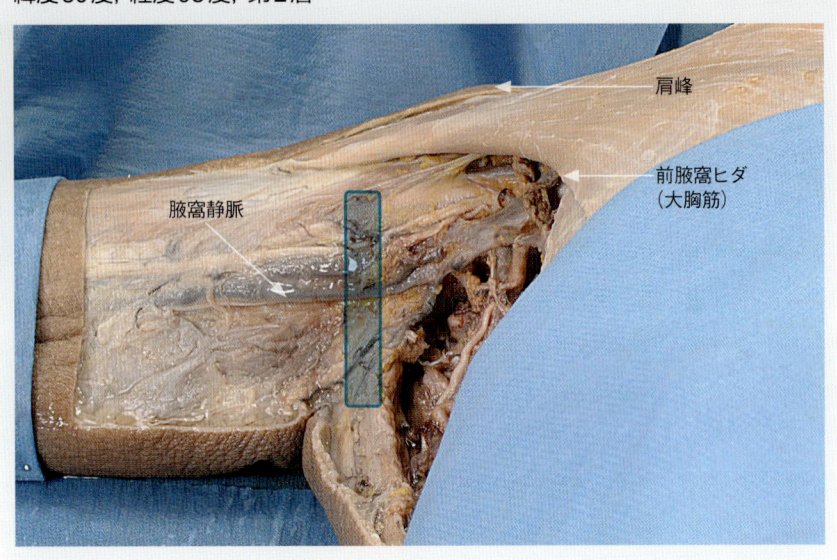

さらに，超音波ガイド下法における尾側からの穿刺方向に一致する視点から見ていこう。

皮膚と皮下脂肪を除き，大胸筋と腋窩静脈が観察できる。写真2のプローブの位置を再掲した。

写真10より，大胸筋，小胸筋を除いた。腋窩動静脈が観察できる。この角度からは，写真3で観察できた筋皮神経は，腋窩静脈に隠れて観察できない。内側前腕皮神経と橈骨神経も，写真3と同様に腋窩静脈の深部にあり，観察できない。

写真11　緯度30度，経度95度，第4層

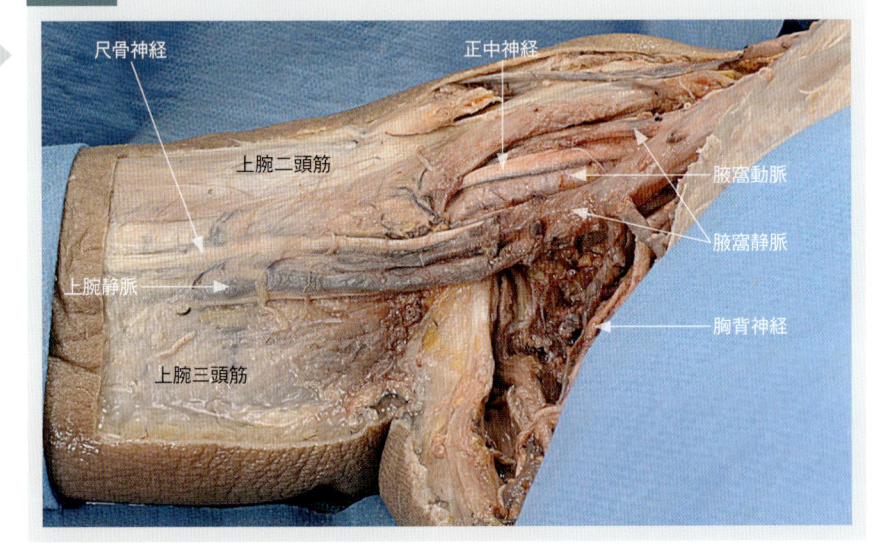

写真11より，腋窩静脈の一部を切除した。ここで，内側前腕皮神経と橈骨神経が明らかになる。この角度から見ると，腋窩静脈の背面に内側前腕皮神経と尺骨神経があり，腋窩動脈との間に挟まれていることがわかる。また，腋窩動脈の前方から後方へと，正中神経，内側前腕皮神経，尺骨神経，橈骨神経の順に並んでいる。一方，筋皮神経は，腋窩動脈の上後方に離れて位置している。

写真12　緯度30度，経度95度，第6層

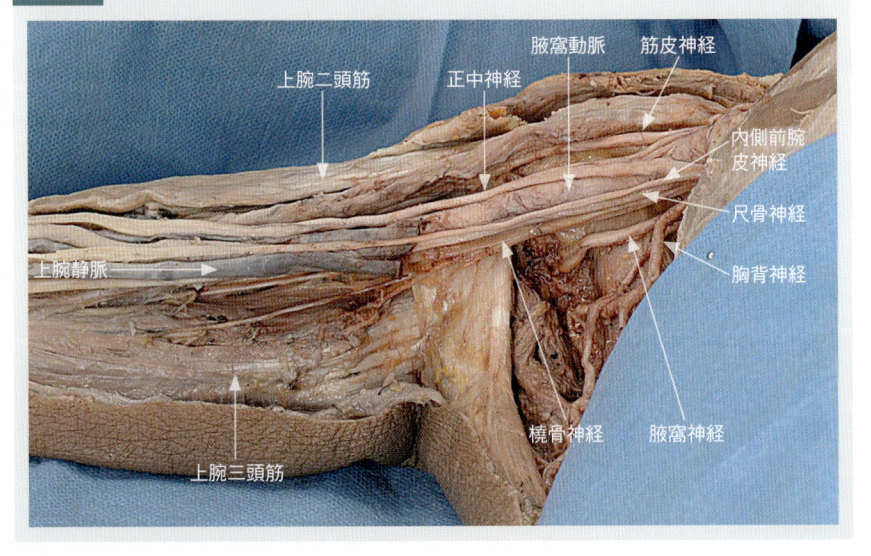

100

腕神経叢ブロック腋窩アプローチ 06

写真13 緯度30度, 経度95度, 第7層

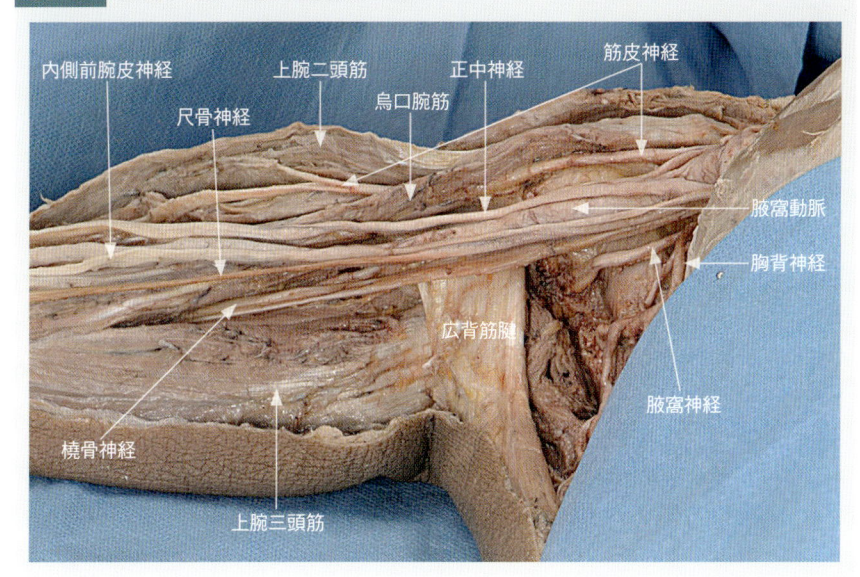

腋窩静脈全体を除去し，上腕二頭筋の一部を翻転した。**写真11**と同様に，広背筋腱レベルでは，腋窩動脈の前方から後方へと正中神経，内側前腕皮神経，尺骨神経，橈骨神経の順に並んでいるのが観察できる。筋皮神経は，外神経束から分岐して腋窩動脈の上後方を進み，烏口腕筋と上腕二頭筋の筋膜間を下行する様子が観察できる。

ステレオ 緯度30度, 経度95度, 第7層

左眼　　　　　　右眼

写真14 緯度30度, 経度95度, 第9層

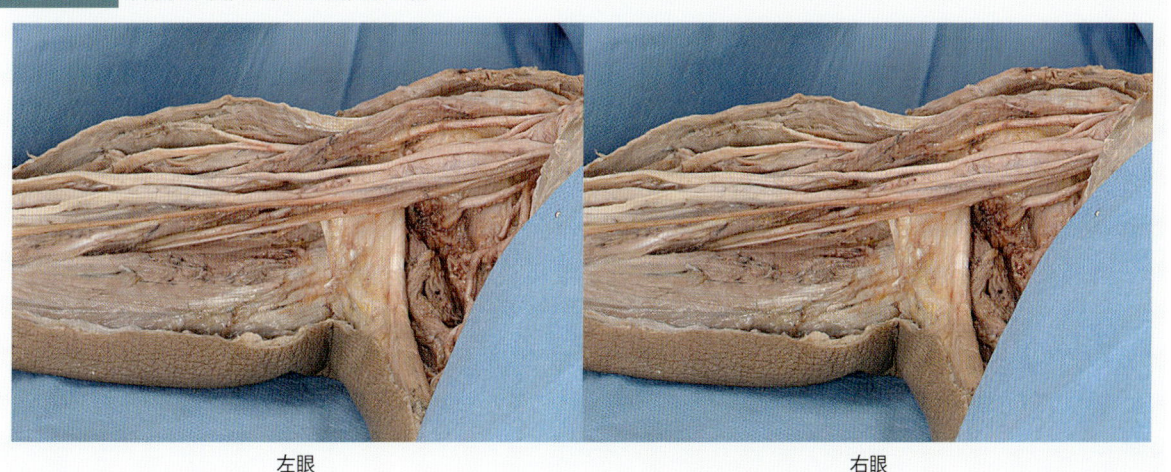

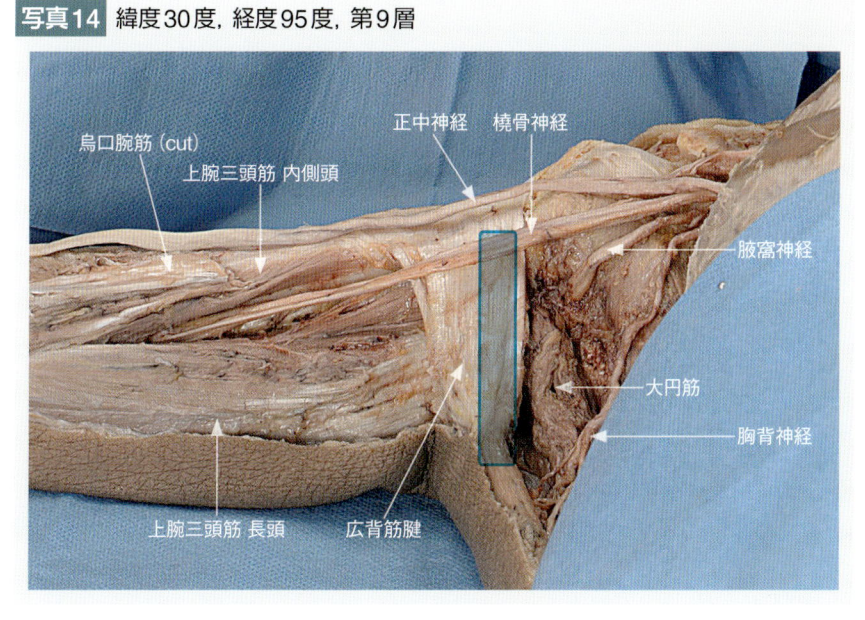

写真13より，腋窩動脈，上腕二頭筋，筋皮神経，烏口腕筋の一部，内側前腕皮神経および尺骨神経を除去した。**写真9**と同じ層である。腋窩動脈の深部(背側)にある橈骨神経や，広背筋が上腕骨に付着する部位が観察できる。広背筋の後方に入る上腕三頭筋長頭や，内側にある大円筋，広背筋腱が観察できる。

橈骨神経が，下行するに従って上腕三頭筋内側頭と上腕三頭筋長頭の間を深く潜り込むことがわかる。これは，超音波画像で橈骨神経を同定するヒントになる。

101

Part 2
腕神経叢ブロック

腋窩アプローチの実際

腕神経叢ブロック腋窩アプローチは，針先と神経の位置を確認する方法により，ランドマーク法，動脈貫通法，神経刺激法，超音波ガイド下法の四つに大きく分けられる。どの方法でも，腋窩動脈が指標となる。患者の上腕を約90°外転して肘を屈曲することで，腋窩動静脈および各神経が神経血管鞘に包まれたまま皮膚表面に近づき，触知と穿刺がしやすくなる（図2）。また，大胸筋辺縁の動脈を触れる部位で4～5 mLの局所麻酔薬投与を行うことで，肋間上腕神経や内側上腕皮神経をブロックすることが推奨されている。

ランドマーク法（放散痛法）

ランドマーク法は，大胸筋，上腕二頭筋，烏口腕筋，肩峰や腋窩動脈の走行をもとに穿刺して，放散痛によって，神経の位置を確認する方法である。皮膚への穿刺回数により single, double, multiple の3種類がある（図3）。すなわち，腋窩動脈の直上から穿刺し，動脈の上下それぞれに投与するのが single-injection 法，腋窩動脈の上方，下方に分けて穿刺を行うのが double-injection 法，さらに筋皮神経への投与を加えるのが multiple-injection 法である。

single-injection 法は，1961年に De Jong[1]により提唱され，必要な局所麻酔薬量は42 mLと報告された。その後，Wuら[2]により double-injection 法が報告された。これは，1990年代に Urbanら[3]により，single-injection 法より成功率が高いと報告され，広まった。成功率を上げるために，80 mL の投与量を要するという報告[4]もあったが，1970年代に神経刺激法が導入されて以後は，単に穿刺して放散痛を得る方法よりも神経刺激を併用する方法が一般的となった。multiple-injection 法の成功率は高いが[5]，筋皮神経とその他3枝のうちのいずれか2枝へ投与する 3-injection 法で十分に成功率が高い[6]。

まずは，各ランドマークの位置と腋窩動脈の走行を拍動にてチェックする。穿刺部位はできるだけ中枢側の，動脈を触れる位置である（写真15）。ブロック針を腋窩動脈近傍に穿刺し緩徐に進めると，数 cm 以内で正中神経，尺骨神経，橈骨神経のいずれかの神経に接触して放散痛が得られる。その部位に局所麻酔薬 30～40 mL を分割して投与する。例えば double-injection 法なら15～20 mLずつ，3-injection 法なら10～13 mLずつとなる。対応する手指の動き（表2，3）がなくなるまで投与する。針先を少しずらして別の神経を探索し，同様に放散痛を得てから局所麻酔薬を投与する。

図2 上腕の外転と腋窩動脈の触知

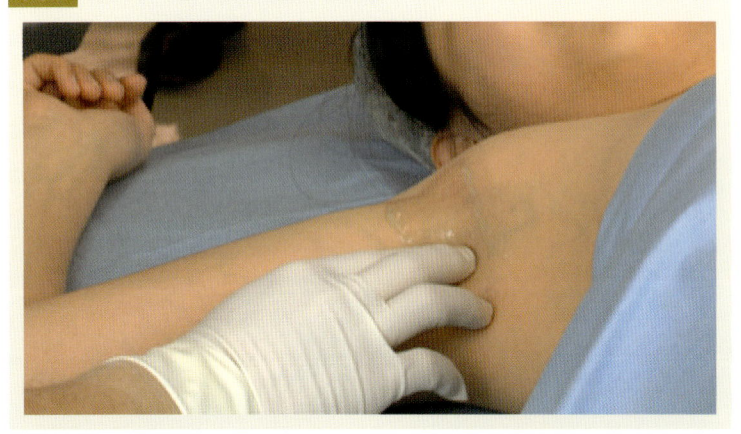

▲上腕を90°外転屈曲して力を抜いてもらうと，神経血管鞘が皮膚表面に近づく。動脈を触知する部分は，前腋窩ヒダ（大胸筋辺縁）であり，超音波ガイド下法においてプローブを当てる位置でもある。

写真15 緯度40度，経度40度，第5層

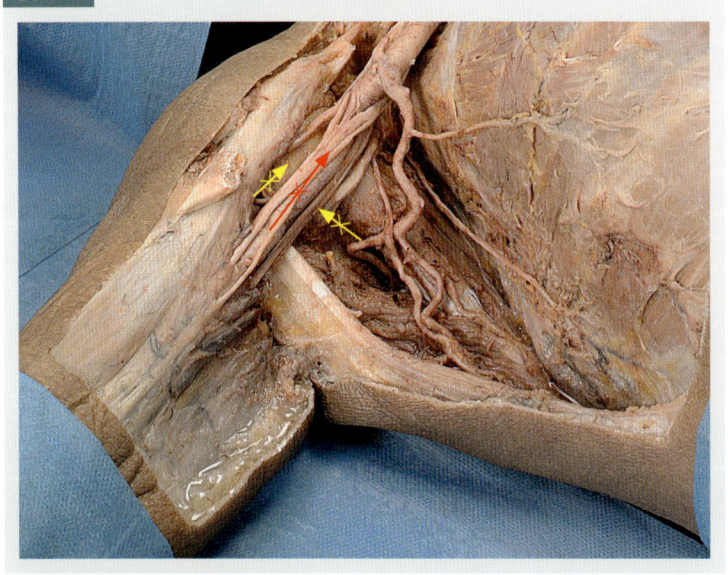

▲ランドマーク法（double-injection 法）および動脈貫通法における刺入点（×印）および方向（矢印）を示す。視点は写真6〜9に相当する。
黄：ランドマーク法（double-injection 法），赤：動脈貫通法

図3 ランドマーク法と穿刺方向

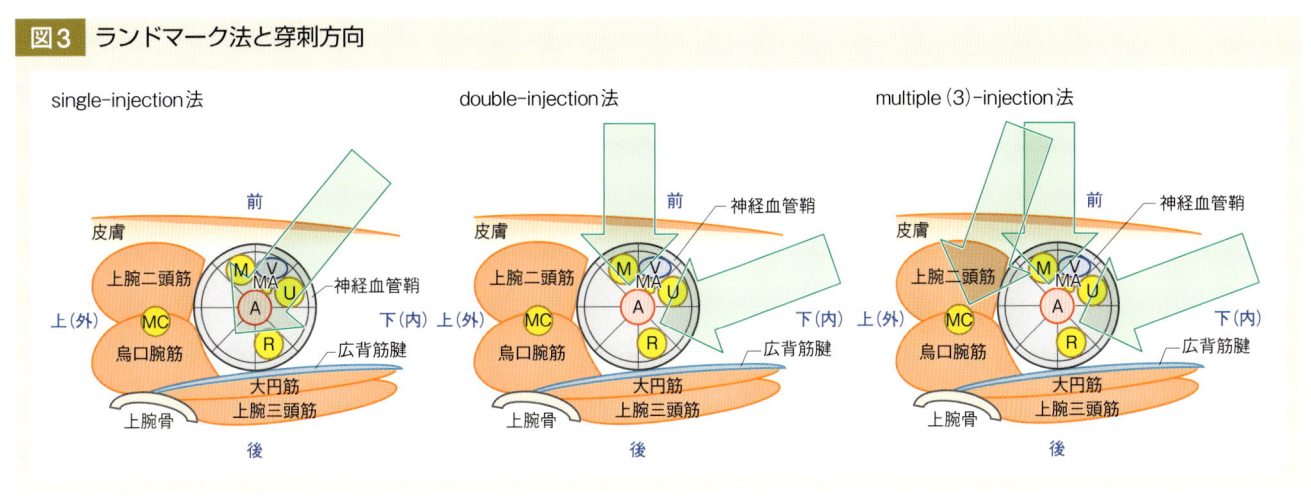

single-injection法　　double-injection法　　multiple(3)-injection法

▲矢印は穿刺部位と針の方向

動脈貫通法

動脈貫通法は，腋窩動脈を意図的に穿刺して血液の逆流により動脈の位置を同定し，そこから神経の位置を推測する方法である．比較的簡単で，神経刺激装置を必要としないため，最もよく用いられていた方法の一つである．1995年のStanの報告[7]により広まった．それによると，成功率は88.8％であり，薬液追加が必要な症例が10％，不成功例1.2％であった．血腫を避けるために，25ゲージほどの細い針を用いることが重要である．

腋窩動脈の走行をよく触れて，その直上で穿刺する．血液の逆流を確認し，逆流が消失するまで動脈を貫いた部位（動脈の深部面）で局所麻酔薬の半量（5〜10 mL）を投与する（橈骨神経ブロック）．その後，吸引しつつ針を緩徐に引き抜いて，血液の逆流を確認後，消失した部位（動脈の浅部面）で，残り半量の局所麻酔薬を投与する（正中神経と尺骨神経ブロック）．筋皮神経と尺骨神経への広がりが不十分になる可能性があることが欠点である．

腋窩で動脈を触れる部位は，外側神経束が筋皮神経と正中神経に分岐する点よりも末梢になる．したがって，腋窩動脈に対して90°に近い穿刺では，筋皮神経のブロックは不完全になると予測される．45°で中枢に向けて穿刺する（写真15）と神経血管鞘および筋皮神経に広がりやすい．

以上のランドマーク法および動脈貫通法では，成功率の低さ，副作用と合併症の多さ，神経損傷の可能性などが指摘されていた．成功率は施行者の

表2　腕神経叢末梢神経刺激と手指の動き

神経	運動反応
正中神経	手関節，第2・3指の屈曲，第1指の対立，前腕の回内
尺骨神経	手関節，第4・5指の屈曲，第1指の内転
橈骨神経	すべての指の伸展，手関節の背屈，肘関節の伸展，前腕の回外
筋皮神経	肘関節の屈曲
内側前腕皮神経	なし（感覚神経）

表3　手の動きと腕神経叢末梢神経刺激

運動反応	刺激部位
肘関節屈曲	烏口腕筋/筋皮神経
手関節・手指伸展	橈骨神経
手関節屈曲	前腕回内/手首中央（長掌筋腱，橈骨手根屈筋腱）＝正中神経
	手首内側（尺骨手根屈筋腱）＝尺骨神経

経験，局所麻酔薬使用量，解剖学的変異の有無の影響を大きく受ける．そこで神経ブロックの確実性を得るために，神経刺激法が1970年代に導入された．

次に述べる神経刺激法は，前述の方法に応用して神経ブロックの成功率は高くなった．しかし手探りのため，神経の同定には時間を要する．

神経刺激法

針の先端だけに通電する絶縁電極針を用いて，運動神経の刺激により得られた筋収縮の部位から，どの神経を刺激しているかを推測する（表2）．神経刺激法は，ランドマーク法や動脈貫通法単独よりも針先にある神経が推測でき，目的の神経ブロ

Part 2
腕神経叢ブロック

ックの確実性が増す。

　一方で，針先の位置は推測できても，実際の神経の位置を見ることはできないため，手技に時間を要する可能性や，一度ブロックした部位近傍の神経は麻酔が不十分となる可能性がある。

　0.5 mAの電流でゆっくり針を動かして目的の神経を探索する。筋収縮が得られたら，神経を確認し，局所麻酔薬を5～10 mL注入する。これを繰り返す。

　ただし，内側前腕皮神経は感覚神経なので，運動神経刺激による同定は困難である。

超音波ガイド下法

　超音波装置の進歩により，神経の同定と薬液の広がりをリアルタイムに確認できる超音波ガイド下神経ブロックが可能となり，ブロックの成功率向上と，局所麻酔薬使用量の減少が得られるようになった。また神経刺激の併用で，針先にある神経の同定が容易になり，より確実なブロックが期待できる。

　写真2, 6, 10, 14で示したプローブ位置から見た超音波画像を図4に示す。この部位では広背筋腱が高輝度エコーを示す。この症例では，内側前腕皮神経が正中神経と尺骨神経の間に確認できる。模式図とともに，それぞれがどのように描出されるのかを確認してほしい。

　超音波ガイド下法の手順は次の通りである。患者の体位は仰臥位で，上腕を約90°外転させ，緊張をとる（図5）。施行者は患者の頭側に立ち，超音波装置は画面が手元と同じ視野に入るように，ブロック側の腋窩に設置する。

　まず，プレスキャンを行い，腋窩動静脈および神経を同定・確認する。通常は，1.5 cm以内の深さに，拍動する腋窩動脈を同定できる（図4）。図4とは異なる症例での，カラードプラー画像を図6に示す。カラードプラーは，プレスキャン時の

図4　腋窩における超音波画像とその解剖

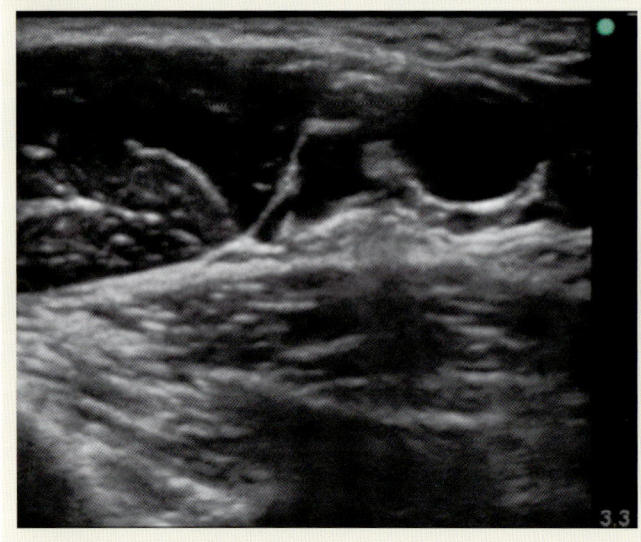

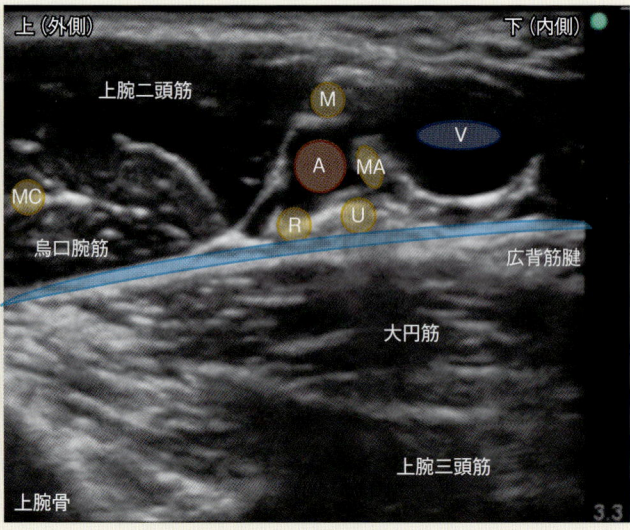

A：腋窩動脈，V：腋窩静脈，M：正中神経，R：橈骨神経，U：尺骨神経，
MC：筋皮神経，MA：内側前腕皮神経

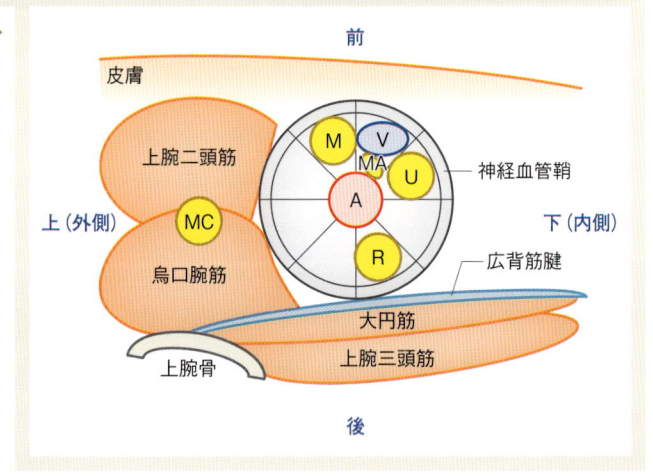

腕神経叢ブロック腋窩アプローチ 06

腋窩動脈の探索と，細い血管の位置確認に有用である。また，腋窩動脈周囲にある腋窩静脈，正中神経，尺骨神経，橈骨神経の周囲の血管走行の有無を確認する。筋皮神経は，やや離れて烏口腕筋と上腕二頭筋の筋膜間に存在している。このプレスキャンで，どの神経から穿刺を行うと，容易かつ安全か（穿刺部位，角度，順番，避けるべき組織など）をしっかり検討することが重要である。

続いて，皮膚を消毒してプローブを清潔にカバーする。超音波ガイド下法は，基本的に平行法で行うため，穿刺する部位と方向は，前述した三つの方法とは異なる。

神経刺激を併用する場合には，電流を 0.5〜1 mA として刺激を開始し，手の動きを確認後，0.5 mA 以下にする。電流を下げても（0.3 mA 以下）上肢の動きが持続する場合や注入抵抗が高い場合は，神経周膜内注入となっている可能性があり，針の位置を移動させる必要がある。

薬液で液性剥離を行いながら，安全に針を進めて，正中神経，尺骨神経，橈骨神経のブロックを行った後に，筋皮神経ブロックを行うのが一般的である。ただし，プレスキャン時に重要な神経の同定と，ブロックの順番を計画することは重要である。

| 図5 | 体位（左）とプローブの位置と当て方（右） |

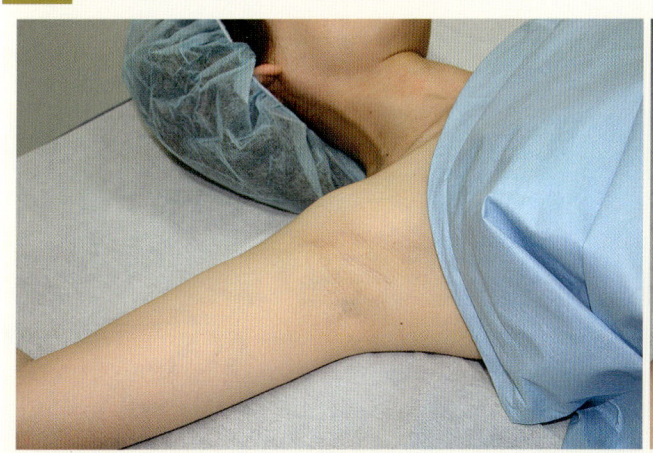

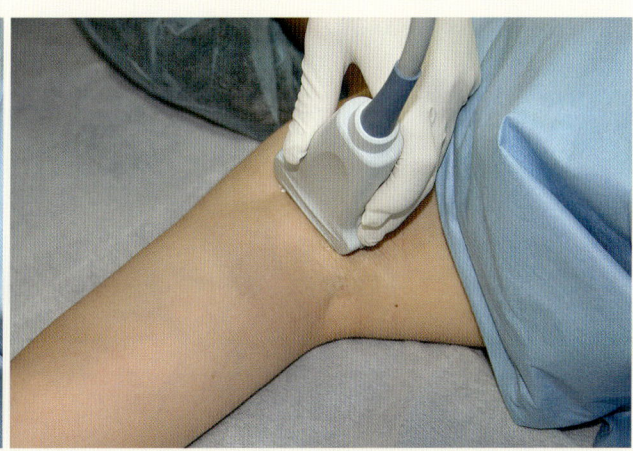

▲施行者は患者の頭側からスキャンと穿刺を行うことが多い。超音波装置は上腕を挟んで腋窩に置き，プローブと穿刺方向，画面が一直線上になるようにすることがブロック成功に重要である。

| 図6 | 腋窩のカラードプラー画像とその解剖 |

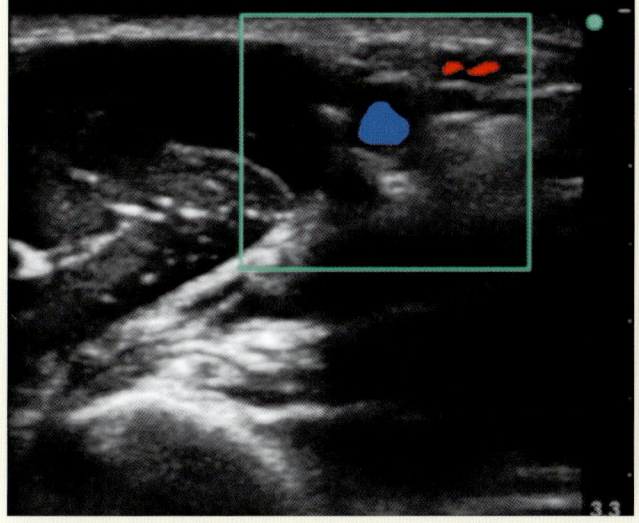

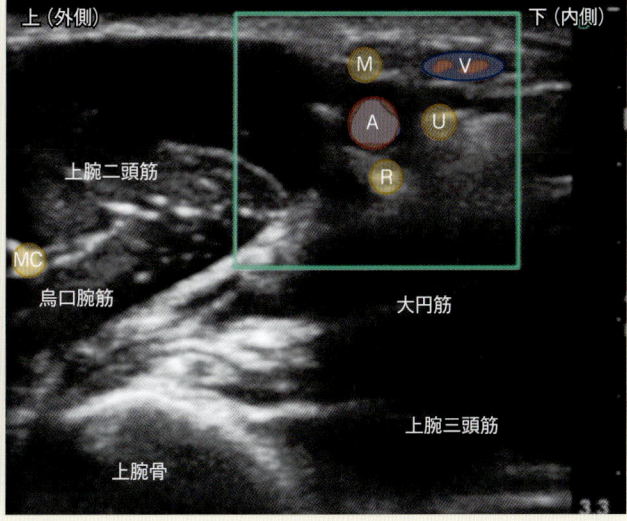

▲A：腋窩動脈，V：腋窩静脈，M：正中神経，R：橈骨神経，U：尺骨神経，MC：筋皮神経

Part 2
腕神経叢ブロック

写真16 緯度40度, 経度40度, 第5層

超音波ガイド下法におけるプローブの位置, 刺入点およびその方向を示す. 視点は写真6〜9に相当する. プローブAからスキャンした画像が図7で, ここで穿刺をする. プローブBからスキャンした画像が図8で, 各神経を確認するためにプローブを平行移動させた位置である. プローブをスライドさせることで, 各神経の同定が容易になる. 同定後は, Aの位置に戻し, 腋窩での各神経の位置を確認する.

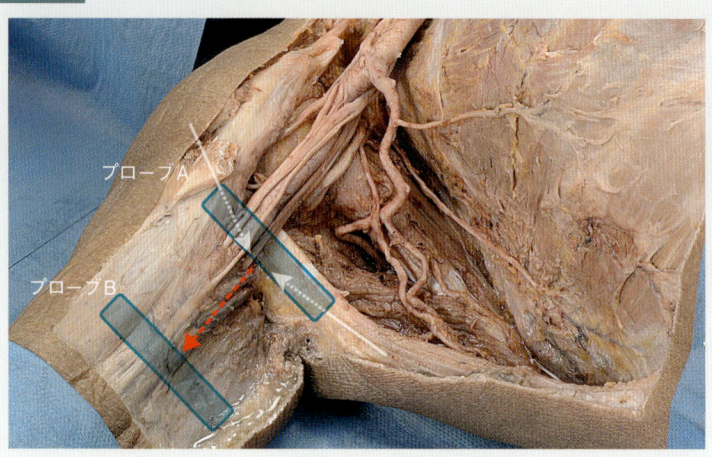

図7 腋窩部での超音波画像と各神経の移動方向

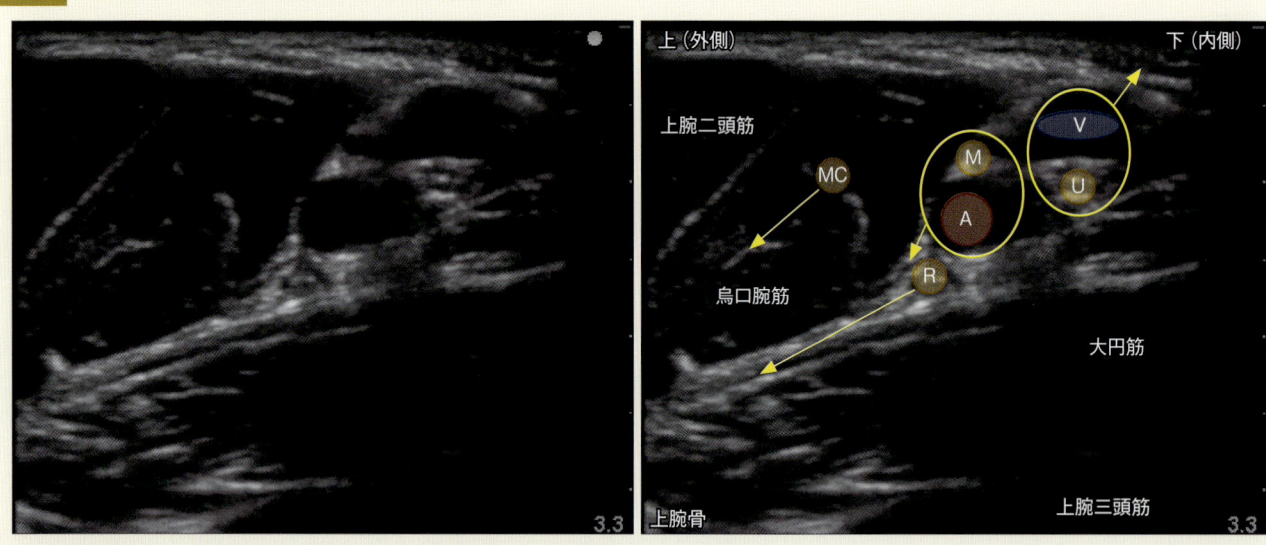

▲ A：上腕動脈, V：上腕静脈, M：正中神経, R：橈骨神経, U：尺骨神経, MC：筋皮神経. 矢印はプローブを末梢に向けてスライドさせたときの各神経の移動方向

図8 上腕近位1/4での超音波画像とその解剖

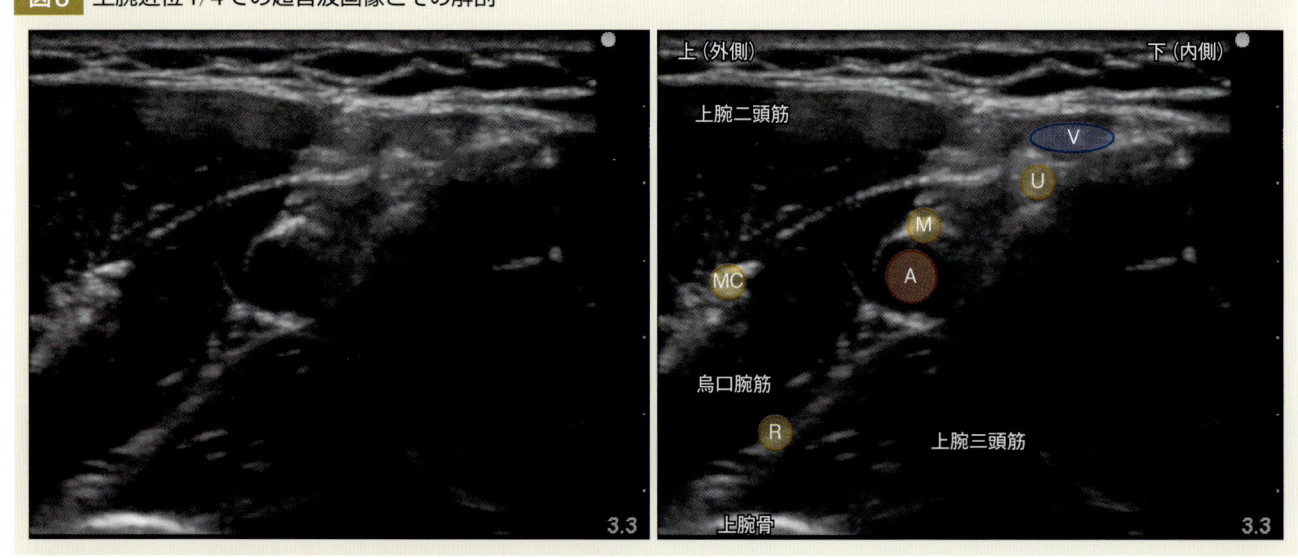

▲ A：上腕動脈, V：上腕静脈, M：正中神経, R：橈骨神経, U：尺骨神経, MC：筋皮神経

各神経の同定が困難な場合には，プローブを長軸方向に平行に動かすと（写真16），神経の同定が可能となる（図7，8）。すなわち，上腕の中点レベルまでに，正中神経は上腕動脈と並走，尺骨神経は表面を走行，橈骨神経は烏口腕筋と上腕三頭筋間を深部に向かう。

　図4のように内側前腕皮神経が確認できる症例では，これも対象にすることで尺側の肘から前腕の皮神経へのブロック効果がより確実に得られる。一方，図6のように，内側前腕皮神経が確認できない症例では，正中神経と尺骨神経間の神経血管鞘内に薬液を十分に浸潤させることで代償できる。

　用いる局所麻酔薬は，2% リドカイン 10 mL と 0.75% ロピバカイン 10 mL を各神経に 5 mL ずつ投与し計 20 mL を使用する。

副作用と合併症

　腕神経叢ブロック腋窩アプローチでは，重篤な合併症の報告はほとんどない。どの手技でも，穿刺部位は胸壁，横隔神経などから遠く離れており（写真15，16），斜角筋間アプローチや鎖骨上/鎖骨下アプローチでは注意が必要な気胸や横隔神経麻痺は起こらないことがわかる。

　局所の皮下出血や圧痛などを訴えることはあるが，血腫形成や穿刺や注入を原因とする神経障害による永続的な運動障害などはほとんどない。

　ランドマーク法や動脈貫通法では，血管内注入や痙攣の可能性があり，慎重に行う必要がある。ただし，これは超音波ガイド下法でも起こり得るため，血液の逆流や注入時の異常の有無の確認は，どの手技でも必須である。

　神経損傷は，誤穿刺，神経内注入，不適切なターニケット使用などの，単独または組合せで起こる。神経内注入では，注入時痛や注入抵抗がある。針や注入による損傷により，神経の知覚低下や神経異常が起こる。長時間のターニケット使用では，広範囲の障害が起こり，数種類の神経症状と上肢の痛みが起こる。神経損傷の症状は，ブロックから回復する1〜2日後にわかるが，ほとんどの神経損傷は数週間で治る。

　注入抵抗が大きい場合，あるいは 0.3 mA 以下でも神経刺激によるサインが認められる場合には，神経内注入となる可能性が大きく，針の位置を修正する必要がある。

　Stan ら[7]の報告では，動脈貫通法 1000 例において，感覚異常（0.2%），ターニケット関連の上腕痛（0.3%），星状神経節ブロックに反応する複合性局所疼痛症候群（0.2%），一時的な血管攣縮（1%），血管内注入（0.2%），小血腫（0〜2 cm）（0.2%）であった。

文献

1. De Jong RH. Axillary block of the brachial plexus. Anesthesiology 1961；22：215-25.
2. Wu W. Brachial plexus block. A double-needle technique via the axillary route. JAMA 1971；215：1953-5.
3. Urban MK, Urquhart B. Evaluation of brachial plexus anesthesia for upper extremity surgery. Reg Anesth 1994；19：175-82.
4. Vester-Andersen T, Broby-Johansen U, Bro-Rasmussen F. Perivascular axillary block Ⅵ：the distribution of gelatine solution injected into the axillary neurovascular sheath of cadavers. Acta Anaesthesiol Scand 1986；30：18-22.
5. Lavoie J, Martin R, Tétrault JP, et al. Axillary plexus block using a peripheral nerve stimulator：single or multiple injections. Can J Anaesth 1992；39：583-6.
6. Sia S, Lepri A, Ponzecchi P. Axillary brachial plexus block using peripheral nerve stimulator：a comparison between double- and triple-injection techniques. Reg Anesth Pain Med 2001；26：499-503.
7. Stan TC, Krantz MA, Solomon DL, et al. The incidence of neurovascular complications following axillary brachial plexus block using a transarterial approach. A prospective study of 1,000 consecutive patients. Reg Anesth 1995；20：486-92.

Part 3

体幹のブロック

体幹の神経支配

体幹のブロックは，腹壁を構成する筋群，血管の走行，神経解剖ならびに，肋骨や胸椎の位置と筋肉との関係を把握することが重要である（図1, 2, 表1）。

図1 前外側腹壁の動脈と神経支配

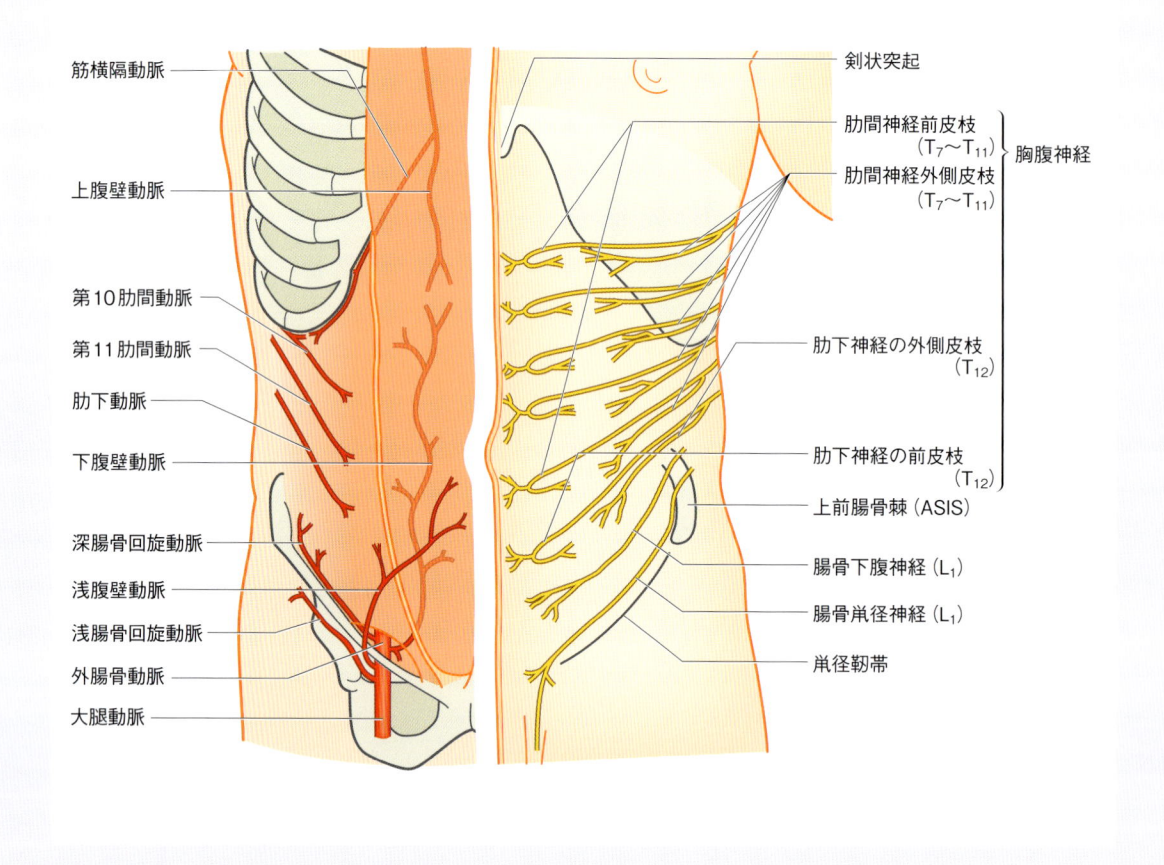

図2 体幹のデルマトーム

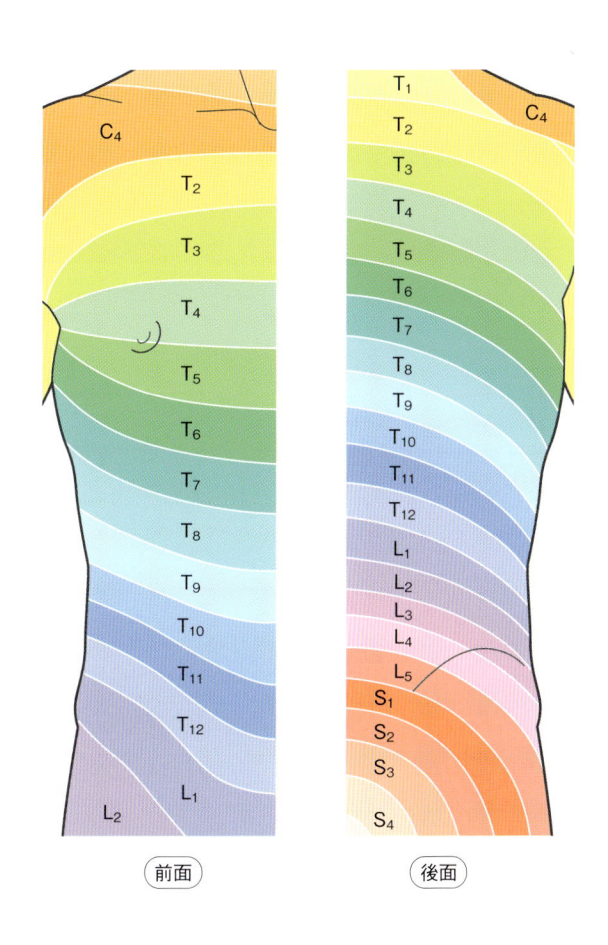

（前面）　（後面）

表1 体幹のブロックの理解に必要な筋肉の起始・停止

筋	起始	停止
短肋骨挙筋	第7頸椎横突起，第1〜11胸椎横突起	一つ下位の肋骨角
長肋骨挙筋	第7頸椎横突起，第1〜10胸椎横突起	二つ下位の肋骨角
短回旋筋	胸椎横突起	一つ上位の胸椎棘突起
長回旋筋	胸椎横突起	二つ上位の胸椎棘突起
外肋間筋	肋骨結節から肋骨肋軟骨連結部までの肋骨下縁	一つ下位の肋骨上縁
内肋間筋	肋骨角から胸骨までの肋骨上縁	一つ上位の肋骨下縁
最内肋間筋	内肋間筋の内面で肋骨上縁	一つ上位の肋骨下縁
腹直筋	第5〜7肋軟骨，剣状突起	恥骨結合，恥骨稜
腹横筋	第7〜12肋軟骨，胸腹筋膜，腸骨稜，鼠径靱帯	腹直筋鞘後葉，白線
内腹斜筋	胸腰筋膜，腸骨稜，上前腸骨棘，鼠径靱帯	第10〜12肋骨下縁，腹直筋鞘前葉・後葉，白線
外腹斜筋	第5〜12肋骨外面	腸骨稜，腹直筋鞘前葉，白線

Part 3 | 体幹のブロック

07

硬膜外・くも膜下ブロック

溝渕 知司

　硬膜外ブロックとくも膜下ブロックは，神経ブロックとしてだけではなく，硬膜外麻酔や脊髄くも膜下麻酔として手術時の麻酔法としても広く頻用される。これら脊柱管ブロックは，脊髄や脊髄神経が目的部位近くにあり，正しい手技を怠れば，脊髄損傷を含めた神経障害など，重大な合併症を起こす危険がある。
　本稿では，胸椎および腰椎レベルでの硬膜外ブロックおよび腰椎レベルでのくも膜下ブロックを成功させるために必要な解剖を 3D 画像とともに解説する。

Part 3
体幹のブロック

硬膜外・くも膜下ブロックに必要な解剖

硬膜外ブロック，くも膜下ブロックの成功には，ほかの神経ブロックと同様に解剖の知識は必須であり，特に目的部位レベルの脊柱管周辺の骨，軟部組織，神経などの位置関係を熟知することは不可欠である。また，脊柱管への到達達成の可否は，靭帯などの周囲の解剖を知ることも重要であるが，最も大切なこと，すなわち成功のカギは，骨の解剖，形状を知ることである。なぜなら，ブロック開始時にわれわれが知ることができるのは通常，棘突起だけであり，数椎体（通常，穿刺部の上下3～4椎間）の棘突起の位置関係と，体型と体位を目安に穿刺を開始するが，硬膜外腔やくも膜下に針が到達しない多くの場合，針は骨に当たることになる。穿刺成功のカギとして，針が骨に当たった時に，どの高さの椎体のどの部分に当たっているかをイメージできることが最も重要だからである。それができれば，針の方向をどう変えて，いかに針を進めれば目標部位に針を到達させることができるかの判断が可能となる。

脊椎骨の形状

脊柱は通常，7個の頸椎，12個の胸椎，5個の腰椎，および5個の仙椎（癒合）と4～5個の尾椎からなる。硬膜外ブロックやくも膜下ブロックなどの，いわゆる脊柱管ブロックは，背面からのアプローチとなる。

側彎などの変形がなければ，背面から見ると脊柱は通常一直線である。一方，側面から見ると頸部と腰部では生理的に前方に凸となっている（図1）[1]。

いずれのブロックを行う時も，針が刺入しやすいように，棘突起間および

図1 脊柱の全体像

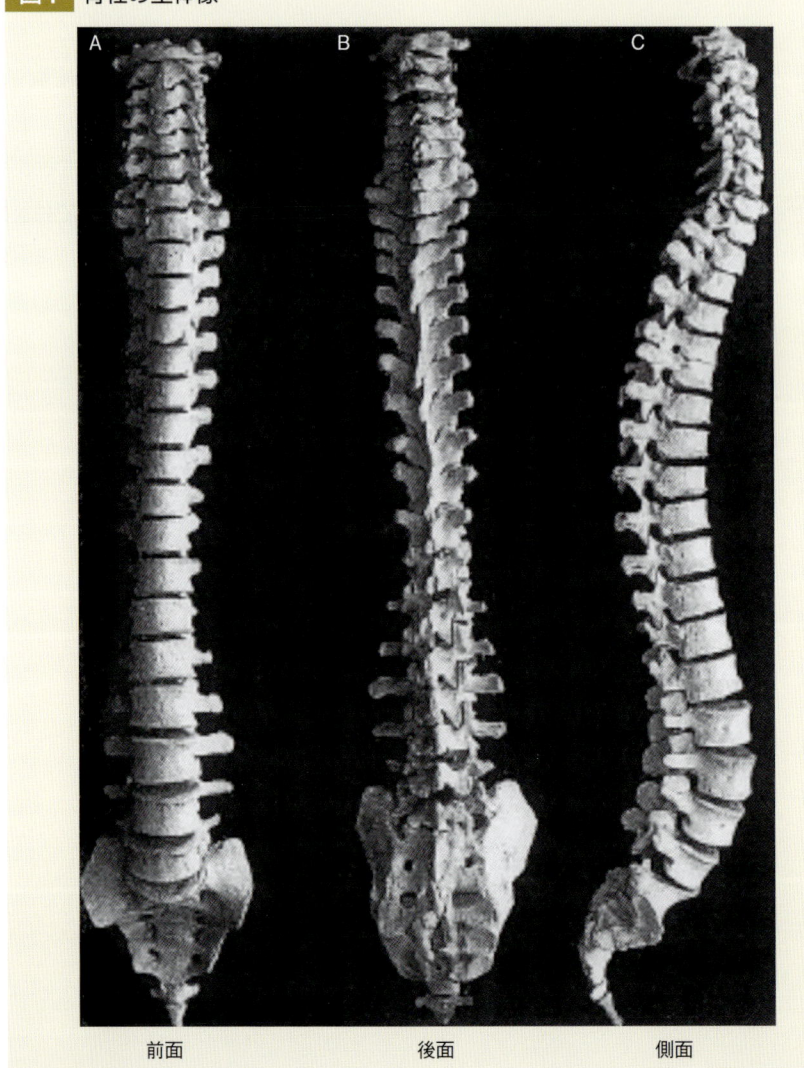

前面　　後面　　側面

▶ 脊柱は前面（A），後面（B）から見ると一直線であるが，側面（C）から見ると頸部と腰部で前方の凸となっている。
（Hadzic A. Text book of Regional Anesthesia and Acute Pain Management. New York：McGraw-Hill, 2006：233. This material is reproduced with permission of the McGraw-Hill Companies.）

硬膜外・くも膜下ブロック 07

椎弓間隙を広げるため，背側に凸の体位を取る。このときに触れる棘突起の位置から，椎弓間隙がどこであるかを，方向だけでなく体型から，深さも含めてイメージすることが大切である。図2のように[2]，胸椎と腰椎では，椎骨の形状，特に，棘突起の形が大きく異なる。腰椎および上位・下位胸椎の棘突起は，比較的まっすぐ後方に伸びており，後方から見ると椎間が開いている。一方，中位胸椎の棘突起は，いずれも斜め後方に伸びており，いわゆる瓦状となっているため，後方から見ると椎間がほとんど開いていない。胸部硬膜外ブロックでは，この形状をイメージすることが成功のカギである。

図2　胸椎と腰椎の棘突起

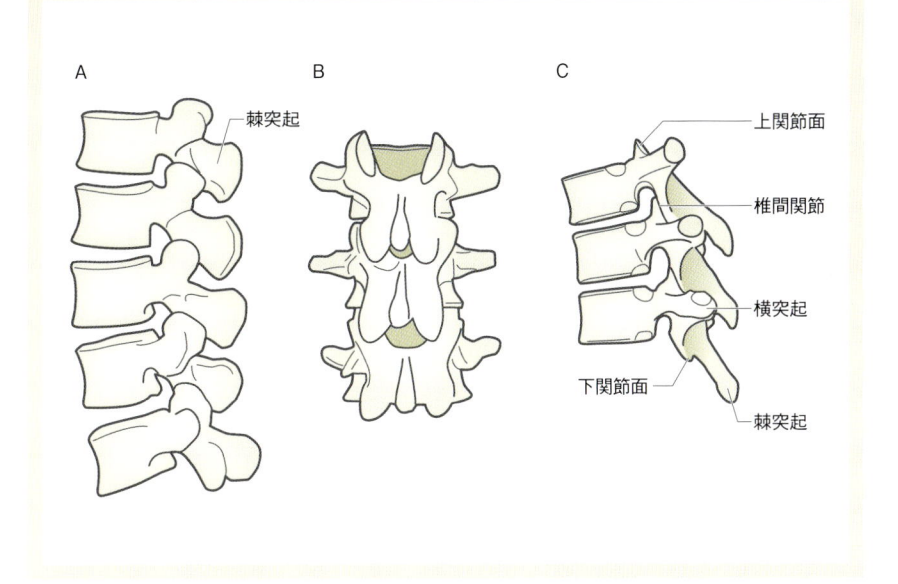

▲胸椎と腰椎の棘突起は形状が大きく異なる。腰椎および上位・下位胸椎では，棘突起は比較的まっすぐ後方に伸び（A），後方から見ると椎間が開いている（B）が，中位胸椎の棘突起は斜め後方に瓦状に伸びている（C）。

脊柱管周辺と硬膜外腔の解剖

硬膜外腔[*1]は上端を大後頭孔，下端を仙尾靱帯とする体軸方向に長い連続空間である。横断面では前方を椎体，外側を椎弓根，後方を黄色靱帯や椎間関節などの組織に囲まれながら，椎間孔から外部への通路を持つ。また内部は，脂肪組織や血管などで満たされた疎な結合組織である。すなわち硬膜外腔は閉鎖された"腔"ではない。

脊髄を入れる脊柱管は，椎体を前面にして側面と後面を椎弓および棘突起が囲んでいる。上下椎間の後面には椎弓間に間隙があり，硬膜外ブロックやくも膜下ブロックで行われる正中法，傍正中法とも，この椎弓間隙に針を進めることが必要になる。

硬膜に包まれた脊髄は，この脊柱管の中に入っている。硬膜外ブロックでの到達目標である硬膜外腔は，脊柱管内で前面が椎体骨膜，後縦靱帯と硬膜の間，後面は椎弓とそれに連なる棘突起あるいは上下の椎弓が作る間隙にある黄色靱帯および関節突起面の骨膜と硬膜の間になる。さらに側面は左右椎弓の骨膜あるいは椎間孔である。椎間孔からは硬膜に包まれた脊髄神経が末梢に出て，硬膜は脊髄神経を包むように，袖状になって終わる。硬膜外腔は，前方（椎体側）では骨膜と硬膜が密着しているため狭いが，後方（棘突起側）ではこれよりも広い。後方では，硬膜と骨膜や黄色靱帯の間に脂肪組織や疎性結合組織が満たされており，静脈叢を作った血管が豊富に存在する。硬膜外腔の確認時，時に血液の逆流が見られるのはこのためである。硬膜の内側の脊髄面には，くも膜と軟膜があり，脳脊髄液を満たし，脊髄を守っている。

[*1]：「硬膜外腔」という用語は，臨床医学でよく使われている。解剖学用語では，「硬膜上腔」となっているので，解剖のテキストや図譜を読むとき注意しておくとよい。

115

Part 3
体幹のブロック

椎弓間隙

脊柱管ブロック施行時の体位は，坐位，右下側臥位，左下側臥位，腹臥位があるが，いずれも長所と短所があり，どの体位を選ぶかは，施行者の利き手や施設ごとの状況で異なり，慣れた方法で行えばよい。ただし，いずれの体位を取るにしても，触れる棘突起などか

図3 左側臥位からみた第3～5腰椎

A 頭側／真後ろから（L3, L4, L5）
B 右斜め上から
C 左斜め下から
尾側

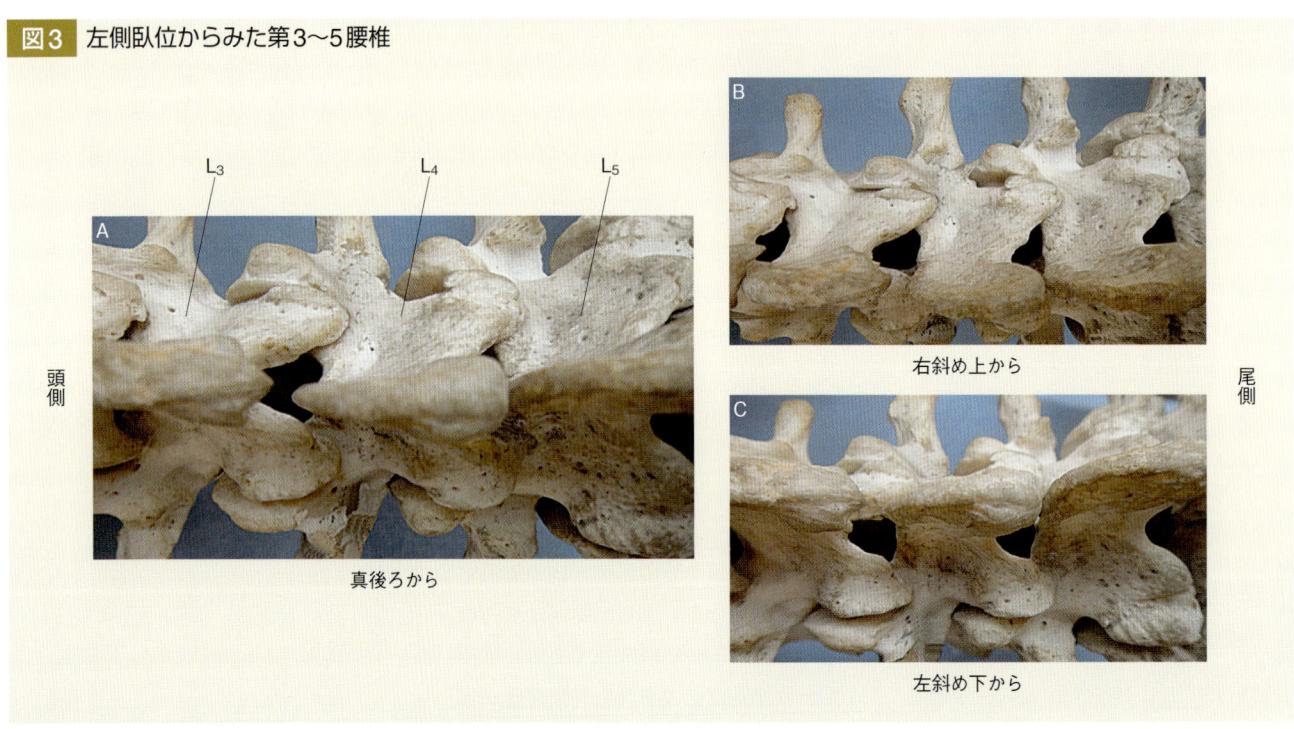

▲真後ろ正面から見ると（A），第3腰椎と第4腰椎の間に棘突起間隙があるが，第4腰椎と第5腰椎の間は，骨棘形成により間隙が少ない。しかし，傍正中法で行われる斜位で見ると（B, C），椎弓間隙が空いているのがわかる。

▼利き手などの関係で体位は選ばれる。いずれにしても，骨の位置関係をイメージすることが大切である。

図4 右側臥位からみた第3～5腰椎

B 左斜め上から
C 右斜め下から
尾側
A 真後ろから（L5, L4, L3）
頭側

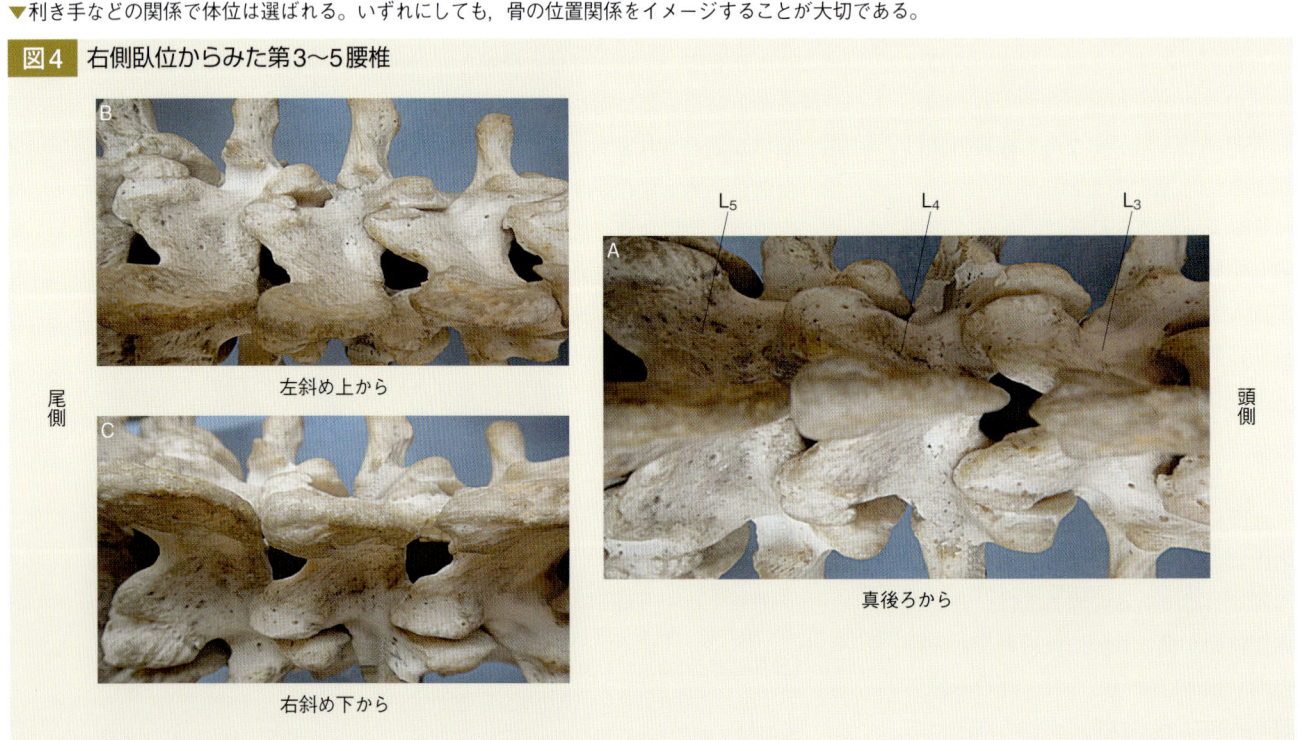

硬膜外・くも膜下ブロック 07

ら穿刺部位に応じて骨の形状を考え，脊椎，特に穿刺部レベルおよびその上下脊椎骨の椎弓間隙がどこにあるかをイメージすることが肝要である(図3〜6)。特に，穿刺レベルにおける脊椎の形状を細部までイメージできることが不可欠である。シェーマとして描けるぐらいまで十分理解することが脊柱管ブロック上達の秘訣である。

図5 左側臥位からみた第5〜7胸椎

頭側　T5　T6　T7
A 真後ろから
B 右斜め上から
C 左斜め下から
尾側

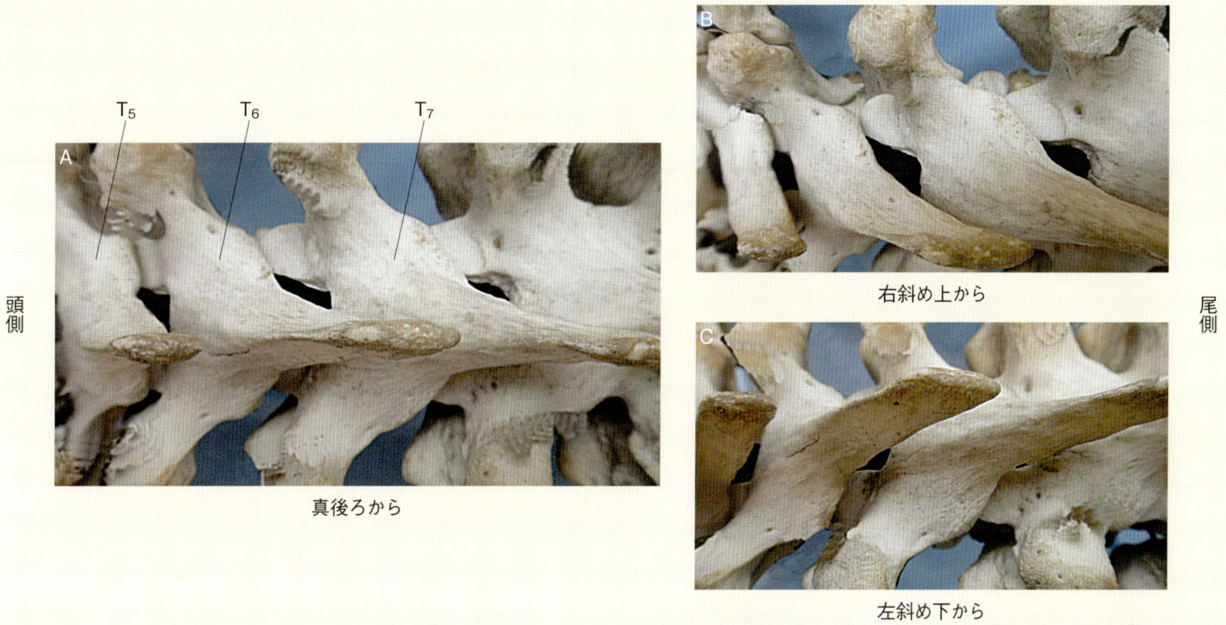

▲中位胸椎レベルを真後ろ正面から見ると(A)，棘突起が瓦状に重なっており，皮膚から垂直に穿刺すると，骨に当たって椎弓間隙には届かないことは明らかである。しかし，斜位で見ると(B, C)，椎弓間隙が見える。この症例では，左側方からのアプローチは椎弓間隙が狭く(C)，穿刺困難が予想される。

▼左右の斜位を見比べると，右側方からの傍正中アプローチが穿刺しやすいことがわかる。

図6 右側臥位からみた第5〜7胸椎

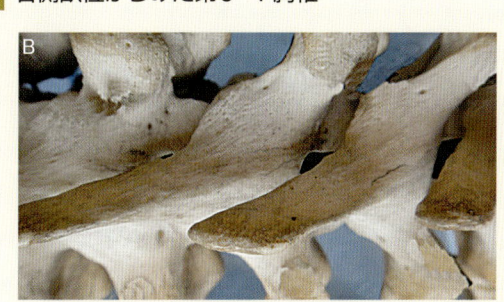

尾側
B 左斜め上から
C 右斜め下から
A 真後ろから　T7　T6
頭側

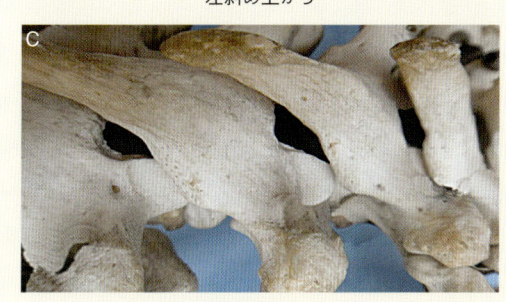

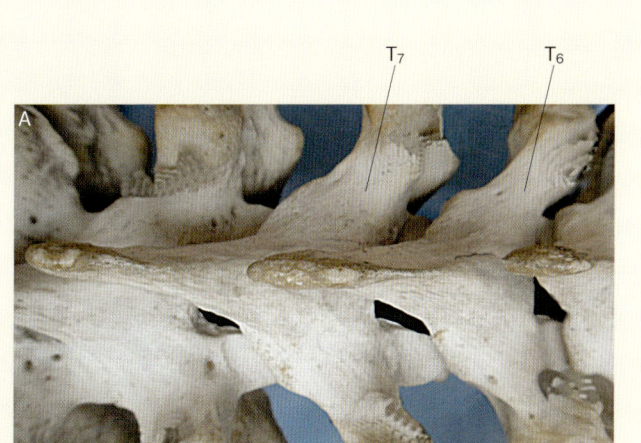

117

Part 3
体幹のブロック

解剖写真で見る穿刺

腰椎レベルにおけるくも膜下ブロックの実際に沿って，解剖写真を提示する。皮膚を貫いた穿刺針は，皮下脂肪を通った後，まず棘上靱帯を通過する（写真1）。棘上靱帯は，棘突起の先端部分を下部頸椎から仙骨までつなぐ靱帯で，下部頸椎より上方へは項靱帯につながり，後頭隆起まで伸びる。棘上靱帯は加齢により骨化することがあり，高齢者で棘間は確認できても針が進まない理由の一つである。

写真1 緯度0度，経度25度，第12層

▷ 胸椎レベル（第3〜7胸椎）を背面から見た。棘突起間に棘上靱帯，棘間靱帯が見える。

棘上靱帯からは，棘突起間を結合する薄い棘間靱帯を貫いたのち，弾性線維で構成される黄色靱帯に入る（写真2）。
　黄色靱帯は，黄白色の結合組織で椎弓間，関節突起根部へ結合している。

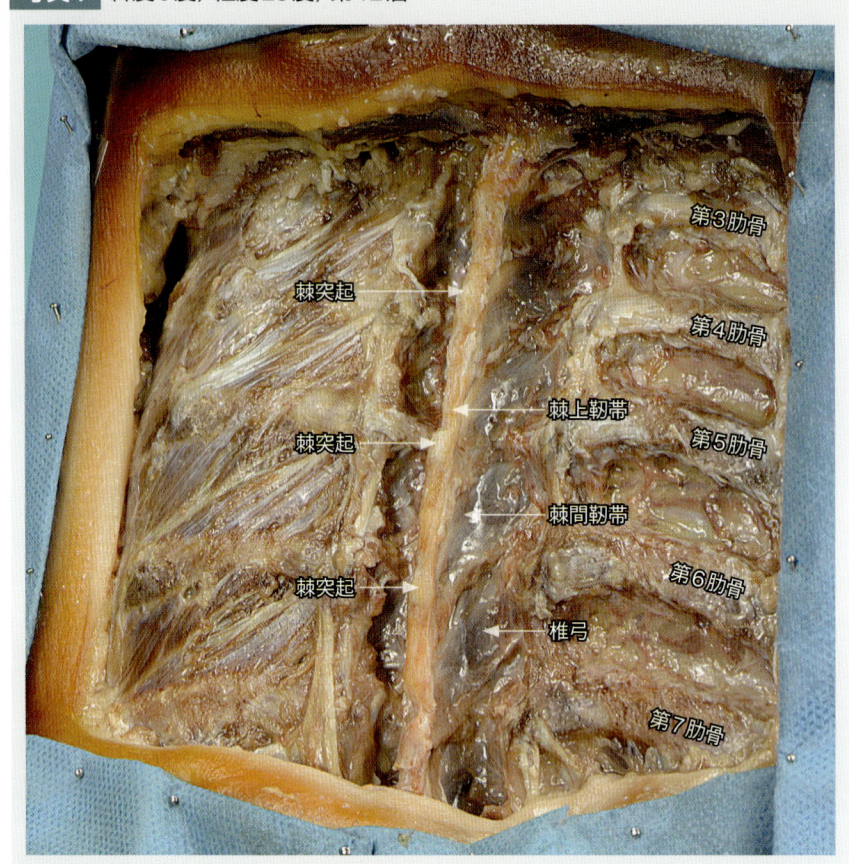

写真2 緯度0度，経度25度，第14層

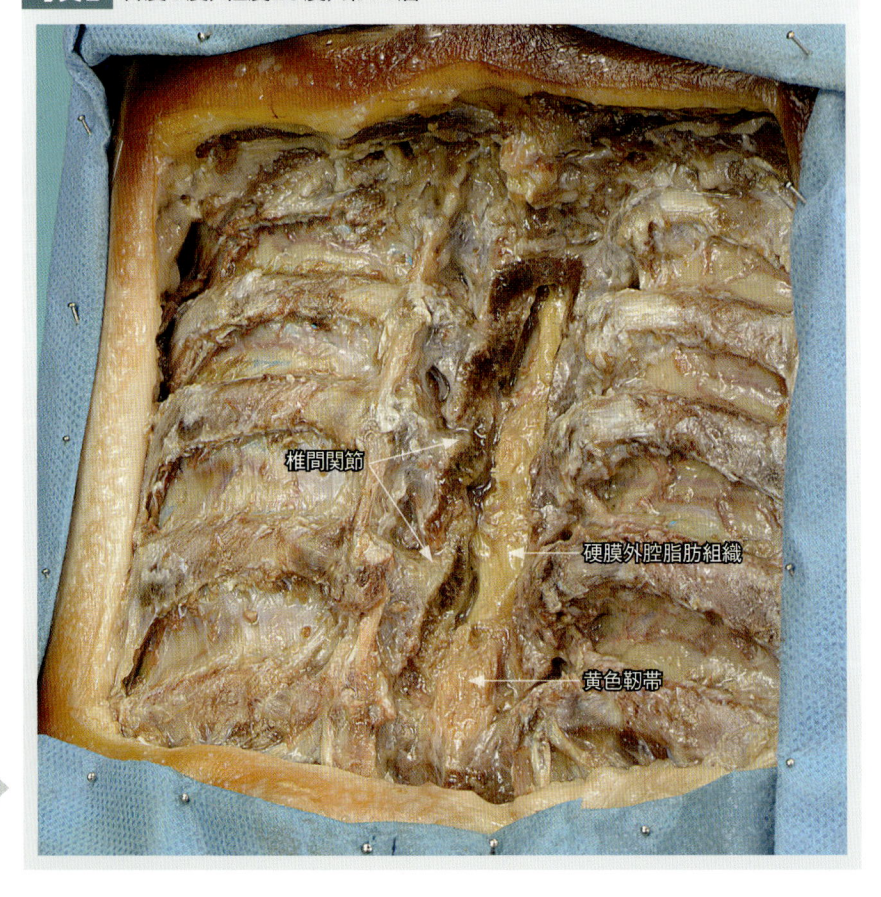

▷ 胸椎下部には黄色靱帯が確認できる。頭側の黄色靱帯は取り除いた。脂肪組織に富む硬膜外腔が確認できる。

118

硬膜外・くも膜下ブロック 07

写真3　緯度0度，経度25度，第15層

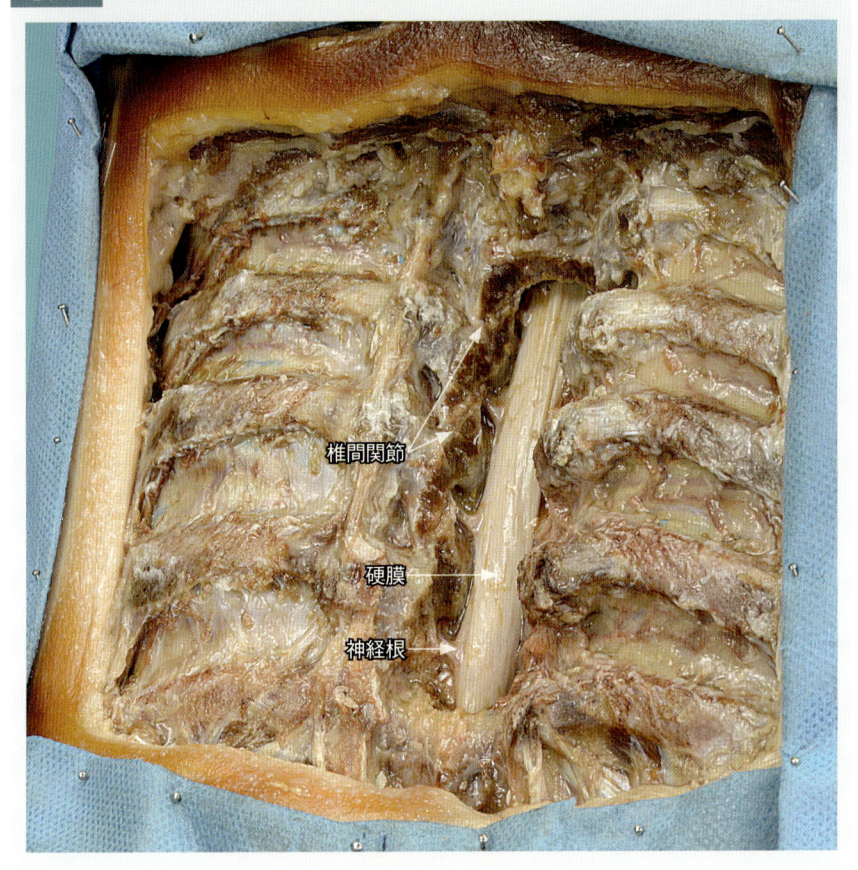

(椎間関節／硬膜／神経根)

針が確実に正中を進み，棘上靱帯，棘間靱帯，黄色靱帯を貫き，そのまま針を進めれば，硬膜（写真3）を通過し，くも膜下（写真4）へ針は到達する。

◁ 写真2の脂肪組織を取り除いた。脊髄を包む硬膜と神経根が見える。

写真4　緯度0度，経度25度，第16層

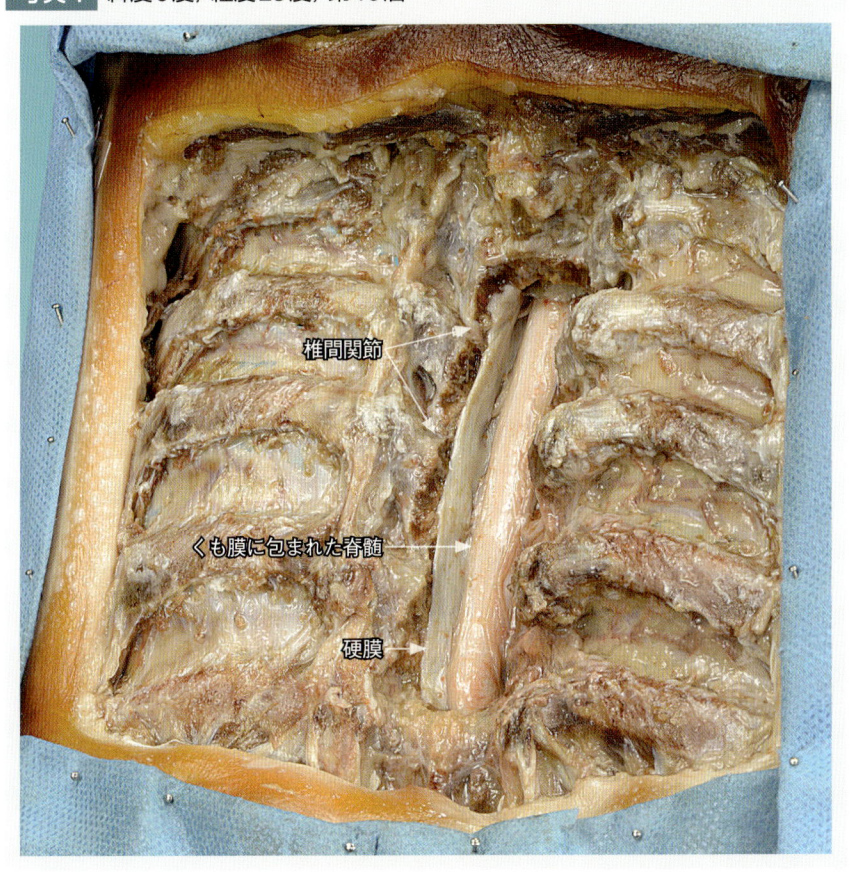

(椎間関節／くも膜に包まれた脊髄／硬膜)

◁ 硬膜を後方正中で切開すると，くも膜に包まれた脊髄が見える。

119

硬膜外・くも膜下ブロックの実際

実際の穿刺手技には，正中法と傍正中法がある。正中法は，棘突起間から穿刺する方法で，正中線から1～2 cm側方から穿刺するのが傍正中法である。

ほかの神経ブロックと異なる点は，硬膜外ブロックでは，硬膜外腔への針到達の確認が抵抗消失法や懸滴法で行われること，くも膜下ブロックでは，脳脊髄液の排出で針が目的部位へ到達したことが確認できることである。適切なブロックが行われたかどうか，超音波やX線透視などの画像以外の方法で確認が可能である。

正中法でくも膜下ブロック施行時，針は，皮膚→皮下脂肪→棘上靱帯→棘間靱帯→黄色靱帯→（硬膜外腔）→硬膜→硬膜下腔→くも膜→くも膜下腔，の順番で進む。また，傍正中法では針は，皮膚→皮下脂肪→黄色靱帯→（硬膜外腔）→硬膜→硬膜下腔→くも膜→くも膜下腔，の順番で進む。一方，硬膜外ブロックでは，いずれも黄色靱帯を越えたところが目的部位である。

なお，施行頻度は多くないが，頸部や胸部でくも膜下ブロックを行う場合も同様で，異なるのは棘突起の傾きを考慮した穿刺針の刺入方向である。図2で示したように，中位胸椎では棘突起が瓦状になっているため，正中法で上下棘突起の中点を刺入点としても，針を頭側へかなり傾けた方向に進める必要がある。

傍正中法では，正中線より約1.5 cm外側を刺入点とする。穿刺針は，皮下，皮下脂肪を貫いたあと，穿刺部位の高さにより，僧帽筋，広背筋の付着部や脊柱起立筋を貫通し，黄色靱帯に到達する。

正中法，傍正中法にかかわらず，椎弓間隙は正中で最も広くなっており，体型から深さをイメージし，椎弓間隙の正中を貫くように針を進めることが重要である。

● 文献

1. Hadzic A. Textbook of Regional Anesthesia and Acute Pain Management. New York：McGraw-Hill, 2006：233.
2. 坂井達雄監訳．プロメテウス解剖学コアアトラス．東京：医学書院，2010：9-15.

Part 3 | 体幹のブロック

08

傍脊椎神経ブロック

木下 真佐子

　傍脊椎神経ブロックでは，片側の脊髄神経と交感神経節のブロックが可能である。特に胸部傍脊椎神経ブロックは，片側の開胸術，乳腺手術の除痛になどに適している。抗凝固薬の必要性から硬膜外ブロックが禁忌となる症例が増加したこと，近年，超音波ガイド下ブロックにより安全に施行可能になったこと，硬膜外ブロックと同等の鎮痛効果を得ることが可能なことから，注目されている。

　ペインクリニック領域でも，抗凝固薬内服中患者の帯状疱疹後神経痛などの治療に用いることができるため，習得すべき末梢神経ブロック法の一つである。

傍脊椎神経ブロックに必要な解剖

傍脊椎神経ブロック paravertebral block（PVB）は，傍脊椎腔と呼ばれる空間に局所麻酔薬を注入するコンパートメントブロックである．椎間孔を出た脊髄神経と交感神経節は，傍脊椎腔を通過しており，ここに薬液を注入することで，片側数椎体分の痛みの軽減と交感神経遮断作用を得つつ，血圧低下は小さくできる．したがって，傍脊椎神経ブロックは肺切除術などの開胸術や乳房切除術などの術中・術後の鎮痛に適している．また，超音波ガイドによる安全性の高い手技が確立され，脊柱管外での操作なので軽度の出血傾向なら施行可能なことから，近年，注目されている手技の一つである．

胸部で傍脊椎神経ブロックを行う際は，傍脊椎腔を構成する壁側胸膜，横突間靱帯，上肋横突靱帯，肋骨，胸椎，椎間孔の位置関係を把握することが重要である（図1）．傍脊椎腔は，胸内筋膜により腹側と背側で二つのコンパートメントに分けられており，腹側を胸膜外コンパートメント，背側を胸内筋膜下コンパートメントと呼ぶ．胸内筋膜と壁側胸膜はほぼ接しており，胸部傍脊椎腔は胸内筋膜下コンパートメントがほとんどを占めている[1]．

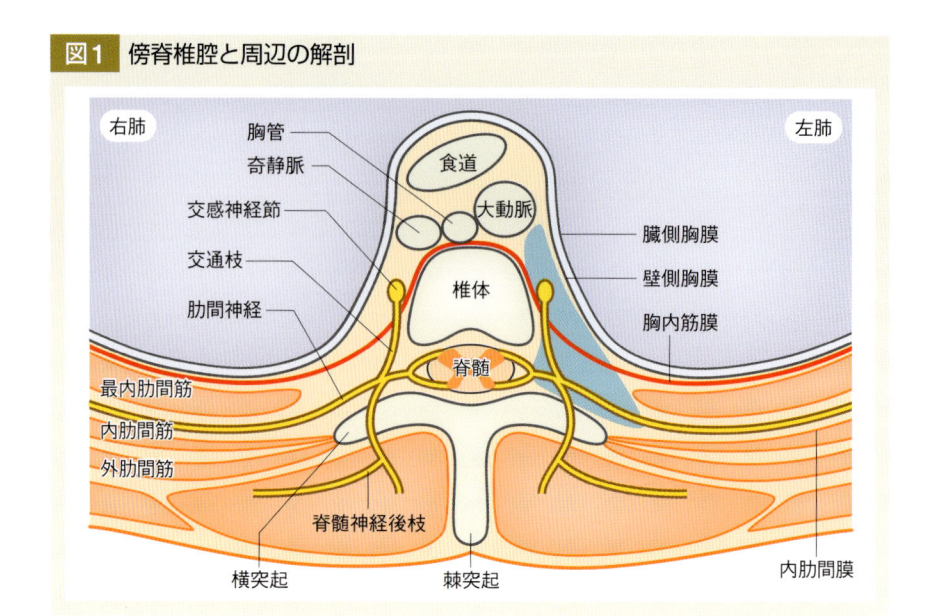

図1　傍脊椎腔と周辺の解剖

傍脊椎腔（青色）は椎体の左右に存在し，前面を壁側胸膜，内側面を椎体，椎間板，椎間孔，後面を上肋横突靱帯と内肋間膜で構成される．交感神経節は胸膜外コンパートメントにあり，脊髄神経（肋間神経，脊髄神経後枝）は胸内筋膜下コンパートメントにある．

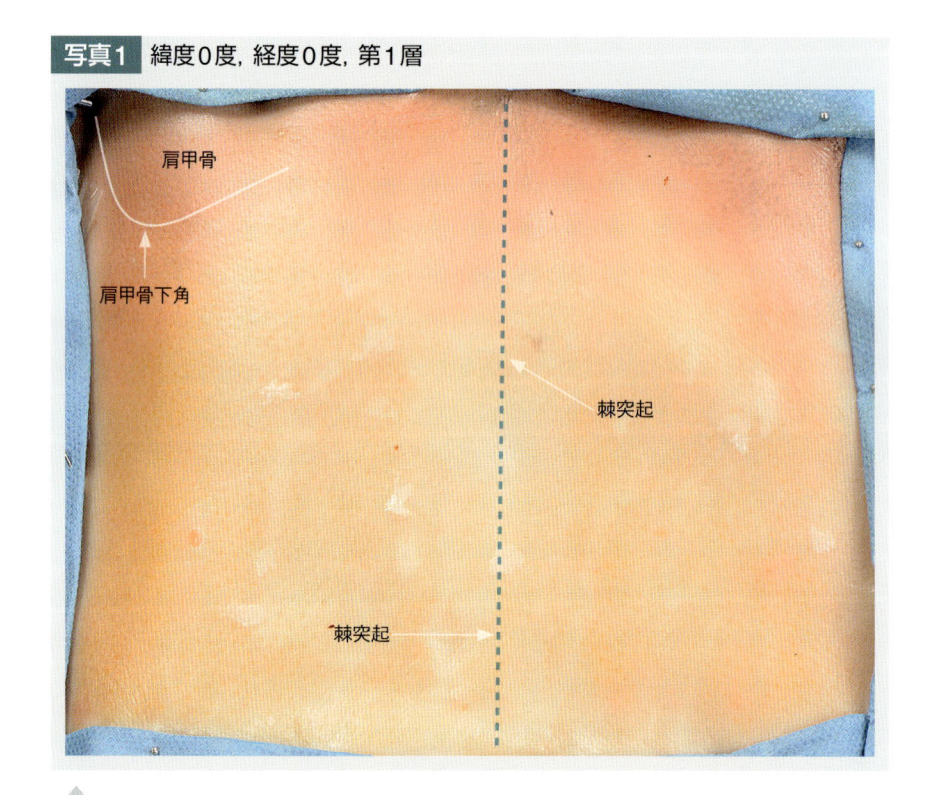

写真1　緯度0度，経度0度，第1層

第3～7胸椎レベルを背部正面から見ている．体表からは，背部の正中に棘突起，その左右に肩甲骨や肋骨を触知できる．肋骨は正中より約3cm外側から始まっている．すなわち，傍脊椎腔は正中から約2～3cmの部位を中心に存在する．

肩甲骨下角の本来の位置は，第7胸椎レベルであるが，この症例では上肢を挙上しているため第3胸椎レベルにある．傍脊椎神経ブロック時も，この写真のように，肩関節を90°以上外転させると手技が容易になる．

傍脊椎神経ブロック 08

写真2 緯度0度，経度0度，第3層

A

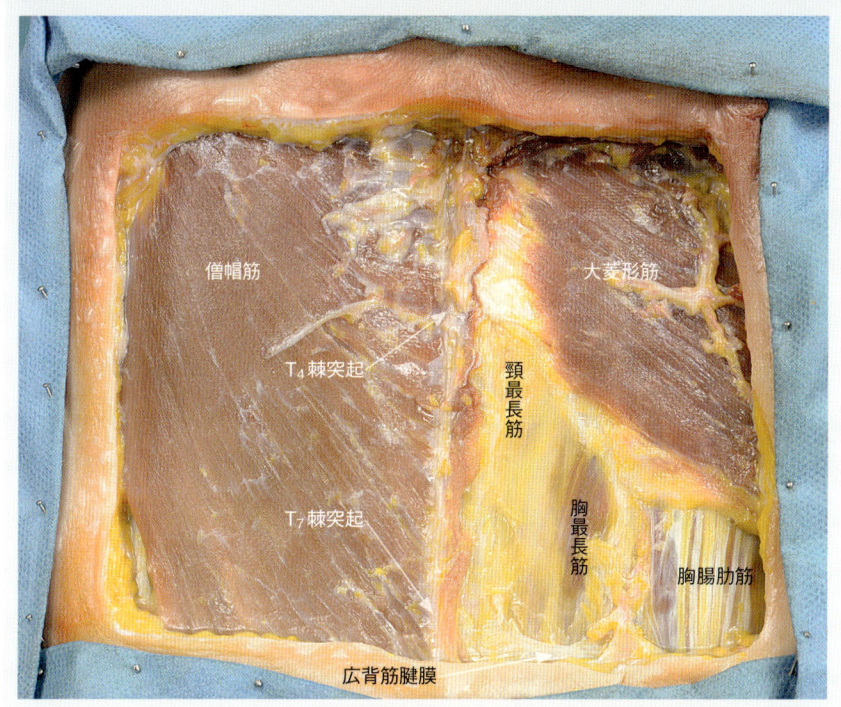

（僧帽筋，T₄棘突起，T₇棘突起，大菱形筋，頸最長筋，胸最長筋，胸腸肋筋，広背筋腱膜）

左半側では，写真1から皮膚および皮下脂肪を除去した。僧帽筋が確認できる。

右半側では，左半側から僧帽筋を除去した。大菱形筋が明らかになった。頸最長筋，胸最長筋や胸腸肋筋，下方に広背筋腱膜の一部が確認できる。

大菱形筋は第1～4胸椎棘突起に付着し，広背筋は第7胸椎以下の棘突起に付着することから，棘突起のレベルを同定できる。

B

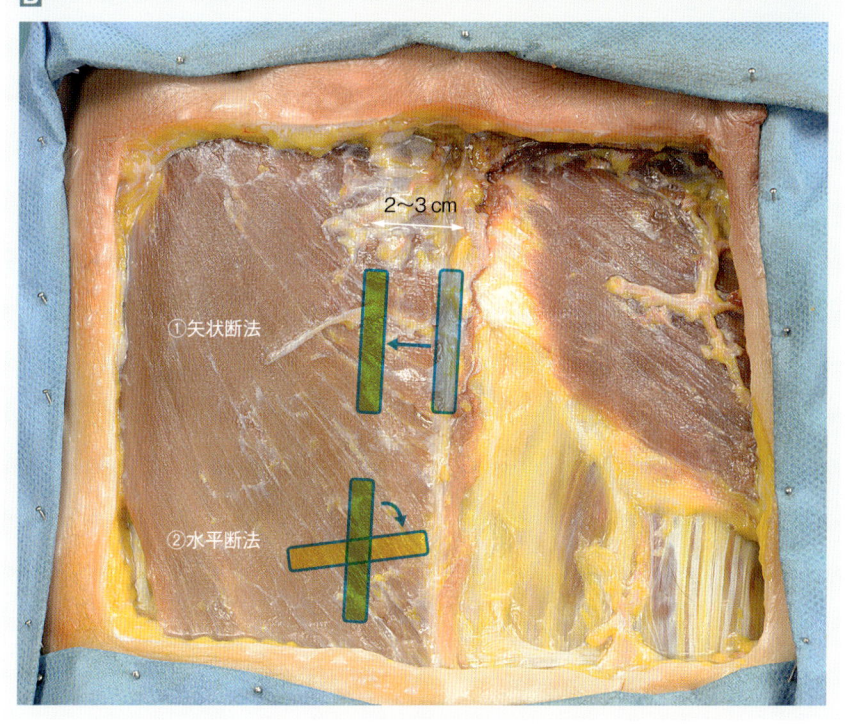

（2～3 cm，①矢状断法，②水平断法）

超音波ガイド下法を行う場合にプローブを当てる位置を示す。ブロックの方法には，体軸に対するプローブの向きにより①矢状断法と②水平断法がある。矢状断法では，まず正中にプローブを置き，そのまま約2～3 cm外側へずらす（①：青→緑）。水平断法では，プローブを矢状断法と同じ位置に置いた後に回転させて肋骨に平行にする（②：緑→黄）。

123

Part 3
体幹のブロック

左半側は，**写真2**の右半側から大菱形筋，頸最長筋や広背筋腱膜を除去している。頸板状筋，胸最長筋や胸腸肋筋が確認できる。

右半側は，さらに胸腸肋筋を除去した。また，両側で外肋間筋が観察できる。

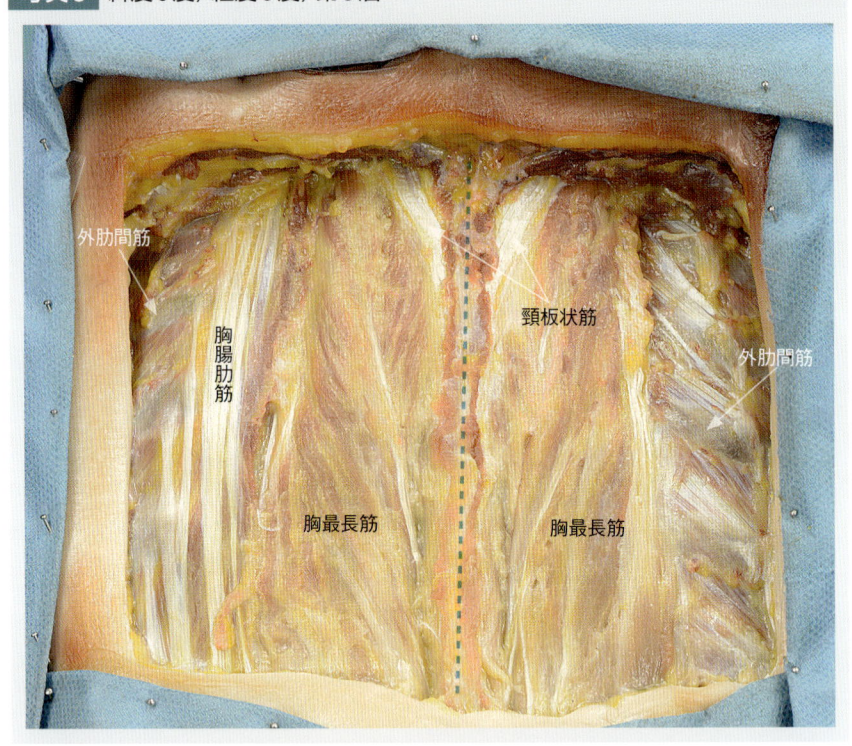

写真3 緯度0度，経度0度，第5層

ラベル：外肋間筋，胸腸肋筋，頸板状筋，外肋間筋，胸最長筋，胸最長筋

左半側は，**写真3**の右半側から胸最長筋を除去した。頸半棘筋と長肋骨挙筋，短肋骨挙筋が確認できる。隣接する肋骨に付着するのが短肋骨挙筋，それを越えて付着するのが長肋骨挙筋である。

右半側は，さらに頸半棘筋を除去した。横突間靭帯と胸棘筋が明確になった。横突間靭帯は，超音波ガイド下傍脊椎神経ブロックでのプローブの位置（**写真2B**緑帯）を決めるうえで重要なランドマークである。

写真4 緯度0度，経度0度，第7層

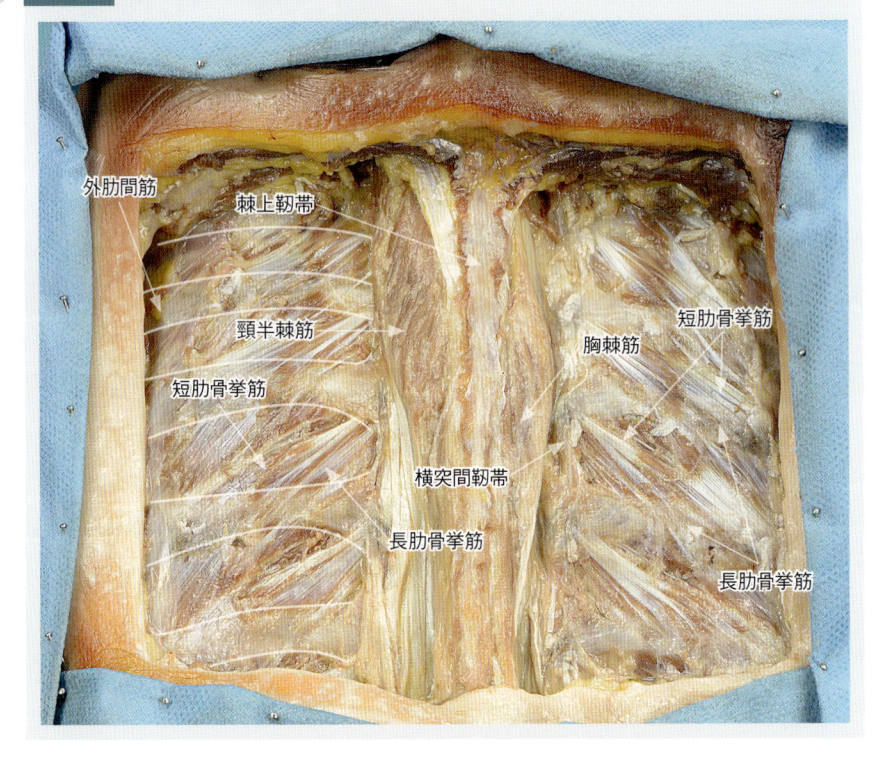

ラベル：外肋間筋，棘上靭帯，頸半棘筋，短肋骨挙筋，短肋骨挙筋，胸棘筋，横突間靭帯，長肋骨挙筋，長肋骨挙筋

傍脊椎神経ブロック 08

写真5 緯度0度, 経度0度, 第10層

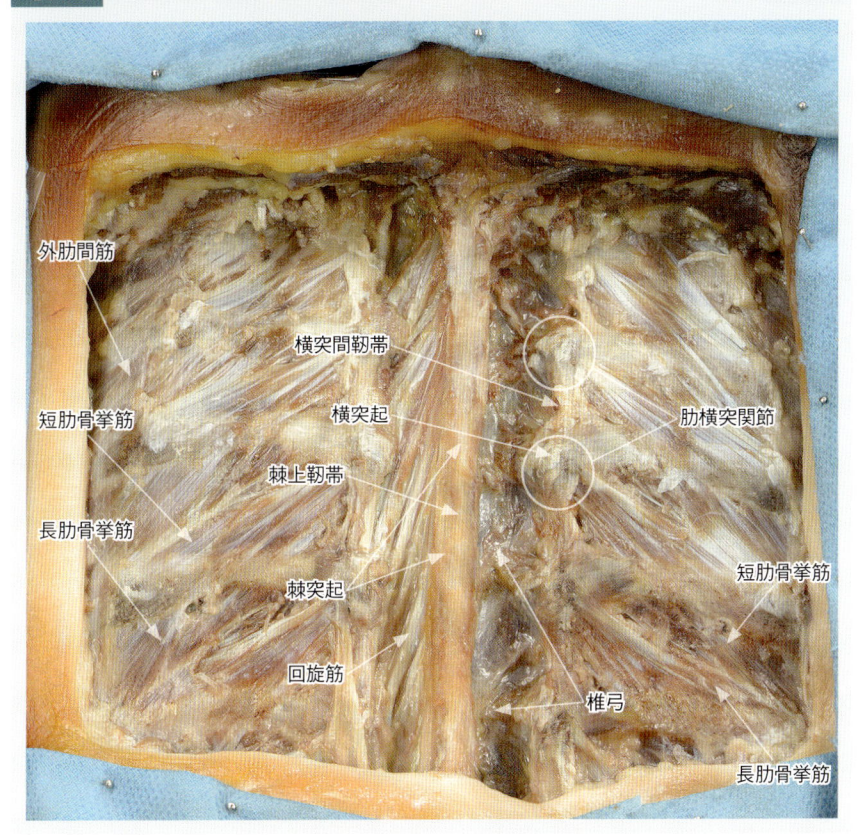

外肋間筋
短肋骨挙筋
長肋骨挙筋
横突間靱帯
横突起
棘上靱帯
棘突起
回旋筋
肋横突関節
短肋骨挙筋
椎弓
長肋骨挙筋

左半側は、写真4の右半側から胸棘筋を除去した。傍脊椎部に回旋筋が確認できる。

右半側は、さらに回旋筋を除去し、椎弓と横突起、棘突起（および棘上靱帯）が確認できる。肋横突関節（丸印）のレリーフが観察できる。

両側で長肋骨挙筋、短肋骨挙筋がより明確になった。

ステレオ 緯度0度, 経度0度, 第10層

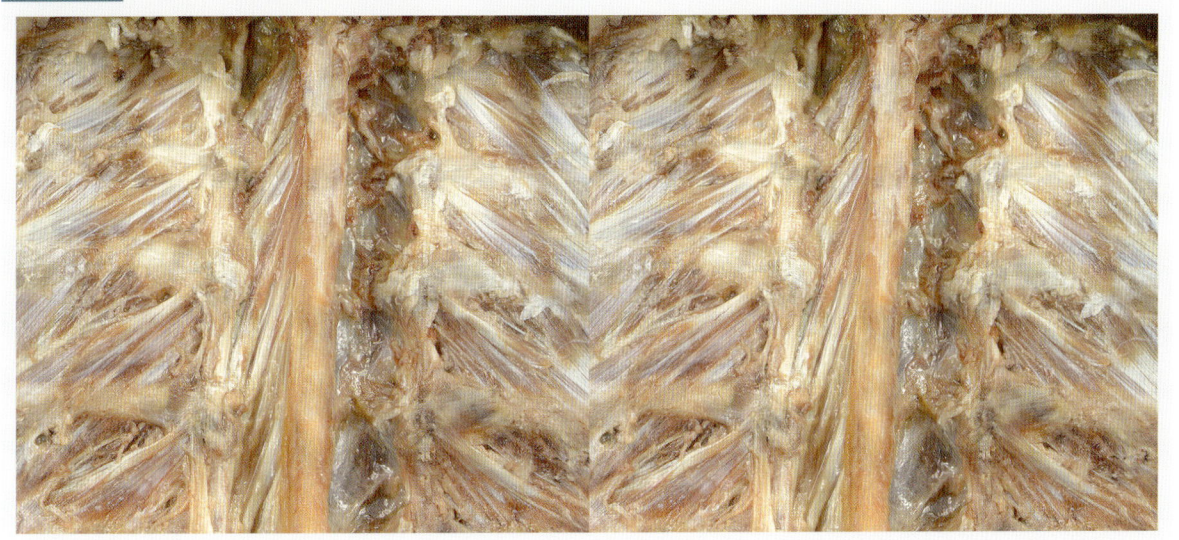

左眼　　　　　右眼

125

Part 3
体幹のブロック

写真5から正中では棘突起および棘上靭帯を切除した。

左半側では，回旋筋，長肋骨挙筋，短肋骨挙筋，外肋間筋の一部を除去した。外肋間筋の一部・断面と内肋間筋が確認できる。

右半側では，さらに内肋間筋を除去し，傍脊椎腔の前面の一部をなす胸内筋膜の表面に静脈や脂肪などの組織を観察できる。また傍脊椎腔の後面の一部をなす上肋横突靭帯が明らかになった。

肋間神経や肋間動静脈が存在する血管神経束は，内肋間筋と胸内筋膜に挟まれた空間を走行する。この写真では左半側の内肋間筋の膜一枚向こう側と右半側で見えている胸内筋膜の表面がそれにあたる。

写真6 緯度0度，経度0度，第13層

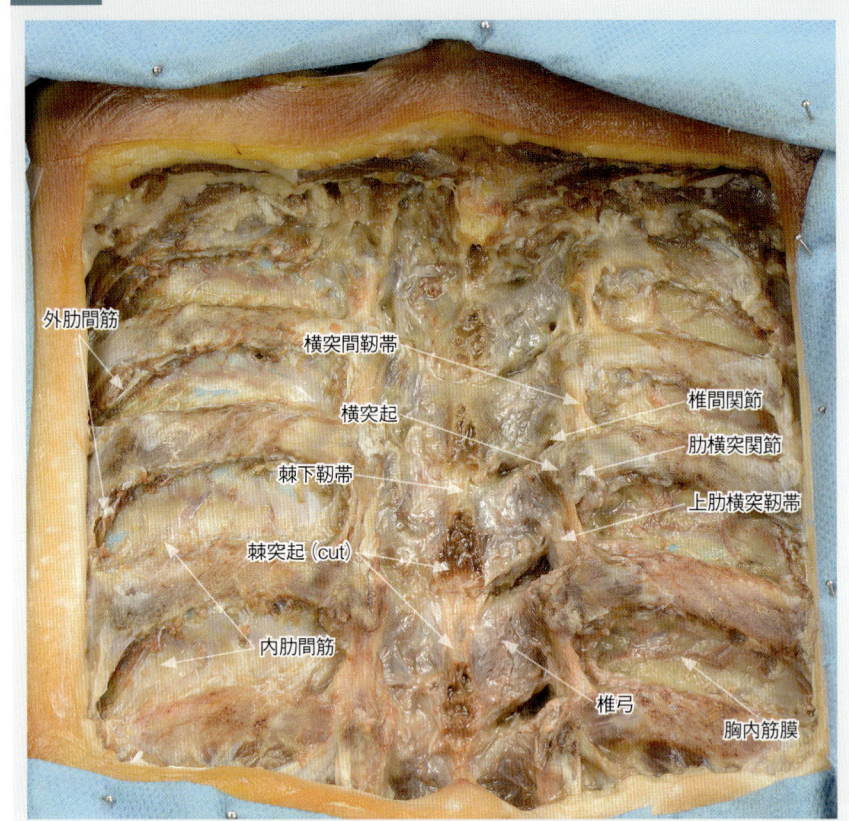

外肋間筋／横突間靭帯／横突起／棘下靭帯／棘突起（cut）／内肋間筋／椎間関節／肋横突関節／上肋横突靭帯／椎弓／胸内筋膜

ステレオ 緯度0度，経度0度，第13層

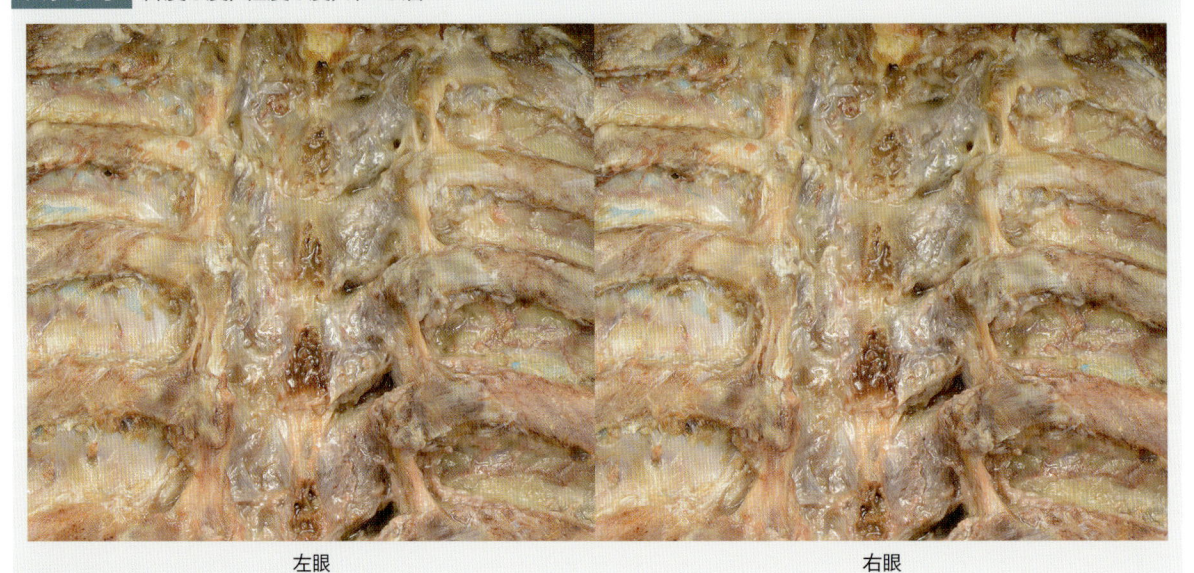

左眼　　　右眼

傍脊椎神経ブロック 08

写真7 緯度0度，経度0度，第15層

A

- 横突間靱帯
- 横突起
- 外肋間筋
- 内肋間筋
- 神経根
- 脊髄硬膜
- 肋骨結節
- 肋横突関節
- 上肋横突靱帯
- 椎弓根（断面）
- 後根神経節
- 胸内筋膜

B

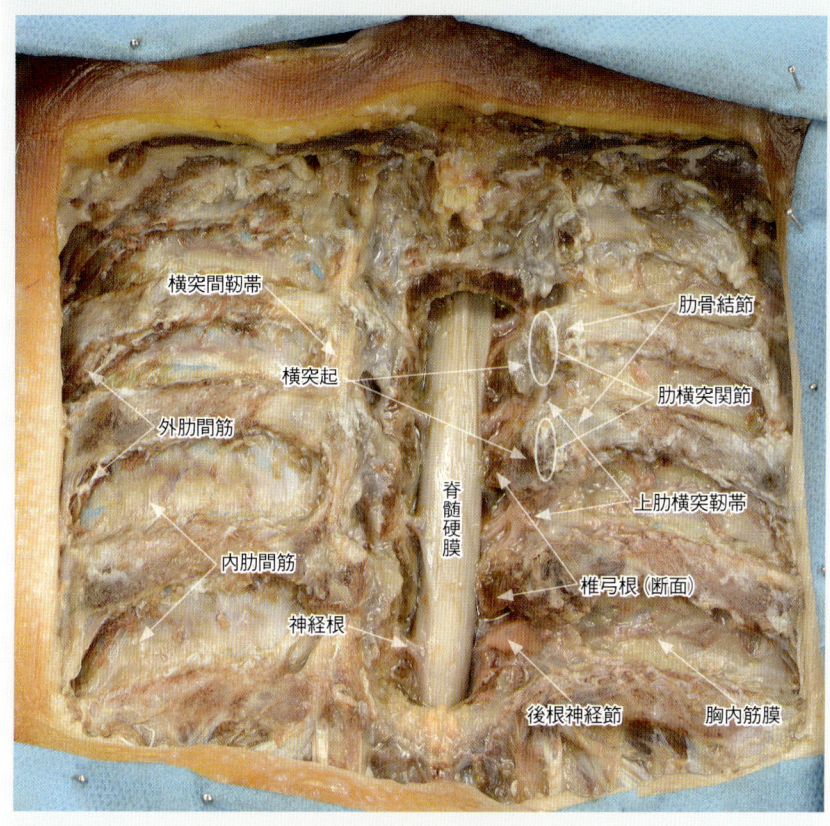

写真6から正中では椎弓，黄色靱帯，および硬膜外脂肪を除去した。脊柱管内に，脊髄硬膜および神経根が確認できる。
　左半側は神経根の起始部が，右半側では椎弓根の断面や後根神経節の一部が確認できる。

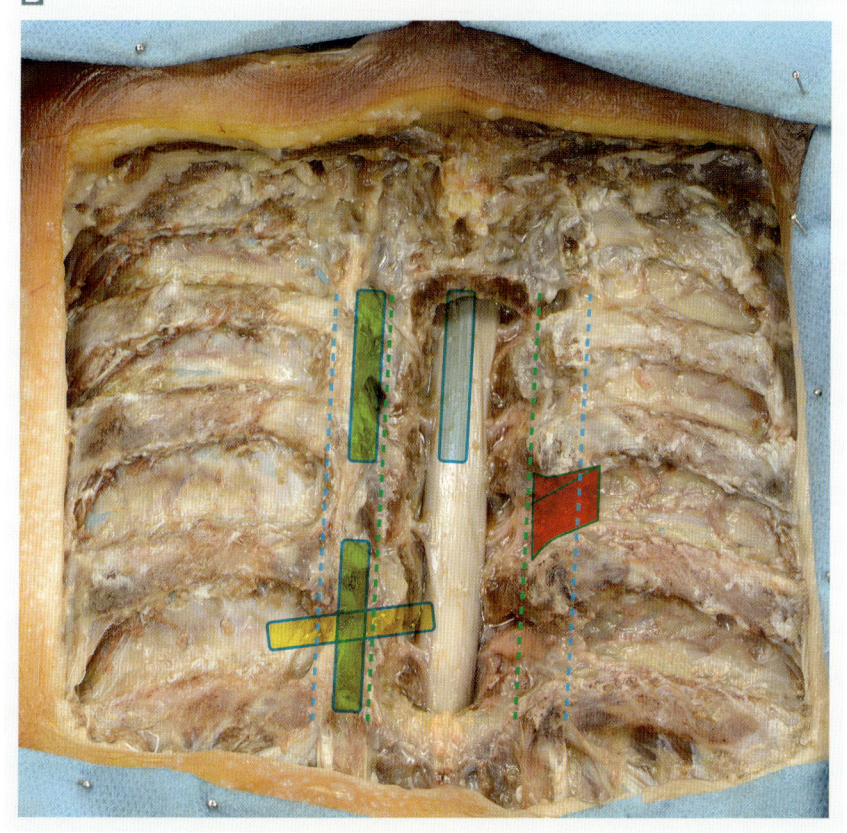

写真2**B**で示した超音波ガイド下法におけるプローブの位置を再び示す。緑のプローブの位置は横突起および上肋横突靱帯とほぼ一致している。
　椎弓根や椎間孔は傍脊椎腔の内側面をなすため，これら（緑点線）の外側が傍脊椎腔になる。また，横突起の外側縁は青点線の内側であり，これらの点線間に針先を位置させる必要がある。傍脊椎腔の一部を赤で示した。実際には肋骨の前方で他の肋間にある傍脊椎腔とつながっている。

127

Part 3
体幹のブロック

写真7から硬膜を開いた。左半側では、硬膜の内面とくも膜に包まれた脊髄が観察できる。右半側では、さらに硬膜の一部を除去した。

写真8 緯度0度、経度0度、第16層

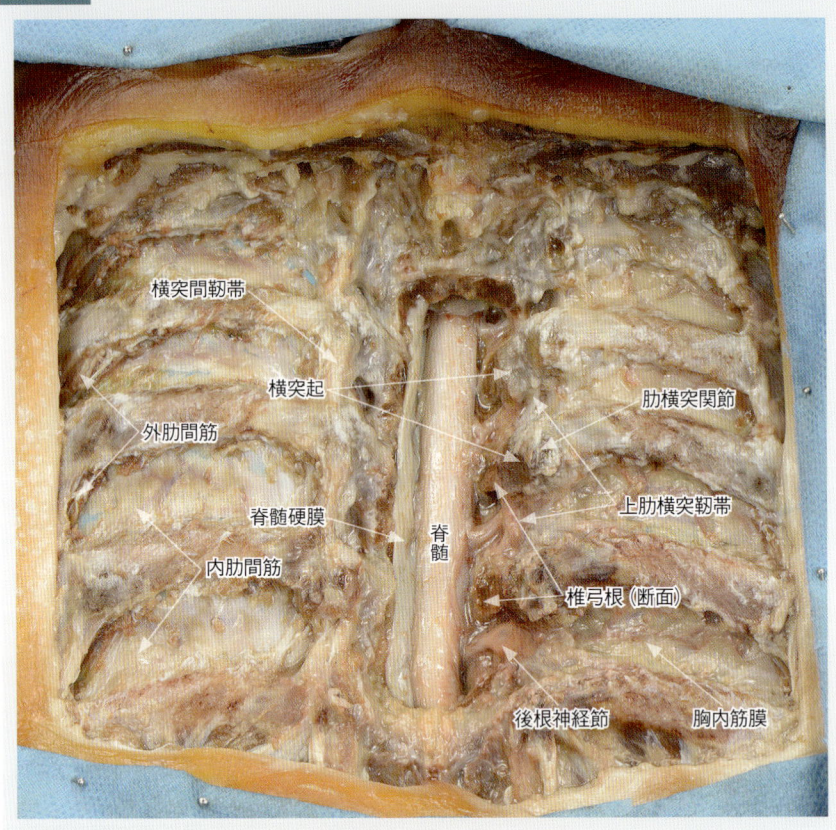

ラベル: 横突間靱帯、横突起、外肋間筋、脊髄硬膜、内肋間筋、脊髄、肋横突関節、上肋横突靱帯、椎弓根（断面）、後根神経節、胸内筋膜

写真8より脊柱管内の組織を除去した。椎体後面を走行する後縦靱帯が確認できる。

写真9 緯度0度、経度0度、第17層

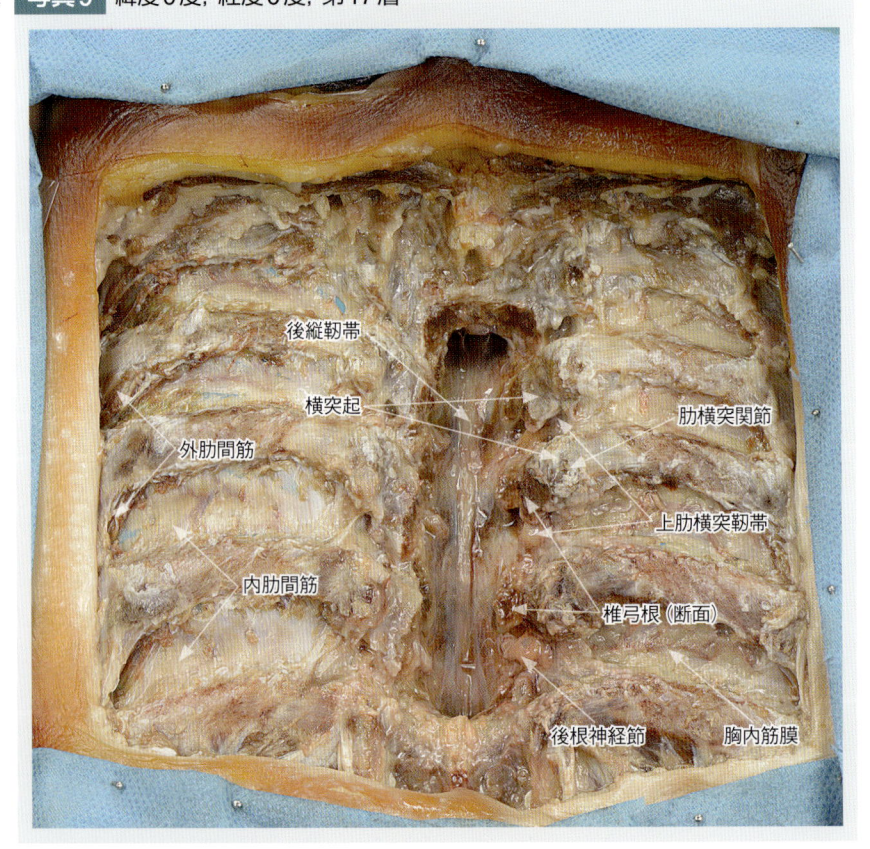

ラベル: 後縦靱帯、横突起、外肋間筋、内肋間筋、肋横突関節、上肋横突靱帯、椎弓根（断面）、後根神経節、胸内筋膜

08 傍脊椎神経ブロック

写真10

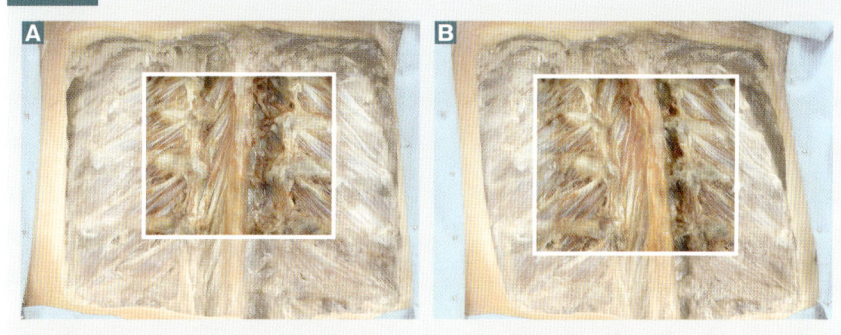

A 緯度0度，経度0度，第10層

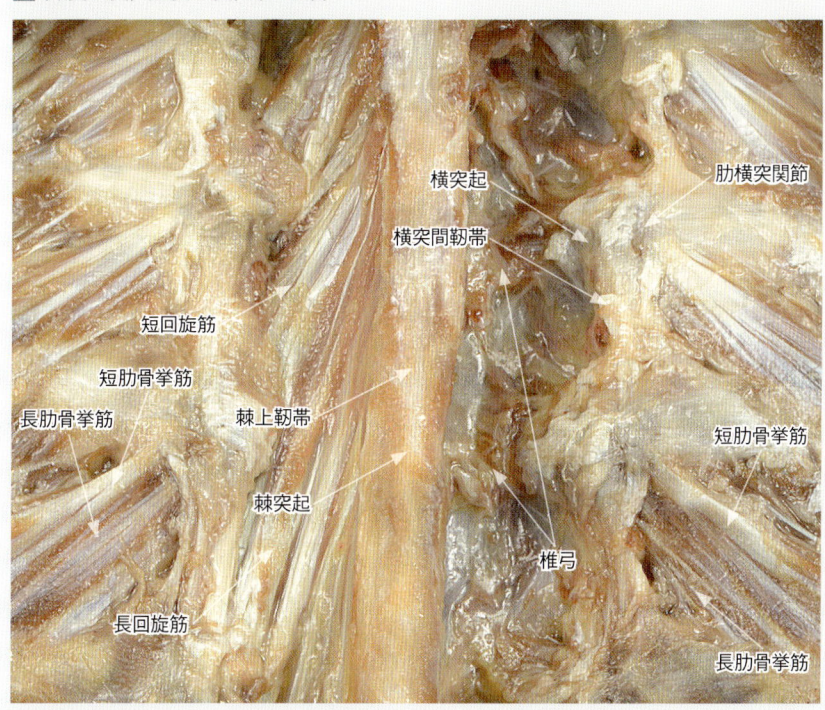

B 緯度0度，経度－30度，第10層

傍脊椎腔をより詳しく見るために，拡大した写真で二方向から説明していく。正面から見た解剖（A）と，約30°斜位から見た解剖（B）を示す。Bは，右半側に対して水平断法を行う際に，穿刺針の進行方向を真上から見る視点になる。

▷ 写真5を拡大した。傍脊椎部に長回旋筋，短回旋筋と横突間靱帯が確認できる。椎弓と横突起や棘突起，棘上靱帯も見える。両側で長肋骨挙筋，短肋骨挙筋が確認できる。

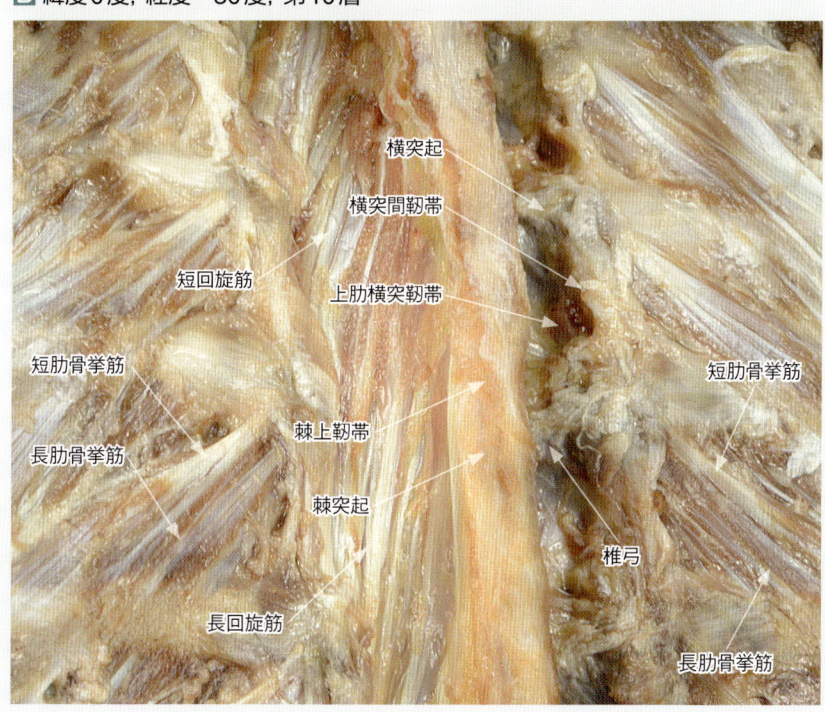

【A図ラベル】横突起／横突間靱帯／肋横突関節／短回旋筋／短肋骨挙筋／長肋骨挙筋／棘上靱帯／短肋骨挙筋／棘突起／椎弓／長回旋筋／長肋骨挙筋

▷ 写真10 Aより左30°斜位から観察すると，横突間靱帯は，椎弓よりも皮膚に近い位置にあることがわかる。また，上肋横突靱帯の一部も見える。

【B図ラベル】横突起／横突間靱帯／短回旋筋／上肋横突靱帯／短肋骨挙筋／短肋骨挙筋／長肋骨挙筋／棘上靱帯／棘突起／椎弓／長回旋筋／長肋骨挙筋

129

Part 3
体幹のブロック

写真6を拡大した。内肋間筋，胸内筋膜の表面に静脈や脂肪などの組織が観察できる。上肋横突靱帯が明らかになった。右半側で肋間神経や肋間動静脈が存在する血管神経束が存在する面が観察できる。

左30°斜位から見ると，横突起と一つ下の肋骨基部を結ぶ上肋横突靱帯は，横突間靱帯よりも深く，やや内側を走行していることがわかる。これらが傍脊椎腔の後面を形成している。

写真11

A 緯度0度，経度0度，第13層

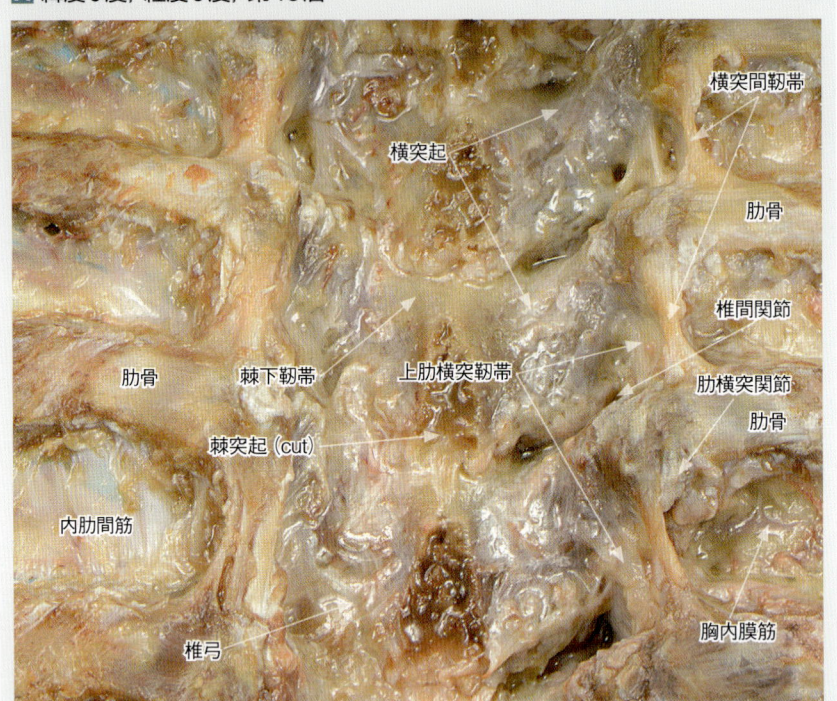

ラベル：横突起，横突間靱帯，肋骨，椎間関節，肋横突関節，肋骨，棘下靱帯，上肋横突靱帯，棘突起(cut)，内肋間筋，椎弓，胸内膜筋

B 緯度0度，経度−30度，第13層

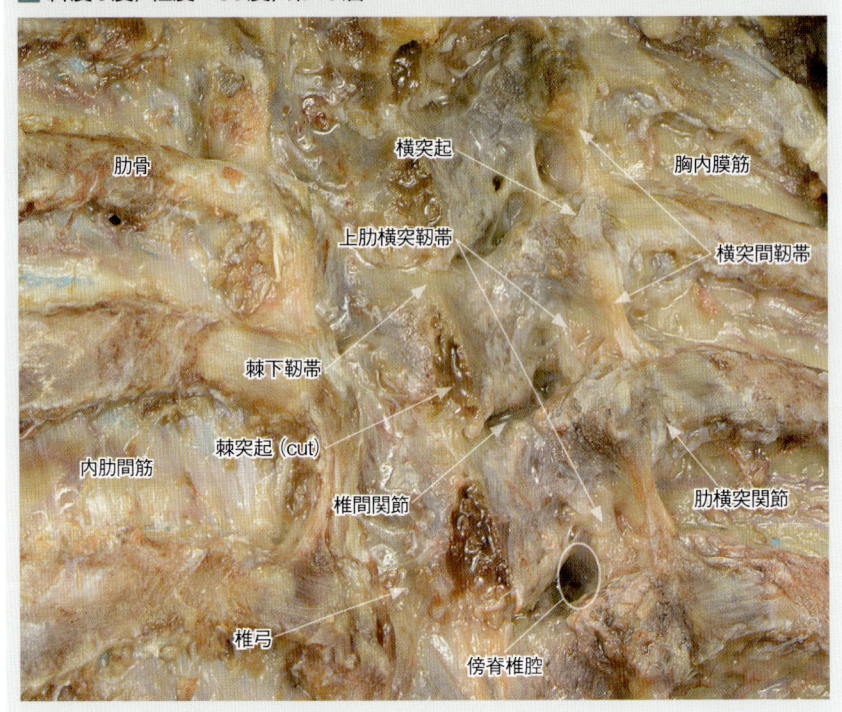

ラベル：肋骨，横突起，胸内膜筋，上肋横突靱帯，横突間靱帯，棘下靱帯，棘突起(cut)，内肋間筋，椎間関節，肋横突関節，椎弓，傍脊椎腔

傍脊椎神経ブロック 08

写真12

A 緯度0度，経度0度，第15層

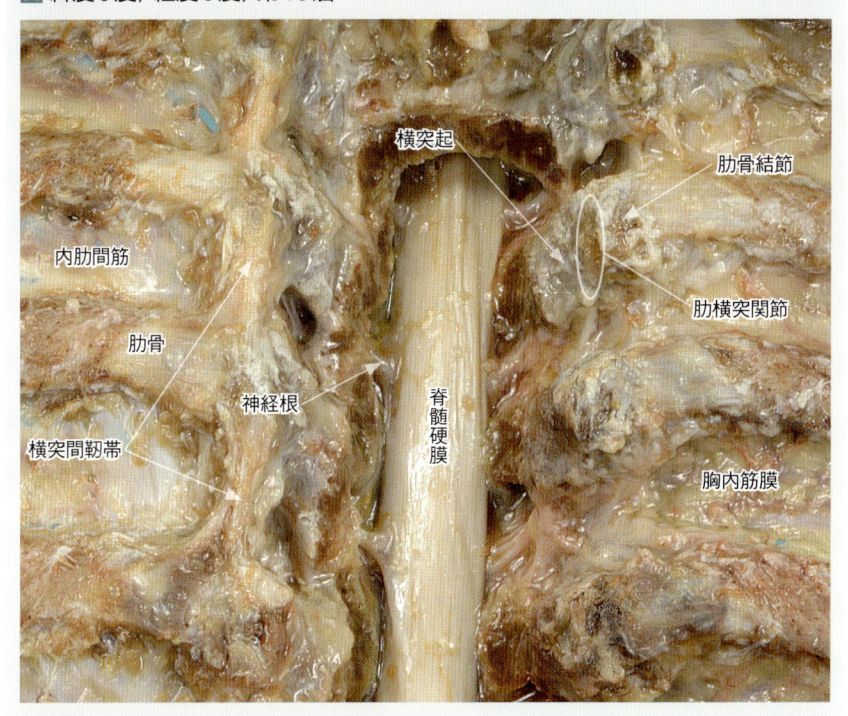

（ラベル：内肋間筋／肋骨／横突間靭帯／神経根／横突起／脊髄硬膜／肋骨結節／肋横突関節／胸内筋膜）

写真7を拡大した。脊柱管内の硬膜に包まれた脊髄および神経根が明らかになった。右半側は横突間靭帯，上肋横突靭帯などを除去した。傍脊椎腔が見えている。

B 緯度0度，経度−30度，第15層

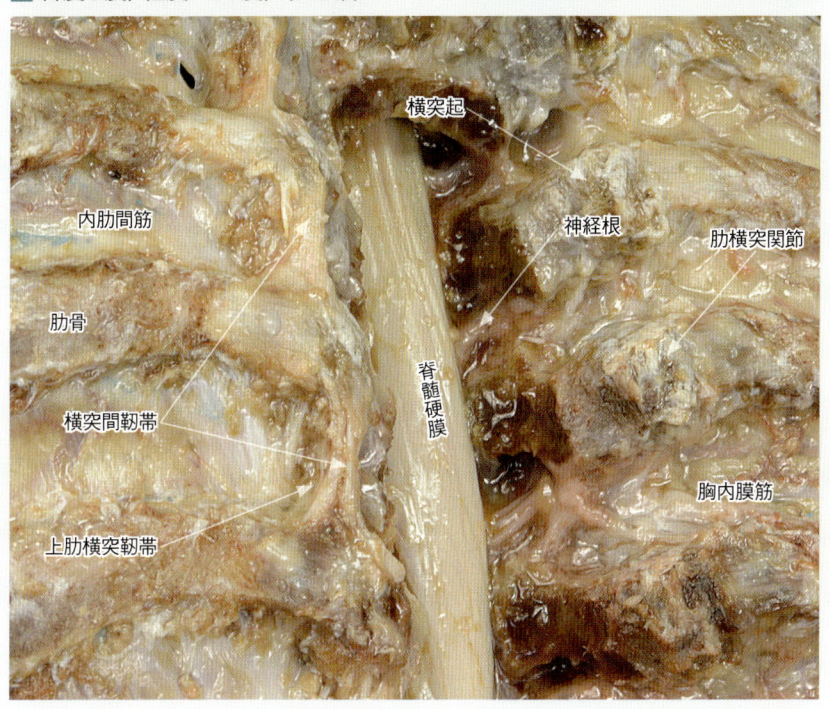

（ラベル：内肋間筋／肋骨／横突間靭帯／上肋横突靭帯／横突起／神経根／脊髄硬膜／肋横突関節／胸内膜筋）

左30°斜位にすると，左半側でも上肋横突靭帯の一部が見える。傍脊椎神経ブロックでは，左半側に見える横突間靭帯の深部で接している内肋間膜（内肋間筋の裏にあり，この写真では見えない）の深部に針先をもって行く。

ただし，この穿刺角度に近い視点から見ると，穿刺針をあまり深く入れすぎると脊柱管に向かう可能性があることがわかる。

131

Part 3
体幹のブロック

写真9を拡大した。後縦靱帯と上肋横突靱帯が観察できる。神経根は残してあり、肋骨の下部で血管神経束を形成する位置に移動する様子が観察できる。

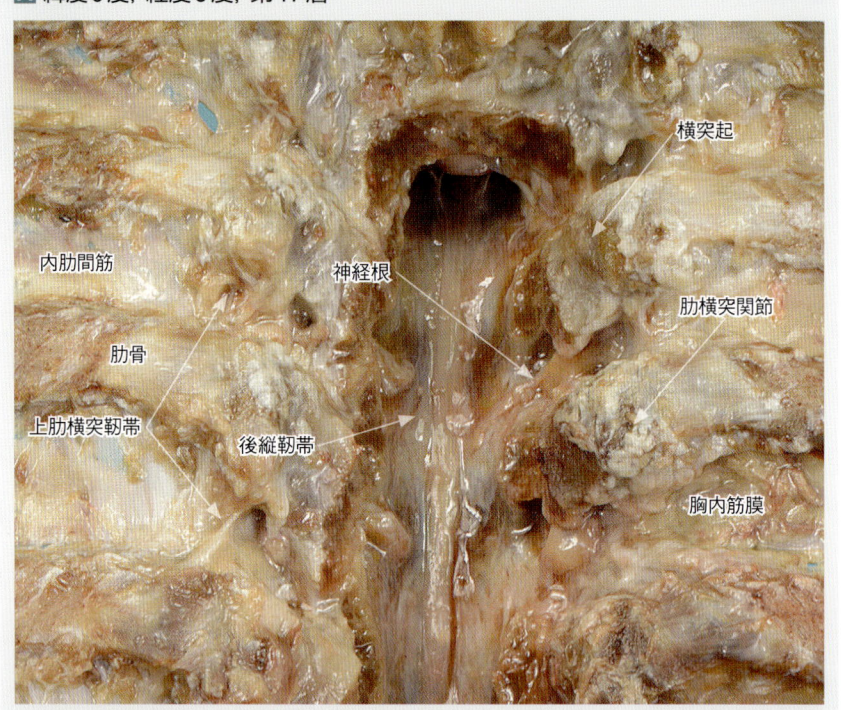

写真13

A 緯度0度，経度0度，第17層

ラベル：内肋間筋、肋骨、上肋横突靱帯、後縦靱帯、神経根、横突起、肋横突関節、胸内筋膜

神経根の走行および椎間孔（白丸）が観察できる。この角度では左半側の上肋横突靱帯は不明瞭になった。椎間孔の外側が、傍脊椎腔である。

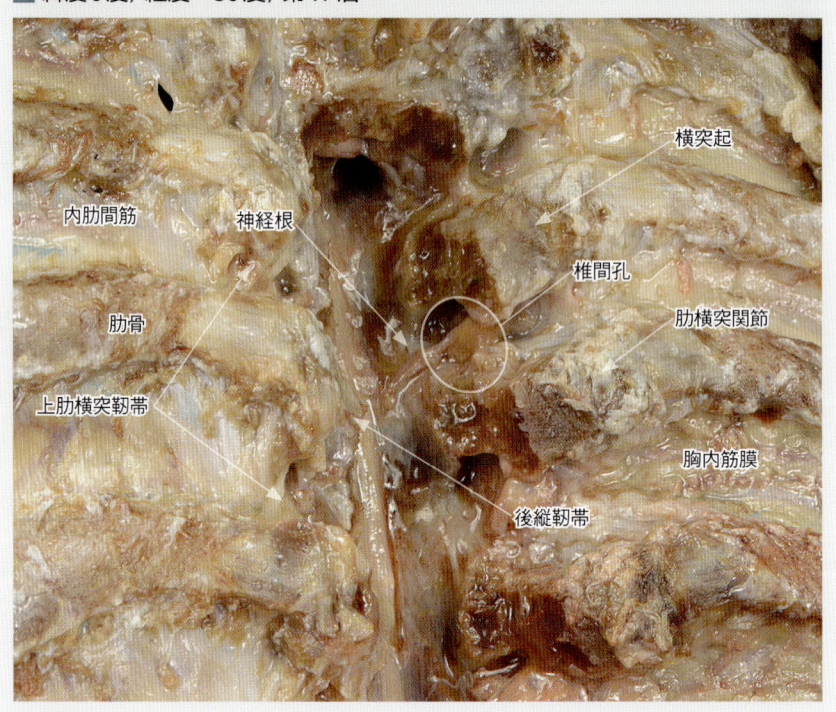

B 緯度0度，経度−30度，第17層

ラベル：内肋間筋、肋骨、上肋横突靱帯、神経根、後縦靱帯、横突起、椎間孔、肋横突関節、胸内筋膜

傍脊椎神経ブロックの実際

表1 傍脊椎神経ブロックの適応

手術麻酔として	乳腺手術，肺葉切除術，胆囊摘出術，腎尿管手術，副腎腫瘍摘出術，鼠径ヘルニア手術，虫垂切除術，など
痛みに対して	開胸術後痛，帯状疱疹後神経痛，肋間神経痛，多汗症，肋骨骨折の鎮痛，など

傍脊椎神経ブロックは，主に体幹片側の手術や痛みに対して用いる（表1）。傍脊椎神経ブロックによって片側多分節の脊髄神経と交感神経節をブロックでき，鎮痛効果は硬膜外ブロックと同等との報告[2,3]が散見される。合併症においても，硬膜外ブロックと比較して，術後の排尿障害や肺合併症を有意に減少させるとの報告がある。尿閉，悪心，瘙痒感，低血圧，呼吸抑制，無気肺，肺炎などの副作用の発生率が低い[2,3]。呼吸機能では，傍脊椎神経ブロックにおいて呼気最大流量の保持，機能的残気量，オキシメトリ，術後2，3日目の1秒量の保持などに優れている[4]。総合的に考えると，傍脊椎神経ブロックの鎮痛効果は硬膜外ブロックとほぼ同等であり，副作用の出現率は有意に低く，有効で安全性が高いブロックと言える。

ブロックの方法には，ランドマーク法と超音波ガイド下法がある。超音波ガイド下法はさらに，ランドマーク法をHaraらが改良した，いわゆる矢状断法[5]と，Shibataらが報告した水平断法[6]がある。いずれの方法でも，正中より2～3cm外側にある横突起を結ぶ線が指標となる（写真2B，7B）。

ランドマーク法

体位は，坐位，側臥位，腹臥位のいずれでも可能である。一般的に患側を上とした側臥位で行う。海外の報告や文献では，坐位で行っているものが少なくない。側臥位では，上肢の挙上あるいは両肘を近づける体位を，腹臥位では両腕を対側またはベッドから垂らすことで，肩甲骨が上外側に移動するため，傍脊椎での処置が容易になる。

正中にある棘突起中心から外側2～3cmを穿刺部位とし，皮膚と皮下組織を1%リドカインで局所麻酔した後，22ゲージTuohy針もしくはブロック針で穿刺する。なお，中位胸椎では棘突起が下方に大きく角状となっており，棘突起から外側にずらして触れる横突起は1椎体尾側レベルの横突起となる。

横突起までの深さは3～4cmで，頸椎や腰椎よりも胸椎で浅い[7]。横突起を探りあてて深さと方向を確認するが，胸膜穿刺の合併症を防ぐため，探索的穿刺は胸椎で4cm，頸椎と腰椎で5cmまでとする。骨に当たらない場合は針を皮下組織まで抜き，頭尾側にややずらして再穿刺する。針が骨に当たったら，横突起上縁で頭側に移動させて，抵抗消失法で傍脊椎腔を確認する。通常は，横突起上縁から1.5cm以内で抵抗の変化を確認できるが，硬膜外腔と異なり，あまり明確ではない[6]。ランドマーク法の薬液量は，局所麻酔薬を20mL前後である。16症例のボランティアに第11胸椎から1%リドカイン22mLを投与して12皮膚分節の交感神経遮断が得られたとの報告[8]がある。

超音波ガイド下法

体位はランドマーク法と同様である。超音波プローブは通常リニア型を用いる。体格のよい症例ではコンベックス型，小児ではホッケースティック型を使用する場合もある。

胸椎レベルを確認するために，棘突起を数えるか肋骨を傍脊柱筋外側縁や肋骨角で触診しておく。プローブを正中で体軸に対して平行に当てて棘突起を確認し（写真14 青帯），穿刺側の外側約2～3cmにプローブを移動する（ランドマーク法の位置と一致する）（写真14 緑帯）。超音波画像で内肋間筋を同定することが重要である。患者の深呼吸により，臓側胸膜と壁側胸膜がスライドして，同定が容易となる。

Part 3
体幹のブロック

◎矢状断法

矢状断法ではプローブをそのままの位置（写真14緑帯）で穿刺を行う。まず超音波画像に横突起が2椎体分見えるように調節する（図2A）。この部位で上肋横突靭帯および内肋間膜を同定することが重要である。

穿刺はプローブに対して平行法あるいは交差法で行うが，平行法は針の刺入角度が大きくなり視認が困難であるため，交差法で行われることが多い。交差法は，針先の確認が困難なため，生理食塩液を用いた抵抗消失法を併用する。穿刺針に生理食塩液 10 mL を接続しておき，内肋間膜を貫いた部分で生理食塩液 3～5 mL を注入する。胸膜が深部に押し下げられる超音波画像が確認できれば，針先が良好な位置にある。

◎水平断法

Shibata らは，水平断像かつ平行法で行うことで針先を描出でき，安全な穿刺が得られると提唱している。矢状断法で当てた位置でプローブを回転させ，肋骨の長軸方向に合わせる（図3）。横突起を一部描出しながら，内肋間膜を良好に描出することが重要である。場合により，プローブを胸膜と平行になるように長軸方向に tilting すると，胸膜の音響反射が良好になる。針は平行法でプローブの外側から穿刺するが，十分に局所麻酔を行う。ベベルを上にして Tuohy 針を刺入し，胸膜穿刺の可能性を下げる。針全体を超音波画像でリアルタイムに確認しながら進めていく。針先が内肋間膜を越えたところで生理食塩液を 5 mL 程度注入して，適切な位置にあることを確認した後に，局所麻酔薬を少量ずつ分割投与する。

写真14 緯度0度，経度0度，第15層

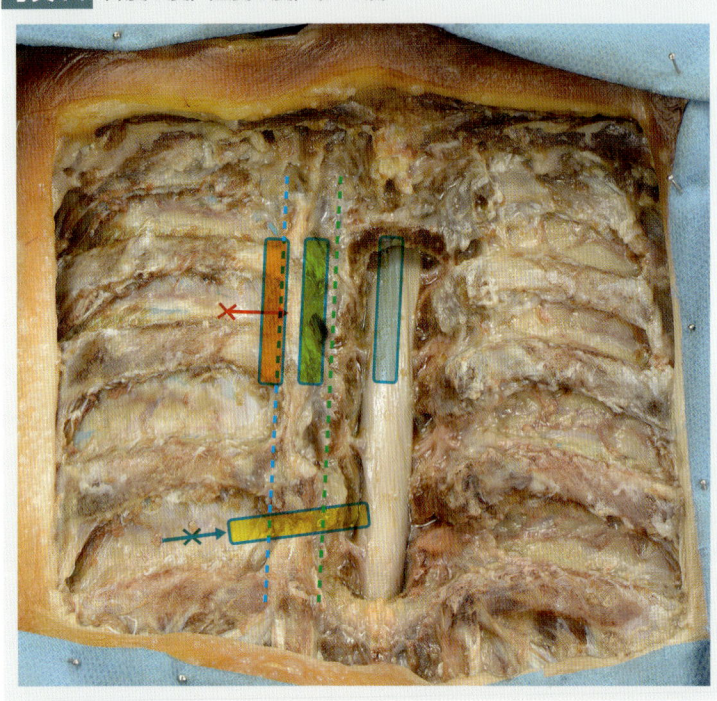

▲青帯が矢状断法における正中でのプローブの位置である。このまま外側に緑帯まで移動させると横突起での断面（図2A）が得られる。×は矢状断-交差法における穿刺部位と方向を示す。プローブが外側になりすぎる（橙帯）と肋骨での断面となる（図2B）。水平断法のプローブは，緑帯の位置から回転させて肋骨に平行に置いた黄帯の位置である。×は水平断-平行法における穿刺部位と方向を示す。

図2

A 矢状断横突起レベル（写真14緑帯）

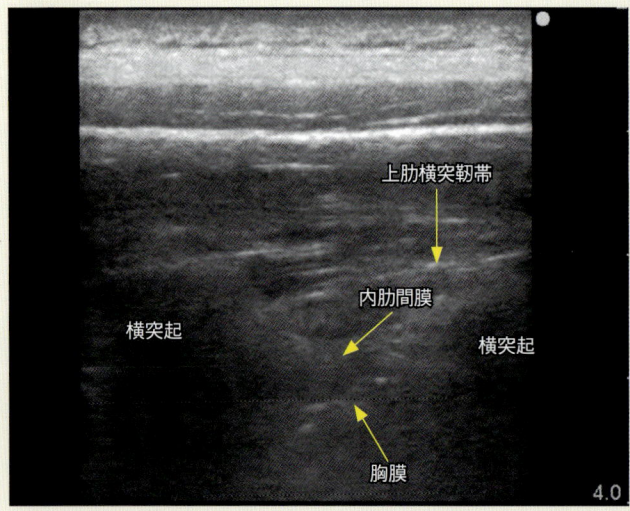

B 矢状断肋骨レベル（写真14橙帯）

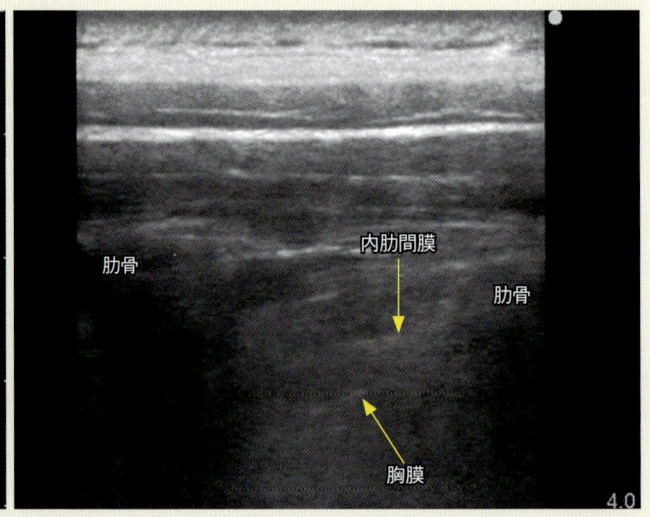

▲横突起レベル（A）から外側にずれると肋骨レベル（B）の画像になる。矢状断法では，A（写真14緑帯）の位置でブロックを行う。

同様の方法でカテーテル挿入も可能である。この場合には，傍脊椎腔に 8〜10 mL の生理食塩液を注入して，傍脊椎腔を十分に拡張させる。その後，シリンジを外して Tuohy 針を 180°回転させてベベルを下向きにして，カテーテルを挿入する。カテーテルはやや抵抗があることが多く，抵抗が小さい場合には胸膜下挿入となっている可能性がある。カテーテル挿入長は，針先から 3〜5 cm 程度とする。留置後にはプローブを回転させ再び矢状断像を描出し，傍脊椎腔が良好に拡張しているかを検討する。

Shibata らは，空気 0.5 mL と生理食塩液 3 mL 程度をカテーテルにフィルターを介さず注入することで，hyperechoic flash と呼ばれる傍脊椎腔の高輝度エコー像が得られることがよい留置の特徴であると述べている。X 線透視にて確認した場合には，傍脊椎領域に紡錘形の画像が得られる[9]。

薬液は 0.5% ロピバカイン 20 mL 程度を注入すると，5 椎間程度の広がりが得られる。Shibata らは，体重 40 kg 以上の患者では 0.5% ロピバカイン 20 mL を執刀前と閉創時に注入した後に，術後管理として 0.5% ロピバカイン 6 mL/hr で注入するとしている[6]。この場合，4 分節程度の冷覚遮断が得られる。

合併症

穿刺が深すぎると，気胸や胸膜穿刺が生じる可能性がある。そのほかに，低血圧，Horner 徴候，肋間動静脈穿刺，硬膜外ブロックなども起こり得る。

出血傾向がある症例にもカテーテル留置は可能であるが，凝固異常を示さない症例で出血した報告[10]があり，米国区域麻酔学会でも脊柱管内のブロックに準ずるよう勧告している[11]。脊柱管内のブロックではないが，PT-INR が 2 を超える場合や血小板数が 5 万/mm^3 以下の場合では，利益と不利益を十分に考慮する必要がある。

図3 超音波画像（水平断）

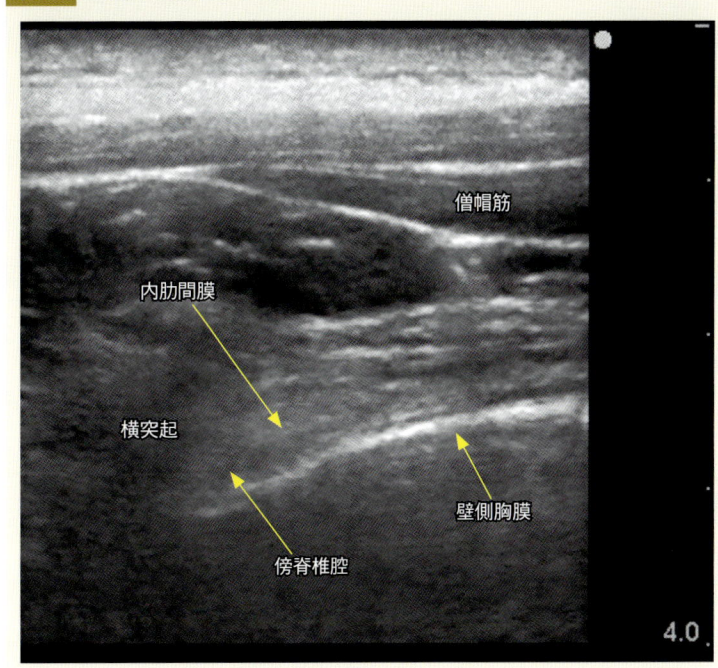

▲写真14の黄帯に相当する位置の超音波画像である。

文献

1. 柴田康之．胸部傍脊椎神経ブロックと解剖．In：小松 徹，佐藤 裕，白神豪太郎，ほか編．新超音波ガイド下区域麻酔法．東京：克誠堂出版，2012：165-74.
2. Matthews PJ, Govenden V. Comparison of continuous paravertebral and extradural infusions of bupivacaine for pain relief after thoracotomy. Br J Anaesth 1989；62：204-5.
3. Davies RG, Myles PS, Graham JM. A comparison of the analgesic efficacy and side-effects of paravertebral vs epidural blockade for thoracotomy--a systematic review and meta-analysis of randomized trials. Br J Anaesth 2006；96：418-26.
4. Scarci M, Joshi A, Attia R. n patients undergoing thoracic surgery is paravertebral block as effective as epidural analgesia for pain management? Interact Cardiovasc Thorac Surg 2010；10：92-6.
5. Hara K, Sakura S, Nomura T. Use of ultrasound for thoracic paravertebral block. Masui 2007；56：925-31.
6. Shibata Y, Nishiwaki K. Ultrasound-guided intercostal approach to thoracic paravertebral block. Anesth Analg 2009；109：996-7.
7. Naja MZ, Gustafsson AC, Ziade MF, et al. Distance between the skin and the thoracic paravertebral space. Anaesthesia 2005；60：680-4.
8. Saito T, Den S, Cheema SP, et al. A single-injection, multi-segmental paravertebral block-extension of somatosensory and sympathetic block in volunteers. Acta Anaesthesiol Scand 2001；45：30-3.
9. Bigeleisen PE, Ben-Ari A. 25. Ultrasound-Guided Thoracic Paravertebral Block. In：Ultrasound-Guided Regional Anesthesia and Pain Medicine. Baltimore：Lippncott Williams&Wilkins, 2010：150-5.
10. Thomas PW, Sanders DJ, Berrisford RG. Pulmonary heamorrhage after percutaneous paravertebral block. Br J Anaeth 1999；83：668-9.
11. Horlocker TT, Wedel DJ, Rowlingson JC, et al. Regional anesthesia in the patient receiving antithrombotic or thrombolytic therapy：American Society of Regional Anesthesia and Pain Medicine Evidence-Based Guidelines (third edition). Reg Anesth Pain Med 2010；35：64-101.

Part 3 | 体幹のブロック

09

肋間神経ブロック

岩崎 達雄

　肋間神経ブロックを成功させるには，肋間神経と肋骨および外肋間筋，内肋間筋，最内肋間筋の位置関係を理解しておくことが大切である。胸神経前枝は，肋間神経または肋下神経として肋骨の下縁に沿って胸腹壁を前に回る。途中の筋に枝を出しながら，中腋窩線と前腋窩線の間で外側皮枝を，さらに筋枝を出しつつ前進し，胸部では胸骨の外側付近で，腹部では腹直筋鞘を貫いて皮下に表れる前皮枝となる。皮膚知覚は，腋窩から側腹部を外側皮枝が，前胸腹部を前皮枝が支配している。背部中央の皮膚は脊髄神経後枝の皮枝が支配する。

Part 3
体幹のブロック

肋間神経ブロックに必要な解剖

脊髄神経の枝，胸神経は12対あり，その前枝の上位の11対は肋骨の間にあるため，肋間神経と呼ばれる。12番目の胸神経前枝は，最下の肋骨の下側にあるため，肋下神経と呼ばれる。

胸神経は，椎間孔を出た後，椎体の前側面にある胸部交感神経節に灰白交通枝を出し，その後，前枝と後枝に分かれる。さらに，上肋横突靱帯の前面を横切って肋間隙に入り，肋骨溝を走行した後，前腋窩線と中腋窩線の間で外側皮枝を出し，肋骨溝を離れて前皮枝となる（図1）。胸腹壁の知覚の大部分は，この肋間神経が支配している。第7～11肋間神経は，肋間からさらに前方の上腹壁に分布し，第7～11肋間神経と肋下神経を合わせて胸腹神経 thoracoabdominal nerve と呼ばれる（写真1）。

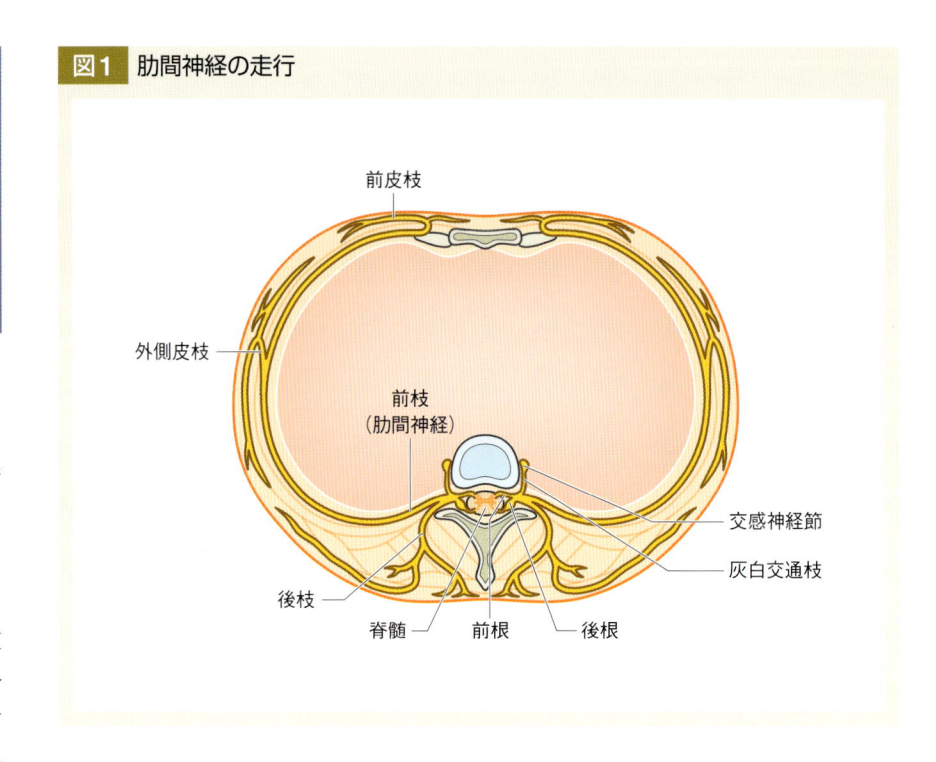

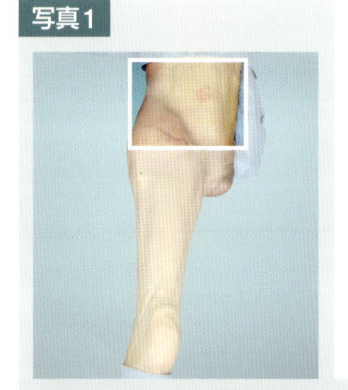

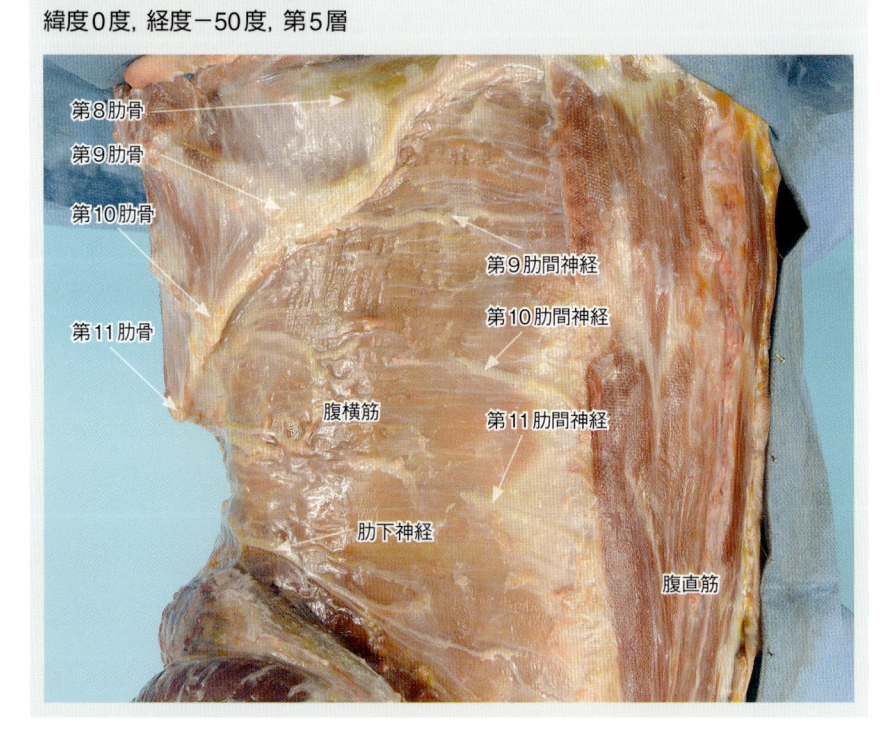

図1 肋間神経の走行

前皮枝／外側皮枝／前枝（肋間神経）／後枝／脊髄／前根／後根／交感神経節／灰白交通枝

写真1

緯度0度，経度－50度，第5層

第8肋骨／第9肋骨／第10肋骨／第11肋骨／腹横筋／肋下神経／第9肋間神経／第10肋間神経／第11肋間神経／腹直筋

肋間神経ブロック 09

図2 胸部の骨格・構造

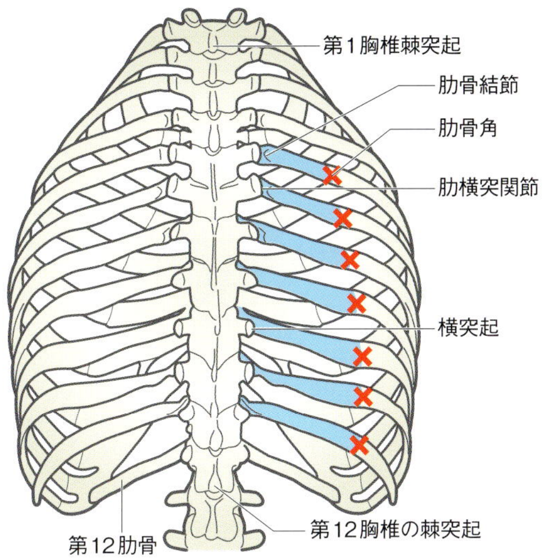

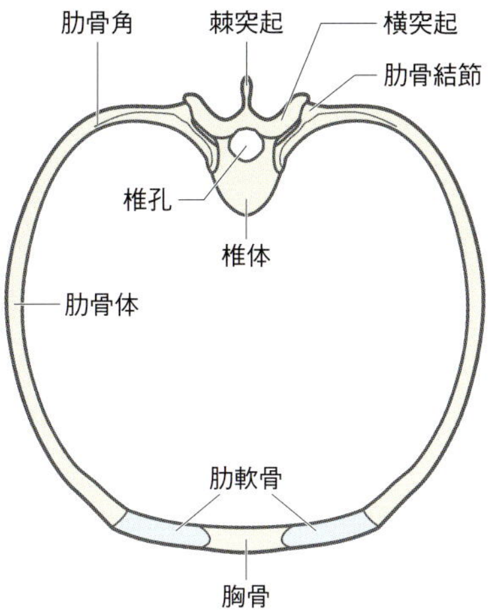

第1胸椎棘突起
肋骨結節
肋骨角
肋横突関節
横突起
第12肋骨
第12胸椎の棘突起

肋骨角　棘突起　横突起
肋骨結節
椎孔
椎体
肋骨体
肋軟骨
胸骨

（胸部背面）　（横断面）

写真2　緯度30度, 経度－5度, 第10層

肋骨角
肋骨角
肋骨角
肋骨角
肋骨角
肋骨角

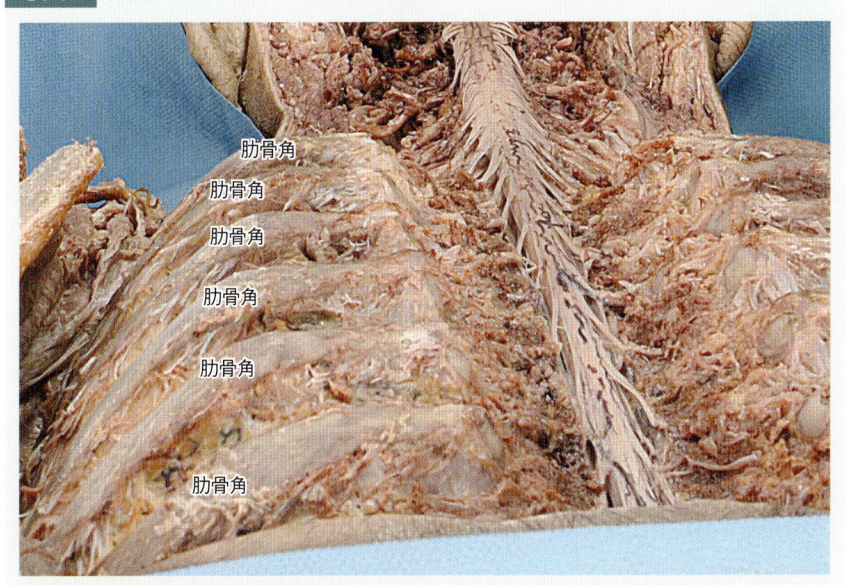

肋骨は，胸椎から離れると後外方に向かうが，急に前外方に方向を変える部位があり，これを肋骨角と呼ぶ（図2，写真2）。肋骨角は，角張った突出部となるため，体表からも容易に触知できる。通常，棘突起より6〜8cm外側で脊柱起立筋の外側に位置する。

ステレオ　緯度30度, 経度－5度, 第10層

左眼　　　　右眼

139

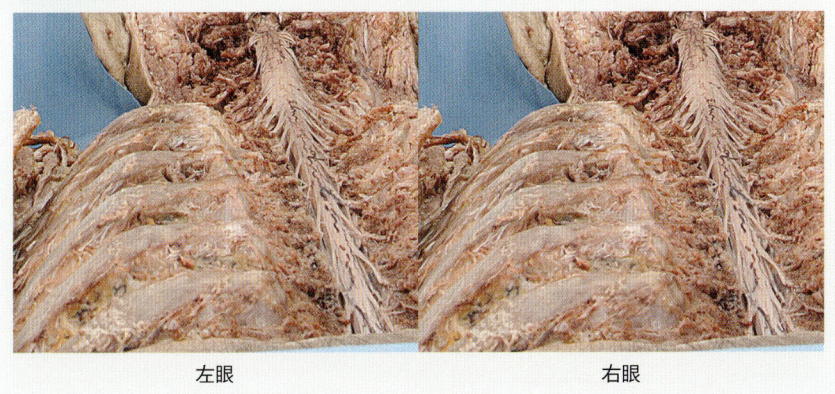

Part 3
体幹のブロック

写真3 緯度70度，経度－85度，第10層

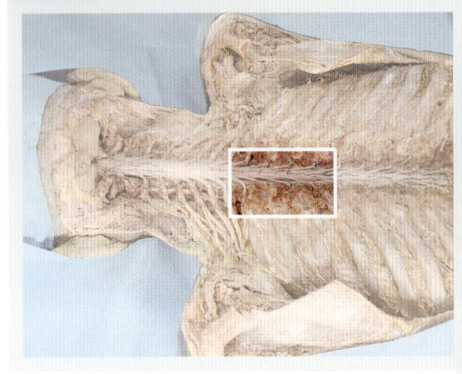

(ラベル: T₁, T₂, T₃, T₄, 前根, 後根, 椎弓根（断面）, 第2肋骨, 第3肋骨)

神経根は前根と後根に分岐した後，椎弓根を中心にほぼ直角に曲がる。その後，各肋骨下部に近づいていく。椎弓根近傍では神経は肋骨とやや離れている。

肋間筋は，体表面から外肋間筋，内肋間筋，最内肋間筋の3層からなる（図3，写真4）。肋骨角より中枢側には最内肋間筋はなく，内肋間筋は胸内筋膜と接する。逆に，肋骨角より外側には肋下筋が胸腔側に加わる。

図3 肋間筋の解剖

(ラベル: 外肋間筋, 内肋間筋, 最内肋間筋, 肋間筋, 胸内筋膜, 肋間神経, 壁側胸膜)

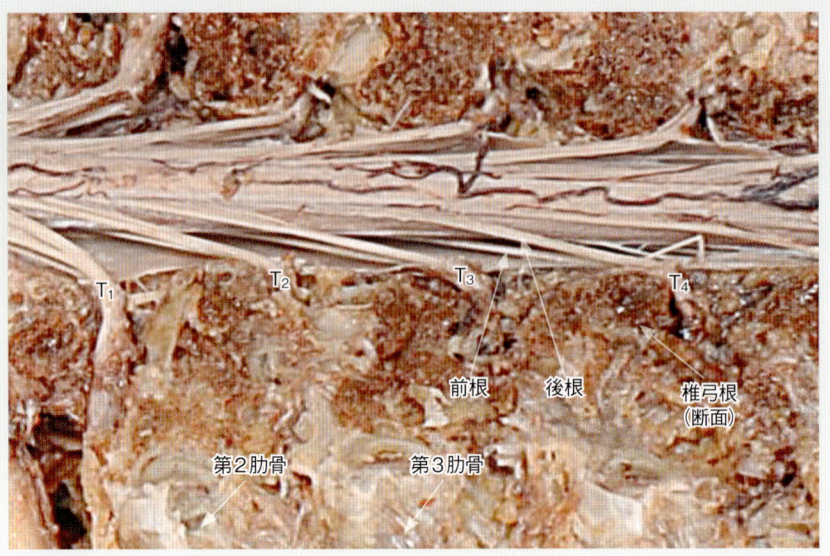

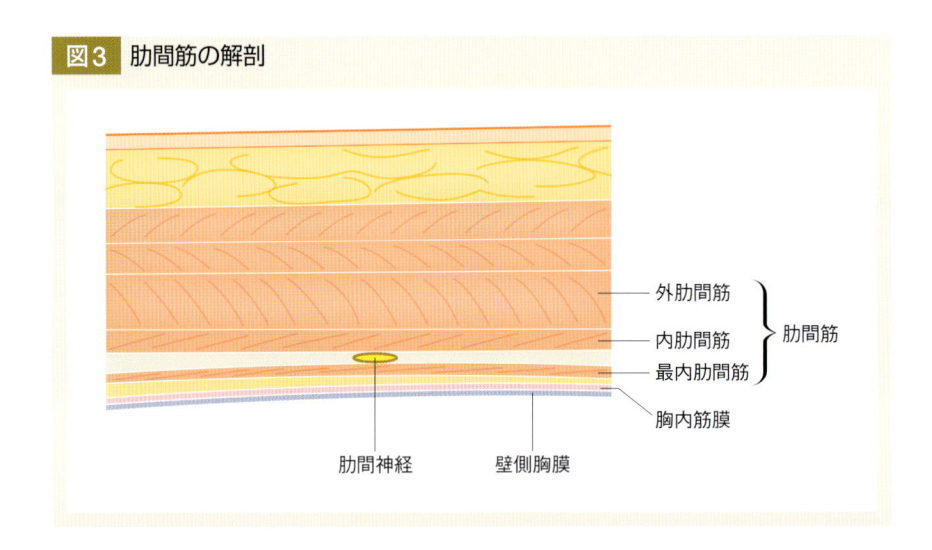

写真4 緯度70度，経度－80度，第10層

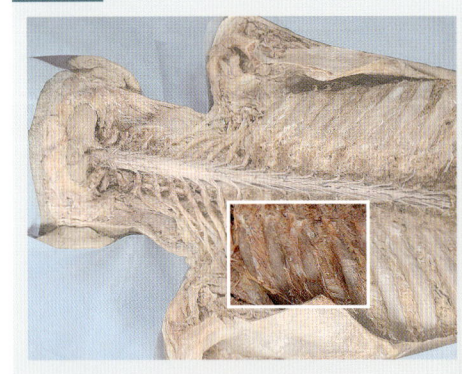

(ラベル: 外肋間筋, 内肋間筋)

外肋間筋は"ハの字"に，内肋間筋は"逆ハの字"と，互いが交わるように走行している。

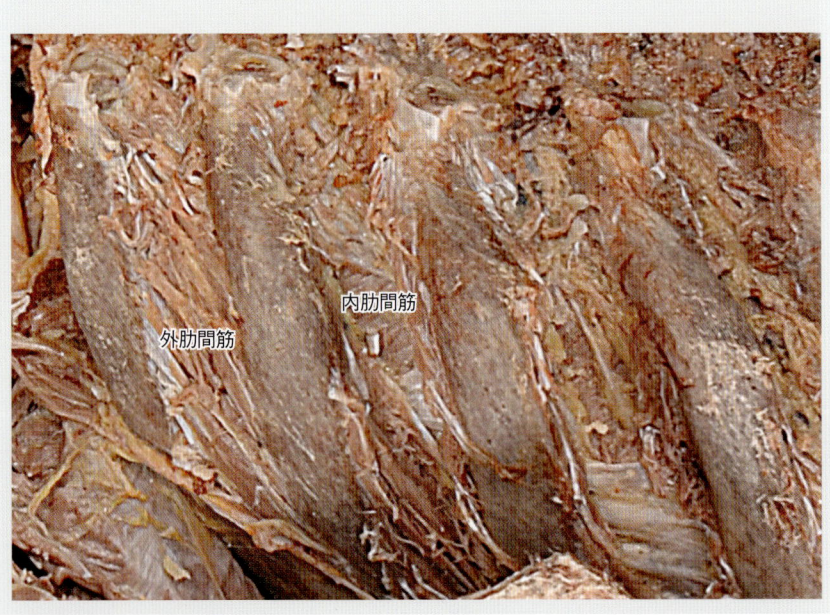

肋間神経ブロック 09

図4 胸壁の解剖（矢状断面）

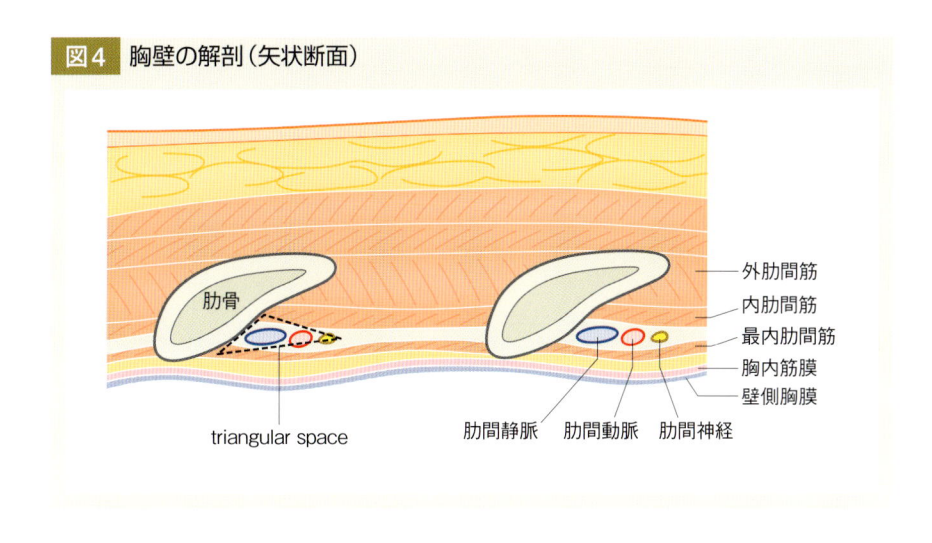

外肋間筋
内肋間筋
最内肋間筋
胸内筋膜
壁側胸膜
肋骨
triangular space
肋間静脈　肋間動脈　肋間神経

　肋間神経は，肋間動静脈とともに内肋間筋と最内肋間筋の間を肋骨溝に沿って走行している。したがって，肋骨角より外側では内肋間筋（体表側），最内肋間筋（胸腔側），肋骨下面（頭側），肋骨上面（尾側）に囲まれた肋間腔内を走行している。特に肋骨下面の肋骨溝と内肋間筋，最内肋間筋で囲まれたスペースを triangular space と呼ぶ（図4）。肋骨角より中枢側では，最内肋間筋がなくなるため，内肋間筋（体表側），胸内筋膜・壁側胸膜（胸腔側），肋骨下面（頭側），肋骨上面（尾側）に囲まれる。

写真5 緯度0度，経度−180度，第3層

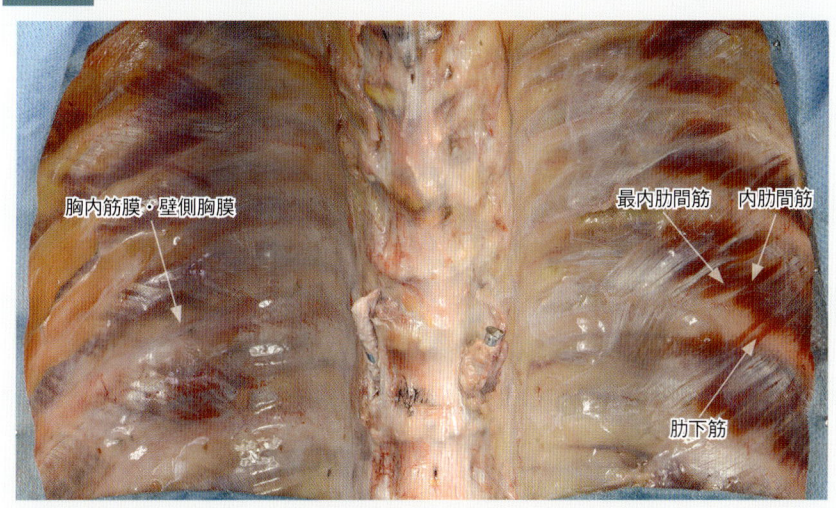

胸内筋膜・壁側胸膜　　　　最内肋間筋　内肋間筋
肋下筋

◀ 肋骨をまたいで結合する肋下筋が見える。左側胸郭（写真右側）は，胸内筋膜と壁側胸膜を除去している。

写真6 緯度0度，経度0度，第1層

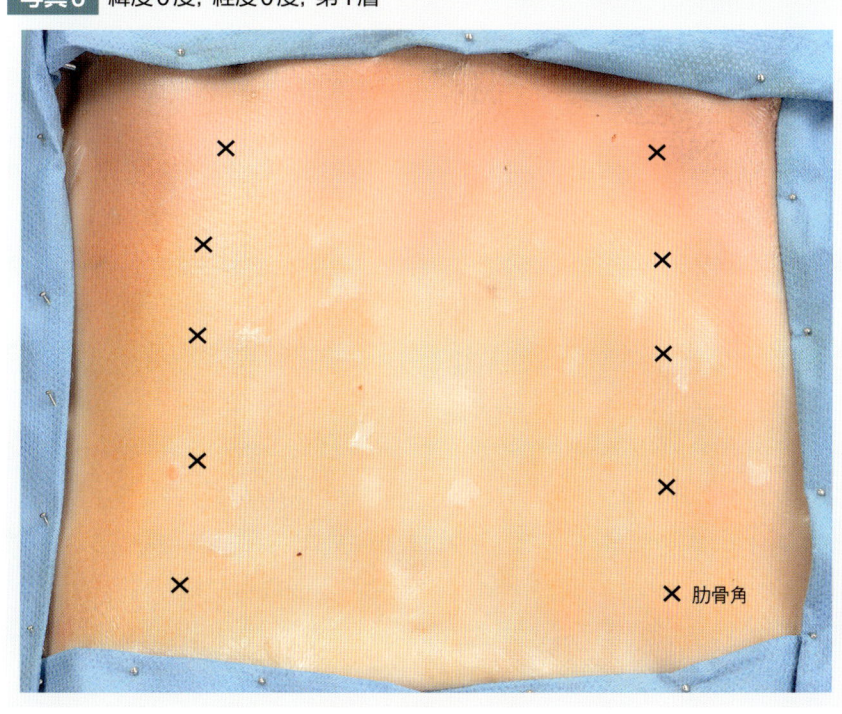

×肋骨角

ここからは，体表から順に見ていこう。まず，胸背部をほぼ真上から見下ろした視点で見る。

◀ 体表からは肋骨角（×部）が観察できる。肋骨角より中枢側は肋骨が最も浅いところにあるうえに，肋骨が厚く広いため，ここでの穿刺は気胸を起こしにくい。そのためランドマーク法で肋間神経ブロックを行う場合の刺入点は，肋骨角中枢側付近の肋骨下縁とする。

141

Part 3
体幹のブロック

皮膚と皮下脂肪を除くと僧帽筋が現れ（左側），さらに僧帽筋を除くと大菱形筋が現れる（右側）。

写真7 緯度0度，経度0度，第3層

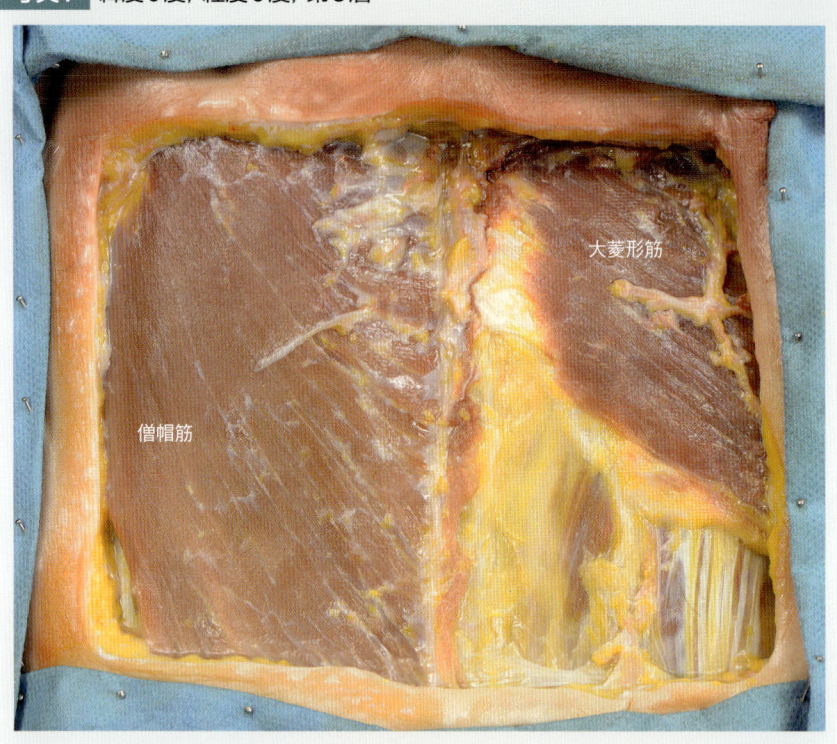

大菱形筋
僧帽筋

さらに，胸最長筋，胸腸肋筋，胸棘筋，胸半棘筋を取り除けば，長肋骨挙筋および短肋骨挙筋が現れる（左側）。この下にある外肋間筋，内肋間筋を除くことによって，動静脈および肋間神経が現れる（右側）。肋骨角より中枢側には最内肋間筋がないため，胸腔側には胸内筋膜と壁側胸膜が，肋骨角より外側には胸腔側に最内肋間筋が存在し，動静脈および肋間神経はこれらの体表側に存在する。肋間神経ブロックを行う場合は，この層までブロック針を進め，局所麻酔薬を注入する。

写真8 緯度0度，経度0度，第11層

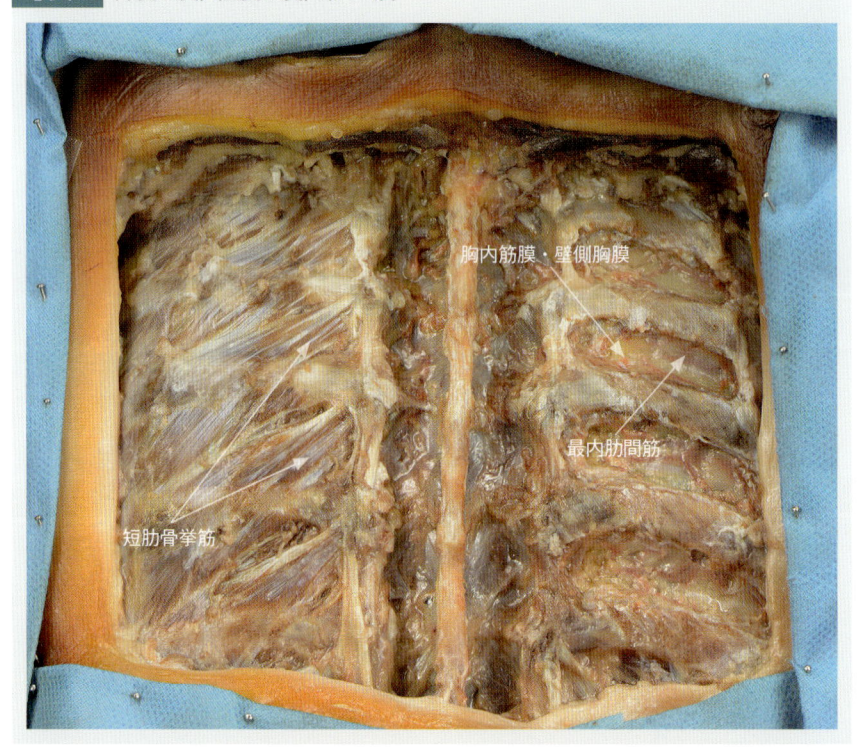

胸内筋膜・壁側胸膜
最内肋間筋
短肋骨挙筋

肋間神経ブロック 09

写真9 緯度25度，経度90度，第10層

A 胸郭全体

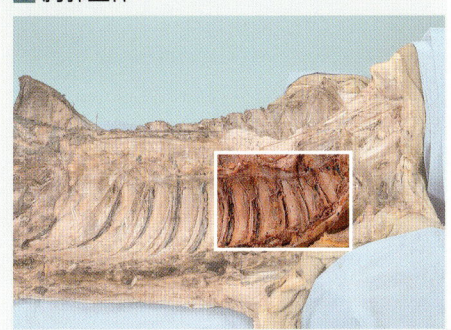

B 胸郭内部のクローズアップ

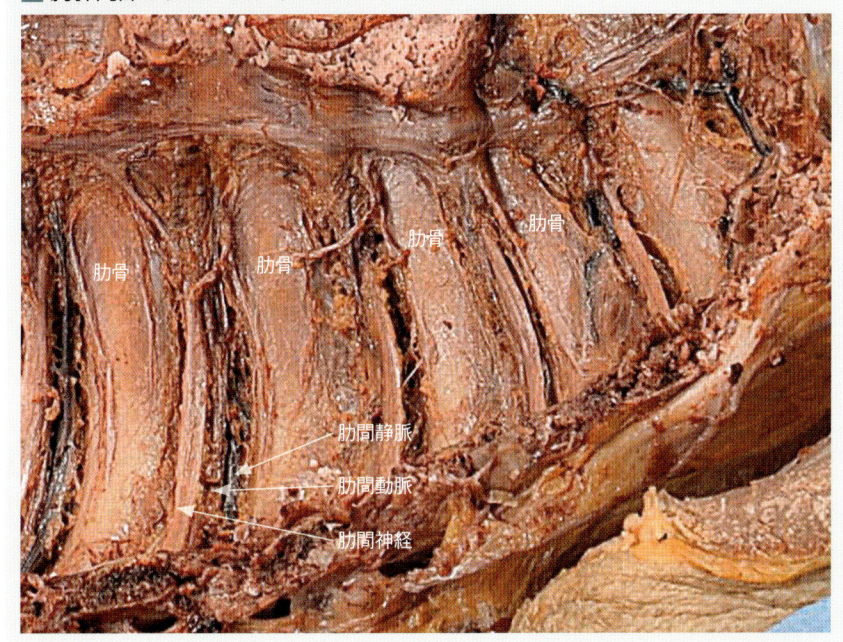

前胸部から側胸部を，やや左側から見た。壁側胸膜，胸内筋膜，最内肋間筋を取り除くと，肋骨の下縁から順に，肋間静脈，肋間動脈，肋間神経が観察される。

肋骨／肋骨／肋骨／肋骨
肋間静脈
肋間動脈
肋間神経

ステレオ 緯度25度，経度90度，第10層

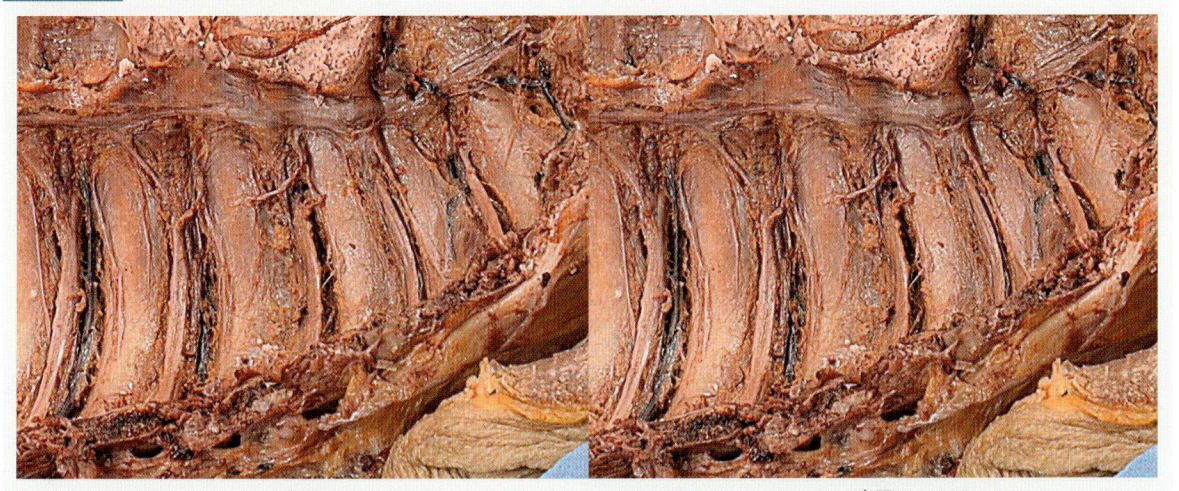

左眼　　　右眼

143

肋間神経ブロックの実際

ランドマーク法

肋間神経ブロックは，肋骨角部，前腋窩線上，後腋窩線上，鎖骨中線上，などで行われる。解剖学的に，肋骨角は肋骨が最も浅いところにあるうえに，肋骨が厚く広いため，気胸を起こしにくい。そのため刺入点は，肋骨角付近の肋骨下縁とするのが一番安全である。

肋骨角のさらに中枢側（椎体に近い領域）では，肋間神経はより壁側胸膜の近くを走るため，気胸のリスクが高くなるうえに，仙棘筋により肋骨を触知しにくい。また，前腋窩線より末梢側では，肋間神経は肋骨溝を出て，再び最内肋間筋内を走行する。これらのことから，肋骨角より中枢側，前腋窩線より末梢側で行う肋間神経ブロックは難しく，超音波ガイドを用いない手技は推奨できない。

体位は腹臥位，あるいは側臥位で行う。いずれにしても，左右の肩甲骨間（肩甲間部）を大きく開き，肋骨角を触知しやすくするために，胸腹部に枕を置き，両手で枕を抱えるようにする（図5）。

肋骨下縁から数mm尾側を刺入点とし，刺入部の皮膚を肋骨上まで引き上げて肋骨上でブロック針を皮下に（肋骨表面に当たるまで）刺入する。引き上げた皮膚をゆるめながら，ブロック針の先が肋骨に当たる感触・抵抗を感じ，肋骨下縁を探しながら尾側に移動させる（walking）。針先が肋骨表面に当たる感触・抵抗がなくなった時点で，20°程度の角度をつけて3mm程度進め，一肋間につき0.5〜0.75％ロピバカイン3〜5mLを注入する。肋骨後面から壁側胸膜までは平均で8mmであり，3mmを越えて針先を進めると気胸のリスクが増す。

ブロック針は，しなりすぎない23〜22ゲージの，ベベルの短い鈍針を用いる。

超音波ガイド下法

超音波を用いても，肋間神経や肋間動静脈は，肋骨の音響陰影に隠れて描出できないが，肋間筋の各層や胸膜は描出できる。平行法を用いれば，これらとブロック針の針先の関係をリアルタイムに確認することができる。プローブは振動数6〜13MHzのリニアプローブを用いる。

ランドマーク法では推奨できない部位でのブロックも，超音波画像をガイドとすることで，比較的安全かつ容易に施行することができるが，ランドマーク法と同様の理由で，刺入点は肋骨角付近が推奨される。

必要とする麻酔域の中枢側で穿刺する。この時，胸郭側壁に分布する外側皮枝は，前腋窩線と中腋窩線の間で分枝することに留意する。また，肋骨角側の中枢付近で穿刺した場合は，壁側胸膜と肋骨の癒合が比較的粗であるため，麻酔薬が頭尾側に広がり，上下の肋間神経もブロックされる場合がある。

まず，肋骨に対して垂直に短軸像を描出すると，表面の輝度が高くその下に音響陰影を伴う肋骨および比較的輝度の高い肋間筋の筋膜により境された各肋間筋層と胸膜を同定することができる（図

図5　穿刺時の体位（腹臥位）

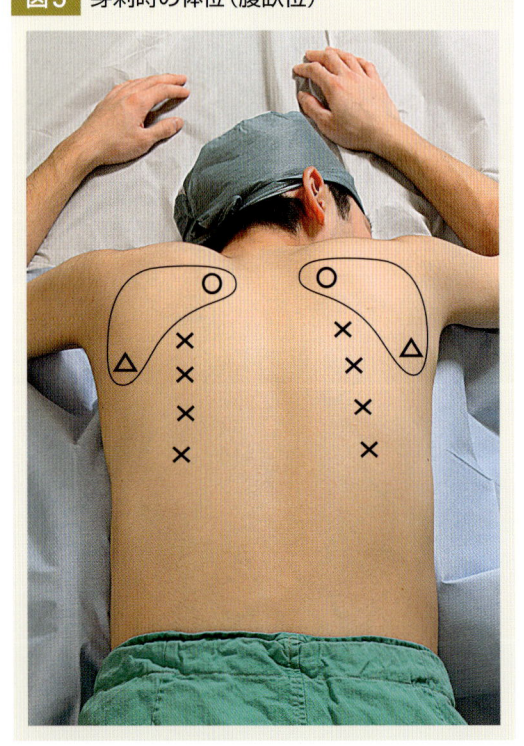

▲上肢を挙上して肩甲骨を上外側へ移動させると上位の肋骨角での穿刺が容易になる。
○肩甲骨上角，△肩甲骨下角，×肋骨角

図6 短軸像の描出

A 腹臥位で肋骨と直角にプローブを当てる

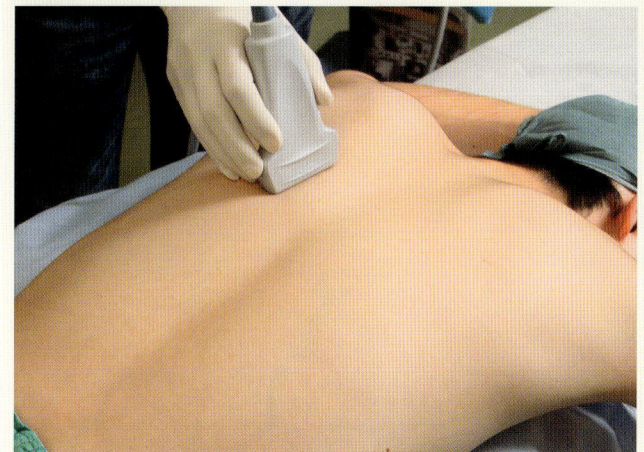

B 側臥位で肋骨と直角にプローブを当てる

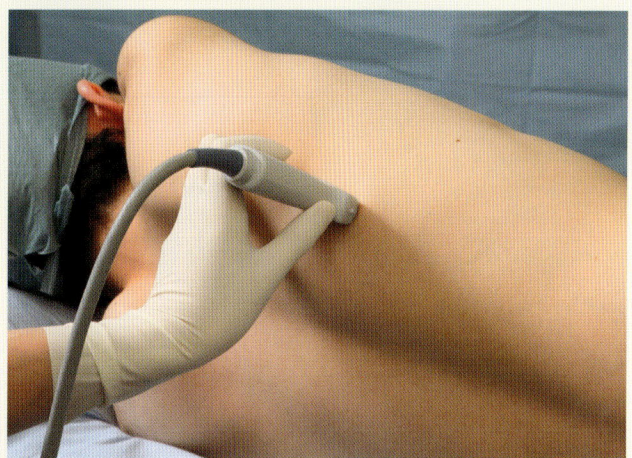

C 超音波画像とその解剖

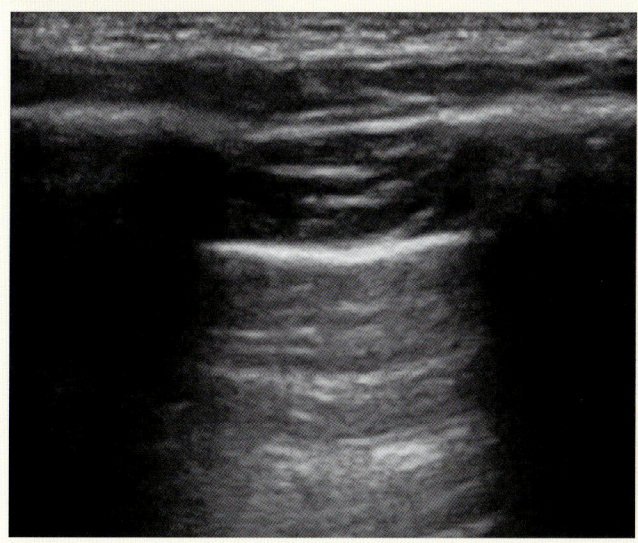

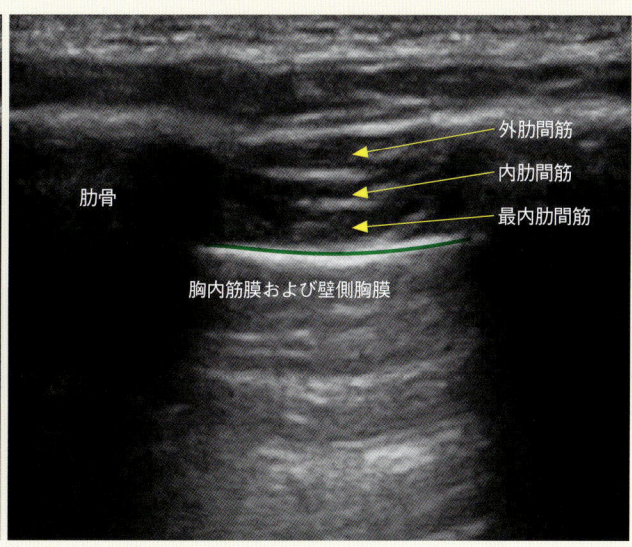

- 外肋間筋
- 内肋間筋
- 最内肋間筋
- 肋骨
- 胸内筋膜および壁側胸膜

6）。胸膜下には多重反射による胸膜面と平行に走るいくつかのラインが見られることがある。このとき，深呼吸を促すと壁側胸膜と肺の表面を覆っている臓側胸膜が擦れ合うので，両者を同定することができる。ランドマーク法と同様の刺入法を行う場合は，この断面を用いる。

Part 3
体幹のブロック

図7 長軸像の描出

A 腹臥位で肋骨と平行にプローブを当てる

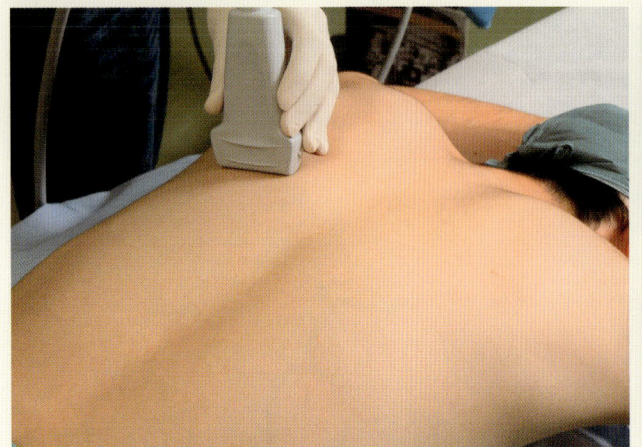

B 側臥位で肋骨と平行にプローブを当てる

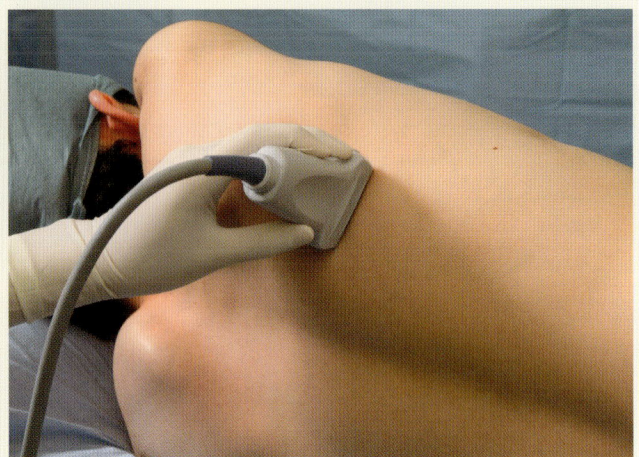

C 超音波画像とその解剖

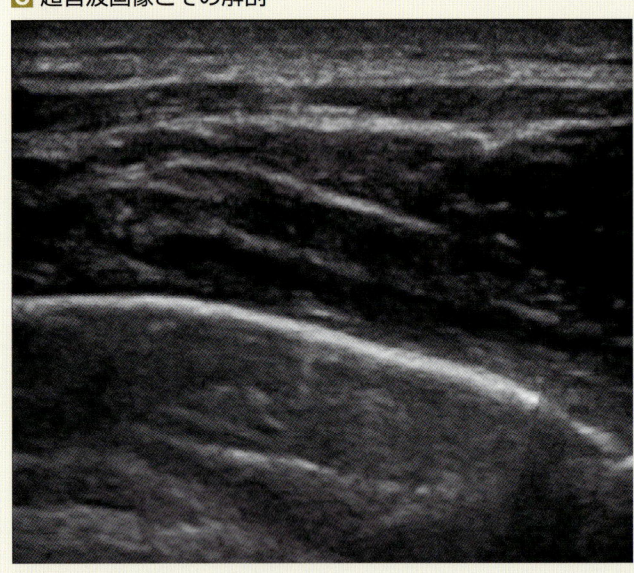

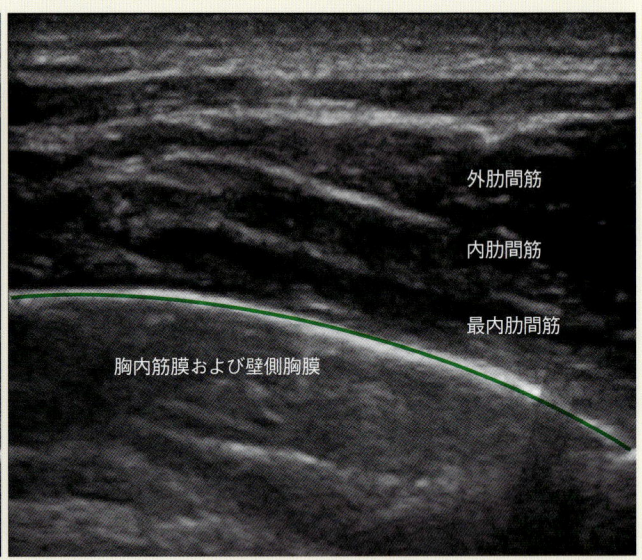

外肋間筋
内肋間筋
最内肋間筋
胸内筋膜および壁側胸膜

　肋間と平行に針を進める刺入法をとる場合は，プローブを回転させ，肋間に沿って長軸像を描出する（図7）。ここでも短軸像と同様に，肋骨，肋間筋，胸膜を同定する。穿刺は平行法でも交差法でも可能であるが，胸膜面と肋骨後面の距離が非常に短いことから，ブロック針の走行がすべて追える平行法のほうが安全である。ただし，超音波ビーム面とブロック針が完全に一致していないと，ブロック針の先端を見誤り，想像以上に針先が先進していることがある。

　平行法では，ブロック針をプローブの外側，肋骨の下縁から刺入し，超音波画像でブロック針全体を捉えながら針先を内肋間筋と最内肋間筋の間，または胸膜から約2 mmの位置まで進める。少量の局所麻酔薬を注入し，針先が内肋間筋と最内肋間筋の間にあることが超音波画像で確認できたら，吸引テストを行った後，一肋間に0.5～0.75%ロピバカイン3～5 mLを注入する。このとき，組織内での局所麻酔薬の広がりが確認できない場合は血管内注入を疑うべきである。

　持続投与のためのカテーテルを留置する場合は，この層に，2～3 cmカテーテルを留置する。

肋間神経ブロックの副作用と合併症

肋間神経ブロックの合併症としては，気胸，血管穿刺，局所麻酔薬中毒，硬膜外・くも膜下ブロック，交感神経ブロックなどがある。

気胸

ランドマーク法による合併症で最も多いものは気胸であり，その頻度は 0.09% から多いものでは 8.7% と報告されている[1]が，1% 程度とする報告が多い。緊張性気胸や胸腔ドレーンの留置が必要となる症例はまれである。下位の肋間神経ブロックでは，腹膜穿刺や腹腔内臓器の損傷も起こり得るが，これもまれである。

超音波は気胸の診断にも有用で，深呼吸による肺のスライドや comet-tail サインの消失による気胸の診断は，鋭敏度 100%，特異度 96.5% であったとする報告[2]や，胸部 X 線写真よりも鋭敏であるとの報告[3]がある。

血管穿刺

血管穿刺は，ランドマーク法を用いた場合に起こりやすい。薬液注入前に血液の逆流を確認したり，注入時の異常の有無の確認が重要である。超音波ガイド下法の場合，薬液注入時に組織内への局所麻酔薬の広がりが超音波画像で確認できない場合は，血管内注入を疑う。

局所麻酔薬中毒

肋間からの局所麻酔薬の吸収は速く，注入後 5〜10 分以内に血中濃度が上昇し，数分後に最高血中濃度に達する[4]。そのため，複数回の穿刺や持続投与を行う場合は，常に局所麻酔薬中毒に注意する。

硬膜外・くも膜下ブロック

硬膜鞘は，外側に 8 cm ほど伸びている場合がある[4]。そのため，脊柱に近い部位で穿刺を行った場合，硬膜外・くも膜下ブロックになる可能性がある。

交感神経ブロック

肋骨角より中枢側でブロックを行った場合などでは，局所麻酔薬が傍脊椎腔を経て，交感神経ブロックとなることがある。両側あるいは複数の肋間でブロックを行い，交感神経ブロックを起こすと，血圧低下などの症状を示す。上位の肋間神経ブロックを行った場合，星状神経節ブロックとなることがある。

文献

1. Peng PW, Narouze S. Ultrasound-guided interventional procedures in pain medicine : A review of anatomy, sonoanatomy, and procedures. Reg Anesth Pain Med 2009 ; 34 : 458-74.
2. Wu RG, Yang PC, Kuo SH, et al. "Fluid color" sign : a useful indicator for discrimination between pleural thickening and pleural effusion. J Ultrasound Med 1995 ; 14 : 767-9.
3. Rowan KR, Kirkpatrick AW, Liu D, et al. Traumatic pneumothorax detection with thoracic US : correlation with chest radiography and CT-initial experience. Radiology 2002 ; 225 : 210-4.
4. Ho A M-H, Karmakar MK. Intercostal Nerve Block. In : Hadzic A. Textbook of Regional Anesthesia and Acute Pain Management. New York : McGraw-Hill, 2007 : 600-6.

Part 3 体幹のブロック

10

腹横筋膜面ブロック，腸骨下腹・腸骨鼠径神経ブロック

小幡 典彦

　腹横筋膜面 transversus abdominis plane（TAP）ブロックは，産婦人科，泌尿器科，外科などの腹部手術における創部の鎮痛を得る方法である。また，腸骨下腹・腸骨鼠径神経ブロックは，鼠径部から恥骨周辺および陰部の鎮痛を得る方法であり，鼠径ヘルニア，停留精巣などの手術麻酔に有用である。
　腹横筋膜面ブロック，および腸骨下腹・腸骨鼠径神経ブロックでは，腹壁を構成する筋群と，脊髄神経前枝として筋間を走行し最終的には筋を貫き皮膚に分布する神経の解剖を理解することが重要である。また，血管誤穿刺のリスクもあるため，血管の走行についても把握しておく必要がある。

Part 3
体幹のブロック

腹部のブロックに必要な解剖

側腹壁には，外腹斜筋，内腹斜筋，腹横筋の3枚の平たい筋がある。外腹斜筋，内腹斜筋の筋束は互いに対角に走行し，腹横筋は横走する。3層の筋層の外側面を，順に表層，中間層，深層の被覆筋膜が包む。これらの筋膜はきわめて薄く，筋の表層あるいは筋層間に存在する筋上膜として認識される。腹横筋の内側面は腹内筋膜で裏打ちされ，さらに内側に腹膜前脂肪，続いて壁側腹膜が存在して腹腔と隔てられている。前腹壁には垂直筋として腹直筋がある（図1，2）。腹直筋は剣状突起，第5〜7肋軟骨に起始し，恥骨結合と恥骨稜に停止する（111ページ表1）。左右で対になっており，白線がその境をなすが，腹直筋は上部では広く，薄く，下部では細く，厚い。腹直筋の大半は腹直筋鞘で覆われている。

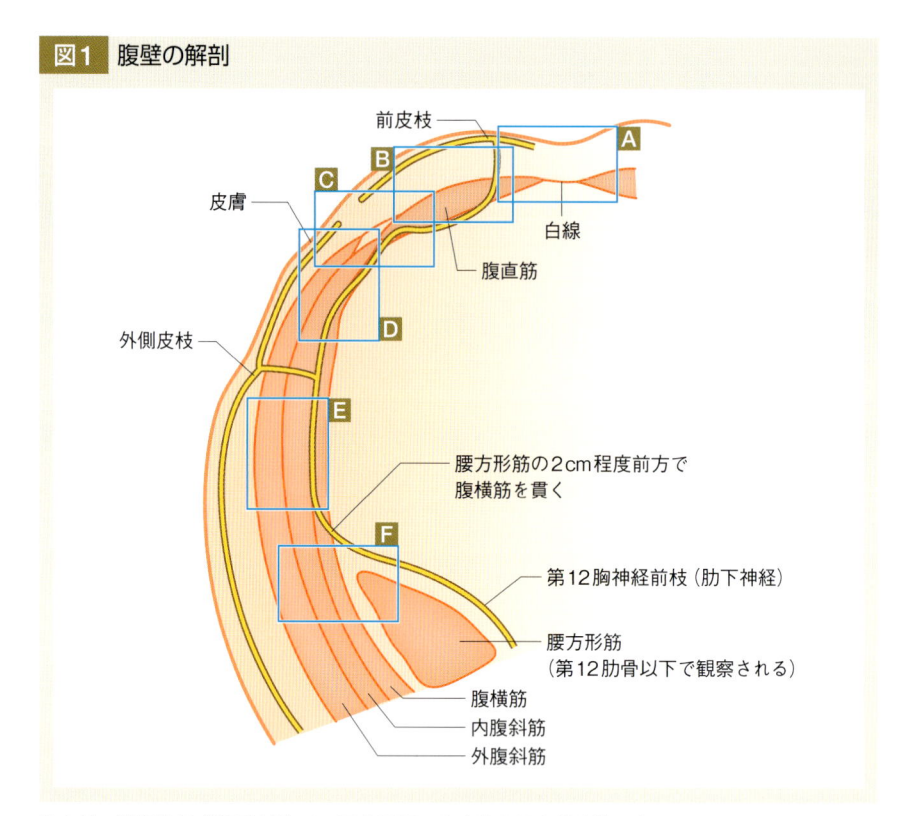

図1 腹壁の解剖

前皮枝：肋間神経（肋下神経）は，正中近辺で腹直筋を貫き前皮枝になる。
外側皮枝：前腋窩線付近で肋間神経（肋下神経）より分枝する。

図2 腹壁の超音波画像とその解剖

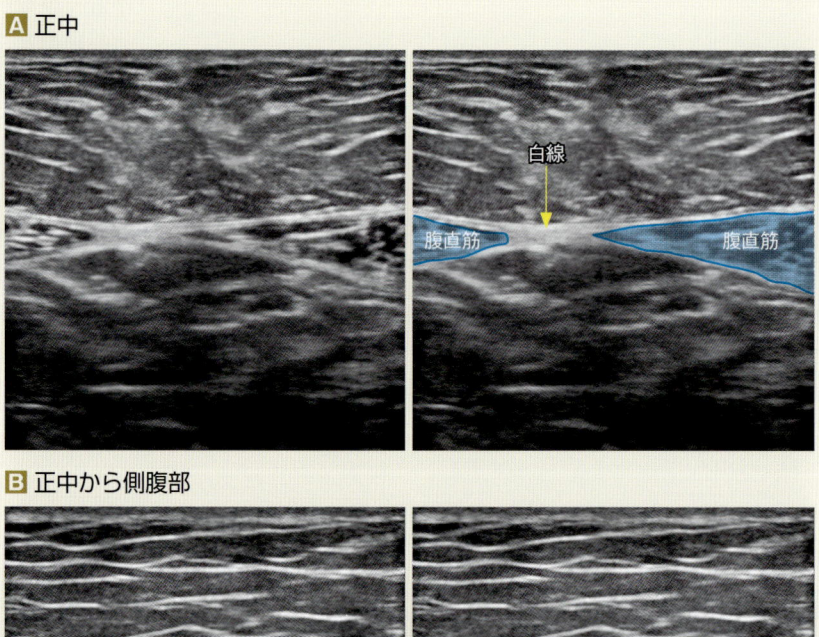

A 正中

B 正中から側腹部

10 腹横筋膜面ブロック，腸骨下腹・腸骨鼠径神経ブロック

C 正中から側腹部

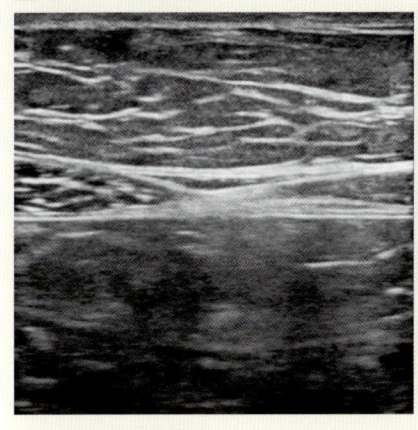

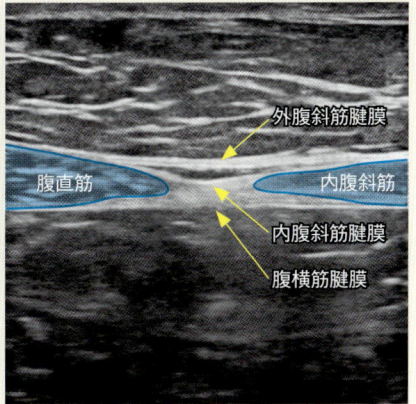

外腹斜筋腱膜
腹直筋
内腹斜筋
内腹斜筋腱膜
腹横筋腱膜

D 正中から側腹部

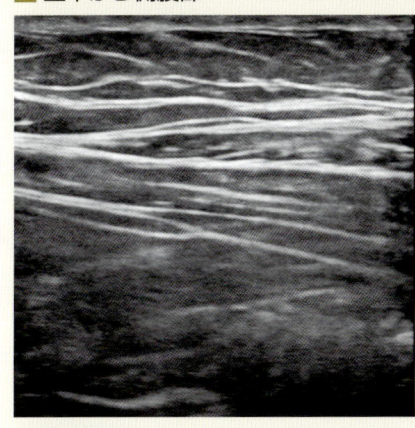

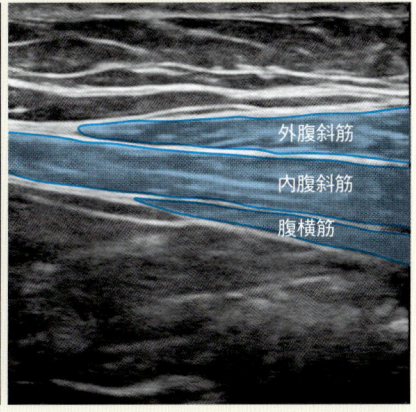

外腹斜筋
内腹斜筋
腹横筋

E 側腹部

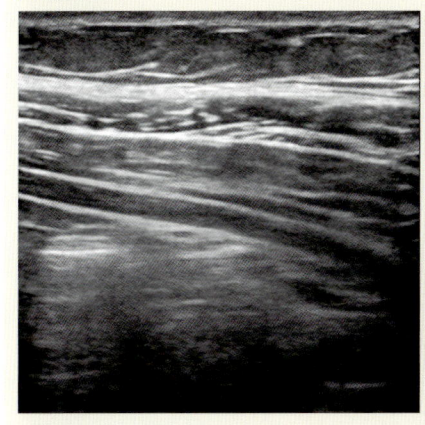

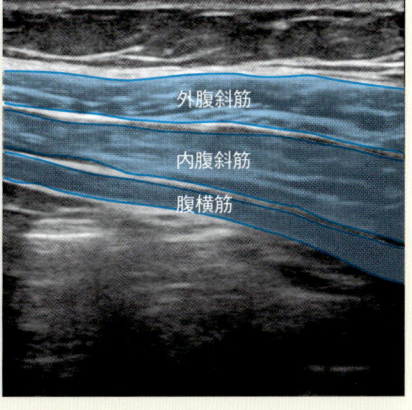

外腹斜筋
内腹斜筋
腹横筋

F 背側

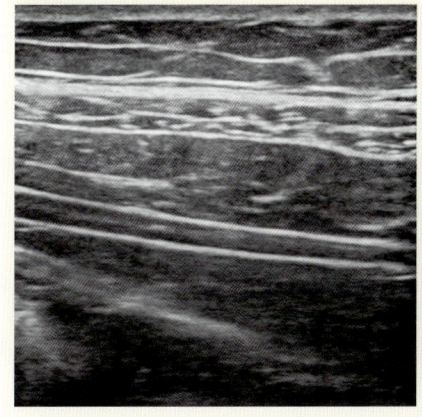

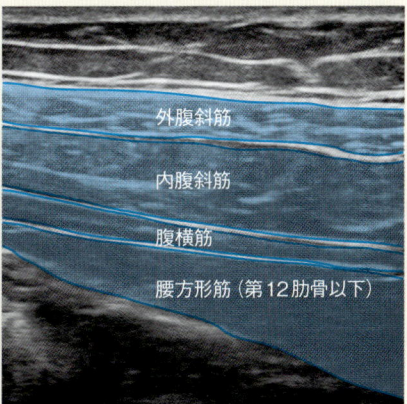

外腹斜筋
内腹斜筋
腹横筋
腰方形筋（第12肋骨以下）

腹壁の神経は，第7胸神経から第1腰神経までの脊髄神経に由来する前枝によって支配されている。これら脊髄神経前枝は脊髄から出た後，側腹部やや背面で腹横筋を貫通する。第12胸神経（肋下神経）から尾側の神経は，脊髄から出た後，腰方形筋の腹側を走行し，その外側2～3cm（背側側方）で腹横筋を貫通する。貫通後，これらの神経は腹横筋と内腹斜筋の間（神経血管面）を走行する。側腹部より背側で腹横筋膜面ブロックを行うと，前枝が走行していない可能性がある。第7～12胸神経前枝は体幹の側面（およそ前腋窩線上）で外側皮枝を分枝して，皮下組織に入る。したがって，前腋窩線より末梢側で腹横筋膜面ブロックを行うと，外側皮枝がブロックできない可能性がある。

前枝はこの層をさらに腹側正中方向に伸び，腹直筋背面を走行した後，腹直筋と腹直筋鞘を貫き前皮枝となる（図1）。外側皮枝は背部外側部から腹部前面の広い範囲を支配し，前皮枝は体表の正中部領域を支配する。実際に，腹直筋を除くと腹直筋鞘後葉が確認でき，この層にまで神経が伸びていることがわかる。ちなみに，腹直筋鞘ブロックでは，腹直筋と腹直筋鞘後葉の間に薬液を注入する。

第10，11肋間動脈と肋下動脈は，肋骨を離れて内腹斜筋と腹横筋の間を下行する。内胸動脈の枝である筋横隔動脈は肋骨弓に沿って下行し，上腹壁動脈は腹直筋鞘の後葉上部を貫き腹直筋の上部に分布する。外腸骨動脈から出た深腸骨回旋動脈は鼠径靱帯に沿って走行し，下腹壁動脈は腹横筋膜内を上行した後に腹直筋鞘に入り，腹直筋下部に分布して上腹壁動脈と合流する（110ページ図1）。

151

Part 3
体幹のブロック

まず，患者の右側に立って腹部を見下ろした視点から解剖を見ていく。

腹横筋膜面ブロック，腸骨下腹・腸骨鼠径神経ブロックにおいて，体表から観察すべきランドマークは，剣状突起，肋骨弓，臍，腸骨稜，上前腸骨棘，恥骨結合である。

腹横筋膜面ブロックは，第7～10胸神経までを遮断する肋骨弓下腹横筋膜面ブロックと，第10～12胸神経を主にブロックする後方腹横筋膜面ブロックがある。

後方腹横筋膜面ブロックでは，Bの緑帯のように中腋窩線に垂直にプローブを当てる。肋骨弓下腹横筋膜面ブロックでは，赤帯のようにプローブを当て，肋骨弓に沿って1か所もしくは数か所の穿刺となる。一方，腸骨下腹・腸骨鼠径神経ブロックでは，神経の走行と垂直になるように，臍と上前腸骨棘を結んだ青帯の位置が目安となる。

これらプローブの位置で描出される解剖を見てみよう。

写真1 緯度45度，経度－5度，第1層

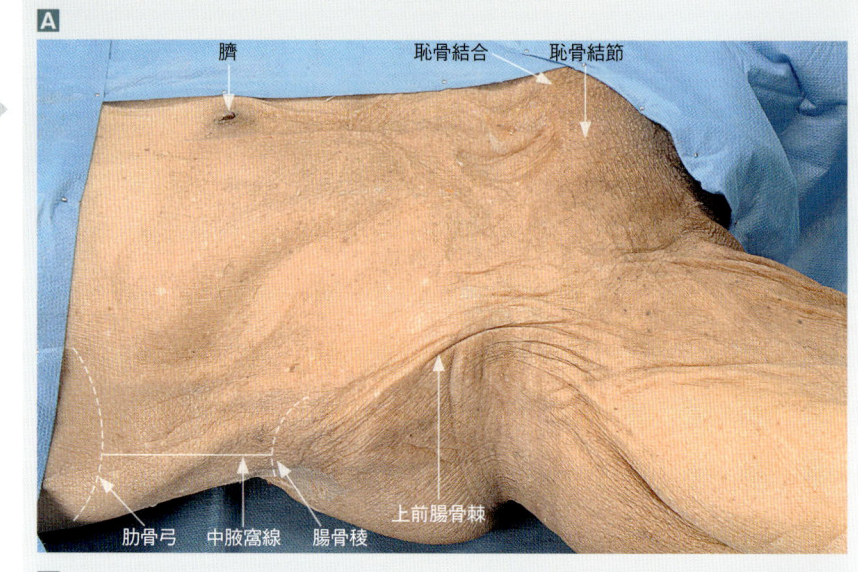

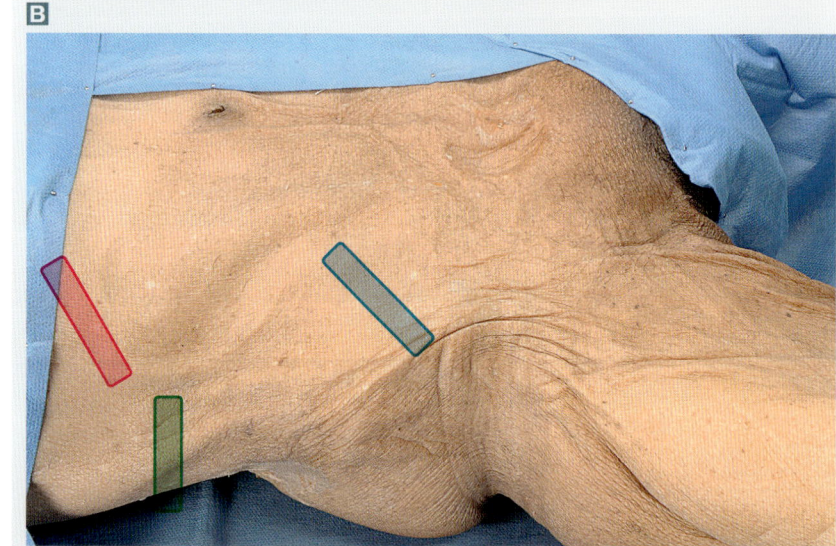

A
臍　恥骨結合　恥骨結節
肋骨弓　中腋窩線　腸骨稜　上前腸骨棘

B

赤：肋骨弓下腹横筋膜面ブロック時のプローブの位置，緑：後方腹横筋膜面ブロック時のプローブの位置，青：腸骨下腹・腸骨鼠径神経ブロック時のプローブの位置

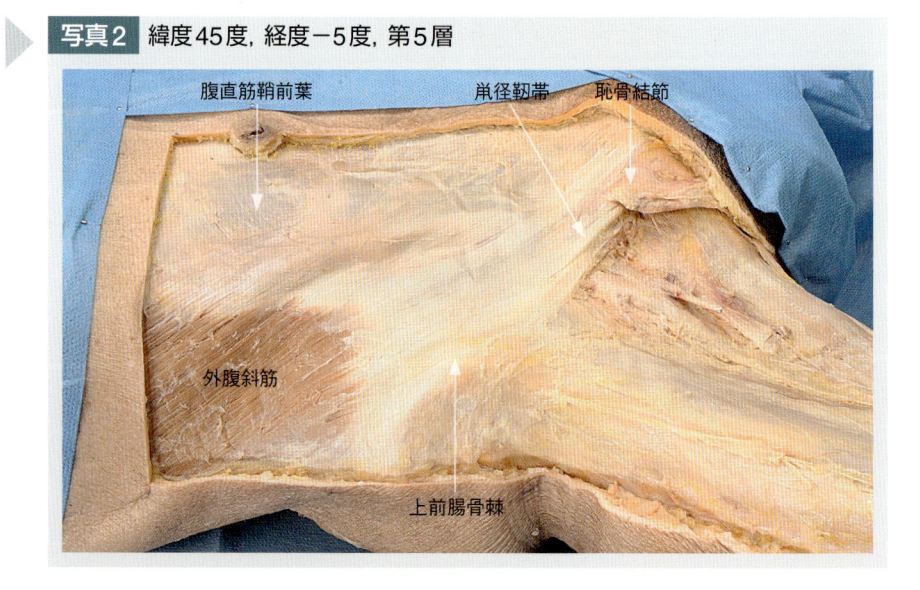

皮膚と皮下脂肪を除くと，外腹斜筋が観察できる。その正中側には，外腹斜筋腱膜，内腹斜筋腱膜から構成される腹直筋鞘前葉が広く分布している。この層には，神経血管面から筋を貫いて表層に出てきた神経の遠位端も存在する。上前腸骨棘と恥骨結節を結ぶ線上に鼠径靱帯が存在する。

写真2 緯度45度，経度－5度，第5層

腹直筋鞘前葉　鼠径靱帯　恥骨結節
外腹斜筋
上前腸骨棘

写真3 緯度45度，経度-5度，第6層

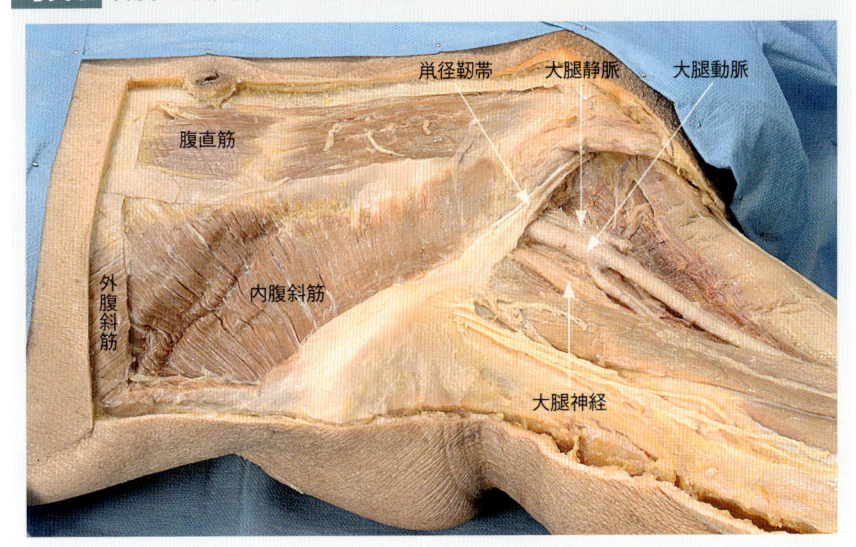

外腹斜筋を除くと，それとは筋束がほぼ直交する内腹斜筋が観察できる。また，腹直筋鞘前葉を除くと，縦走する腹直筋が前腹壁に分布する。

写真4 緯度45度，経度-5度，第8層

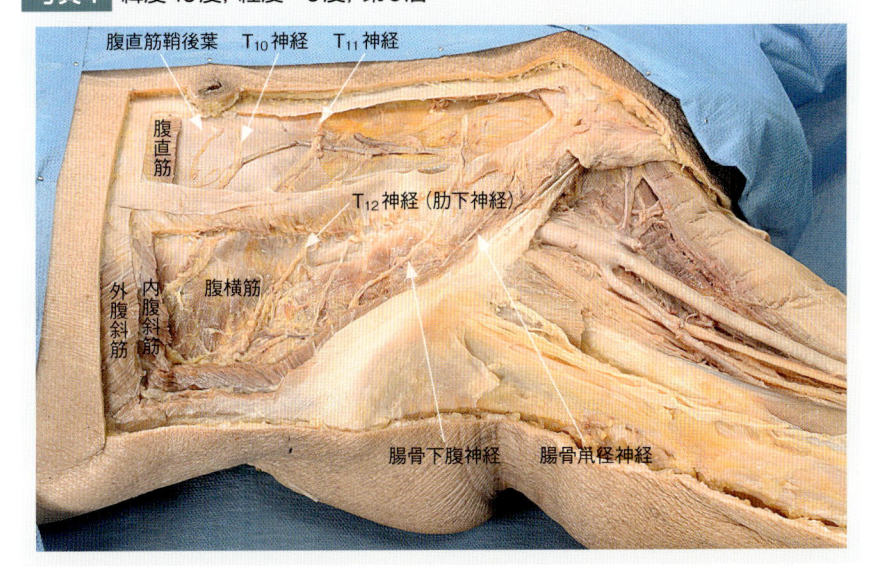

内腹斜筋を除くと，腹横筋が現れる。腹直筋を除くと，腹直筋鞘後葉が確認できる。この層には神経や血管が多数確認できる。

腸骨下腹神経は第1腰神経（ときに第12胸神経）に由来し，腰方形筋の腹側を走行後，その外側で腹横筋を貫通し，腹横筋と内腹斜筋の間を前方に進む。腸骨稜の上で外側皮枝と前皮枝に分かれる。

腸骨鼡径神経は第1腰神経（ときに第12胸神経）に由来し，腸骨下腹神経と平行かつ尾側で深い筋層を伴走する。さらに，腹横筋と内腹斜筋の間を前下方に走行し，上前腸骨棘の内側で内腹斜筋を貫き，内腹斜筋と外腹斜筋の間を走行する。その後，鼡径管を通り，浅鼡径輪から皮下に出て鼡径部，陰嚢，大腿上部内側の皮膚知覚を支配する。

Part 3
体幹のブロック

写真5 緯度60度，経度-155度，第8層

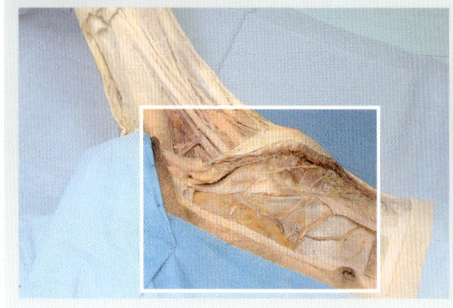

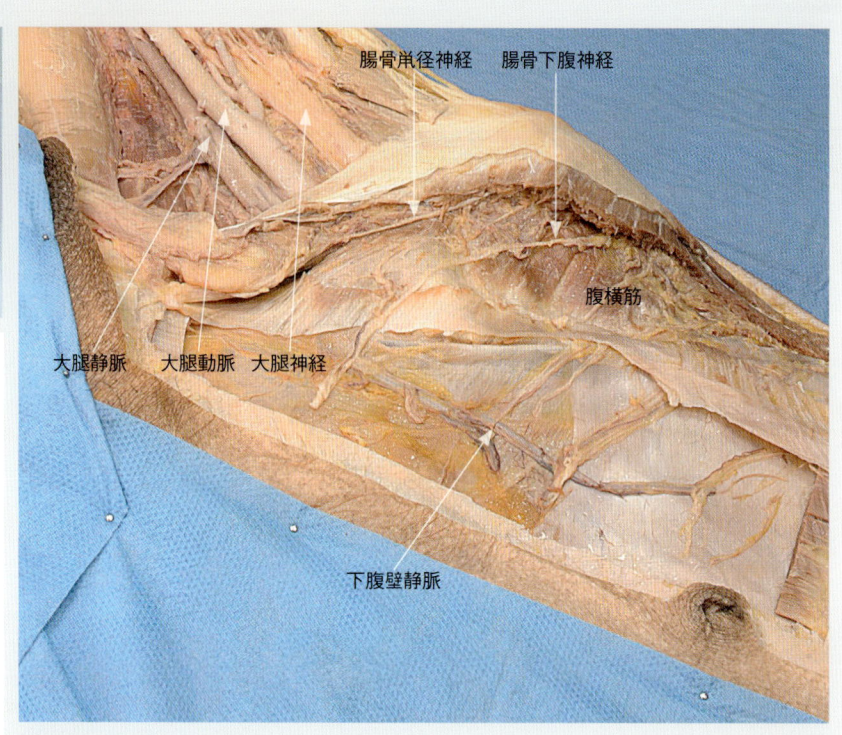

写真4と同じ層を，左側に立って見る。腸骨下腹神経と腸骨鼠径神経の走行が見てとれる。

ラベル：腸骨鼠径神経，腸骨下腹神経，腹横筋，大腿静脈，大腿動脈，大腿神経，下腹壁静脈

別の症例で，正面から腹部の解剖を確認する。

皮膚，皮下組織を除去すると，腹直筋，外腹斜筋，内腹斜筋が観察できる。

写真6 緯度0度，経度0度，第3層

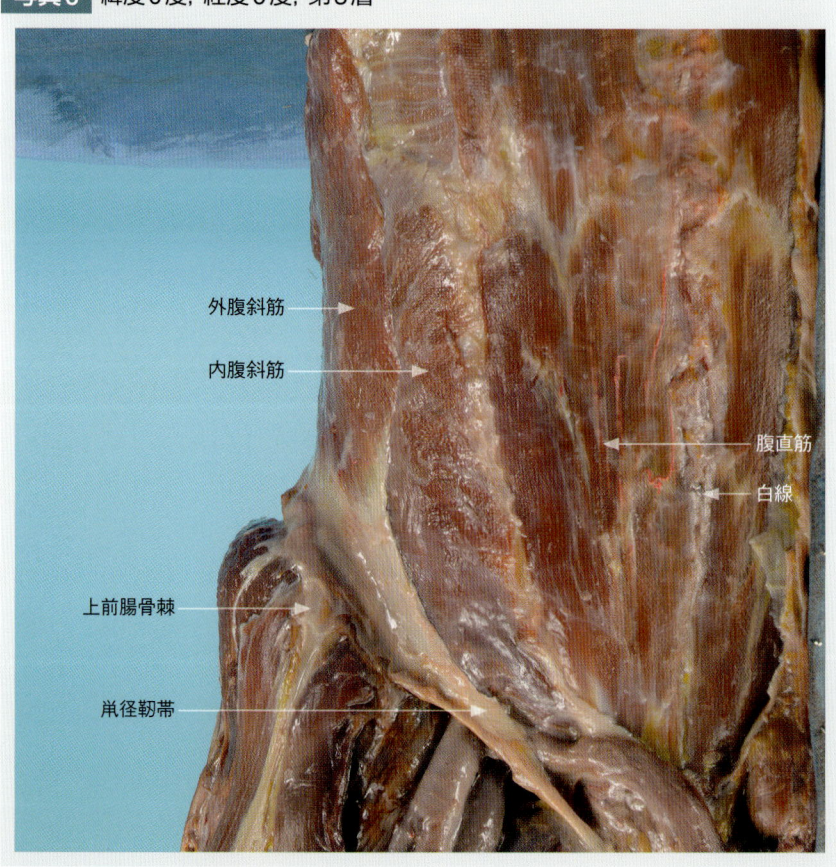

ラベル：外腹斜筋，内腹斜筋，腹直筋，白線，上前腸骨棘，鼠径靭帯

154

10 腹横筋膜面ブロック，腸骨下腹・腸骨鼡径神経ブロック

写真7 緯度0度，経度0度，第4層

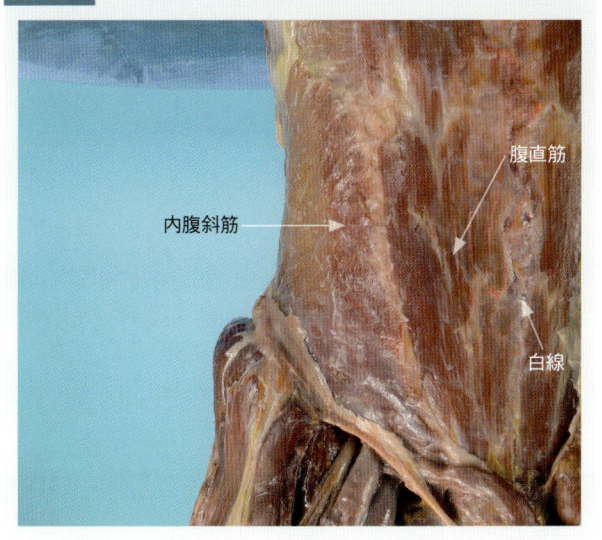

- 腹直筋
- 内腹斜筋
- 白線

外腹斜筋を除去した。腹直筋，内腹斜筋が観察できる。

写真8 緯度0度，経度0度，第5層

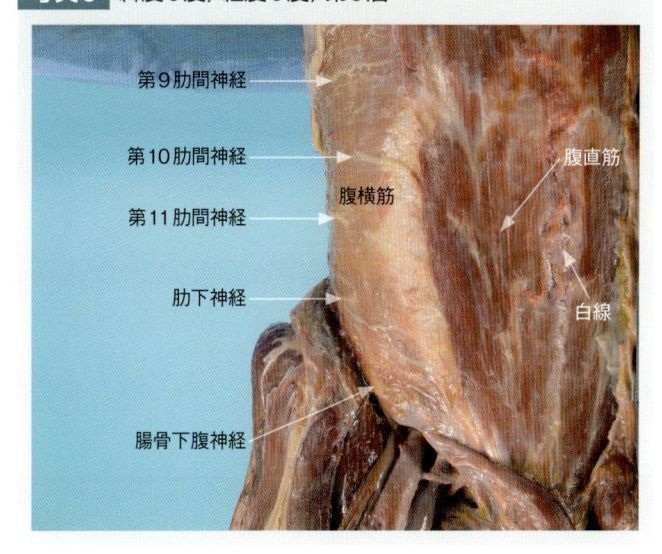

- 第9肋間神経
- 第10肋間神経
- 第11肋間神経
- 腹横筋
- 腹直筋
- 白線
- 肋下神経
- 腸骨下腹神経

内腹斜筋を除去すると，腹横筋と肋間（肋下）神経，腸骨下腹神経が観察できる。

写真9 緯度0度，経度0度，第6層

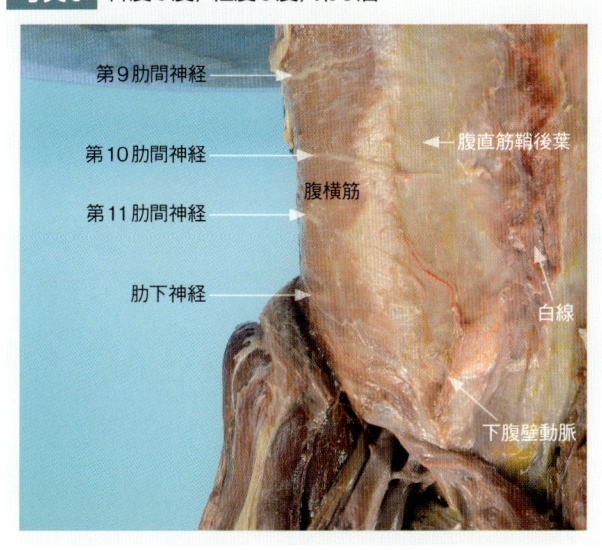

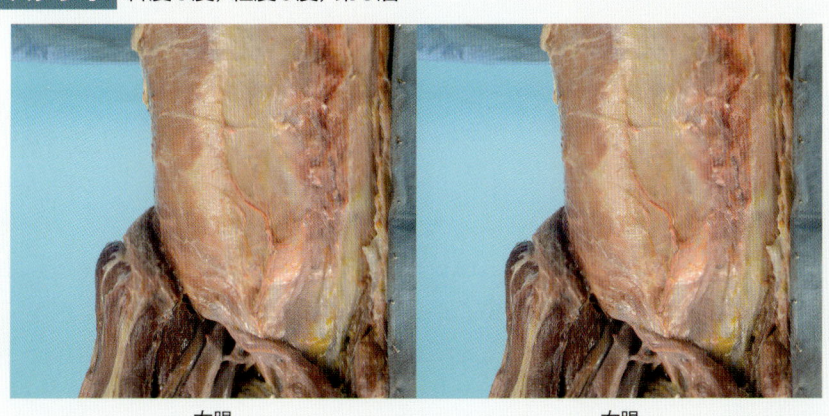

- 第9肋間神経
- 第10肋間神経
- 第11肋間神経
- 腹横筋
- 腹直筋鞘後葉
- 肋下神経
- 白線
- 下腹壁動脈

腹直筋を除去すると，腹直筋鞘後葉が現れる。

写真10 緯度0度，経度0度，第7層

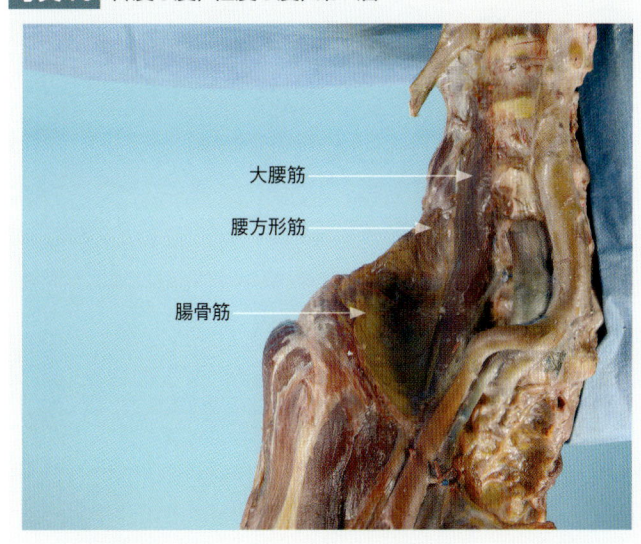

- 大腰筋
- 腰方形筋
- 腸骨筋

腹膜を除去した。背側にある大腰筋，腰方形筋，腸骨筋が見える。

ステレオ 緯度0度，経度0度，第6層

左眼　　　　　右眼

ブロックの実際

後方腹横筋膜面ブロック

主な神経遮断範囲は第10〜12胸神経レベルのため，下腹部の手術が適応となる。

図3 後方腹横筋膜面ブロックの超音波画像

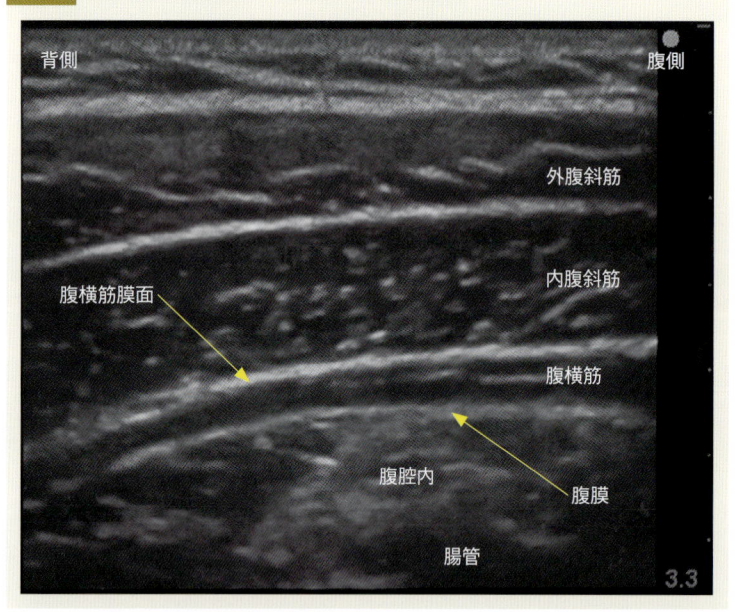

図4 肋骨弓下腹横筋膜面ブロックの超音波画像

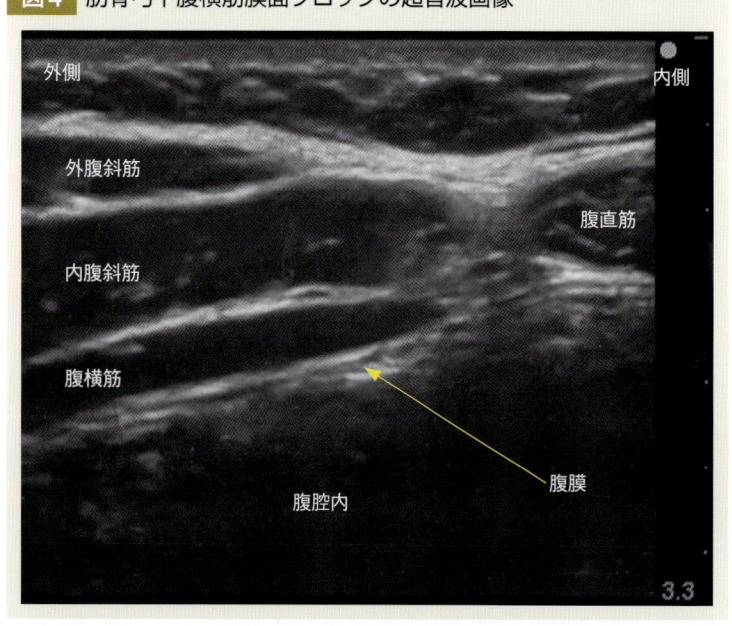

体位は仰臥位とする。体表のランドマークは，臍，肋骨弓，腸骨稜である。肋骨弓下端と腸骨稜上縁の中間（おおよそ臍のレベル）にプローブを当て，側腹部の水平断像を描出する。皮下組織の下に3層の筋組織が認められる。これらは，外側から順に，外腹斜筋，内腹斜筋，腹横筋である。さらに内側には腹膜が確認でき，腹腔内には腸管の存在もわかる（図3）。

中腋窩線上で水平断像を描出した場合は，周囲を高輝度エコー性の被膜に覆われ内部が低輝度エコー（蜂窩状）の神経横断面を同定できることが多い。プローブを中腋窩線に垂直に当てることで，ブロック針をベッドに垂直に刺入しても腹腔内穿刺を回避することができる。ブロック針をプローブの内側から平行法で刺入し，腹横筋膜面（内腹斜筋と腹横筋の間）まで進める。このとき，各筋膜を貫くごとに「プツッ」というポップ感がある。針先の位置が腹横筋膜面にあることを確認し，吸引試験で血液の逆流がないことを確認したのちに薬液を注入する。超音波画像で，腹横筋膜面上を凸レンズのように広がる薬液を確認しながら，適宜，吸引試験を繰り返して薬液を分割投与する。筆者は，0.25〜0.5%ロピバカインを，総量として40〜60mL使用することが多い。ただし，体重当たり3〜4mgを超えないように注意する。

肋骨弓下腹横筋膜面ブロック

第7〜10胸神経（第7〜9胸神経外側皮枝領域は除く）の神経遮断が可能であり，上腹部の手術が適応となる。

体位は仰臥位とする。体表のランドマークは肋骨弓である。肋骨弓に沿ってプローブを当て，内側に腹直筋，その外側に3層の筋組織（外腹斜筋，内腹斜筋，腹横筋）を確認する。さらに深層には腹膜を認め，腹腔内には腸管が存在することがわかる（図4）。

ブロック針をプローブの内側から平行法で刺入し，腹横筋膜面（内腹斜筋と腹横筋の間）まで進める。このとき，各筋膜を貫くごとに「プツッ」というポップ感がある。針先の位置が腹横筋膜面にあることを確認し，吸引試験で血液の逆流がないことを確認したのちに薬液を注入する。超音波画像で，腹横筋膜面上を凸レンズのように薬液が広がっていることを確認しながら，適宜吸引試験を繰

図5 腸骨下腹・腸骨鼡径神経ブロックの超音波画像とその解剖

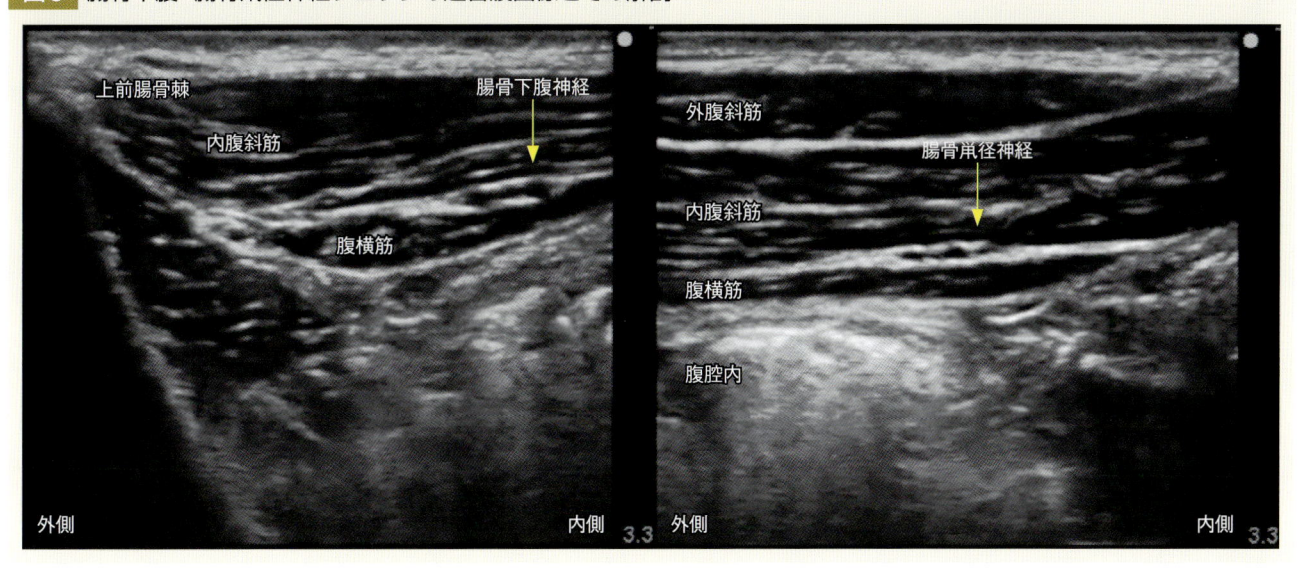

り返して薬液を分割投与する．肋骨弓に沿ってプローブを移動させながら，数か所に分けて注入することで，より広範囲に薬液を投与することができる．薬液の種類・総量は後方腹横筋膜面ブロックと同様である．

腸骨下腹・腸骨鼡径神経ブロック

体位は仰臥位とする．体表のランドマークは臍と上前腸骨棘である．神経の走行と垂直になるように，臍と上前腸骨棘を結んだ線上にプローブを当てると，皮下組織の下に3層の筋組織が認められる．これらは，外側から順に，外腹斜筋，内腹斜筋，腹横筋である（図5）．さらに深層には腹膜を確認し，腹腔内には腸管が存在することがわかる．外腹斜筋が腱膜に移行して3層構造が確認しにくい場合は，神経に垂直な角度を保ったまま中枢側（外上方）にプローブをスライドさせて，3層構造を確認した後に，元の位置に戻るとよい．内腹斜筋と腹横筋の間に，周囲を高輝度エコー性の被膜に覆われ内部が低輝度エコー（蜂窩状）の神経横断面が確認できる．ブロック針をプローブの内側から平行法で刺入し，内腹斜筋と腹横筋の間まで進める．吸引試験で血液の逆流がないことを確認したのちに薬液を注入する．超音波画像で，腹横筋膜面上に薬液が広がっていることを確認しながら，適宜吸引試験を繰り返して薬液を分割投与する．

実際には，神経そのものの描出が困難なこともあるが，内腹斜筋と腹横筋の間に十分な薬液を注入することで効果は期待できる．また，穿刺部ではすでに神経が内腹斜筋を貫いた後であることも考えられ，内腹斜筋内もしくは内腹斜筋と外腹斜筋の間にも薬液を注入しておくことで，十分効果が期待できる．

◎腹部のブロックで注意すべき合併症

腹腔穿刺，腸管穿刺

● 参考図書
- 佐藤達夫，坂井建雄監訳：臨床のための解剖学．東京：メディカル・サイエンス・インターナショナル，2008．

Part 4

腰下肢のブロック

Part 4
腰下肢のブロック

腰下肢の筋肉と神経

腰下肢の神経について，図1にまとめた。下肢の皮神経の分布を，図2，3に示す。筋肉の起始・停止について，表1〜3に示す。

図1 腰下肢の神経

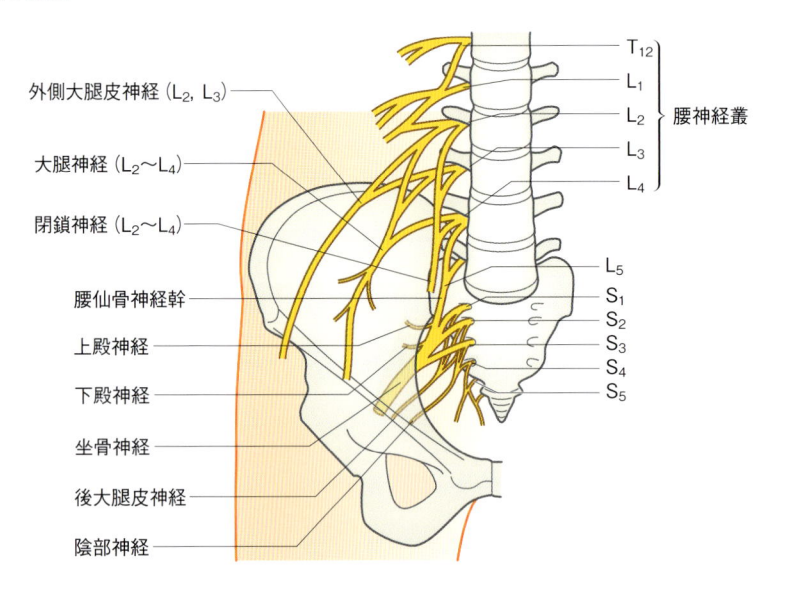

- 外側大腿皮神経（L₂, L₃）
- 大腿神経（L₂〜L₄）
- 閉鎖神経（L₂〜L₄）
- 腰仙骨神経幹
- 上殿神経
- 下殿神経
- 坐骨神経
- 後大腿皮神経
- 陰部神経

T₁₂, L₁, L₂, L₃, L₄ 腰神経叢
L₅, S₁, S₂, S₃, S₄, S₅

図2 下肢の皮神経の分布

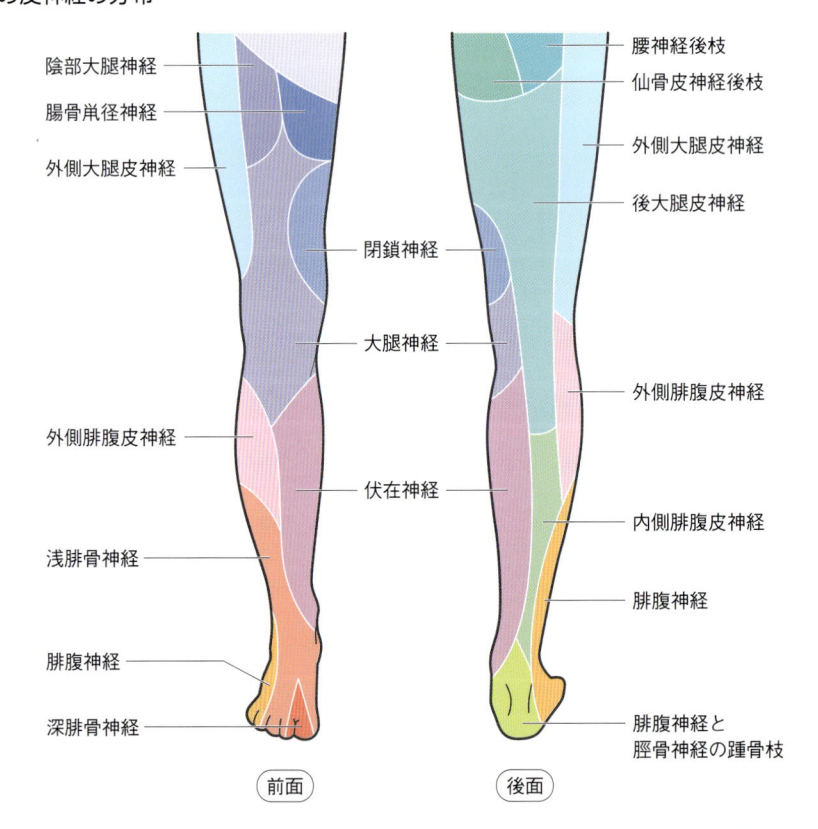

前面:
- 陰部大腿神経
- 腸骨鼠径神経
- 外側大腿皮神経
- 閉鎖神経
- 大腿神経
- 外側腓腹皮神経
- 伏在神経
- 浅腓骨神経
- 腓腹神経
- 深腓骨神経

後面:
- 腰神経後枝
- 仙骨皮神経後枝
- 外側大腿皮神経
- 後大腿皮神経
- 外側腓腹皮神経
- 内側腓腹皮神経
- 腓腹神経
- 腓腹神経と脛骨神経の踵骨枝

図3 腰下肢のデルマトーム

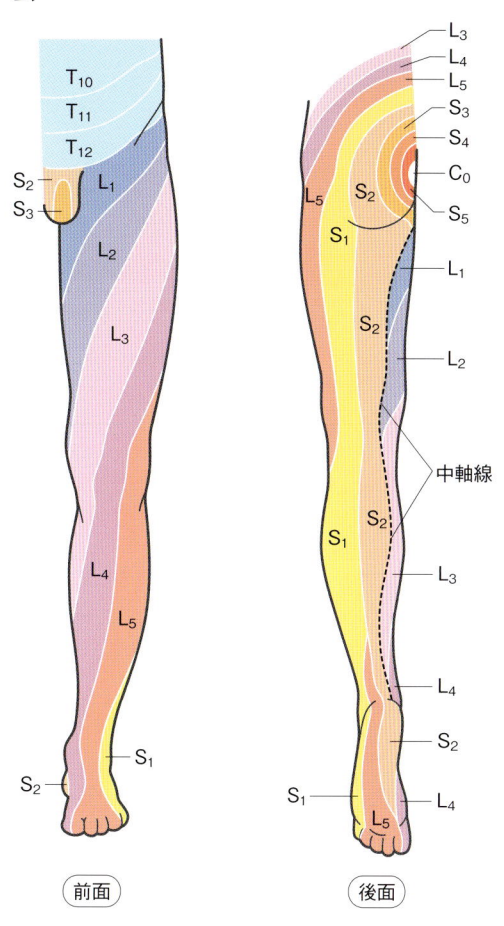

前面 / 後面

表1 大腿神経ブロックの理解に必要な筋肉の起始・停止

筋	起始	停止
腸骨筋	腸骨窩全体	大腿骨小転子
大腰筋	T_{12}〜L_4椎体	大腿骨小転子
恥骨筋	恥骨櫛	大腿骨上部
縫工筋	上前腸骨棘	脛骨粗面内側

表2 閉鎖神経ブロックの理解に必要な筋肉の起始・停止

筋	起始	停止
長内転筋	恥骨結節下方	大腿骨粗線中央部
短内転筋	恥骨下枝下部	大腿骨粗線上部
大内転筋	恥骨下枝, 坐骨結節	大腿骨粗線
外閉鎖筋	閉鎖膜外面	大腿骨転子窩
薄筋	恥骨結合外側	脛骨内側面

表3 坐骨神経ブロックの理解に必要な筋肉の起始・停止

筋	起始	停止
梨状筋	仙骨前面	大腿骨大転子
上双子筋	坐骨棘	大腿骨転子窩
内閉鎖筋	骨盤内面の閉鎖膜	大腿骨転子窩
下双子筋	坐骨結節上部	大腿骨転子窩
大腿方形筋	坐骨結節外面	大転子下部
大腿二頭筋長頭	坐骨結節	腓骨頭
半腱様筋	坐骨結節	脛骨粗面の内側
半膜様筋	坐骨結節	脛骨内側顆
大殿筋	腸骨翼, 仙骨	大腿骨殿筋粗面, 腸脛靱帯

Part 4
腰下肢のブロック

下肢後面の解剖

殿部を背側からみた体表のレリーフを示す．大転子，坐骨結節，大腿二頭筋腱，半膜様筋腱，半腱様筋腱が観察できる．

写真1　緯度0度，経度180度，第1層

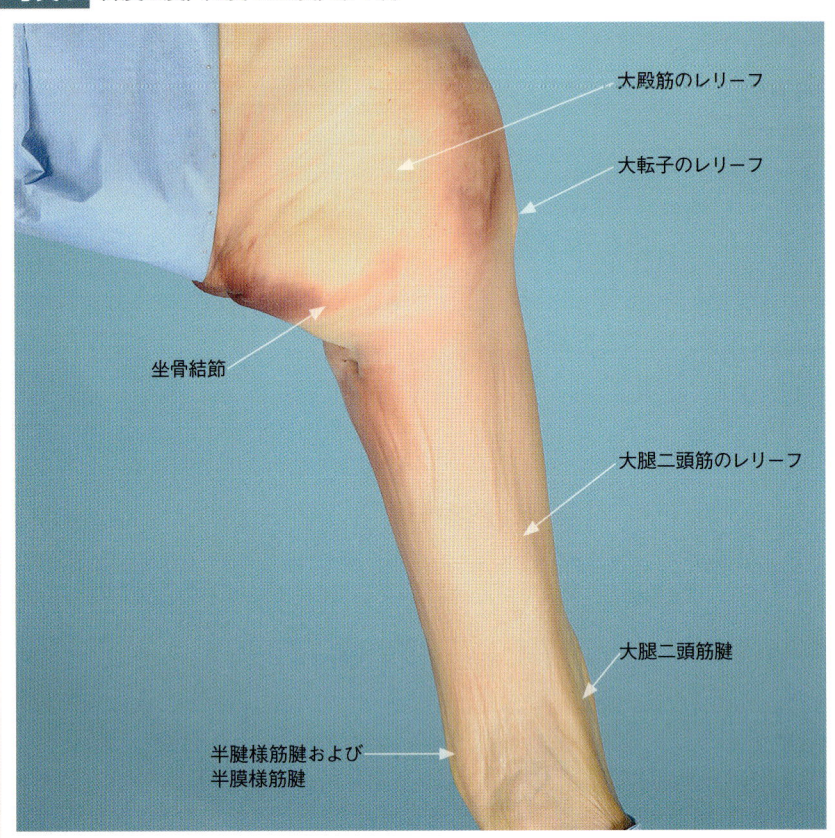

- 大殿筋のレリーフ
- 大転子のレリーフ
- 坐骨結節
- 大腿二頭筋のレリーフ
- 大腿二頭筋腱
- 半腱様筋腱および半膜様筋腱

殿部の皮膚と皮下組織を除くと，表面に殿部の外側を覆う大殿筋が観察できる．坐骨結節に付着している大腿二頭筋長頭，半膜様筋および半腱様筋が観察できる．この三つの筋肉は，骨盤（坐骨結節）と腓骨（大腿二頭筋）や脛骨（半膜様筋および半腱様筋）を結合し，大腿骨に付着しない．

写真2　緯度0度，経度180度，第6層

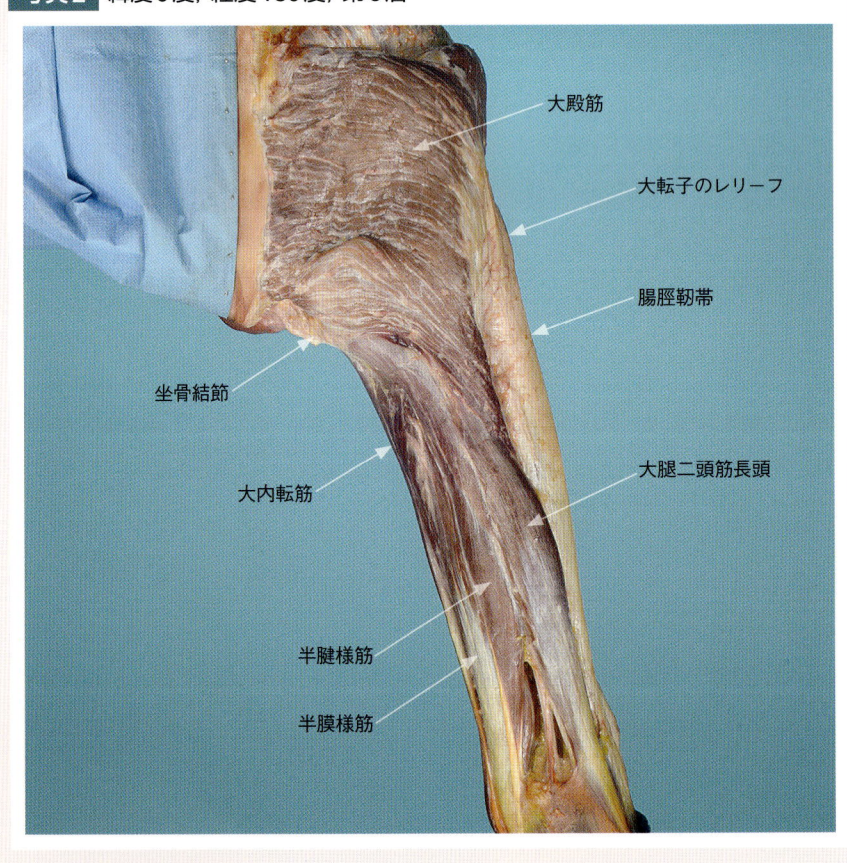

- 大殿筋
- 大転子のレリーフ
- 腸脛靱帯
- 坐骨結節
- 大内転筋
- 大腿二頭筋長頭
- 半腱様筋
- 半膜様筋

162

写真3 緯度0度，経度180度，第11層

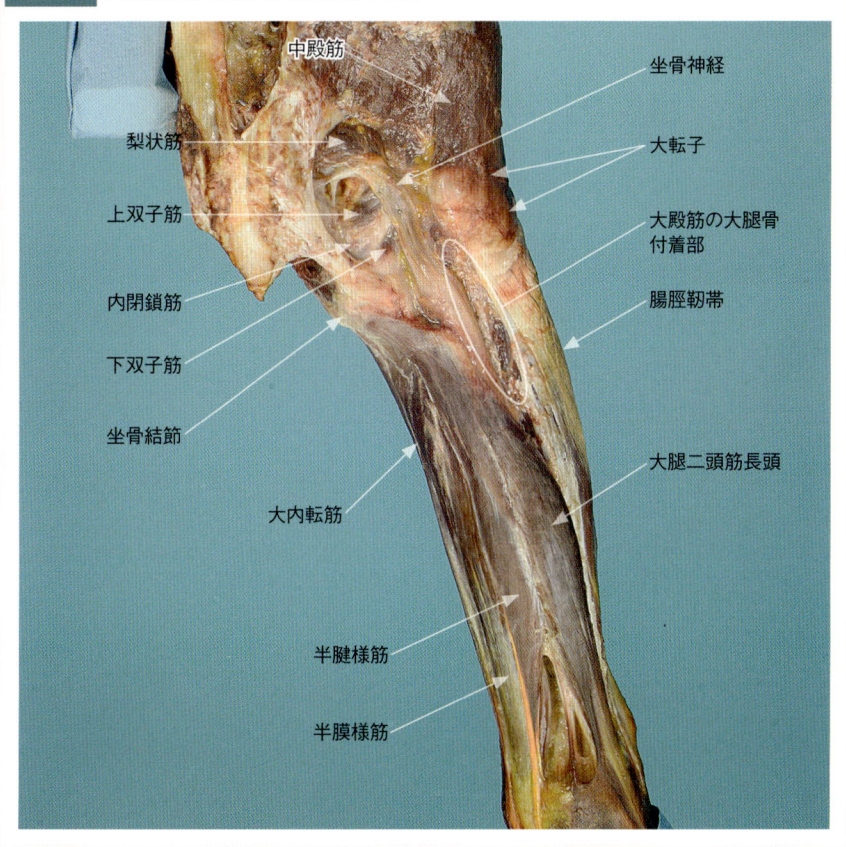

図中ラベル： 中殿筋／梨状筋／上双子筋／内閉鎖筋／下双子筋／坐骨結節／大内転筋／半腱様筋／半膜様筋／坐骨神経／大転子／大殿筋の大腿骨付着部／腸脛靭帯／大腿二頭筋長頭

> 大殿筋を除去すると，中殿筋が観察できる。坐骨神経は大坐骨孔を通って骨盤外へ出て，大腿後面（大殿筋と大腿二頭筋の腹側，大殿筋の大腿骨付着部内側）を下行している。

写真4 緯度0度，経度180度，第13層

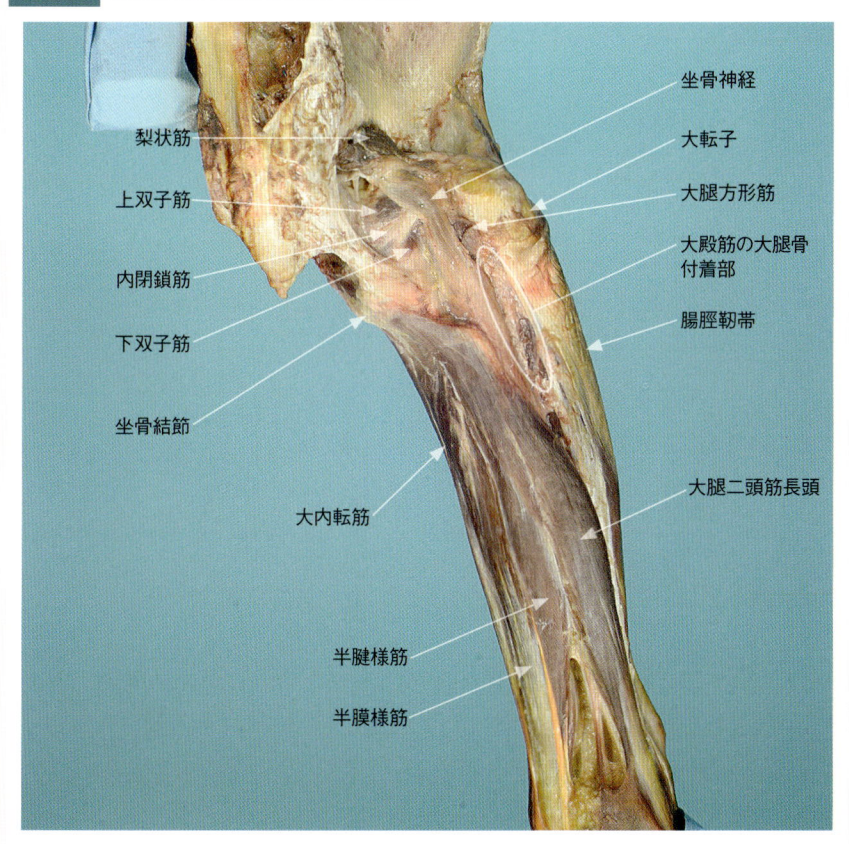

図中ラベル： 梨状筋／上双子筋／内閉鎖筋／下双子筋／坐骨結節／大内転筋／半腱様筋／半膜様筋／坐骨神経／大転子／大腿方形筋／大殿筋の大腿骨付着部／腸脛靭帯／大腿二頭筋長頭

> 中殿筋，小殿筋を除去した。坐骨神経は梨状筋の下面を通って大坐骨孔から骨盤外に出た後，上双子筋，内閉鎖筋，下双子筋，大腿方形筋の背側を走行し，大転子と坐骨結節の間を下行する。

163

Part 4
腰下肢のブロック

上双子筋，下双子筋，大腿二頭筋長頭を除去した。内閉鎖筋，大腿方形筋，半腱様筋，大腿二頭筋短頭，坐骨神経の走行が観察できる。大腿方形筋は坐骨結節外側と大転子内側を結合している。殿下部アプローチの超音波画像で，坐骨神経は大殿筋と大腿方形筋に挟まれて観察される。膝関節近位部で，坐骨神経は総腓骨神経と脛骨神経に分かれる。

写真5 緯度0度，経度180度，第16層

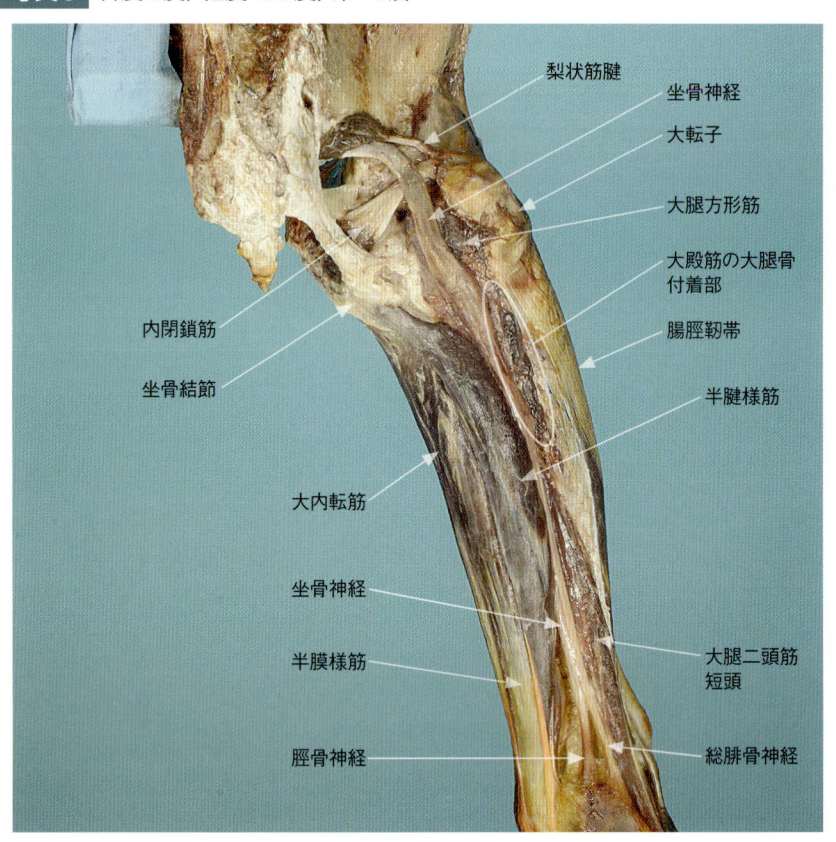

ラベル：梨状筋腱，坐骨神経，大転子，大腿方形筋，大殿筋の大腿骨付着部，腸脛靱帯，半腱様筋，大腿二頭筋短頭，総腓骨神経，脛骨神経，半膜様筋，坐骨神経，大内転筋，坐骨結節，内閉鎖筋

半腱様筋を除去した。半膜様筋が坐骨結節外側部に付着している。

写真6 緯度0度，経度180度，第17層

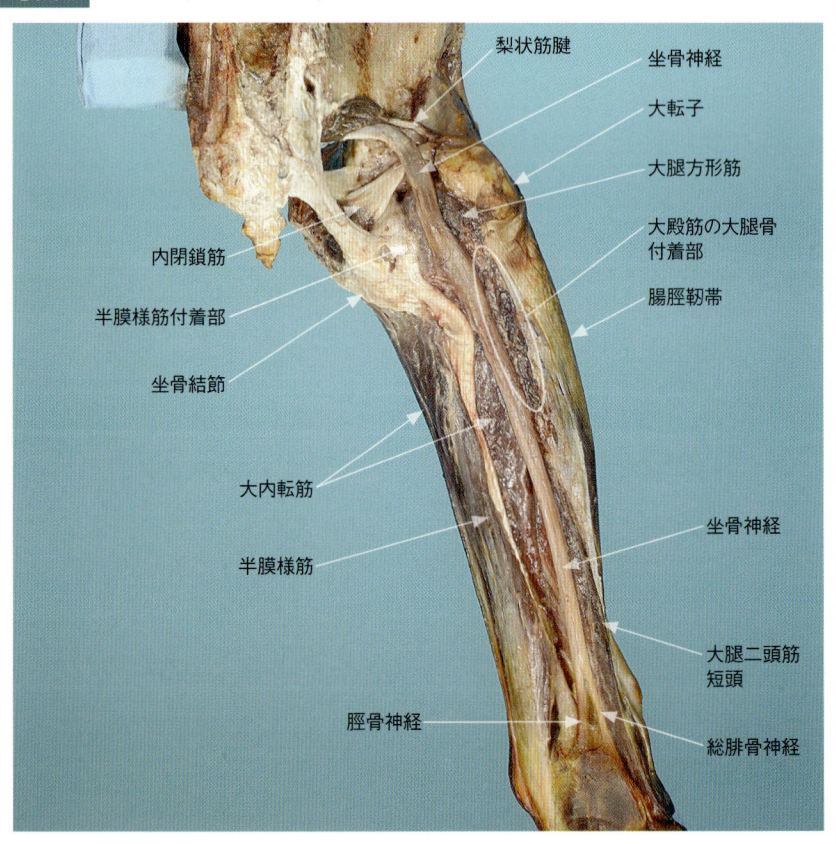

ラベル：梨状筋腱，坐骨神経，大転子，大腿方形筋，大殿筋の大腿骨付着部，腸脛靱帯，坐骨神経，大腿二頭筋短頭，総腓骨神経，脛骨神経，半膜様筋，大内転筋，坐骨結節，半膜様筋付着部，内閉鎖筋

写真7　緯度0度, 経度180度, 第18層

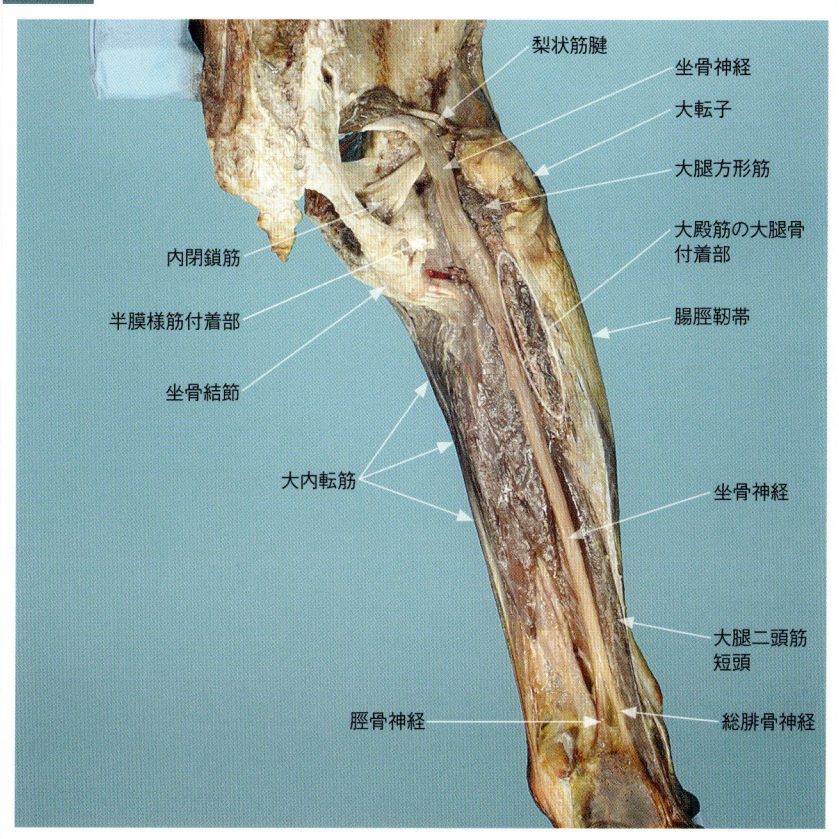

ラベル（写真内）:
- 梨状筋腱
- 坐骨神経
- 大転子
- 大腿方形筋
- 大殿筋の大腿骨付着部
- 腸脛靱帯
- 内閉鎖筋
- 半膜様筋付着部
- 坐骨結節
- 大内転筋
- 坐骨神経
- 大腿二頭筋短頭
- 脛骨神経
- 総腓骨神経

半膜様筋を除去した。大内転筋が大腿骨内側部全体に付着している様子が観察できる。

　大腿骨上部分では，坐骨神経の内側を大内転筋が，外側を大殿筋が，背側を大腿二頭筋長頭と半腱様筋と半膜様筋が，腹側を大腿骨が取り囲んでいる。超音波を大腿後面から当てると，坐骨神経は大腿骨に付着する筋（大殿筋，大内転筋）と大腿骨に付着しない筋（大腿二頭筋長頭，半腱様筋，半膜様筋）の間に挟まれて観察される。

写真8　緯度0度, 経度180度, 第24層

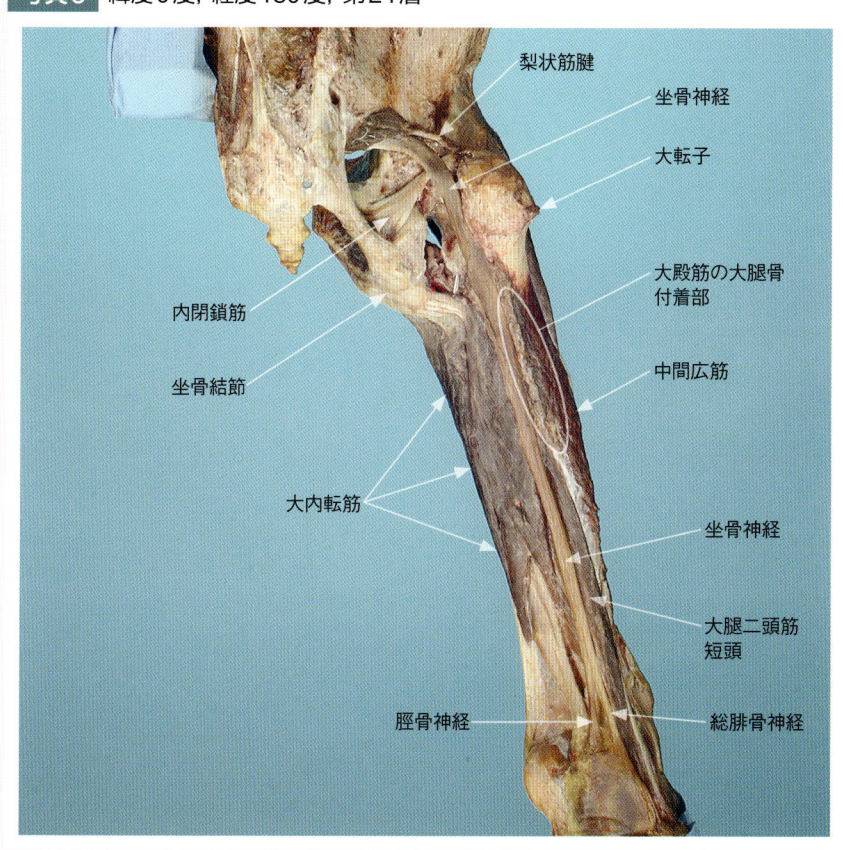

ラベル（写真内）:
- 梨状筋腱
- 坐骨神経
- 大転子
- 大殿筋の大腿骨付着部
- 中間広筋
- 内閉鎖筋
- 坐骨結節
- 大内転筋
- 坐骨神経
- 大腿二頭筋短頭
- 脛骨神経
- 総腓骨神経

大腿方形筋，腸脛靱帯を除去した。大転子と坐骨結節を結ぶ線上には，体表より大殿筋，坐骨神経，大腿方形筋が存在することがわかる。中間広筋が大腿骨に付着する様子が観察できる。

165

Part 4
腰下肢のブロック

中間広筋を除去した。大内転筋が大腿骨内側全体に付着する様子が観察できる。

写真9 緯度0度, 経度180度, 第26層

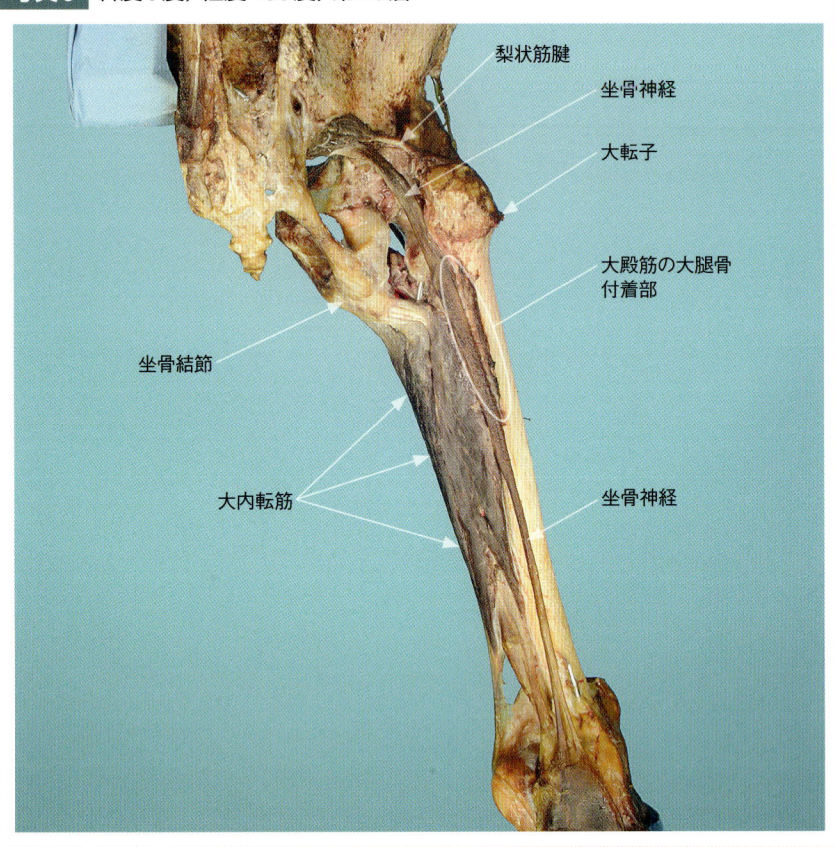

- 梨状筋腱
- 坐骨神経
- 大転子
- 大殿筋の大腿骨付着部
- 坐骨結節
- 大内転筋
- 坐骨神経

大内転筋を除去した。

写真10 緯度0度, 経度180度, 第27層

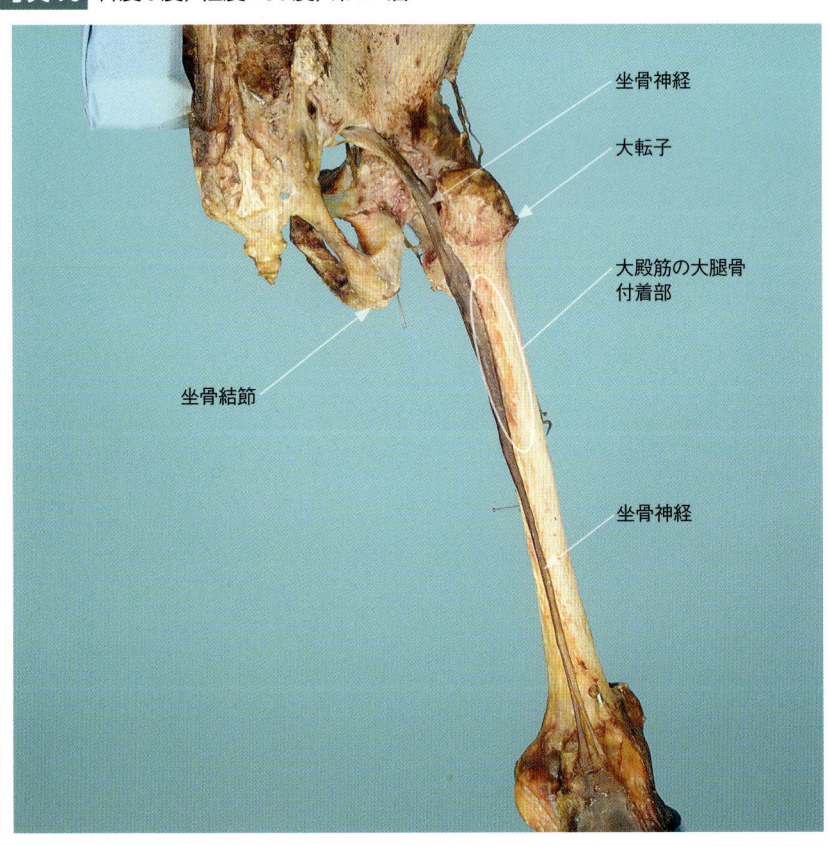

- 坐骨神経
- 大転子
- 大殿筋の大腿骨付着部
- 坐骨結節
- 坐骨神経

下肢前面の解剖

腹側から見た体表のレリーフを示す（軽度外旋している）。鼠径靭帯，長内転筋のレリーフが観察できる。

写真11 緯度0度，経度0度，第1層

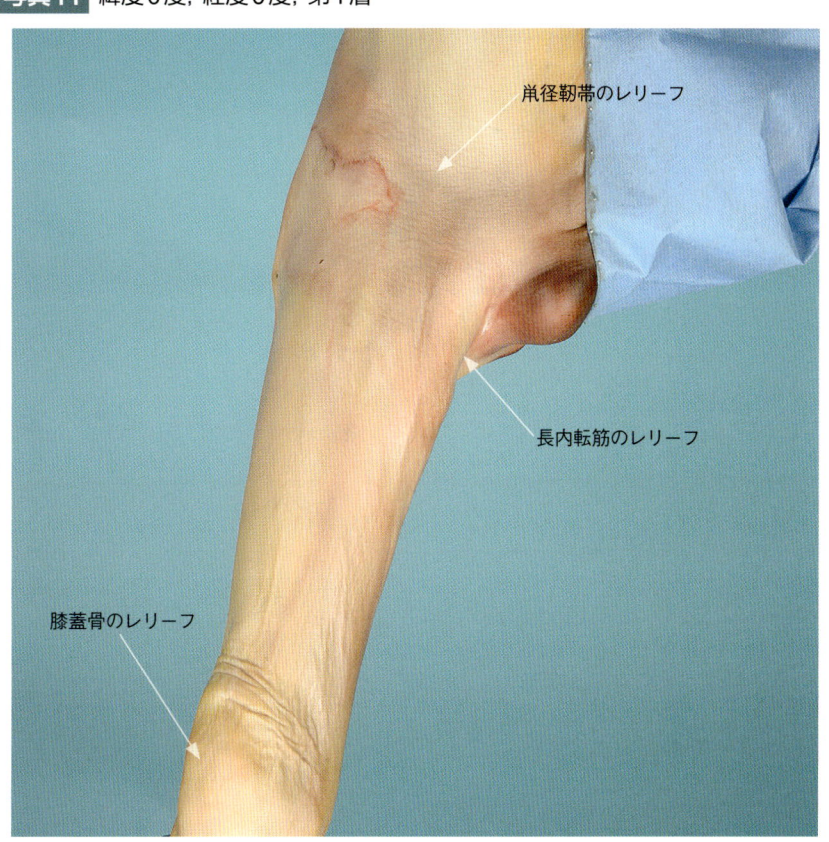

- 鼠径靭帯のレリーフ
- 長内転筋のレリーフ
- 膝蓋骨のレリーフ

皮膚，皮下組織を除去した。鼠径靭帯の尾側に，大腿神経，大腿動脈，大腿静脈が観察できる。大腿神経は腸骨筋の腹側を走行する。大腿静脈の内側に恥骨筋が，さらに内側に長内転筋が観察できる。

写真12 緯度0度，経度0度，第3層

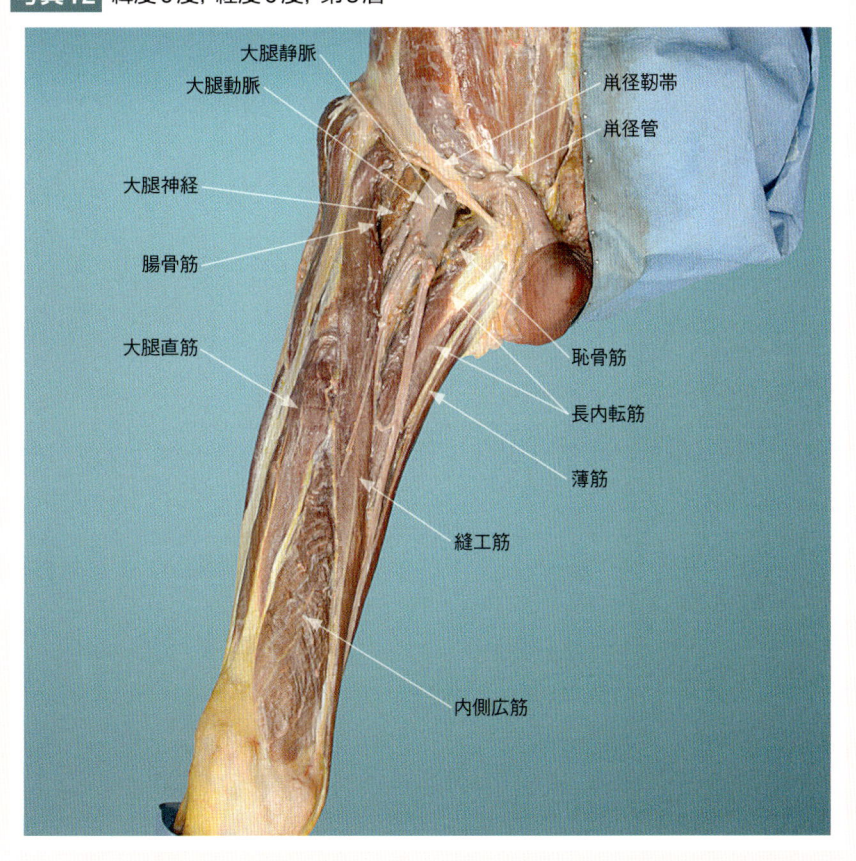

- 大腿静脈
- 大腿動脈
- 大腿神経
- 腸骨筋
- 大腿直筋
- 鼠径靭帯
- 鼠径管
- 恥骨筋
- 長内転筋
- 薄筋
- 縫工筋
- 内側広筋

Part 4
腰下肢のブロック

鼠径靭帯，鼠径管，薄筋，縫工筋を除去した。恥骨結合で骨盤を切断している。大腿内側に内転筋群が観察できる。腹側より長内転筋，短内転筋，大内転筋が重なっている。縫工筋の除去で大腿動脈の走行が観察できる。

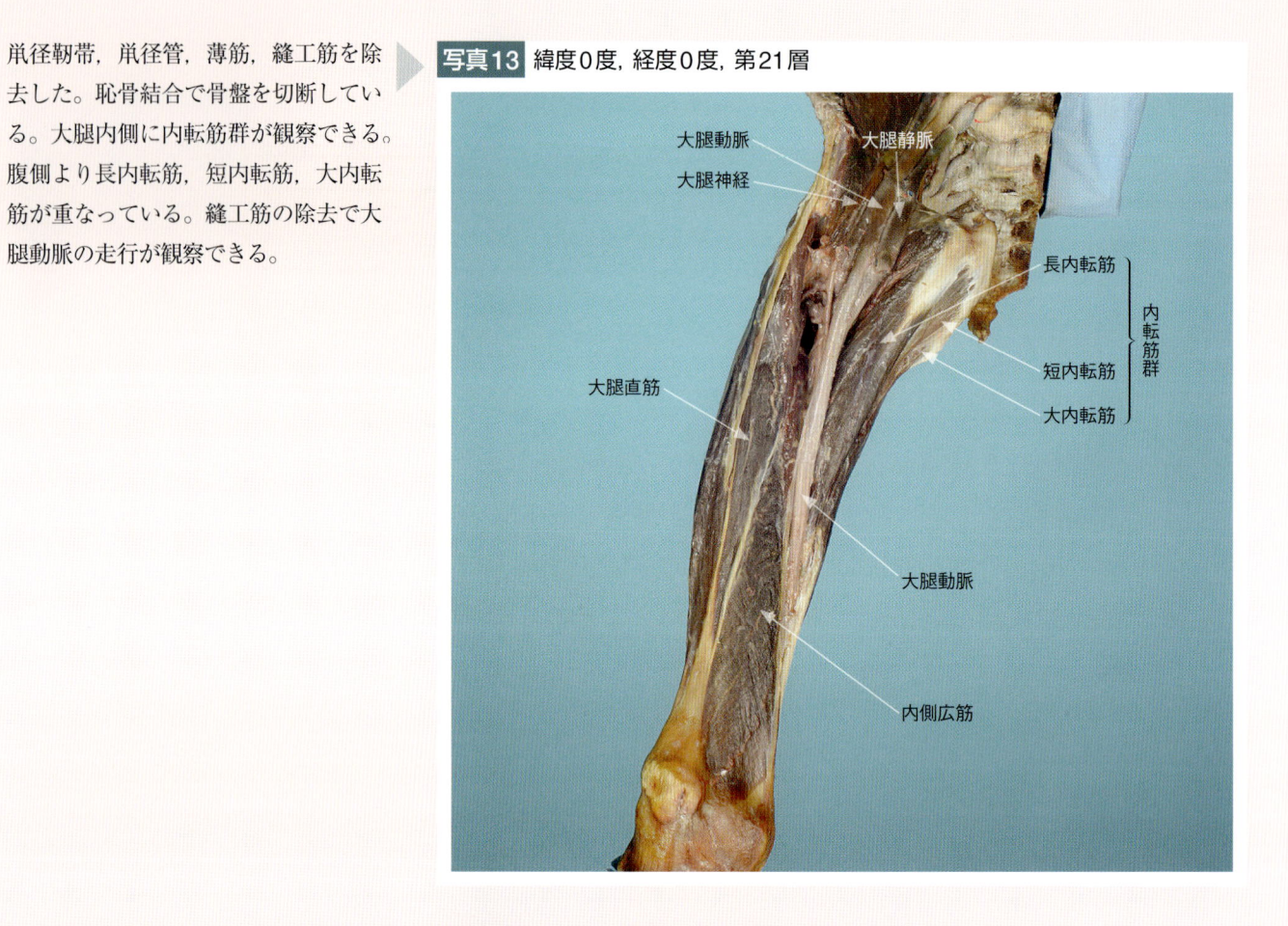

写真13 緯度0度，経度0度，第21層

ラベル：大腿動脈，大腿静脈，大腿神経，長内転筋，短内転筋，大内転筋（内転筋群），大腿直筋，大腿動脈，内側広筋

長内転筋を除去した。短内転筋（長内転筋の背側に存在），閉鎖神経前枝（長内転筋と短内転筋の間を走行），長内転筋付着部（恥骨体）が観察できる。

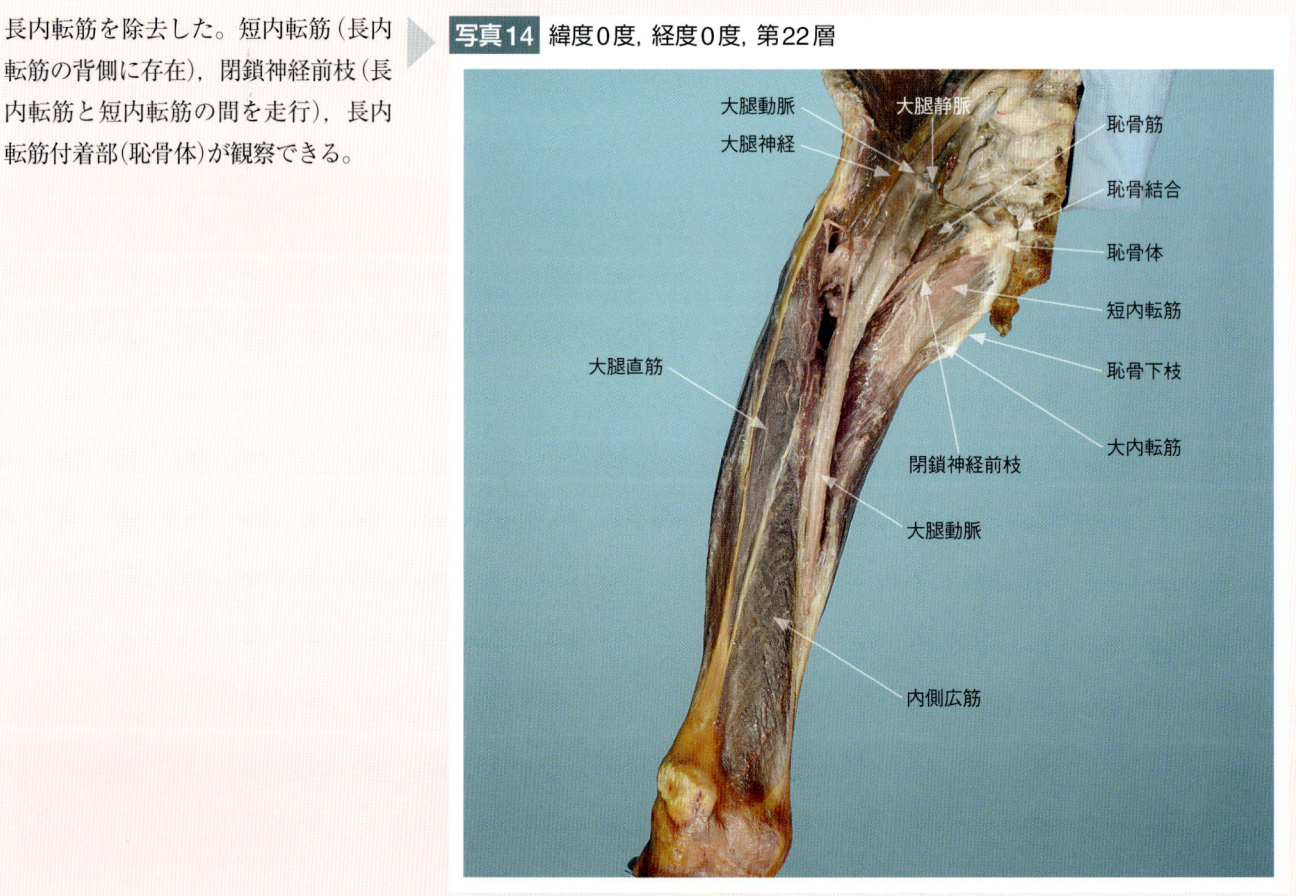

写真14 緯度0度，経度0度，第22層

ラベル：大腿動脈，大腿静脈，大腿神経，恥骨筋，恥骨結合，恥骨体，短内転筋，恥骨下枝，大内転筋，大腿直筋，閉鎖神経前枝，大腿動脈，内側広筋

写真15 緯度0度，経度0度，第24層

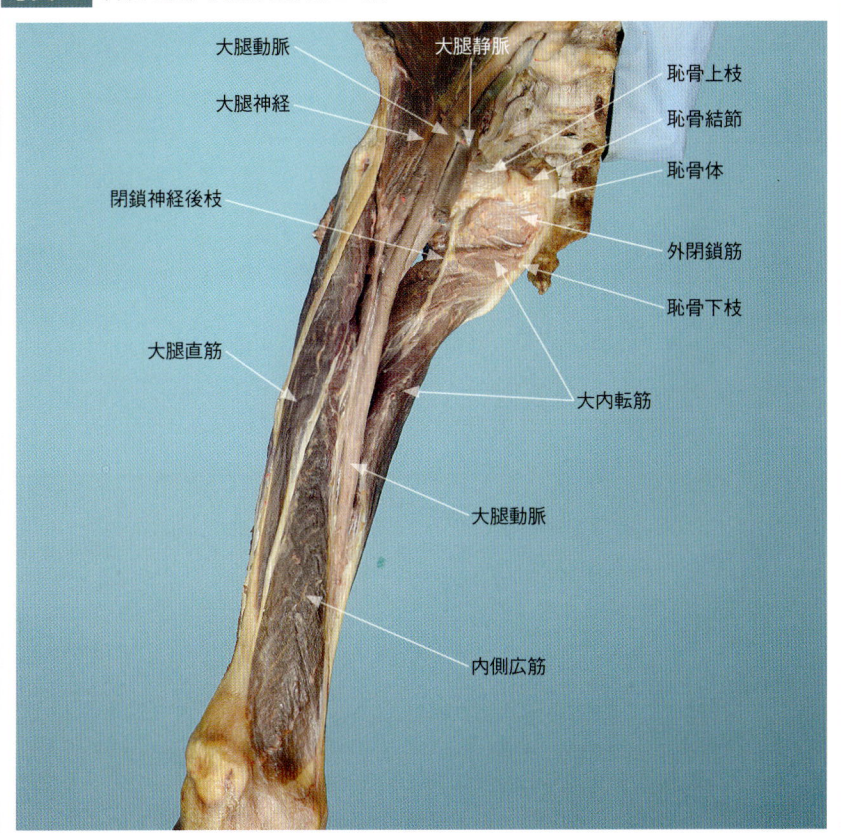

短内転筋と恥骨筋を除去した。大内転筋，閉鎖神経後枝（短内転筋と大内転筋の間を走行），短内転筋付着部（恥骨体，恥骨下枝外側），恥骨筋付着部（恥骨上枝），外閉鎖筋が観察できる。

写真16 緯度0度，経度0度，第25層

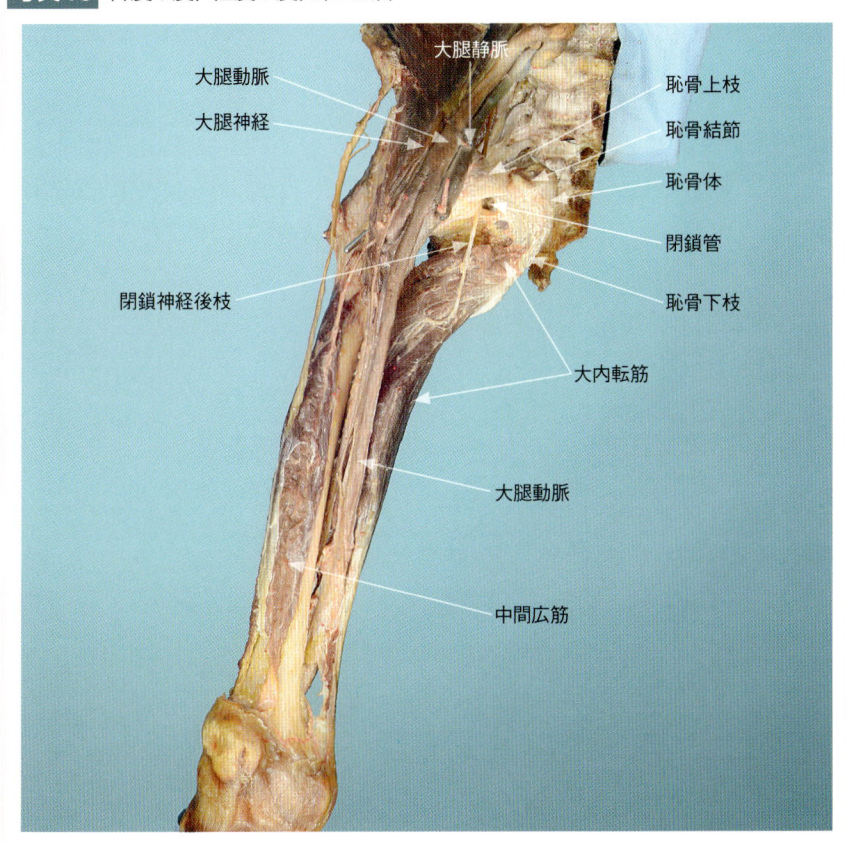

外閉鎖筋，大腿直筋，内側広筋を除去した。閉鎖管と中間広筋が観察できる。閉鎖管は閉鎖神経が走行する。閉鎖孔ヘルニアの発生部位でもある。

169

Part 4
腰下肢のブロック

閉鎖孔の結合組織（閉鎖膜，閉鎖管），大腿動静脈と大内転筋を除去した。閉鎖孔，大内転筋付着部（恥骨下枝），大腰筋，腸骨筋が観察できる。

写真17 緯度0度，経度0度，第27層

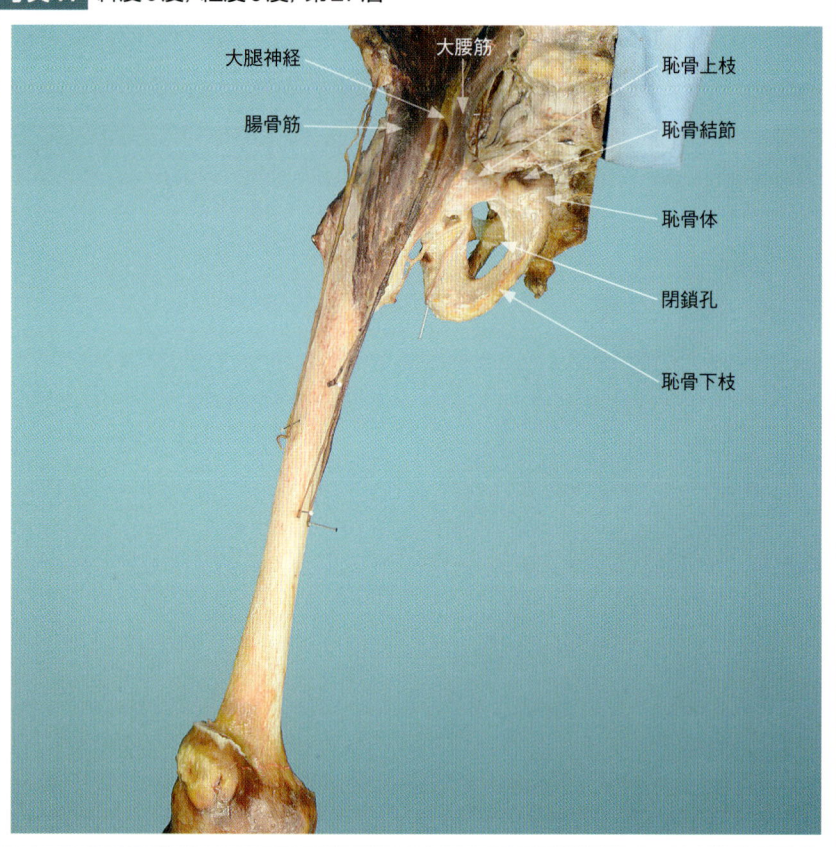

ラベル：大腿神経，腸骨筋，大腰筋，恥骨上枝，恥骨結節，恥骨体，閉鎖孔，恥骨下枝

大腰筋，腸骨筋を除去した。

写真18 緯度0度，経度0度，第28層

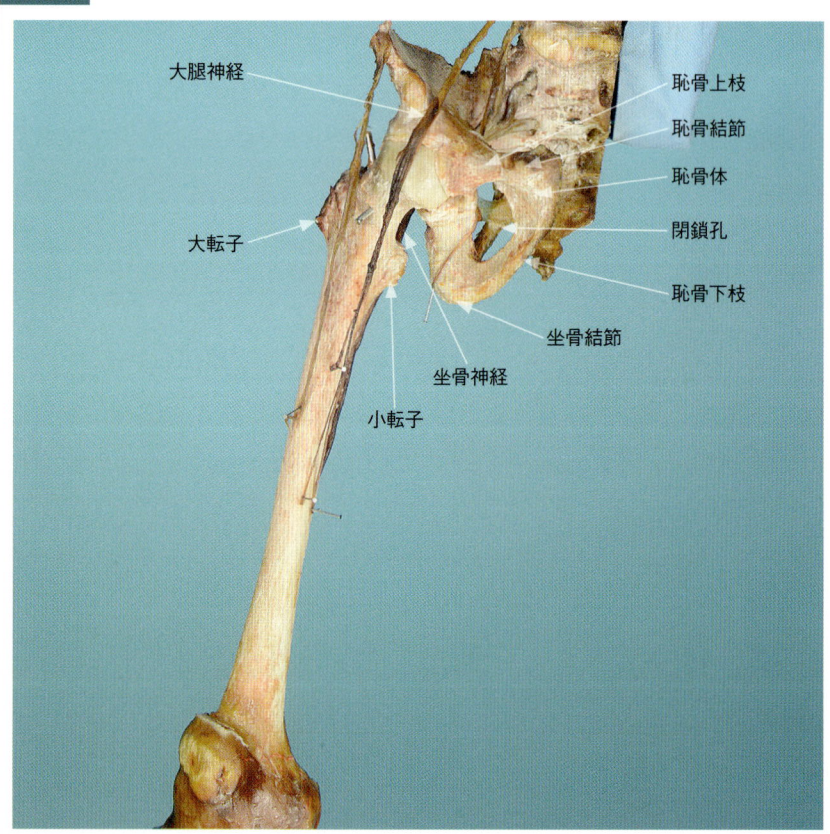

ラベル：大腿神経，大転子，小転子，坐骨神経，坐骨結節，恥骨上枝，恥骨結節，恥骨体，閉鎖孔，恥骨下枝

Part 4 | 腰下肢のブロック

11

鼠径部の神経ブロック

谷西 秀紀

　鼠径部は，大腿神経，閉鎖神経，外側大腿皮神経の通過点で，いずれも腰神経叢から分岐している。

　大腿神経ブロックは，人工関節置換をはじめとする膝関節手術の術後鎮痛に用いられることが多い。大腿神経は，大腿および膝の前面から下腿内側の知覚運動を支配しており，同定は比較的容易だが，大腿筋膜や腸骨筋膜などの解剖の理解がブロックの成功に重要である。閉鎖神経ブロックは，主に経尿道的膀胱腫瘍切除術（TUR-Bt）において，電気メスによる内転筋群の予期せぬ動きを防ぐために用いられる。

　外側大腿皮神経は，大腿外側の知覚を支配する純粋な知覚神経である。外側大腿皮神経ブロックは肥満，ニューロパチー，外傷などによる鼠径部の圧迫や絞扼（meralgia paresthetica）による疼痛の緩和に用いられる。

　また，鼠径部の神経ブロックに転子部より近位の坐骨神経ブロックを併用することで，下肢切断術を神経ブロック単独で行うことが可能となる。

Part 4
腰下肢のブロック

鼠径部の神経ブロックに必要な解剖

大腿神経，閉鎖神経，外側大腿皮神経は，腰神経叢から分岐し，大腿前面から下腿内側にかけて分布する（表1，写真1，2）。大腿神経と閉鎖神経は，感覚枝と運動枝の両方を持つが，外側大腿皮神経は感覚枝のみからなり，純粋な知覚神経である。おおまかな神経支配領域は，大腿神経は大腿前面から下腿内側，閉鎖神経は大腿の内側，外側大腿皮神経は文字通り大腿の外側である。表1に腰神経叢から分岐する神経の支配部位を示す。

大腿神経ブロックに際しては，大腿神経と大腿動静脈，大腿筋膜，腸骨筋膜との位置関係，閉鎖神経ブロックに際しては，閉鎖神経の二つの枝（前枝と後枝）と恥骨筋，内転筋群との位置関係，外側大腿皮神経ブロックに際しては，外側大腿皮神経と腸腰筋，縫工筋との位置関係について，三次元的な理解が必要である。

大腿神経，外側大腿皮神経，閉鎖神経は大腰筋の背側（実際には大腰筋の中）で腰神経叢から分かれ，下肢前面に分布する。それぞれの神経を覆う鞘は存在しない。

表1 腰神経叢から分岐する神経

神経	分節	支配筋	皮枝
腸骨下腹神経	T_{12}〜L_1	腹横筋，内腹斜筋（下部）	前皮枝，外側皮枝
腸骨鼠径神経	L_1	腹横筋，内腹斜筋（下部）	前陰嚢神経（男） 前陰唇神経（女）
陰部大腿神経	L_1〜L_2	精巣挙筋	陰部枝，大腿枝
外側大腿皮神経	L_2〜L_3	―	外側大腿皮神経
閉鎖神経	L_2〜L_4	外閉鎖筋（直接枝） 長内転筋，短内転筋 薄筋，恥骨筋（前枝） 大内転筋（後枝）	皮枝（感覚枝）
大腿神経	L_2〜L_4	腸腰筋 恥骨筋 縫工筋 大腿四頭筋	前皮枝 伏在神経
直接，腰神経叢から		大腰筋 腰方形筋 腸骨筋 腰横突間筋	

＊大腿筋膜張筋は上殿神経（仙骨神経叢）支配

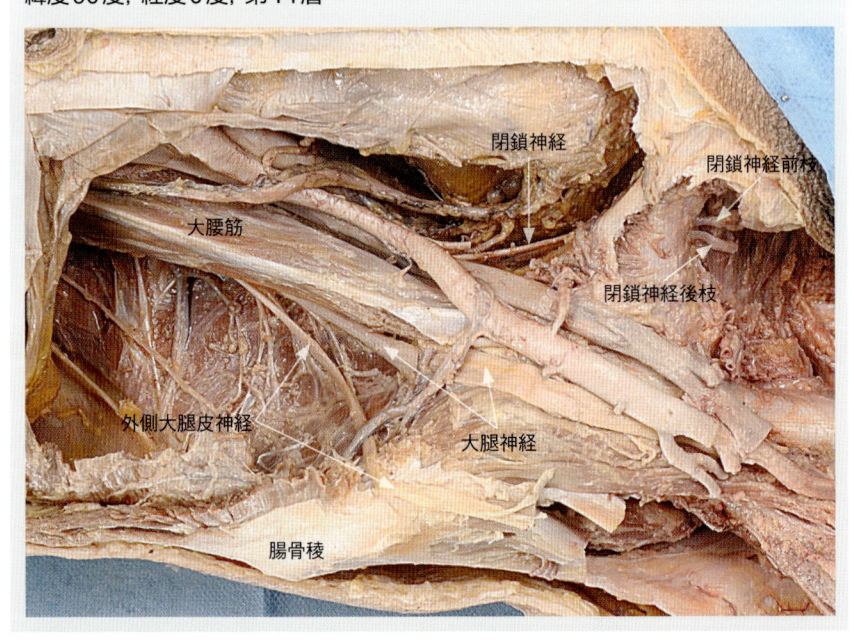

写真1

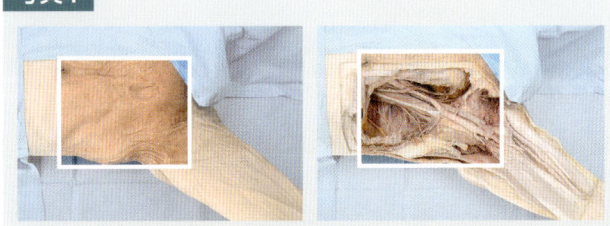

緯度90度，経度0度，第14層

鼠径部の神経ブロック **11**

| 写真2 | 緯度90度，経度0度，第15層 |

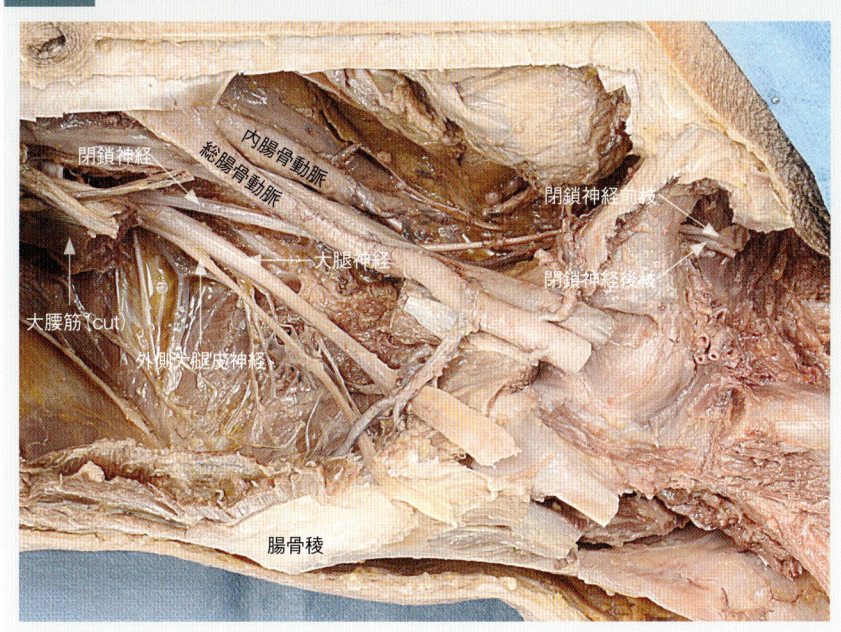

閉鎖神経
内腸骨動脈
総腸骨動脈
大腿神経
閉鎖神経前枝
閉鎖神経後枝
大腰筋(cut)
外側大腿皮神経
腸骨稜

▶ 写真1から大腰筋を除去すると，それぞれの神経はかなり近位から分岐していることがわかる。

| 写真3 |

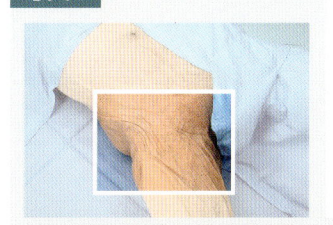

緯度65度，経度40度，第1層

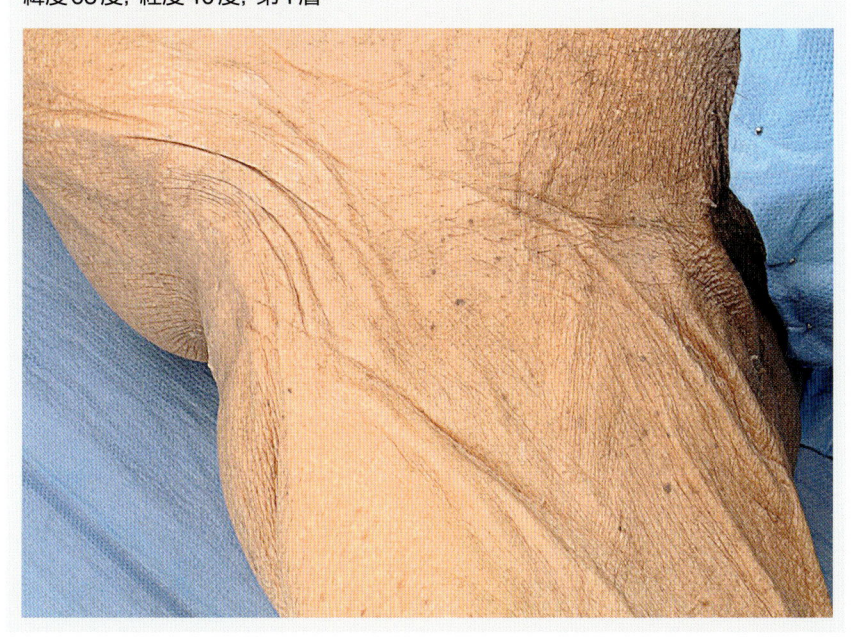

▶ 鼠径部を遠位側（下肢）斜め上方から見る。超音波ガイド下法で大腿神経，外側大腿皮神経，閉鎖神経のブロックを行う場合は，鼠径靭帯の遠位で大腿動脈を触れる部位にプローブを当てることから始まる。鼠径靭帯は，上前腸骨棘のやや上方の腸骨と恥骨部を結ぶところに位置する。鼠径靭帯の位置をイメージすることができるだろうか。

173

Part 4
腰下肢のブロック

最初にプローブを当てる位置を青帯で示した。鼠径靱帯に平行かつ約2横指遠位である。

写真4 緯度65度，経度40度，第7層

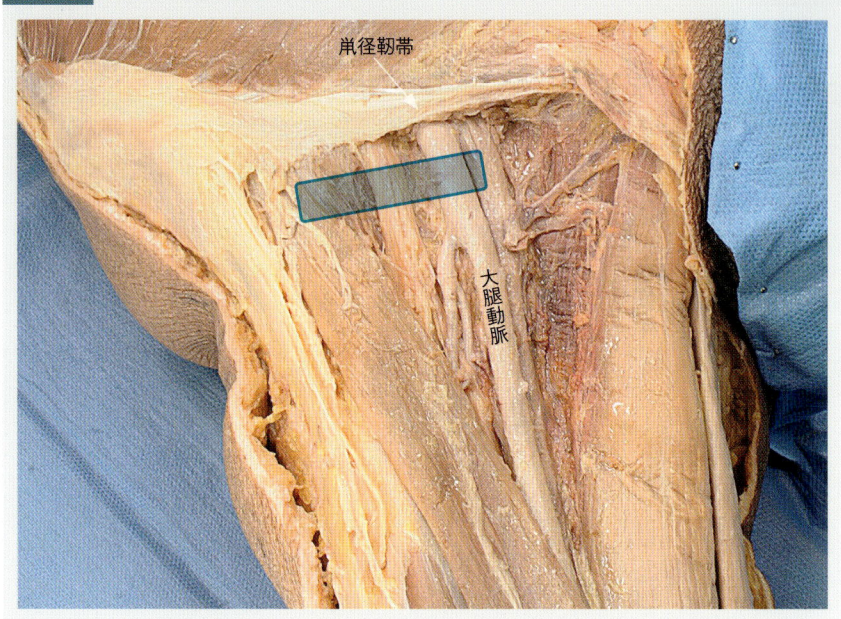

鼠径靱帯
大腿動脈

では，大腿神経周囲の解剖を見ていこう。

皮膚と皮下組織，皮下の血管を剥離すると大腿動静脈が現れる。この段階では大腿動静脈の表面を大腿筋膜が覆っている。大腿神経は大腿動脈の外側にあるはずだが，この層では大腿筋膜下の結合組織によって大腿神経は直視できない。鼠径靱帯の約4横指遠位で内側から外陰部静脈，副伏在静脈が大腿静脈に流れ込んでいる様子が確認できる。

写真5 緯度65度，経度40度，第5層

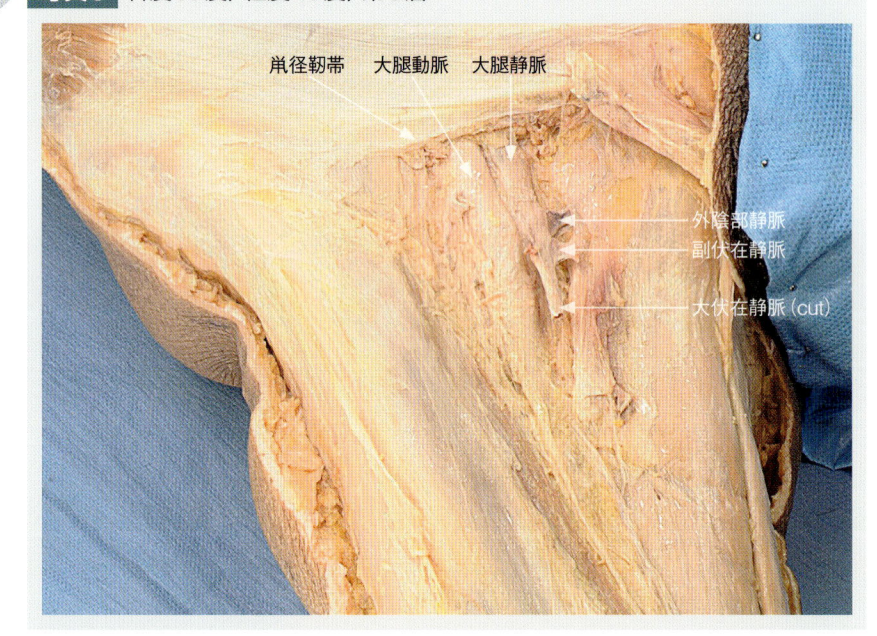

鼠径靱帯　大腿動脈　大腿静脈

外陰部静脈
副伏在静脈
大伏在静脈（cut）

174

鼠径部の神経ブロック 11

写真6 緯度65度，経度40度，第6層

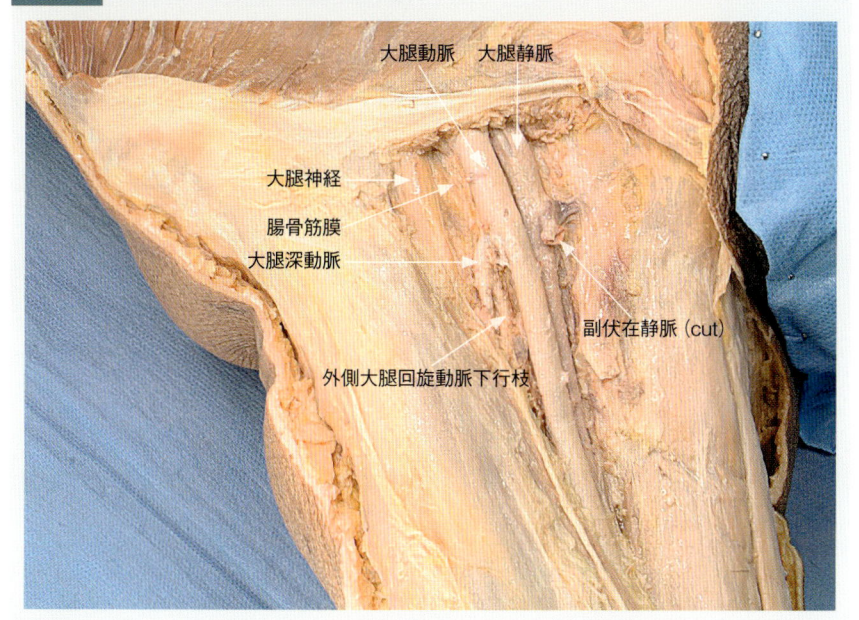

大腿動脈　大腿静脈
大腿神経
腸骨筋膜
大腿深動脈
副伏在静脈（cut）
外側大腿回旋動脈下行枝

大腿筋膜を剥離し，大腿神経の前面を覆う結合組織を除去した。大腿動静脈が剖出され，大腿神経の表面が観察できる。大腿神経の表面には腸骨筋膜が存在する。腸骨筋膜は大腿神経の前面から大腿動静脈の裏面にわたって広がっている。また，大腿動脈から分岐する大腿深動脈と外側大腿回旋動脈下行枝はやや外側に向かって広がる。

写真7 緯度65度，経度40度，第7層

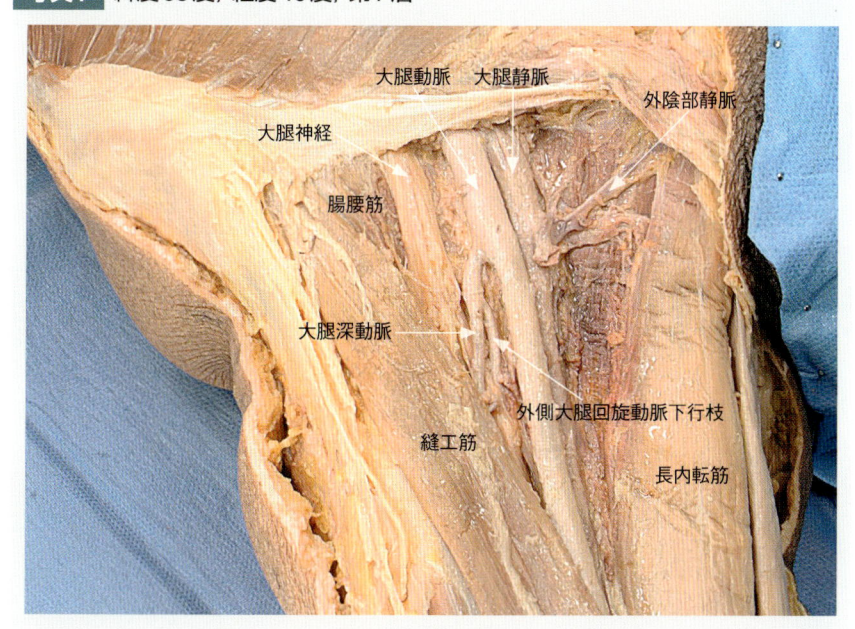

大腿動脈　大腿静脈　外陰部静脈
大腿神経
腸腰筋
大腿深動脈
外側大腿回旋動脈下行枝
縫工筋
長内転筋

腸骨筋膜を剥離し，大腿神経を剖出した。大腿神経は，大腿動脈から約2cm外側に存在し，束状の神経が集合して構成されている。

ステレオ 緯度65度，経度40度，第7層

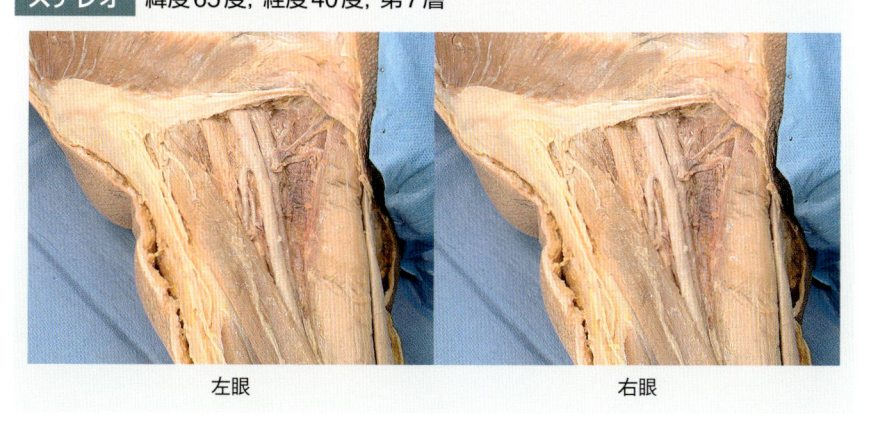

左眼　　　　　　右眼

175

Part 4
腰下肢のブロック

写真8 緯度90度，経度-165度，第7層

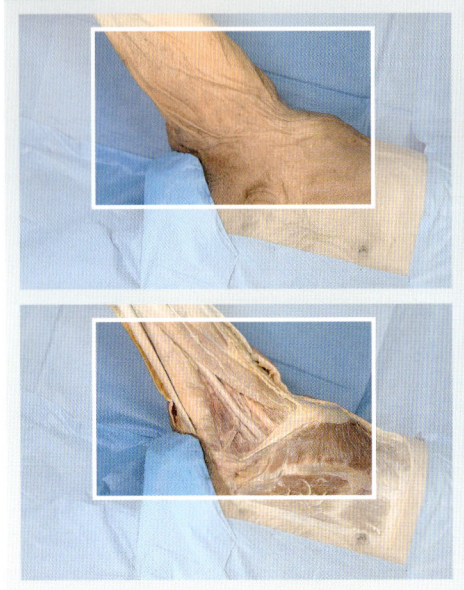

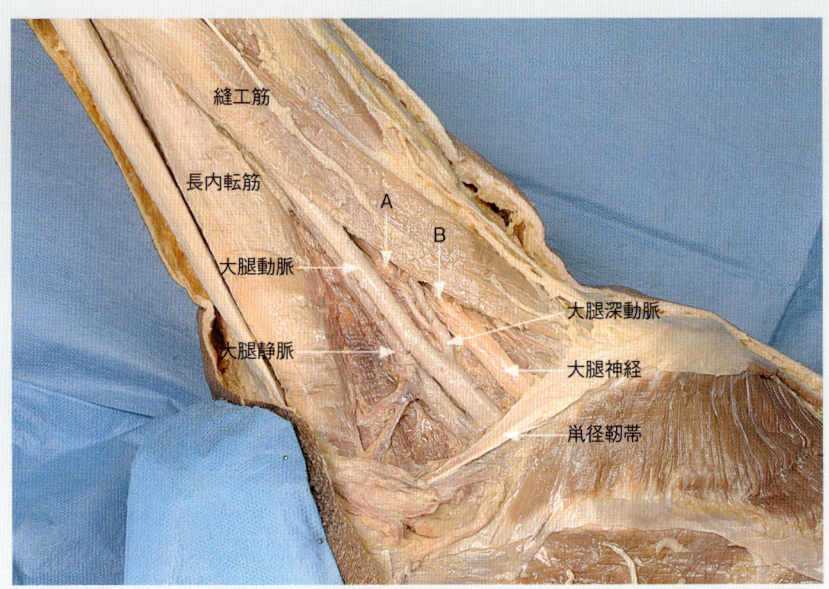

(labels: 縫工筋, 長内転筋, A, B, 大腿動脈, 大腿静脈, 大腿深動脈, 大腿神経, 鼠径靱帯)

▲ 写真7を別の角度から見る。大腿神経の束から大腿深動脈に沿って走る伏在神経（A），縫工筋へ向かう枝（B）が分かれている。これらは，大腿神経の比較的内側から分枝している。

写真9 緯度90度，経度-165度，第10層

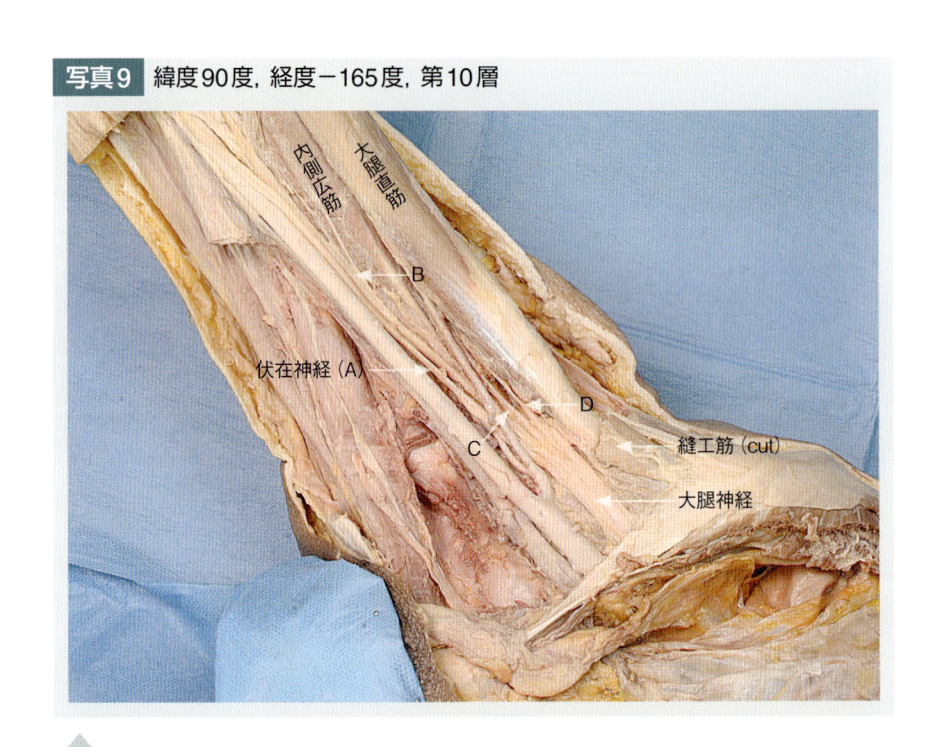

(labels: 内側広筋, 大腿直筋, B, 伏在神経（A）, C, D, 縫工筋（cut）, 大腿神経)

▲ 縫工筋を除去した。大腿四頭筋（大腿直筋，内側広筋，外側広筋，中間広筋）のうち，内側広筋と大腿直筋が明らかになった。縫工筋の下に伏在神経（A）と内側広筋に分布する神経（B）が，大腿動脈と並行に走行している。また，大腿神経の外側が中間広筋と大腿直筋（および外側広筋）への枝（それぞれC，D）に分かれている。

鼠径部の神経ブロック　11

写真10 緯度90度, 経度-165度, 第11層

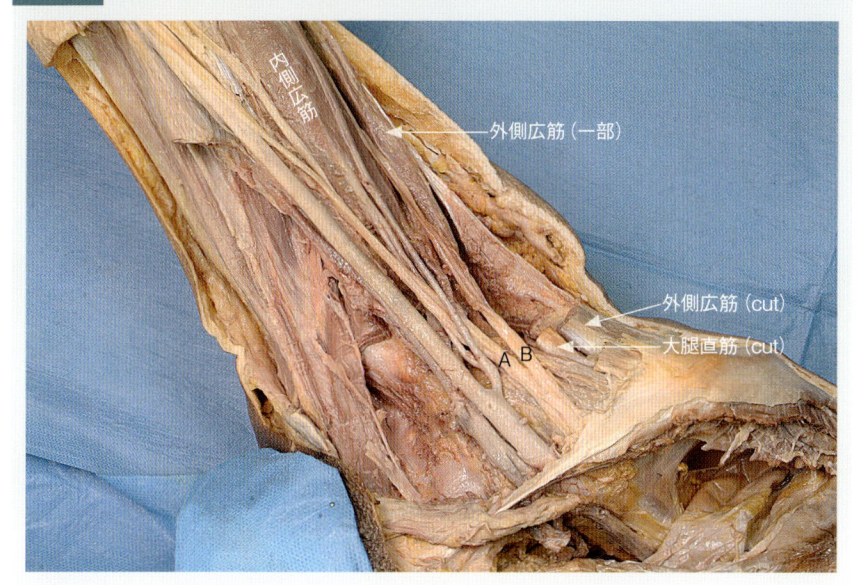

大腿直筋を除去し，外側広筋の一部を剝離した。大腿神経は内側（伏在神経，内側広筋）に向かう枝（A）と外側（大腿直筋と外側広筋）に向かう枝（B）にはっきり分かれる。膝関節周辺の麻酔や鎮痛のためには，大腿神経の外側を中心に薬液を浸潤させる必要があることがわかる。

ステレオ 緯度90度, 経度-165度, 第11層

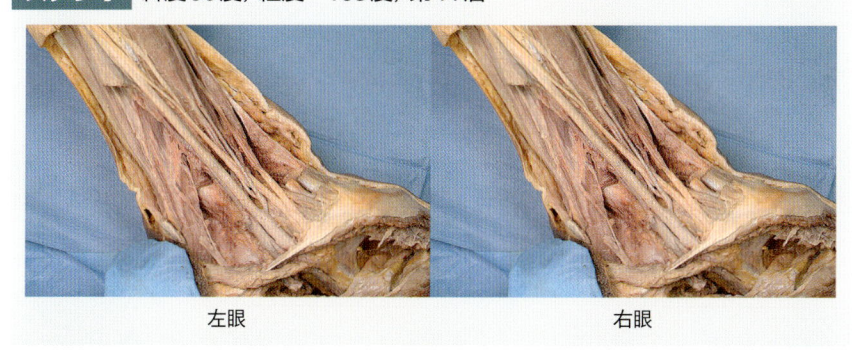

左眼　　　右眼

次に，閉鎖神経周囲の解剖を見ていこう。

写真11 緯度65度, 経度40度, 第4層

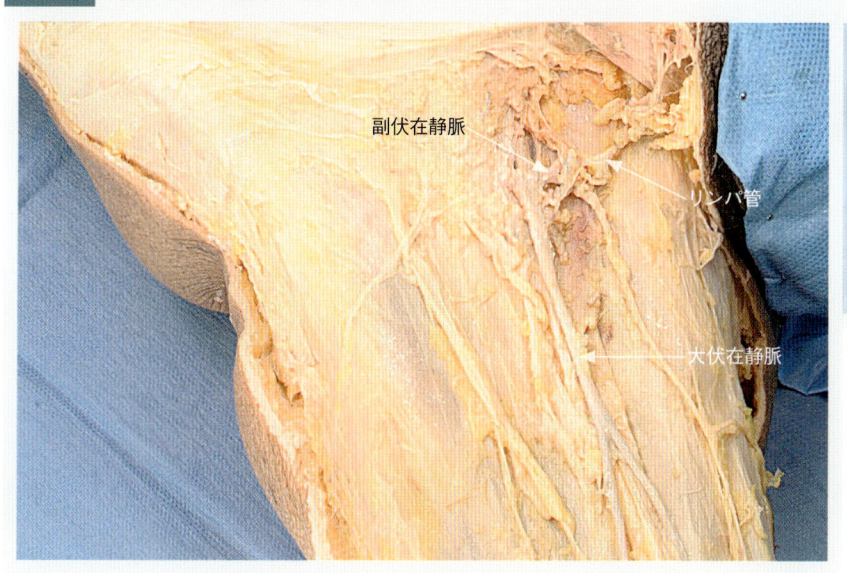

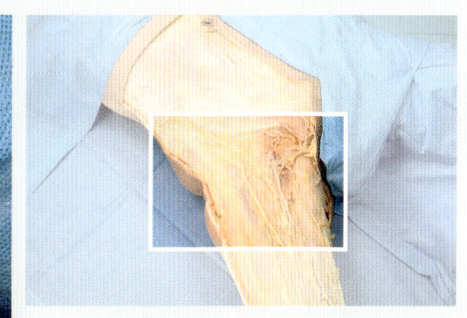

皮膚，脂肪組織，表層の神経と血管を除去し，大伏在静脈を剖出した。鼠径部付近はリンパ管系が発達しており，閉鎖神経ブロックを行う大腿内側部も同様にリンパ管が豊富である。

177

Part 4
腰下肢のブロック

リンパ組織を除去し，大伏在静脈を大腿静脈との合流部付近で切離した。大腿静脈に副伏在静脈と外陰部静脈が流れ込んでいる。大腿筋膜に覆われた長内転筋と薄筋を確認できるが，恥骨筋は厚い結合組織に覆われており，この層では確認できない。

写真12 緯度65度，経度40度，第5層

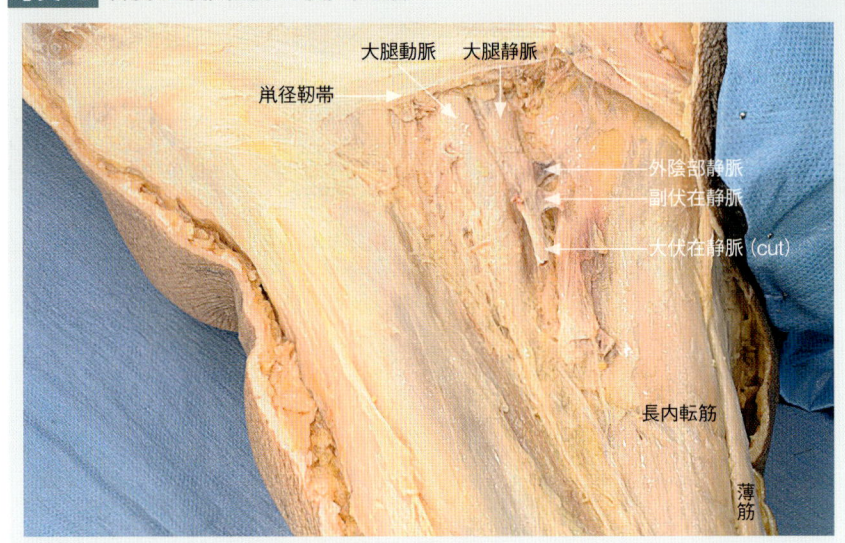

大腿動脈　大腿静脈
鼠径靭帯
外陰部静脈
副伏在静脈
大伏在静脈（cut）
長内転筋
薄筋

大腿筋膜および腸骨筋膜，結合組織を除去し，恥骨筋，長内転筋，薄筋と縫工筋を剖出した。外陰部静脈が恥骨筋の直上を通って大腿静脈に流れ込んでいるのがわかる。

写真13 緯度65度，経度40度，第7層

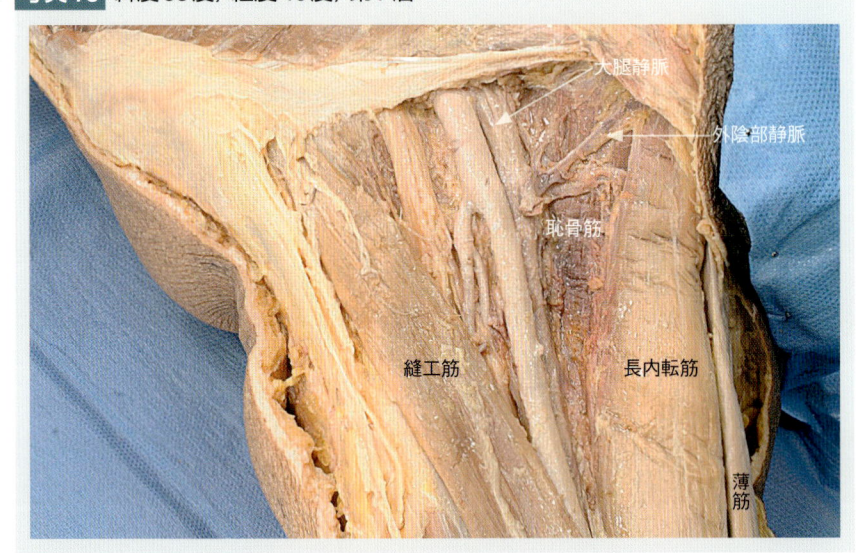

大腿静脈
外陰部静脈
恥骨筋
縫工筋
長内転筋
薄筋

長内転筋，薄筋および縫工筋を切離し，短内転筋を剖出した。恥骨筋が短内転筋と同じ深さにあり，長内転筋の下方に潜り込んでいるのがわかる。長内転筋を除去することで，短内転筋の表面を走行する閉鎖神経前枝が確認できる。ここで見える前枝は主に薄筋の運動を司る。長内転筋，短内転筋への枝は，より近位側（残っている長内転筋の裏側）から分かれる。

写真14 緯度65度，経度40度，第9層

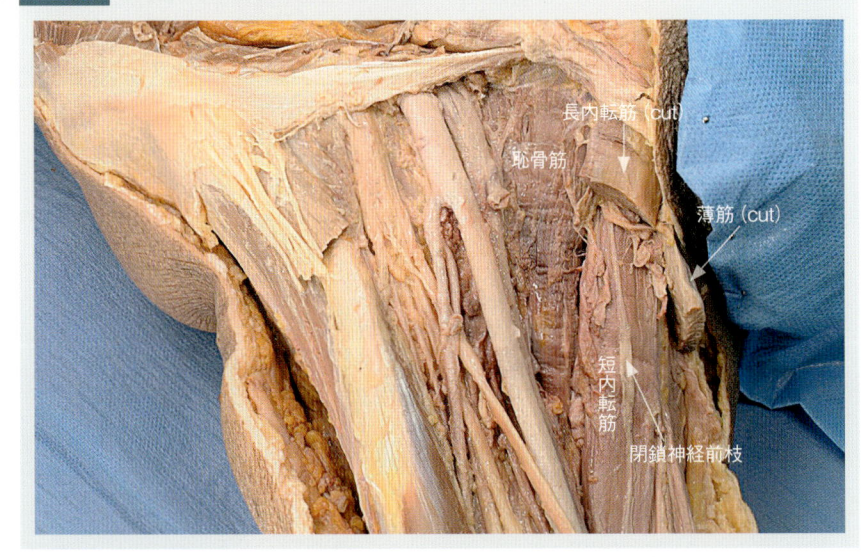

長内転筋（cut）
恥骨筋
薄筋（cut）
短内転筋
閉鎖神経前枝

178

鼠径部の神経ブロック 11

写真15 緯度65度，経度40度，第11層

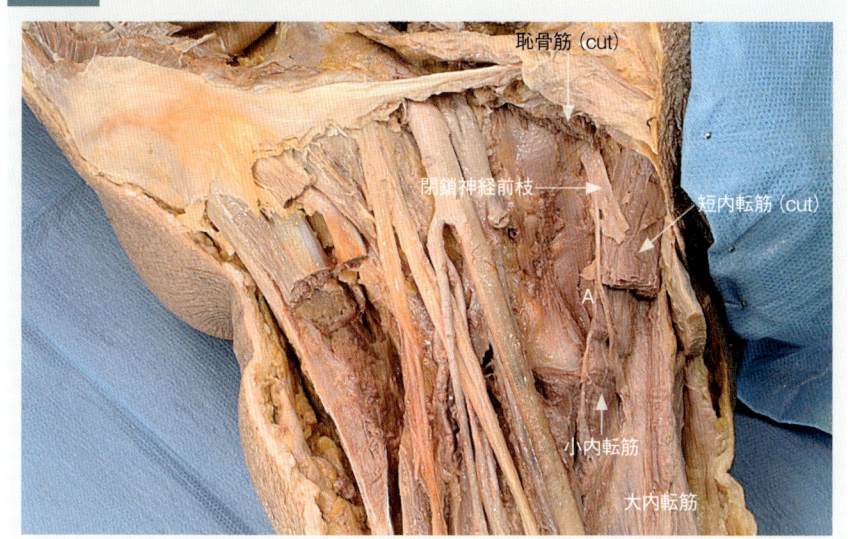

恥骨筋（cut）
閉鎖神経前枝
短内転筋（cut）
A
小内転筋
大内転筋

長内転筋と恥骨筋を完全に剥離，短内転筋を切離し，閉鎖神経前枝を短内転筋への枝（A）を残して除去した。大内転筋，小内転筋は見えるが，閉鎖神経後枝はまだ確認できない。

写真16 緯度65度，経度40度，第12層

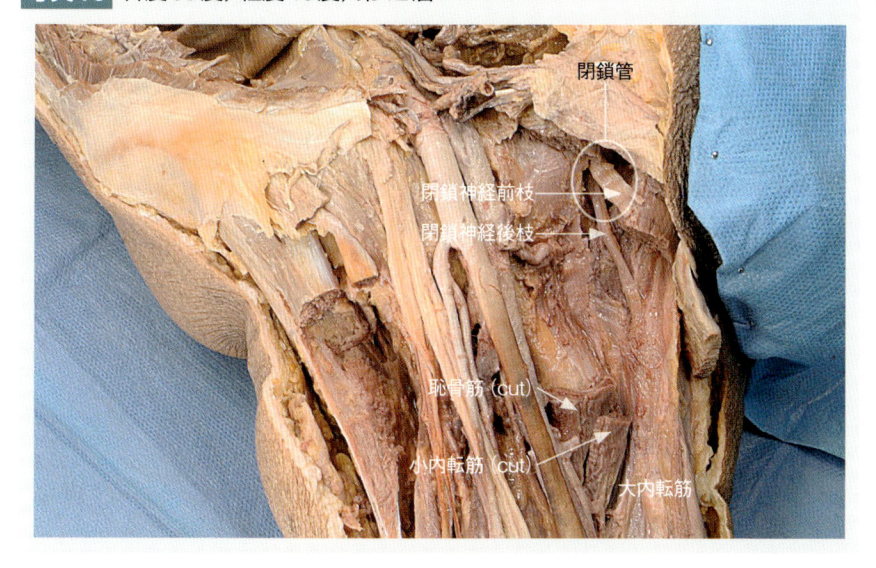

閉鎖管
閉鎖神経前枝
閉鎖神経後枝
恥骨筋（cut）
小内転筋（cut）
大内転筋

短内転筋，小内転筋を切除して閉鎖管の一部が見えるようにした。大内転筋に分布する閉鎖神経後枝を確認できる。

ステレオ 緯度65度，経度40度，第12層

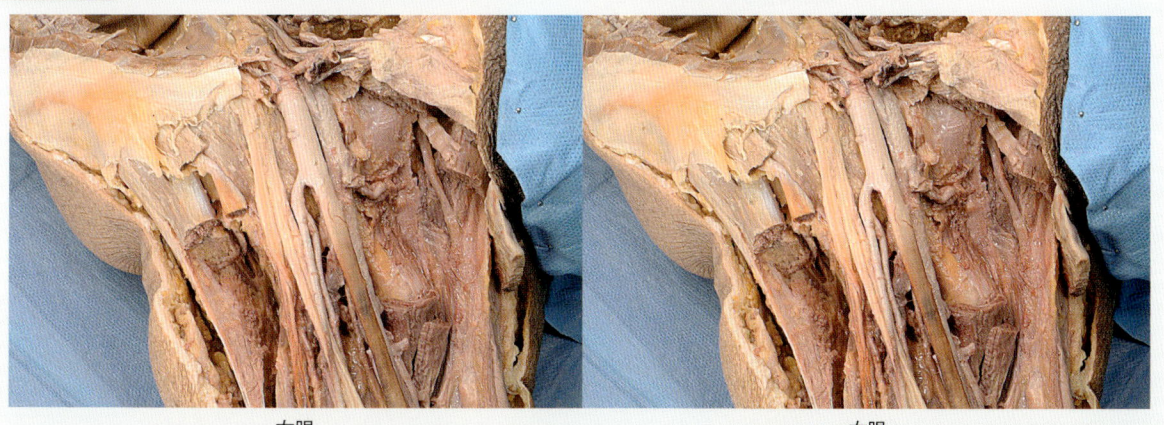

左眼　　　　　右眼

179

Part 4
腰下肢のブロック

写真17 緯度70度, 経度−20度, 第6層

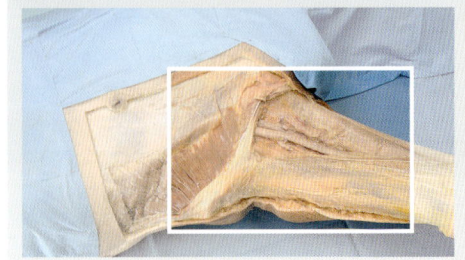

次に, 外側大腿皮神経周囲の解剖を見ていこう。

外側大腿皮神経は, 鼠径靱帯の約2横指遠位から大腿筋膜の表面に現れる。

大腿筋膜と腸骨筋膜を剥離し, 縫工筋を露出した。大腿神経背面に腸腰筋が位置し, その外側を覆うように縫工筋が存在する。外側大腿皮神経は, 上前腸骨棘のすぐ内側から縫工筋の直上〜外側を経て大腿筋膜の表面を下行する。この部位での外側大腿皮神経は, 数本の明確な神経に見えるが, 結合組織との区別が困難である。

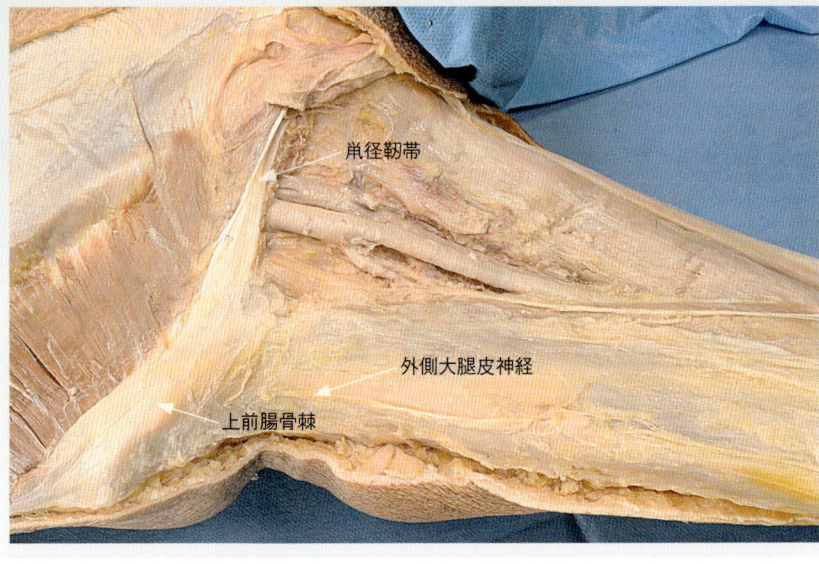

写真18 緯度70度, 経度−20度, 第7層

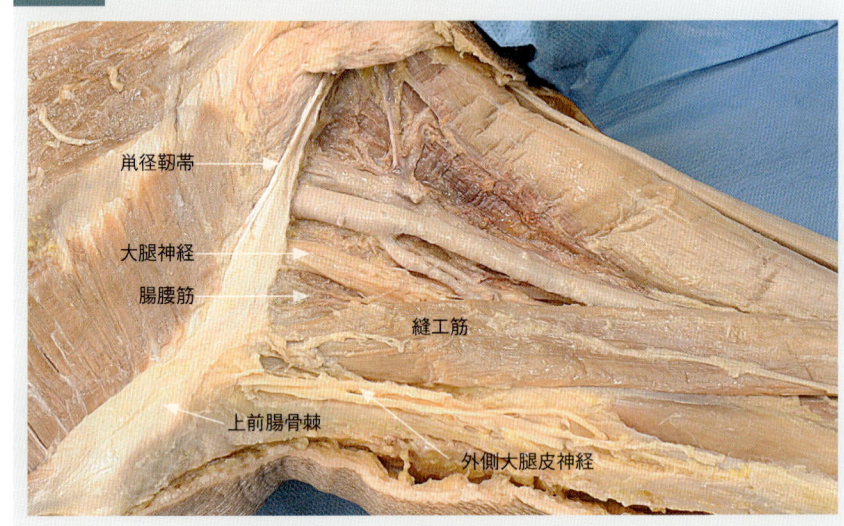

さらに剥離を進めると, 腹腔内から縫工筋の表面に出てくる外側大腿皮神経を同定できる。後腹膜表面での外側大腿皮神経は, 1本の神経であるが, 鼠径靱帯を超える部位では, 数本の束に平たく分かれている。腸骨部では縫工筋の外側表面, 大腿筋膜下を走行する。

写真19 緯度70度, 経度−20度, 第13層

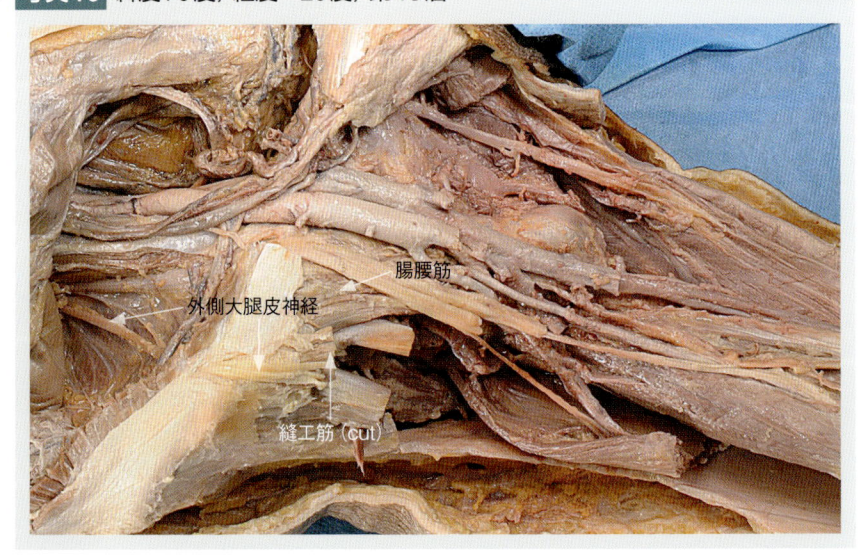

180

鼠径部の神経ブロック　11

神経ブロックの実際

超音波ガイド下法の場合，いずれのブロックでもリニアプローブを用いて，大腿動脈の描出から始める。鼠径靱帯の約2横指遠位で大腿動脈の走行を触れ，その位置で鼠径靱帯に平行にプローブを当てる。すると大腿動脈を中心に内側に大腿静脈，外側に大腿神経が超音波画像で確認できる。

ここから，大腿神経ブロックの施行時には，大腿神経が画面の中央（交差法），あるいは内側1/3（平行法）に位置するよう，プローブを外側にずらす。閉鎖神経ブロック施行時には，プローブを鼠径靱帯に平行に内側にずらし，外側大腿皮神経ブロック施行時には，鼠径靱帯に平行に外側にずらす（写真20）。

神経刺激併用超音波ガイド下大腿神経ブロック

写真21に，右利きの施行者による大腿神経ブロックのプローブ位置（青帯）と，刺入点（交差法：赤矢印，平行法：黄矢印）を示す。

施行者の位置は，右大腿神経ブロックの交差法と平行法および左大腿神経ブロックの交差法では患者の右であり，左大腿神経ブロックの平行法のみ患者の左に立つ。また，超音波装置はいつも施行者の対側に置くことが上手な穿刺を行うコツである。

写真20 緯度30度，経度55度，第1層

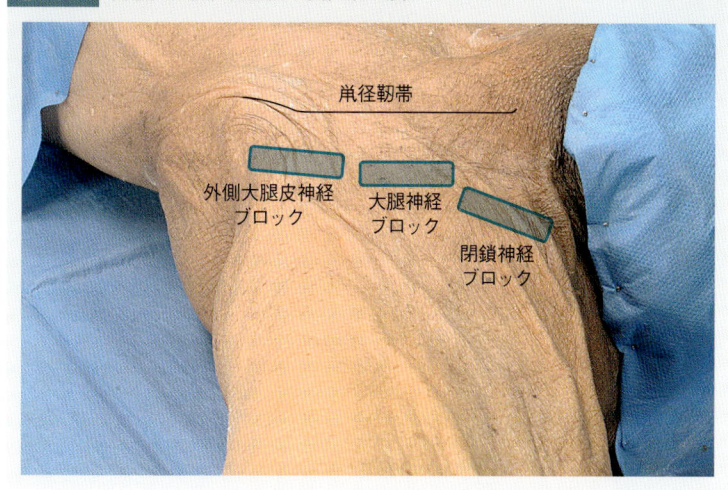

写真21 緯度65度，経度40度，第7層

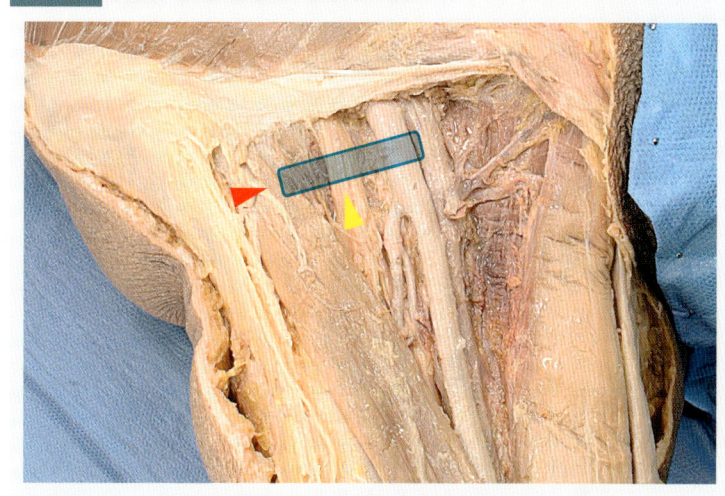

▲大腿神経ブロック時のプローブの位置と刺入点
交差法：黄色，平行法：赤色

COLUMN

大腿神経，閉鎖神経，外側大腿皮神経のブロックは，3-in-1ブロックとして1973年にWinnieらが最初に報告した[1]。3-in-1ブロックとは，大腿神経付近の腸骨筋膜の下部に薬液を投与することによって，大腿神経のみならず外側大腿皮神経，閉鎖神経にも薬液を浸潤させ，下肢前面の鎮痛を図ろうとするものである。このブロックは，膝手術や股関節手術の術後鎮痛法として用いられ[2,3]，1997年にはMarhoferら[4,5]が超音波ガイド下にブロック（現在の大腿神経ブロック）を行い，神経刺激法に比べて少量の局所麻酔薬でより確実な効果が得られることを報告した。

その後，超音波ガイド下の閉鎖神経ブロック[6]，外側大腿皮神経ブロック[7]が報告され，現在では，それぞれの神経に対して超音波ガイド下にブロックをすることが主流となった。

超音波ガイド下法の普及に伴い，神経の走行と周囲組織との関係についての超音波解剖の知識が要求され，ブロック部位の解剖学的構造を，より立体的に捉えることが必要になっている。

Part 4
腰下肢のブロック

図1 右側大腿神経の超音波画像とその解剖

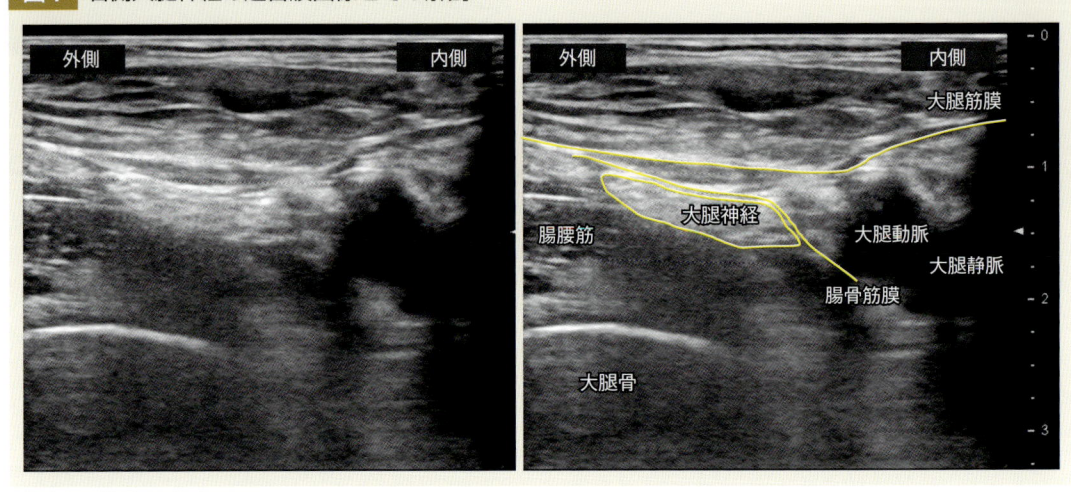

▲内側から大腿静脈，大腿動脈が並ぶ．大腿動静脈の表面から動脈の外側にかけて一続きの層を見ることができ，これが大腿筋膜に相当する．大腿神経は大腿動脈とは少し離れたところにある．大腿神経の前面にある膜は内側に向かって大腿動脈の裏側に分布し，これが腸骨筋膜に相当する．

図2 大腿神経ブロック後の超音波画像とその解剖

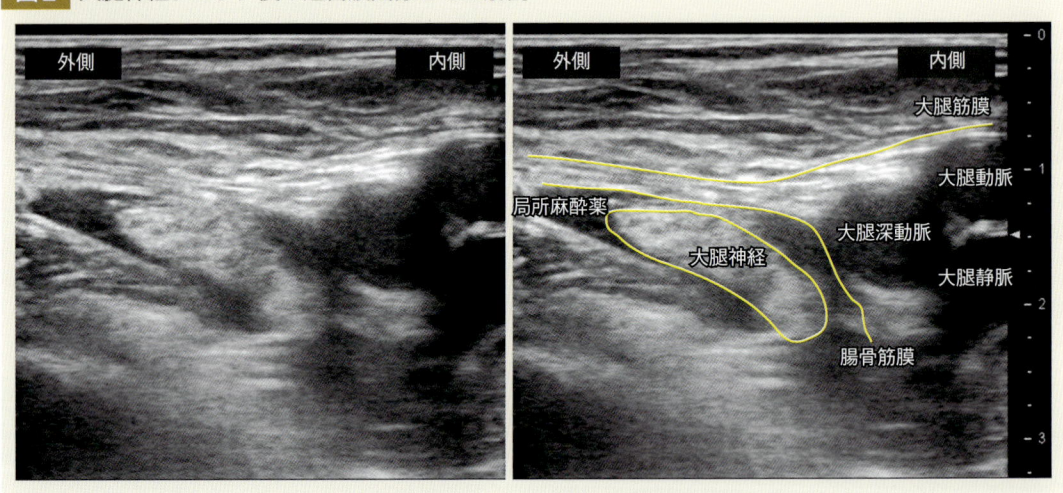

　仰臥位で股関節をやや外旋させ，鼠径部がベッド面と平行になるように調節する．プレスキャンを行い，大腿動脈から大腿深動脈が分かれる場所の直上（鼠径靱帯から約2横指遠位）にプローブを合わせる．その場所で図1のような超音波画像が得られるはずである．プレスキャン時に皮下浸潤麻酔を行い，刺入点の目安とする．

　皮膚を消毒し，プローブに滅菌カバーを装着し，穿刺操作に移る．写真9で示したように，大腿神経の内側部から伏在神経が分枝し，下腿内側を支配する．多くの場合，大腿神経ブロックは膝周囲の術後鎮痛目的で用いられるが，大腿神経の内側のブロックでは膝前面の十分な鎮痛が得られない可能性が高い．したがって，大腿神経ブロック時には大腿神経のやや外側を目指して針を進める．

　神経刺激は0.7 mA，0.1 msec，2 Hzで開始し，大腿直筋の収縮（膝蓋骨の上部の収縮）が得られることを確認する．内側（多くの場合，縫工筋）が収縮する場合は針の位置をやや外側にずらす．近年，縫工筋の収縮が得られるところで薬液を投与しても大腿神経ブロックの効果は十分であると報告された[8]．しかし，解剖学的には大腿直筋，外側広筋の支配領域に薬液を投与するほうが，より少量の薬液で確実に膝周囲の鎮痛ができると考えられること，また，せっかく神経刺激を併用しているのだから，できる限り大腿直筋の収縮を確認したい．徐々に電流を下げ，0.5 mA以下で大腿直筋の収縮が確認できたら薬液の注入を開始する．超音波画像では，大腿神経の外側表面に薬液が注入される様子が見えるはずである．

図3 カテーテル造影後のX線画像

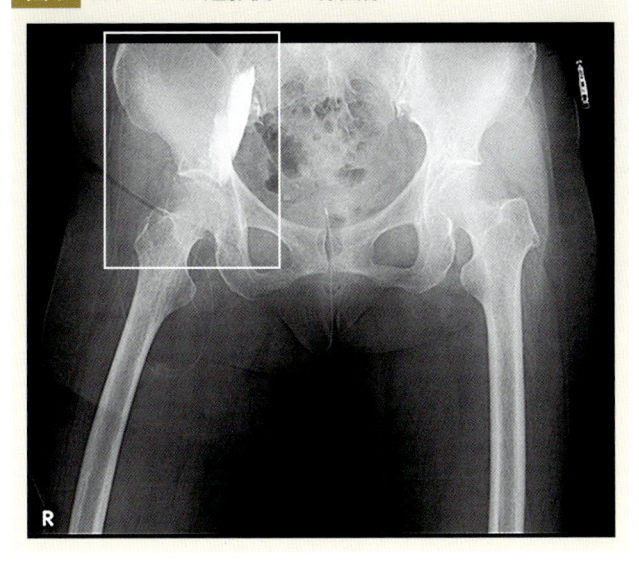

▲カテーテルの位置確認。大腿神経に沿って造影されているのがわかる。

図4 カテーテルの超音波画像

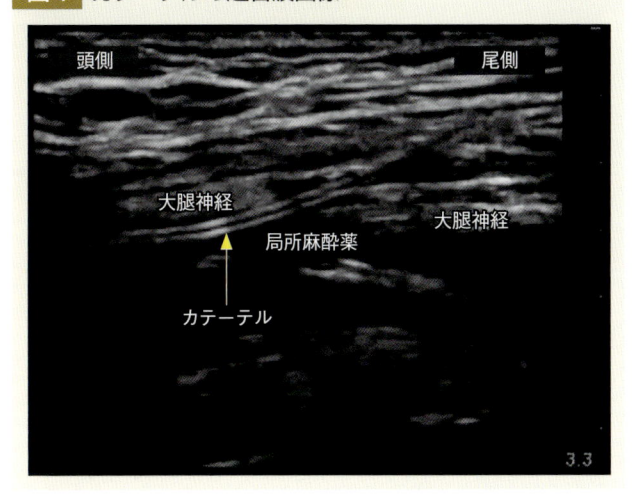

▲大腿神経に平行に挿入されたカテーテルが確認できる。

　表面に注入が終わったら，今度は針をゆっくり大腿神経の裏側に誘導する。このときは，局所麻酔薬が浸潤しているために，神経刺激による収縮は得られない。万一，膝周囲に電撃感を生じるようであれば，針を大腿神経の外側にずらす。大腿神経の裏に針を誘導できたら，下部から神経を浮かせるように局所麻酔薬を追加する。

　筆者は，0.2〜0.375％ロピバカインを20 mL投与しているが，超音波ガイド下であれば10 mL程度で大腿神経周囲全体に局所麻酔薬を浸潤できることも多く，より少量の薬液で十分な鎮痛を得られるのかもしれない。図1の症例に0.375％ロピバカイン20 mLで大腿神経ブロックを行った直後の超音波画像を示す（図2）。局所麻酔薬の広がりに伴い，大腿神経の皮膚側の境界は鮮明となる。この境界が腸骨筋膜に相当する。

カテーテルの挿入

　持続大腿神経ブロックをする場合は，カテーテルを挿入する。単回ブロックと同様の手順で薬液を注入したのち（針の先端は大腿神経の裏側にある），カテーテルを近位方向に向かって挿入する。3-in-1ブロックでは10〜15 cm挿入した報告[9]もあるが，大腿神経のみをブロックするのであれば，カテーテルは5 cm程度挿入すれば十分である（図3）。

　カテーテル挿入後にカテーテルと平行にプローブを当て，カテーテルが大腿神経に沿ってまっすぐ近位方向に向かっていることを超音波画像で確認する（図4）。薬液（あるいは生理食塩液）を投与し，大腿神経周囲に広がることを確認できればなおよい。皮膚から神経までの距離が最短になること，また針の進行方向と神経の走行が一致することより，筆者はカテーテル挿入時には交差法を選択する。

神経刺激単独による大腿神経ブロック

　超音波装置がなくても，神経刺激のみで大腿神経ブロックは施行できる。施行者の立ち位置は同じである。鼠径靱帯から約2横指遠位で大腿動脈を触れ，その外側2 cmを刺入点とする。皮下浸潤麻酔および消毒ののち，穿刺を開始する。ブロック針は大腿神経の走行に平行になるように穿刺（超音波ガイド下法では交差法に相当）し，針の角度は皮膚に対して30°程度とする。神経刺激は1.0 mA，0.1 msec，2 Hzで開始し，大腿直筋の収縮が得られることを確認する。内側（多くの場合，縫工筋）が収縮しているときは，針の位置をやや外側にずらす。徐々に電流を下げ，0.5 mA未満で大腿直筋の収縮が消失する部位で薬液を注入する。超音波ガイド下法と異なり，針先をリアルタイムに把握することはできないので，薬液注入中に針の移動は行わない。投与量は超音波ガイド下法と同量を基本とする。

Part 4
腰下肢のブロック

写真22 緯度65度，経度40度，第7層

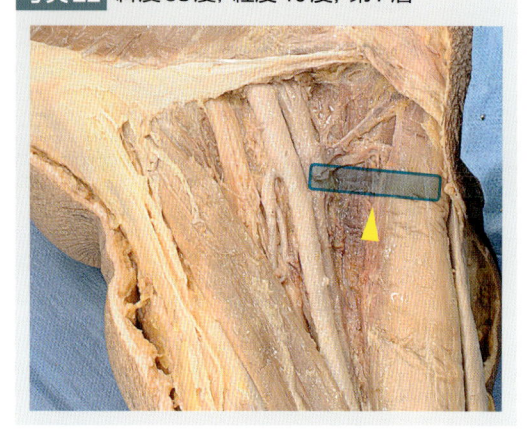

▲閉鎖神経ブロック時のプローブの位置と刺入点（交差法）

神経刺激単独でカテーテルを挿入する場合は，局所麻酔薬を投与してから行い，カテーテルは近位方向に挿入する。挿入長は5cm以内とし，挿入後に3mL程度薬液の注入を行い，無理な力を加えずに注入できることを確認する。

神経刺激併用超音波ガイド下閉鎖神経ブロック

プローブの位置と交差法における刺入点を示す（写真22）。閉鎖神経ブロックの場合は，大腿動静脈があるために，外側から平行法での刺入は血管穿刺の可能性を増す。したがって，平行法で内

内側には上から長内転筋，短内転筋，大内転筋が並び，外側には恥骨筋が見える。恥骨筋の前面と内側の筋膜，長内転筋の背側筋膜は高輝度エコーを示し，Y字を形成する（逆メルセデスベンツマーク）。Y字の交点付近（赤丸）に閉鎖神経前枝があると予想する。またY字のボトム（恥骨筋内側の筋膜下方）と短内転筋の背側筋膜の交点付近（青丸）に閉鎖神経後枝があると予想する。

図5 右側閉鎖神経の超音波画像

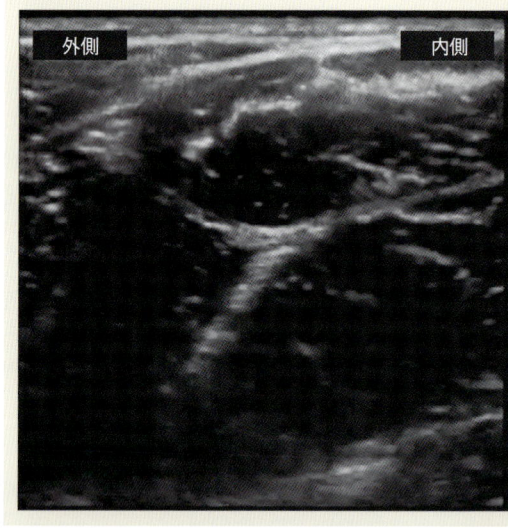

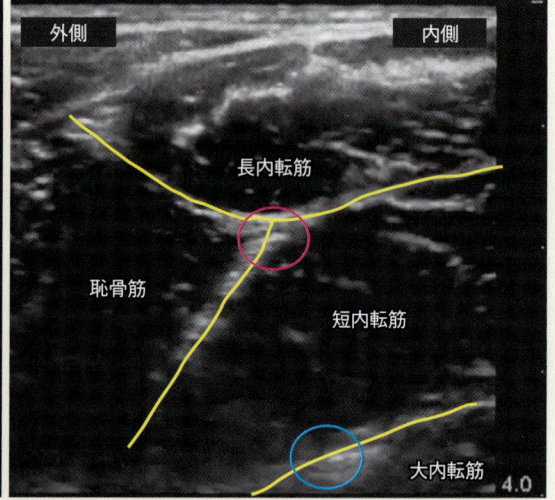

図6 右閉鎖神経前枝に薬液を注入した後の超音波画像

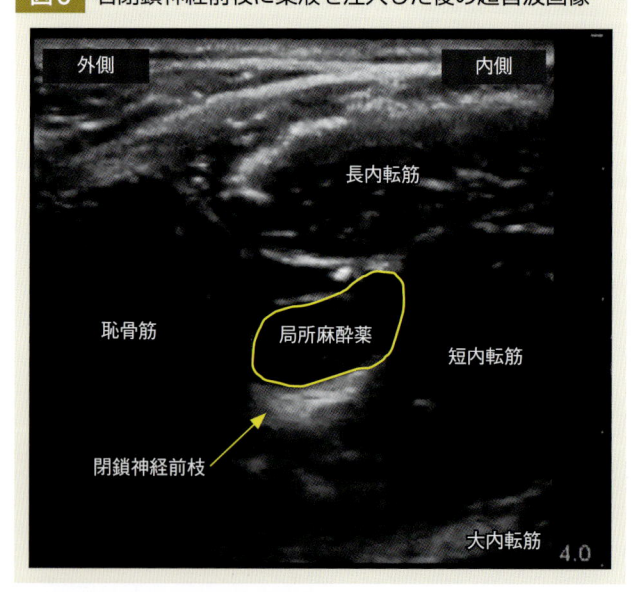

▲この症例では，予想される位置よりやや奥に前枝が存在し，局所麻酔薬が前枝の浅層に広がっている。

図7 右閉鎖神経後枝に薬液を注入した後の超音波画像

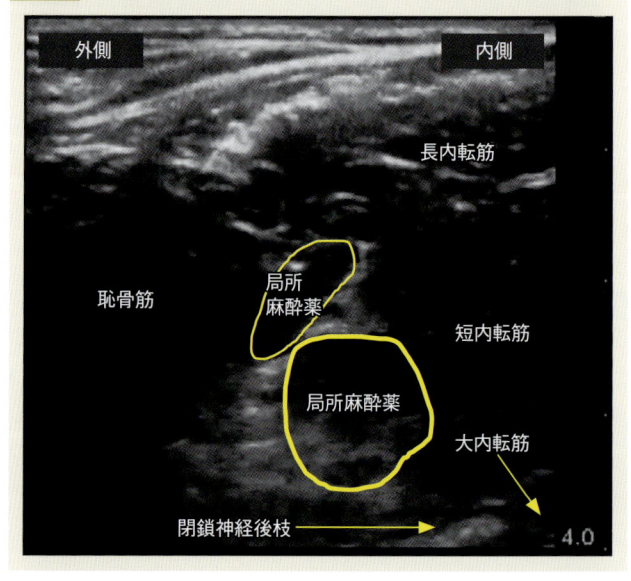

▲この症例では，図5に示した後枝と思われる場所より手前で大内転筋の収縮を示した。局所麻酔薬はやや浅層で広がっている。

側から穿刺するか，閉鎖神経が超音波画像の中央に位置するよう調整し，交差法で真下に穿刺するのが確実である（本稿では交差法で述べる）。大腿神経ブロックと同様，左右どちらのブロックに際しても患者の右側に立ち，超音波装置を患者の左側に配置する。仰臥位で股関節をやや外転させ，内転筋群がベッド面と平行になるよう調節する。リニアプローブを用いてプレスキャンを行う。大腿神経ブロックの施行部位から内側にプローブを移動させれば，図5のような超音波画像が得られる。プレスキャン時に皮下浸潤麻酔を行い，刺入点の目安とする。

皮膚を消毒し，プローブに滅菌カバーを装着し，穿刺操作に移る。閉鎖神経ブロックの多くは，経尿道的膀胱腫瘍切除術（TUR-Bt）の際に電気メスによる予期せぬ下肢の内転を予防するために用いられるため，神経刺激の併用は必須である。神経刺激は0.7〜0.8 mA，0.1 msec，2 Hzで開始し，できれば後枝のブロックを先に行いたい。前枝を先にすると，注入した局所麻酔薬によって深部の超音波画像がうまく描出できないことがあるからである。しかし実際には，針の刺入中に前枝支配の筋肉（長内転筋あるいは短内転筋）の収縮が得られてしまうことが多い。刺激電流を下げ，0.5 mA以下で内転筋群（前枝は長内転筋と短内転筋，後枝は大内転筋）の収縮が消失する部位で，薬液の注入を開始する。図6，7は，図5の症例に閉鎖神経の前枝と後枝をそれぞれブロックした直後の超音波画像である。多くの場合，TUR-Btの手術時間は長くないので，1%リドカインを用いる。超音波ガイド下であれば，それぞれ5 mL程度で十分ブロックできる。刺入途中に前枝のブロックを行った場合は，後枝のブロックはやや外側に針をずらして刺入する（前枝を損傷する可能性がある）。

外側大腿皮神経ブロック

外側大腿皮神経は，知覚神経のみであるため，神経刺激装置は使用せず，超音波ガイド下ブロック

図8 右外側大腿皮神経ブロック時のプレスキャン画像

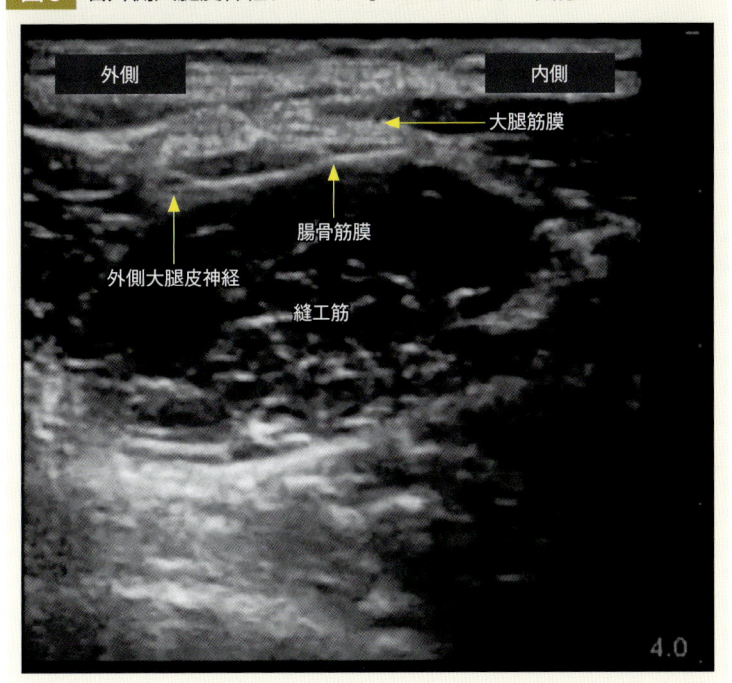

▲リニアプローブで大腿動静脈を描出し，そこからプローブを外側に移動させると大腿神経の外側，大腿筋膜の下に腸腰筋が見える。さらに外側にプローブを移動させると，上前腸骨棘のすぐ内側に楕円形の筋肉の横断面が現れる。これが縫工筋にあたる。多くの場合，外側大腿皮神経はこの縫工筋の表面，大腿筋膜の下に存在するが，神経が細いために超音波画像で同定することは難しい。

を行う。大多数の症例では，外側大腿皮神経は皮膚から1 cm以内の深さに位置する（図8）。針先を確実に描出できるのであれば平行法，交差法のどちらを用いてもかまわないが，初心者には平行法が容易で推奨される。施行者を右利きと仮定した場合，立ち位置は大腿神経ブロックの場合と同様になる。すなわち，平行法で行う場合はブロックを施行する足側に立つ。

多くの場合，ペインクリニック領域における痛みの緩和に用いられるため，ブロック針で神経を直接触れて痛みを増大させないようにする必要がある。外側大腿皮神経の同定は難しいことも多く，その場合は，縫工筋の外側表面に薬液を浸潤させて効果を判定することもある。薬液量は5 mLで十分であるが，可能なかぎり長時間の効果を期待して，0.2%ロピバカインを用いることが多い。

副作用と合併症

末梢神経ブロック全般に共通な合併症である神経障害，感染，出血，局所麻酔薬中毒などに加え，大腿神経ブロックに特有な合併症として，下肢運動筋麻痺による転倒が問題となる。閉鎖神経ブロック，外側大腿皮神経ブロックについては，合併症に関する文献的報告が少ないため，大腿神経ブロックの合併症を中心に述べる。

◎神経障害

Feibelら[11]は，神経刺激法にて持続大腿神経ブロックを行った1190例のうち，神経ブロック後に神経学的異常を訴えた症例は9例(0.76%)であり，そのうち2例で神経症状が1年以上持続した(0.16%)と報告した。しかし詳細な原因検索がされておらず，神経ブロックの合併症なのか，手術侵襲やターニケットなど神経ブロック以外の要因によるものなのかは明らかでない。

Barringtonら[12]は，大腿神経ブロック2463例を含む8189例について，神経ブロック後の神経学的合併症について精査した。大腿神経ブロック後に神経学的異常の訴えを認め，神経内科医の診察を受けた症例は7例(0.28%)であり，そのうち，神経ブロックによる合併症であると診断された症例は2例(0.08%)であった。

Fredricksonら[13]は，大腿神経ブロック99例を含む1010例の超音波ガイド下神経ブロックにおいて，術後の神経学的合併症について精査した。術後1か月以上，神経学的異常が続いた症例は8例(8.1%)であったが，精査の結果，全例，神経ブロックの施行とは別の原因であった。

以上より，大腿神経ブロックが原因で長期的な神経障害を起こす確率は0.1%(1000例に1例)未満であると推測する。前述のFredricksonらは，神経ブロック施行中の感覚異常paresthesiaが神経学的合併症を有意に増加させると述べており，覚醒下にparesthesiaの有無を注意深く観察することが神経学的合併症の有無の予測に有用かもしれない。一方，超音波ガイド下に神経ブロックを施行することが神経障害を減らすというコンセンサスは現状では得られていない。

◎感染

48時間を超える持続大腿神経ブロックは，局所の感染徴候をきたす危険因子となる[14]。膿瘍形成はまれであるが[15]，カテーテル留置が4日を超える場合は，カテーテル関連感染の可能性を念頭におく必要がある[16]。

◎転倒

近年，持続大腿神経ブロック施行に伴う転倒に関

COLUMN　外側大腿皮神経痛

石川 慎一

外側大腿皮神経は純粋な感覚神経であり，股関節手術操作，肥満や破格により分岐した鼠径靭帯や他の組織による神経の圧迫などが報告されている。筆者の経験した外側大腿皮神経痛の1症例を紹介する。

69歳の男性。慢性腎不全の急性増悪により体重増加が著しく，身長158 cm，体重68 kgでBMI値27であった。その後，体重減少に成功したが，右大腿外側面のしびれと痛みを訴えペインクリニックを受診した。超音波で神経の位置を確認して圧迫すると再現痛が得られた。

外側大腿皮神経痛と診断して，超音波ガイド下に局所麻酔薬とステロイドの混合剤1%リドカイン3 mLとデキサメタゾン3.3 mgを投与した。VASは80から35へと低下した。計2回のブロックを行い，プレガバリンなどの薬物療法を追加して痛みはコントロール可能になった。

Moritzら[10]は，外側大腿皮神経痛を示した患者は，鼠径靭帯から神経の距離に健常人と有意な差があると報告している。すなわち，健常人16例の1.79 cmと比較して，神経痛28例では0.52 cmと有意に鼠径靭帯との距離が近く，解剖学的に絞扼を起こしやすい原因になっていると考察している。外側大腿皮神経痛は，BMIだけではなく，解剖学的異常も加わり発症していると考えられる。

する報告が増えている[17]。大腿神経ブロックによって，主に大腿四頭筋の筋力が抑制されることで転倒は起こる。筋力の低下は局所麻酔薬の総投与量で決まるとされ，局所麻酔薬濃度を下げても防げない[18]。単回の大腿神経ブロックにおける効果持続時間は約7時間（0.2%ロピバカイン），あるいは約11時間（0.5%ロピバカイン）である[19]。単回投与時には手術翌日，持続投与時には投与終了翌日から歩行を開始し，最初の歩行時には必ず医療スタッフが付き添い，筋力低下の有無を確認する。

◎ その他

神経刺激単独による大腿神経ブロックの場合，やや外側に分かれる大腿深動脈を穿刺してしまう可能性がある（写真7）。超音波ガイド下では主な動脈はカラードプラーで確認できるので，（解剖や穿刺針をきちんと描出できれば）血管穿刺による出血性合併症を起こすことはほとんどない。しかし，閉鎖神経ブロックに際しては，皮下に外陰部静脈などの血管が存在するため，表層の血管も穿刺しないように，細心の注意が必要である。

局所麻酔薬中毒は，常識的と考えられる投与量で行い，かつ血管内注入がなければ，起きないと考えてよい[20]。

● 文献

1. Winnie AP, Ramamurthy S, Durrani Z. The inguinal paravascular technic of lumbar plexus anesthesia : the 3-in-1 block. Anesth Analg 1973 ; 52 : 989-96.
2. Tierney E, Lewis G, Hurtig JB, et al. Femoral nerve block with bupivacaine 0.25 percent for postoperative analgesia after open knee surgery. Can J Anaesth 1987 ; 34 : 455-8.
3. Fournier R, Van Gessel E, Gaggero G, et al. Postoperative analgesia with 3-in-1 femoral nerve block after prosthetic hip surgery. Can J Anaesth 1998 ; 45 : 34-8.
4. Marhofer P, Schrögendorfer K, Koinig H, et al. Ultrasonographic guidance improves sensory block and onset time of three-in-blocks. Anesth Analg 1997 ; 85 : 854-7.
5. Marhofer P, Schrögendorfer K, Wallner T, et al. Ultrasonographic guidance reduces the amount of local anesthetic for 3-in-1 blocks. Reg Anesth Pain Med 1998 ; 23 : 584-8.
6. Helayel PE, de Conceição DB, Pavei P, et al. Ultrasound-guided obturator nerve block : a preliminary report of a case series. Reg Anesth Pain Med 2007 ; 32 : 221-6.
7. Hurdle MF, Weingarten TN, Crisostomo RA, et al. Ultrasound-guided blockade of the lateral femoral cutaneous nerve : technical description and review of 10 cases. Arch Phys Med Rehabil 2007 ; 88 : 1362-4.
8. Anns JP, Chen EW, Nirkavan N, et al. A comparison of sartorius versus quadriceps stimulation for femoral nerve block : a prospective randomized double-blind controlled trial. Anesth Analg 2011 ; 112 : 725-31.
9. Singelyn FJ, Gouverneur JM. Postoperative analgesia after total hip arthroplasty : i.v. PCA with morphine, patient-controlled epidural analgesia, or continuous "3-in-1" block? : a prospective evaluation by our acute pain service in more than 1300 patients. J Clin Anesth 1999 ; 11 : 550-4.
10. Moritz T, Prosch H, Berzaczy D, et al. Common anatomical variation in patients with idiopathic meralgia paresthetica : a high resolution ultrasound case-control study. Pain Physician 2013 ; 16 : E287-93.
11. Feibel RJ, Dervin GF, Kim PR, et al. Major complications associated with femoral nerve catheters for knee arthroplasty : a word of caution. J Arthroplasty 2009 ; 24（6 suppl）: 132-7.
12. Barrington MJ, Watts SA, Gledhill SR, et al. Preliminary results of the Australasian Regional Anaesthesia Collaboration : a prospective audit of more than 7000 peripheral nerve and plexus blocks for neurologic and other complications. Reg Anesth Pain Med 2009 ; 34 : 534-41.
13. Fredrickson MJ, Kilfoyle DH. Neurological complication analysis of 1000 ultrasound guided peripheral nerve blocks for elective orthopaedic surgery : a prospective study. Anaesthesia 2009 ; 64 : 836-44.
14. Capdevila X, Bringuier S, Borgeat A. Infectious risk of continuous peripheral nerve blocks. Anesthesiology 2009 ; 110 : 182-8.
15. Capdevila X, Pirat P, Bringuier S, et al. Continuous peripheral nerve blocks in hospital wards after orthopedic surgery : a multicenter prospective analysis of the quality of postoperative analgesia and complication in 1416 patients. Anesthesiology 2005 ; 103 : 1035-45.
16. Neuburger M, Büttner J, Blumenthal S, et al. Inflammation and infection complications of 2285 perineural catheters : a prospective study. Acta Anaesthesiol Scand 2007 ; 51 : 108-14.
17. Ilfeld BM, Duke KB, Donohue MC. The association between lower extremity continuous peripheral nerve blocks and patient falls after knee and hip arthroplasty. Anesth Analg 2010 ; 111 : 1552-4.
18. Bauer M, Wang L, Onibonoje OK, et al. Continuous femoral nerve blocks : decreasing local anesthetic concentration to minimize quadriceps femoris weakness. Anesthesiology 2012 ; 116 : 665-72.
19. Weber A, Fournier R, Van Gessel E, et al. Epinephrine dose not prolong the analgesia of 20 ml ropivacaine 0.5% or 0.2% in a femoral three-in-one block. Anesth Analg 2001 ; 93 : 1327-31.
20. Bleckner LL, Bina S, Kwon KH, et al. Serum ropivacaine concentrations and systemic local anesthetic toxicity in trauma patients receiving long-term continuous peripheral nerve block catheters. Anesth Analg 2010 ; 110 : 630-4.

Part 4 腰下肢のブロック

12

坐骨神経ブロック 殿下部アプローチ

松﨑 孝

　坐骨神経の断面は卵円形で，成人では16〜20 mmの幅がある。人体の中で最も太く長い末梢神経である[1]ため，希望する麻酔・鎮痛域により，いくつかのアプローチが存在する。アプローチ方法には，中枢からのアプローチとして殿下部から行う方法と，末梢からのアプローチとして前方，膝窩，膝関節から行う方法があるが，この章では殿下部からの方法を紹介する。

　坐骨神経ブロック殿下部アプローチは，しばしば腰神経叢ブロックや大腿神経ブロックと併用されて，下肢の手術や鎮痛に広く利用される[2]。

Part 4
腰下肢のブロック

坐骨神経ブロック殿下部アプローチに必要な解剖

坐骨神経（第4, 5腰神経，第1～3仙骨神経）は，仙骨神経叢（第4, 5腰神経，第1～4仙骨神経）から始まり総腓骨神経と脛骨神経に分かれて終わる。仙骨神経叢は腰仙骨神経幹（第4, 5腰神経からなる）と，第1～4仙骨神経で形成される（写真1, 2）。仙骨神経叢を出た坐骨神経は，梨状筋の前面を通り，大坐骨孔を通って骨盤外へ出て（写真3），大腿後面を下行し，大腿二頭筋，半膜様筋，半腱様筋，大内転筋へ筋枝を分枝し，膝の裏（膝窩）の上方で総腓骨神経と脛骨神経に分かれる（写真4）。仙骨神経叢から出た別の枝である後大腿

骨盤内仙骨前面とその周辺を，左前方から観察した。仙骨神経叢およびその分枝，坐骨神経，梨状筋，内閉鎖筋の起始する様子が観察できる。

写真1 緯度0度，経度65度，第14層

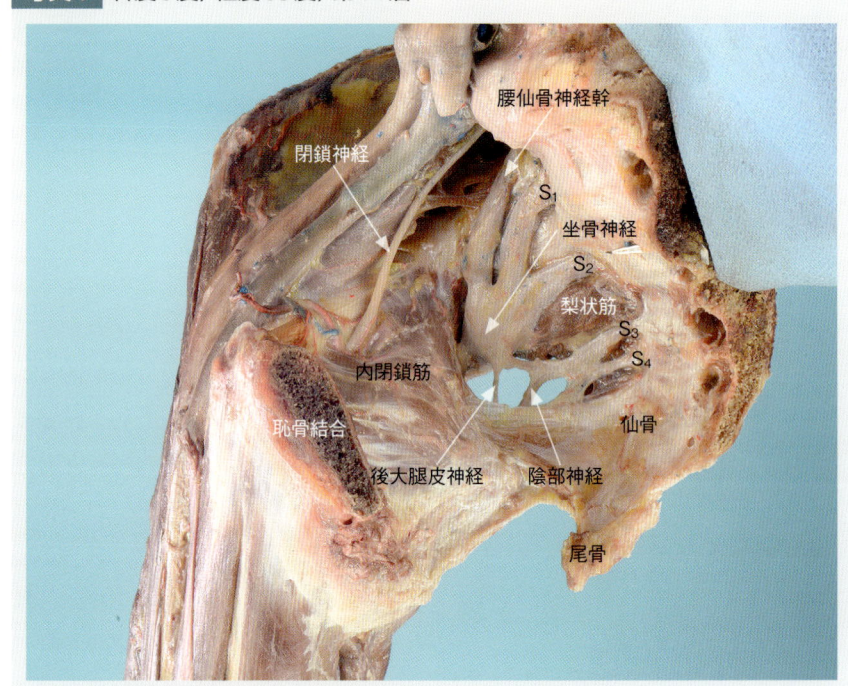

（腰仙骨神経幹，閉鎖神経，S₁，坐骨神経，S₂，梨状筋，S₃，S₄，内閉鎖筋，恥骨結合，後大腿皮神経，陰部神経，仙骨，尾骨）

写真1から，神経を残して筋をほとんど除去した。神経と骨組織の関係が明確になった。
　坐骨神経が大坐骨孔を通過する直前で集まる様子が観察できる。

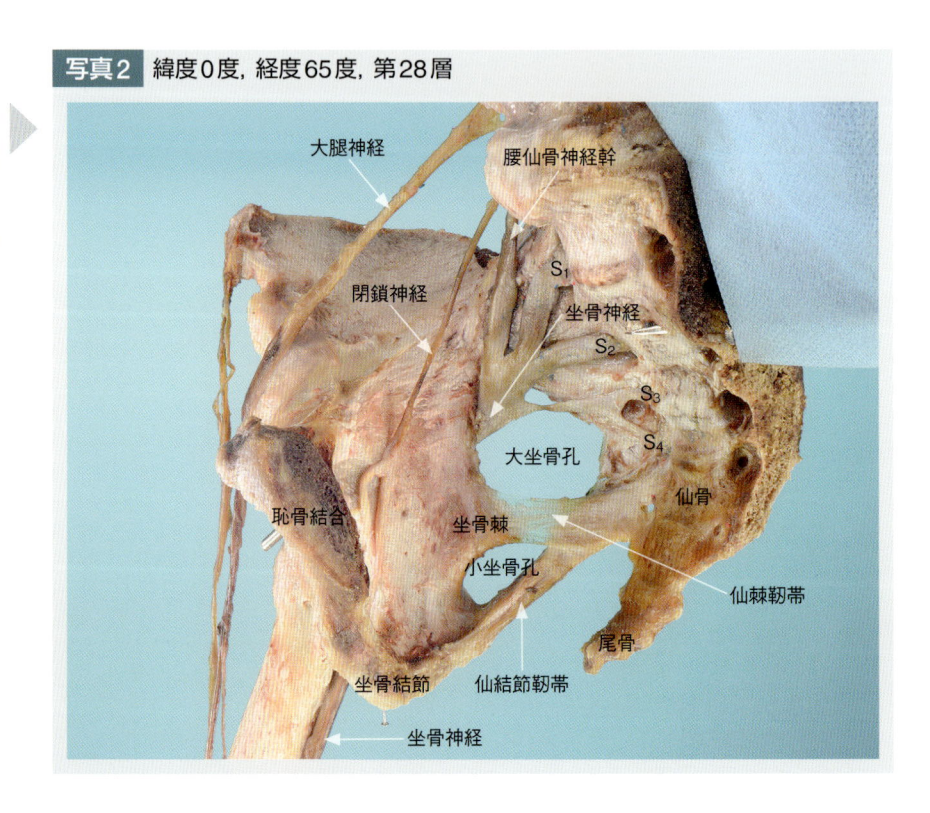

写真2 緯度0度，経度65度，第28層

（大腿神経，腰仙骨神経幹，閉鎖神経，S₁，坐骨神経，S₂，S₃，S₄，大坐骨孔，仙骨，恥骨結合，坐骨棘，小坐骨孔，仙棘靱帯，尾骨，坐骨結節，仙結節靱帯，坐骨神経）

坐骨神経ブロック殿下部アプローチ 12

皮神経（写真1）は，坐骨神経のすぐ内側を走行している。

殿下部アプローチでは，坐骨神経が殿部で坐骨結節と大転子の間を走行する部分（大腿方形筋と大殿筋に挟まれた領域）が，ブロックの対象となる（写真4）。殿下部では後大腿皮神経はすでに分岐しているが，坐骨神経と並走するため，投与量が多ければ同時にブロックできることが多い。

殿下部では坐骨神経は比較的浅い場所を走行しており，近接する骨盤骨や大腿骨の一部とともに，超音波画像の描出は容易である。

写真3 緯度0度，経度−155度，第27層

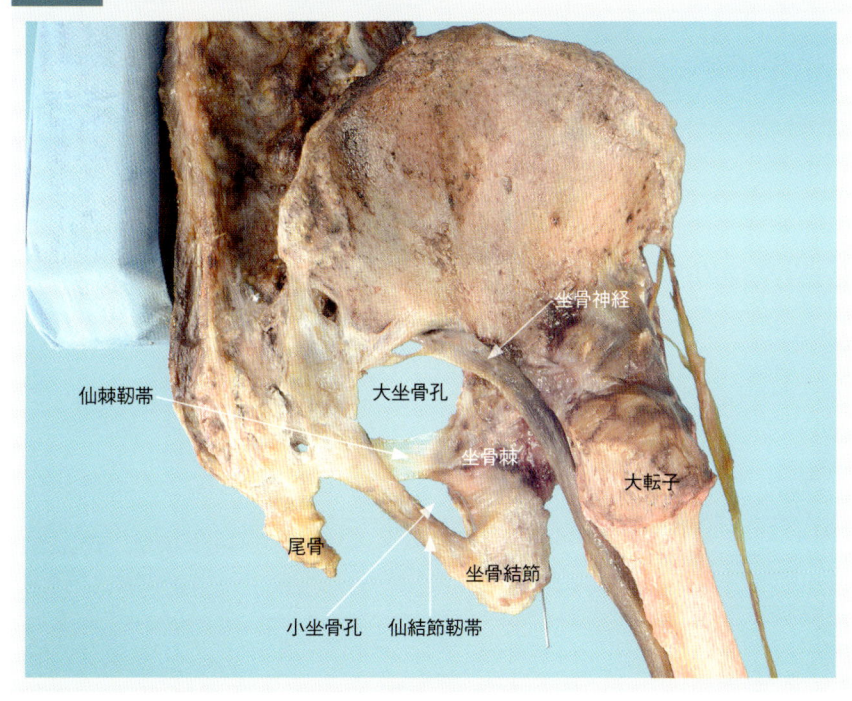

骨盤を右後方より観察した。坐骨神経が大坐骨孔を通って骨盤から出てきて，坐骨結節と大転子の間を通り，下行する様子が観察できる。

後方より坐骨神経周囲の筋組織との関係を示した。

写真4 緯度0度，経度−180度，第14層

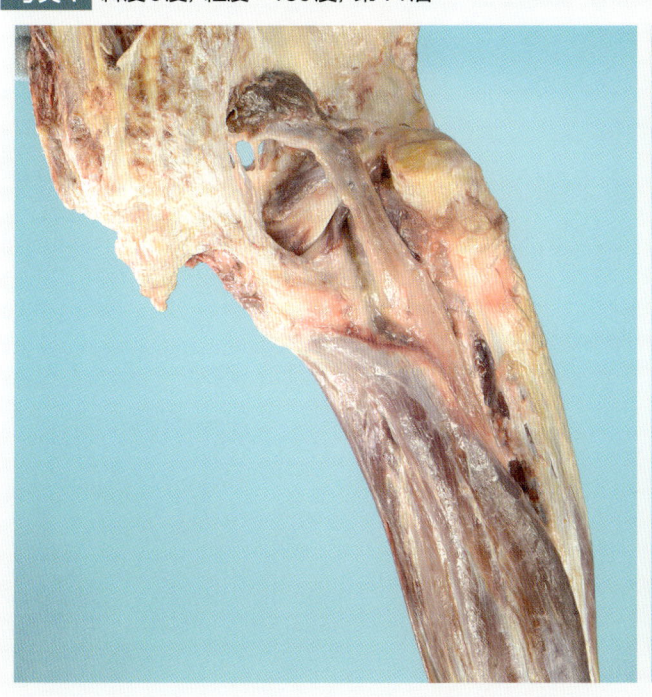

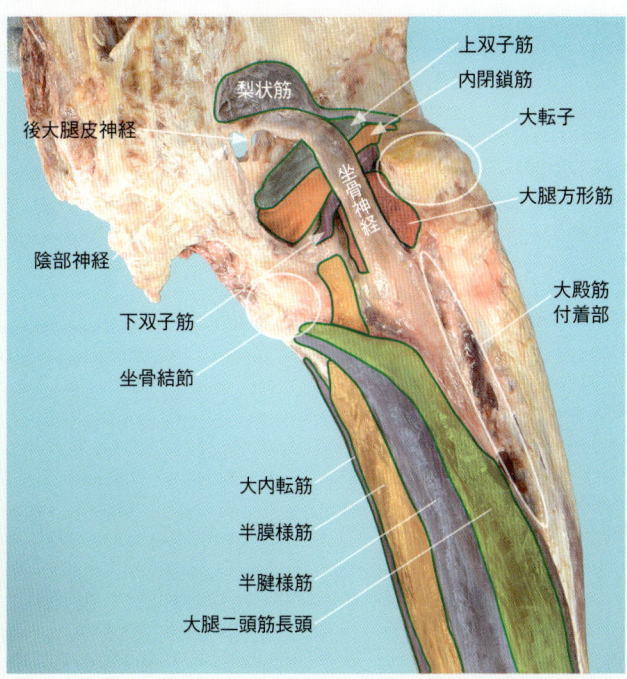

Part 4
腰下肢のブロック

では，殿下部における坐骨神経周囲の解剖を後方の視点から見ていこう。

体表からは，殿部の全体と坐骨結節，大転子が観察できる。これらのランドマークをもとに仙骨神経叢の走行やプローブを当てる位置がイメージできるだろうか。超音波ガイド下法におけるプローブは，坐骨結節と大転子を結んだ線上の中点に，皮膚に対して垂直に当てる。

写真5 緯度0度，経度180度，第1層

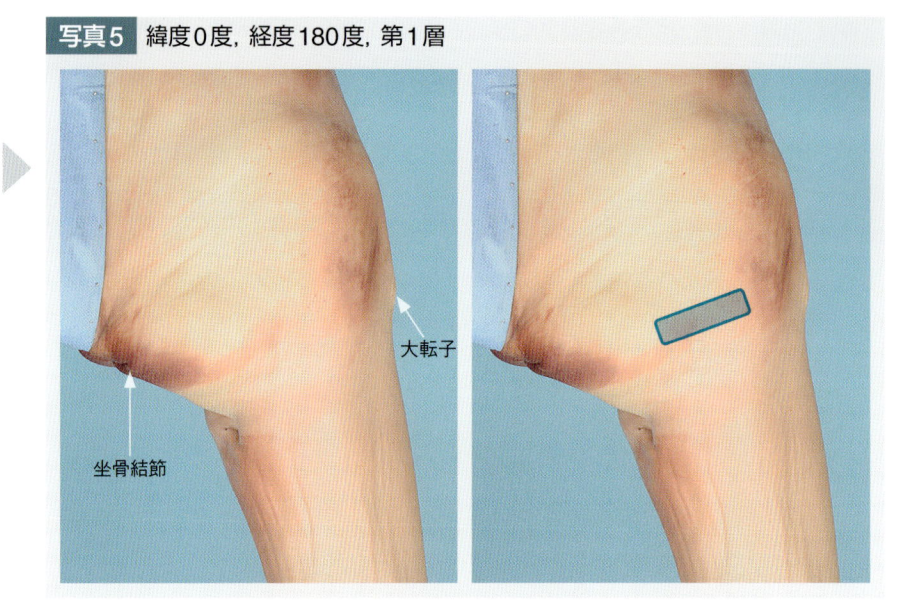

殿部の皮膚と皮下脂肪を除くと，殿部の外側を覆う大殿筋と，その下側外側に大転子のレリーフを確認できる。坐骨結節には大腿二頭筋長頭，半膜様筋および半腱様筋が付着している。

写真6 緯度0度，経度180度，第2層

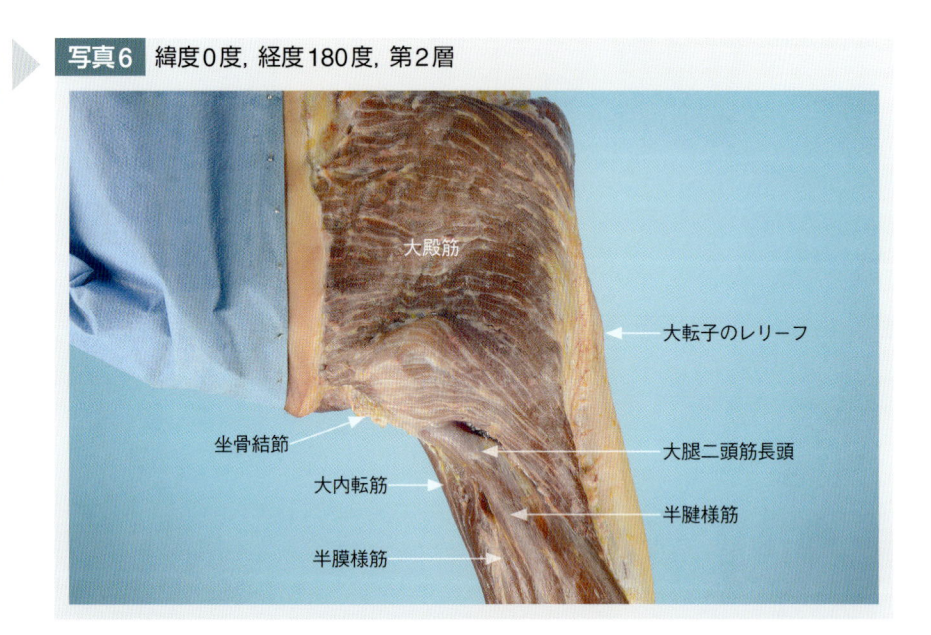

大殿筋を除去すると中殿筋が観察できる。坐骨神経が大坐骨孔（梨状筋下孔）を通って骨盤外へ出て，大転子と坐骨結節の間を下行する様子が観察できる。

写真7 緯度0度，経度180度，第10層

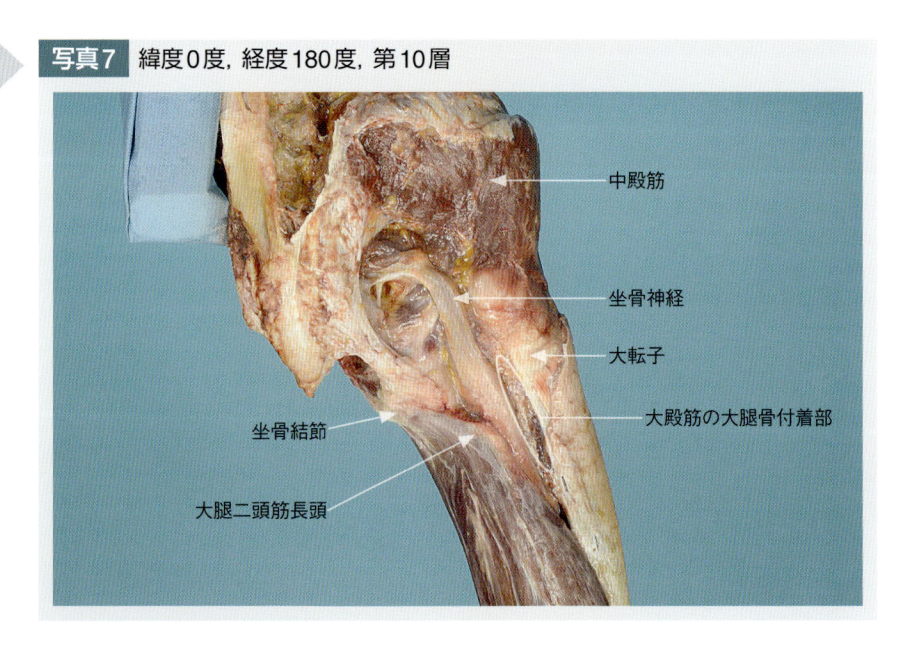

12 坐骨神経ブロック殿下部アプローチ

写真8 緯度0度, 経度180度, 第12層

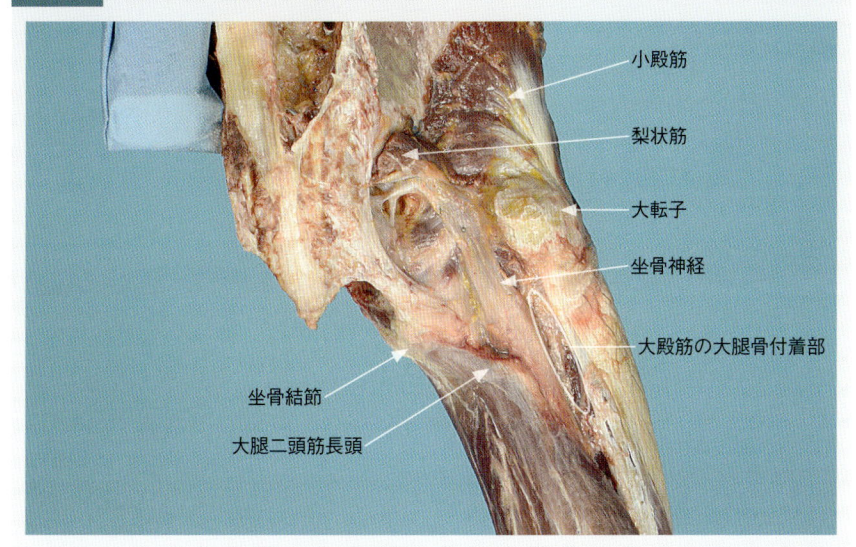

ラベル: 小殿筋, 梨状筋, 大転子, 坐骨神経, 大殿筋の大腿骨付着部, 坐骨結節, 大腿二頭筋長頭

中殿筋を除去すると小殿筋が見える。梨状筋が大坐骨孔を通っており, 坐骨神経は梨状筋のすぐ下を走行している。その後, 坐骨神経は大転子や大殿筋の大腿骨付着部の内側を下行している。

写真9 緯度0度, 経度180度, 第14層

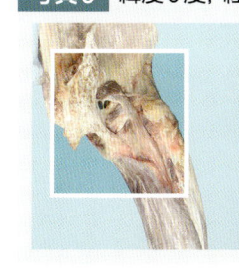

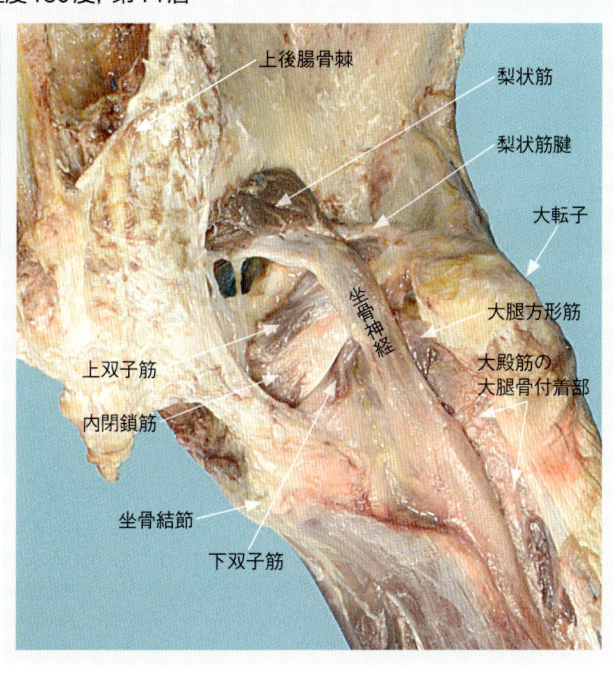

ラベル: 上後腸骨棘, 梨状筋, 梨状筋腱, 大転子, 坐骨神経, 大腿方形筋, 大殿筋の大腿骨付着部, 上双子筋, 内閉鎖筋, 坐骨結節, 下双子筋

小殿筋を除去した。仙骨前面で起始した梨状筋が坐骨神経の上を通り, 大転子上部に停止する様子が観察できる。坐骨神経の腹側を, 上双子筋(坐骨棘外面〜大転子内側面), 内閉鎖筋(閉鎖孔内側面〜大転子内側面), 下双子筋(坐骨結節上部〜大転子内側面)が走行している。

ステレオ 緯度0度, 経度180度, 第14層

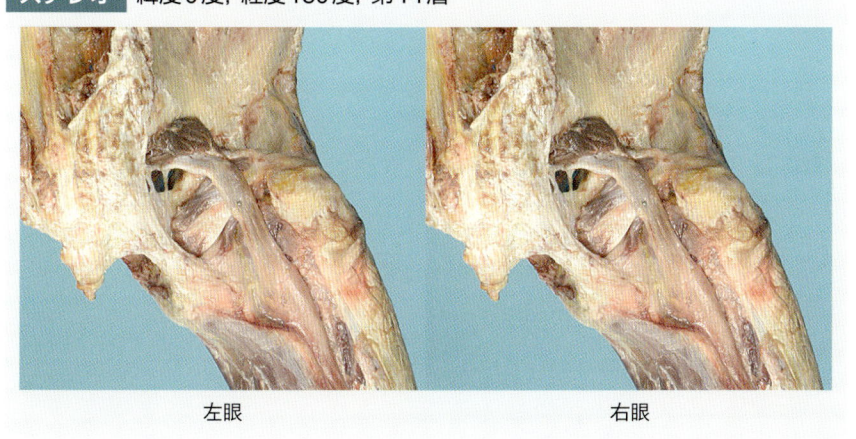

左眼　　右眼

Part 4
腰下肢のブロック

上双子筋と下双子筋を除去した。内閉鎖筋が大転子上部に（梨状筋の尾側に）停止している様子が観察できる。坐骨結節と大転子の間に大腿方形筋が観察できる。坐骨神経ブロック殿下部アプローチでは，大転子と坐骨結節を結ぶ線上にプローブを当てる。坐骨神経の背側に大殿筋（除去），腹側に大腿方形筋があることがわかる。

写真10 緯度0度，経度180度，第15層

ラベル：上後腸骨棘／梨状筋／梨状筋腱／大転子／大腿方形筋／仙棘靱帯／内閉鎖筋／坐骨結節

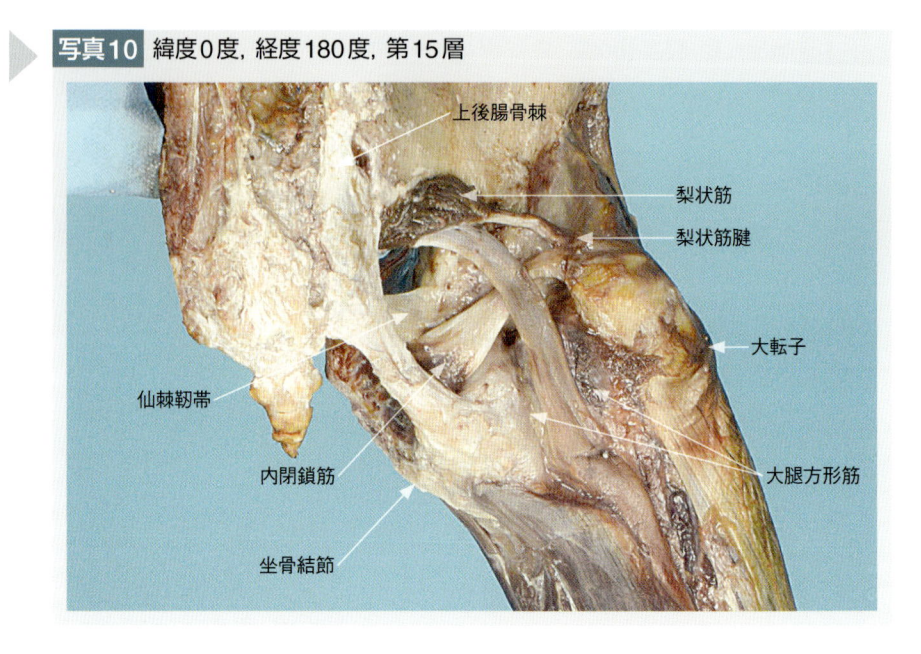

ステレオ 緯度0度，経度180度，第15層

左眼　　　右眼

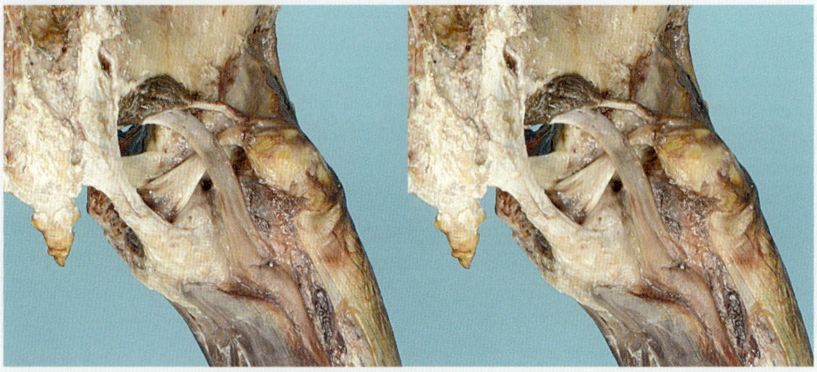

▽ 大腿方形筋（丸で囲んだ領域, **A**）を除去した（**B**）。

写真11

A 緯度0度，経度180度，第18層　　　**B** 緯度0度，経度180度，第19層

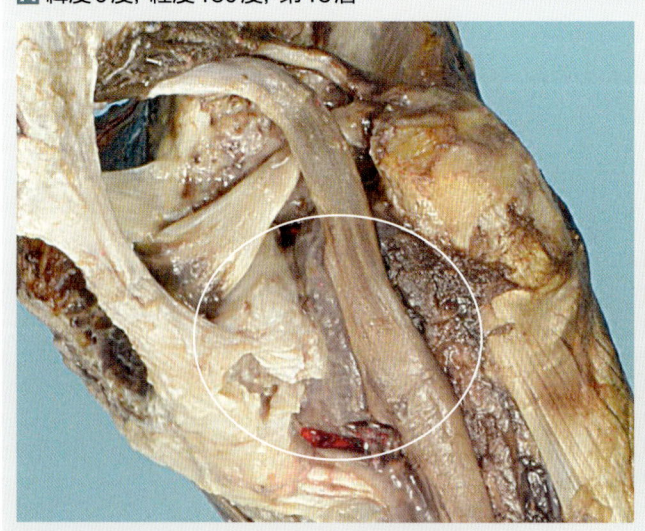

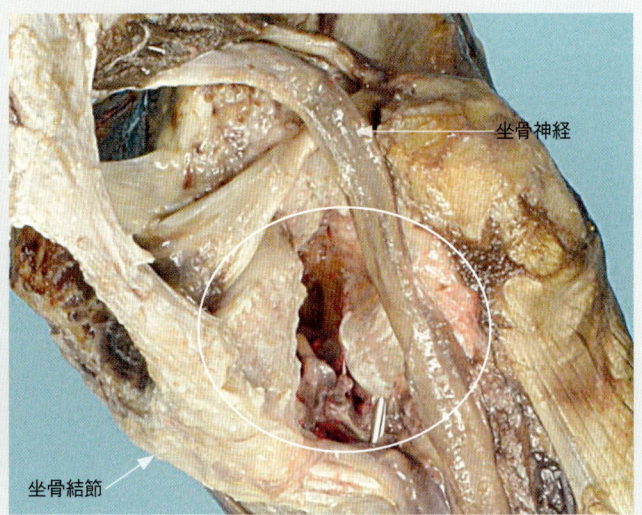

ラベル：坐骨神経／坐骨結節

12 坐骨神経ブロック殿下部アプローチ

写真12 緯度0度, 経度180度, 第26層

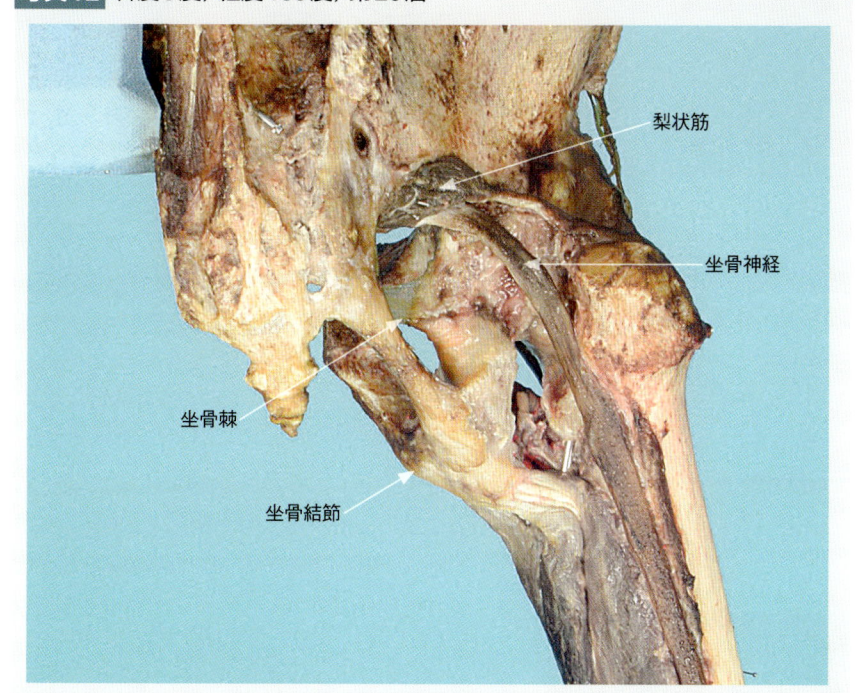

（ラベル：梨状筋、坐骨神経、坐骨棘、坐骨結節）

内閉鎖筋を除去した。梨状筋が坐骨神経の上側を覆うように走行しているのがわかる。

写真13 緯度0度, 経度180度, 第27層

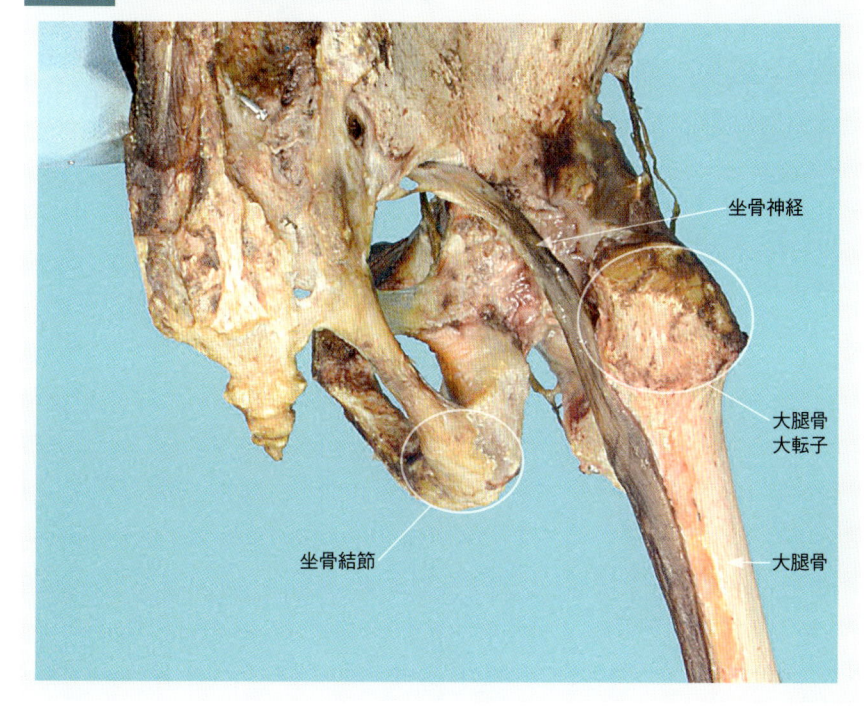

（ラベル：坐骨神経、大腿骨大転子、大腿骨、坐骨結節）

梨状筋を除去した。最終的な坐骨神経の走行が理解できる。

195

Part 4
腰下肢のブロック

殿下部アプローチの実際

ランドマーク法

殿下部アプローチは，坐骨結節と大転子をランドマークに用いる。坐骨結節と大転子を結ぶ直線の中点を刺入点として，皮膚に垂直に針入を刺し，放散痛が得られた部位で局所麻酔薬を注入する。

図1 坐骨結節同定のコツ

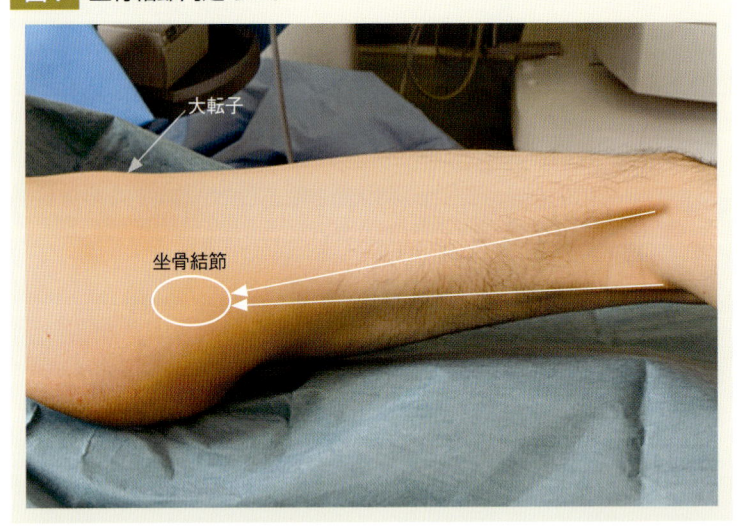

▲蹴る動作を促し，大腿二頭筋長頭の腱と，半膜様筋および半腱様筋の腱を同定する。内側と外側の腱の付着部にあるのが坐骨結節である。

図2 プローブの位置と当て方

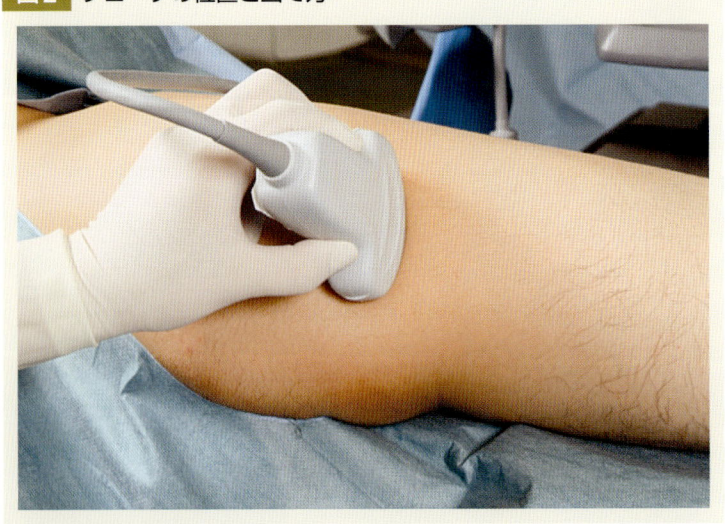

▲坐骨結節と大転子を結ぶ中点にプローブを当てる。

超音波ガイド下法

殿下部アプローチでは，平行法，交差法ともに可能であるが，針全体が追跡できる平行法での施行が望ましい。患者の体位はブロック側を上にした側臥位で，膝を軽く屈曲させる。後ろに蹴る動作を促すと，外側にある大腿二頭筋長頭の腱と，内側にある半膜様筋および半腱様筋の腱の同定が容易となる(図1)。施行者は患者の背側に座り，超音波画面が手元と同じ視野に入るように，施行者の正面に超音波装置を設置する。

超音波ガイド下法におけるプローブの位置，刺入点および方向を示す(写真14)。まずプレスキャンを行う。殿下部アプローチでは坐骨結節および大転子を同定し，コンベックスプローブを当てる(図2)。通常，2～4 cmの深さで大殿筋の下側に坐骨神経を同定できる(図3)。一般に坐骨神経は，高輝度エコーに囲まれた円形～楕円形の組織として確認できる。

神経刺激を併用する場合は，0.5～1 mAで刺激を開始し，神経の確認後に0.5 mA以下にする。刺激電流を0.3 mA以下にしても下肢の動きが持続する場合や，注入抵抗が高い場合は，神経内注射の場合があるので，針の位置を移動させる必要がある。

写真14 緯度0度，経度180度，第1層

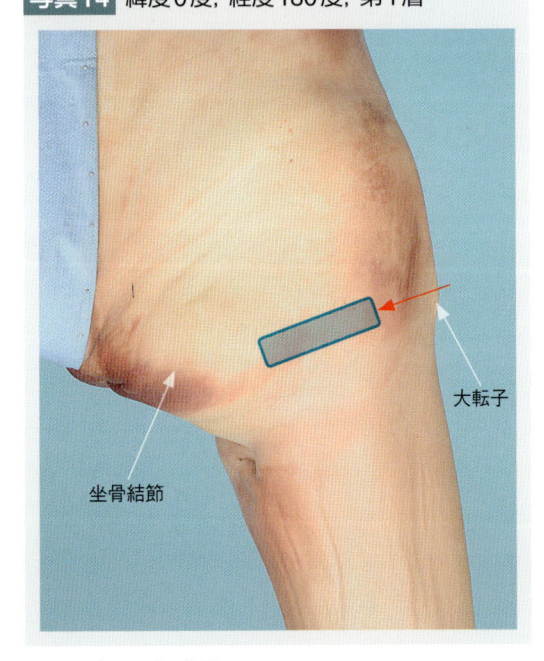

青帯：プローブの位置
赤矢印：平行法での刺入方向

図3 殿下部アプローチの超音波画像

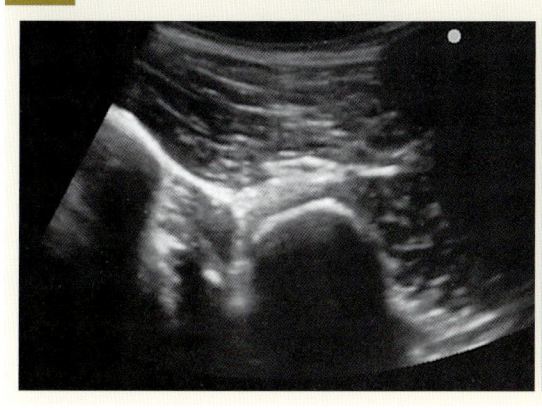

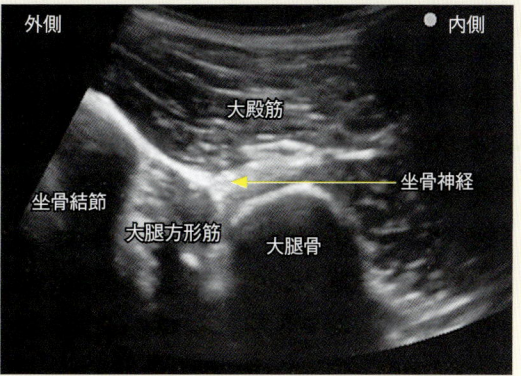

（外側／内側、大殿筋、坐骨結節、大腿方形筋、大腿骨、坐骨神経）

　薬液は0.375％ロピバカインまたは0.25％レボブピバカイン10〜15 mLを注入する。局所麻酔薬が坐骨神経の周囲を取り囲むドーナツサインを超音波画像で確認する[4]。

副作用と合併症

　殿下部アプローチで，重篤な合併症の報告はほとんどない[5]。局所の皮下出血や圧痛などの訴えはあるが，血腫形成や穿刺や注入を原因とする神経障害による永続的な運動障害はごくまれである。また，ほとんどの神経損傷は，数週間で治癒する。

　神経損傷は，誤穿刺，神経内注入，不適切なターニケットなどの，単独または組合せで起こる。神経内注入では，注入時痛や注入抵抗がある。注入抵抗が大きい場合や，0.3 mA以下でも神経刺激による筋収縮が見られる場合には，神経内注入である可能性が高く，針の位置を修正する必要がある。

文献

1. Prakash, Bhardwaj AK, Devi MN, et al. Sciatic nerve division : a cadaver study in the Indian population and review of the literature. Singapore Med J 2010 ; 51 : 721-3.
2. Moayeri N, van Geffen GJ, Bruhn J, et al. Correlation among ultrasound, cross-sectional anatomy, and histology of the sciatic nerve : a review. Reg Anesth Pain Med 2010 ; 35 : 442-9.
3. Smoljanovic T, Bojanic I, Pecina M. Sciatic nerve division : anatomic support for clinical work. Singapore Med J 2011 ; 52 : 319.
4. Wadhwa A, Kandadai SK, Tongpresert S, et al. Ultrasound guidance for deep peripheral nerve blocks : a brief review. Anesthesiol Res Pract 2011 ; 2011 : 262070.
5. Marhofer P, Harrop-Griffiths W, Willschke H, et al. Fifteen years of ultrasound guidance in regional anaesthesia : Part 2-recent developments in block techniques. Br J Anaesth 2010 ; 104 : 673-83.

Part 4　腰下肢のブロック

13

坐骨神経ブロック
末梢側アプローチ

賀来 隆治

　坐骨神経ブロックは1920年にPauchetによって初めて報告されている。その後，さまざまなアプローチが報告され，前方アプローチは1963年にBeckによって，膝窩アプローチは1975年にRajによって報告され，これらの方法によって仰臥位の患者にも施行可能となった[1]。

　末梢側での坐骨神経ブロックは，比較的簡単に，正確な鎮痛が得られるため，ふくらはぎ，脛骨，腓骨，踵，足の手術に対する麻酔法として有用である。

坐骨神経ブロック末梢側アプローチに必要な解剖

坐骨神経は，人体で最大の神経であり，最大径は1cmにも達する．坐骨神経には，大腿後面，下腿，足の筋肉への運動線維，大腿後面，膝関節後面，伏在神経の支配領域を除いた下腿，足への感覚線維が含まれている．

第4, 5腰神経の前枝からなる腰仙骨神経幹と，第1~4仙骨神経の前枝が合流することにより，仙骨神経叢が構成される．仙骨神経叢から分岐する最大の終末枝が坐骨神経である．坐骨神経は大坐骨孔を通って梨状筋の下から骨盤外に出た後，大腿骨大転子と坐骨結節の間を下行する（**写真1**）．大腿骨の末梢側1/3付近まで大腿後面を下行し，膝窩部の5~10cm頭側で総腓骨神経と脛骨神経に分かれる（**写真2**）．この分岐はすでに中枢側で起こっており，坐骨神経とは，第4腰神経~第2仙骨神経からなる総腓骨神経と，第4腰神経~第3仙骨神経からなる脛骨神経の2本の神経が共通の神経外膜で包まれたものである．

総腓骨神経は，腓骨頭部に沿って下行し，膝関節への枝，腓腹神経，浅腓骨神経，深腓骨神経へと分岐する．脛骨神経からは大腿二頭筋の長頭，半腱様筋，半膜様筋，大内転筋への運動神経が分岐する．その終末枝は足底への分枝であるが，腓腹神経への側副枝，腓腹筋への運動枝，踵への関節枝なども分岐する．

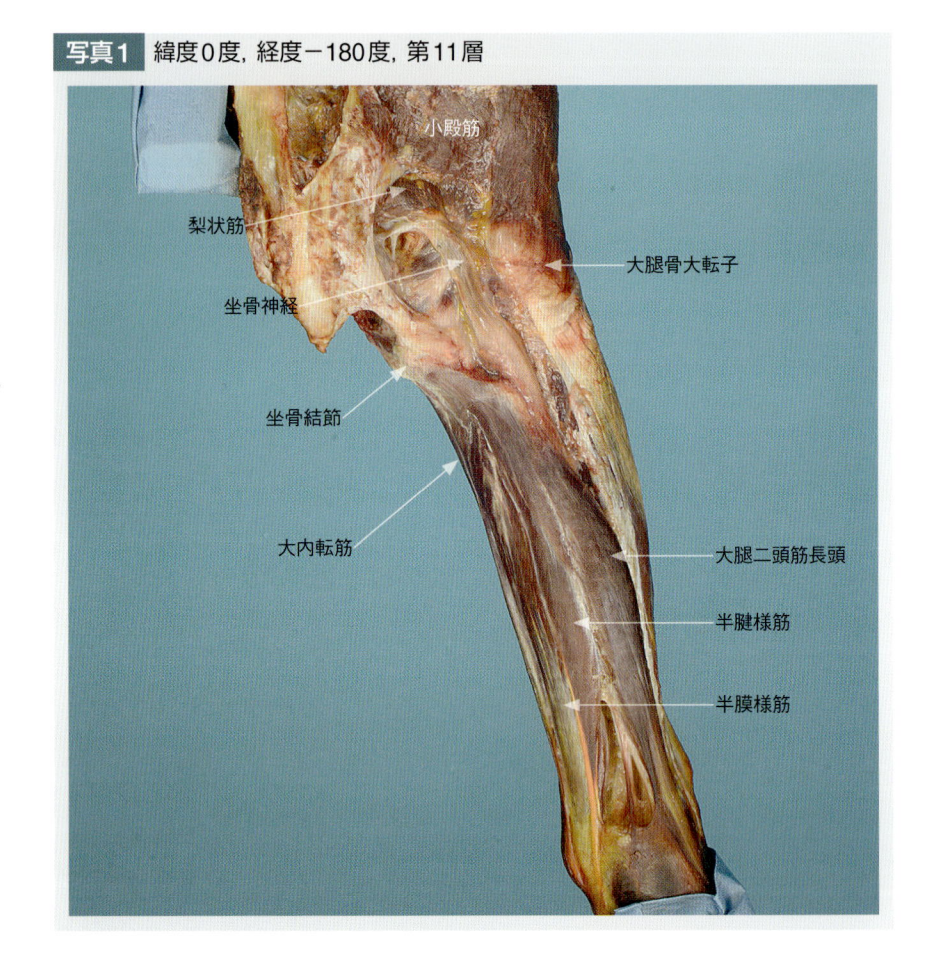

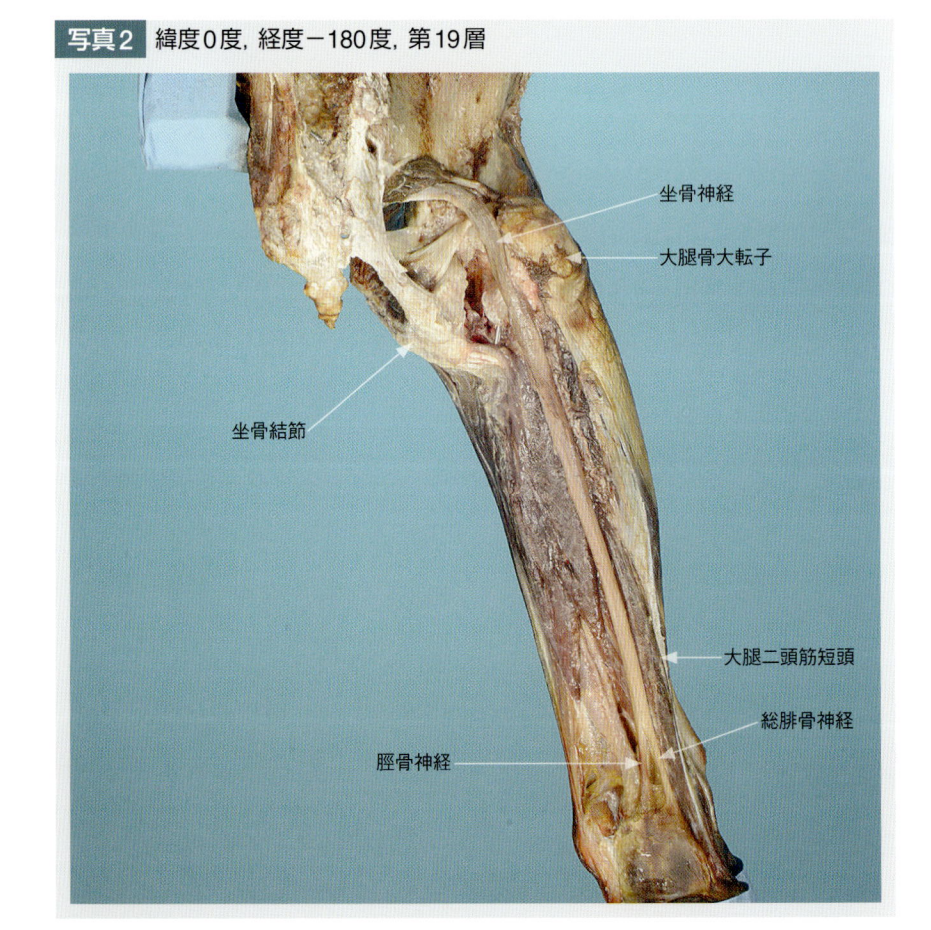

写真1 緯度0度，経度－180度，第11層

写真2 緯度0度，経度－180度，第19層

坐骨神経ブロック末梢側アプローチ 13

写真3 緯度0度, 経度35度, 第1層

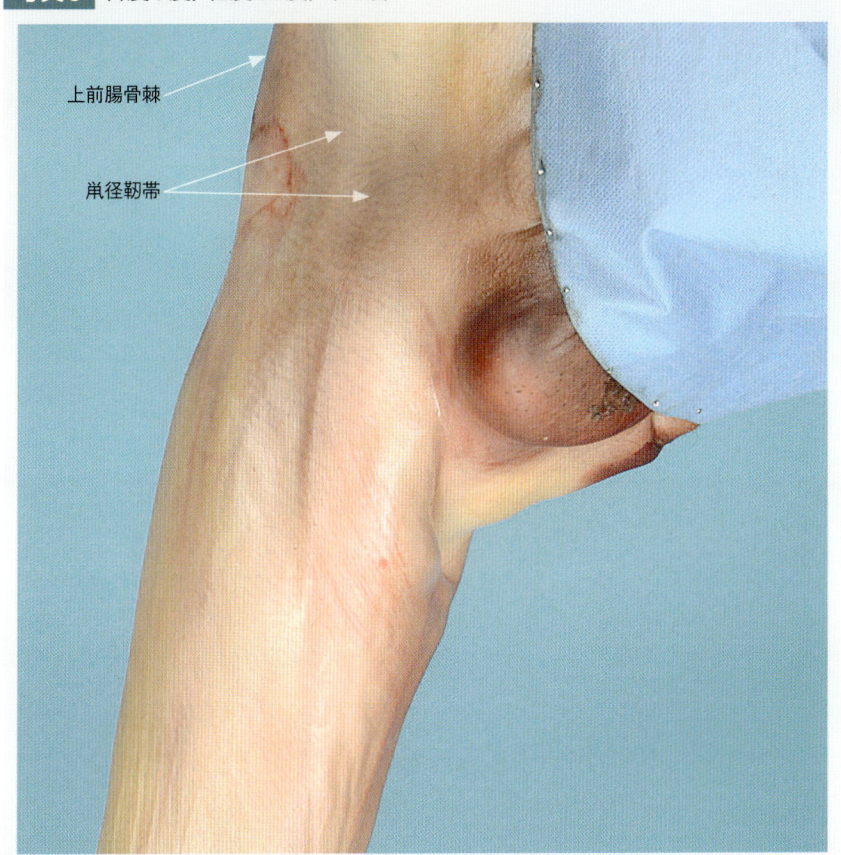

上前腸骨棘
鼠径靱帯

坐骨神経ブロックを行う際には，これら神経の解剖学的分布，運動神経による筋支配を十分に理解することが必要である。

まずは，前方アプローチを想定して，体表から解剖を見ていこう。

◁ 正面から35°内側より右大腿を観察している。

写真4 緯度0度, 経度35度, 第2層

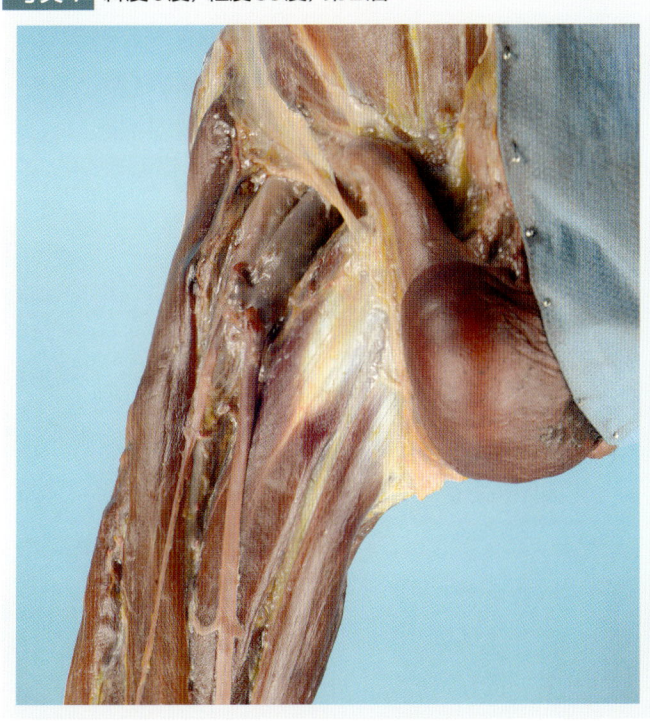

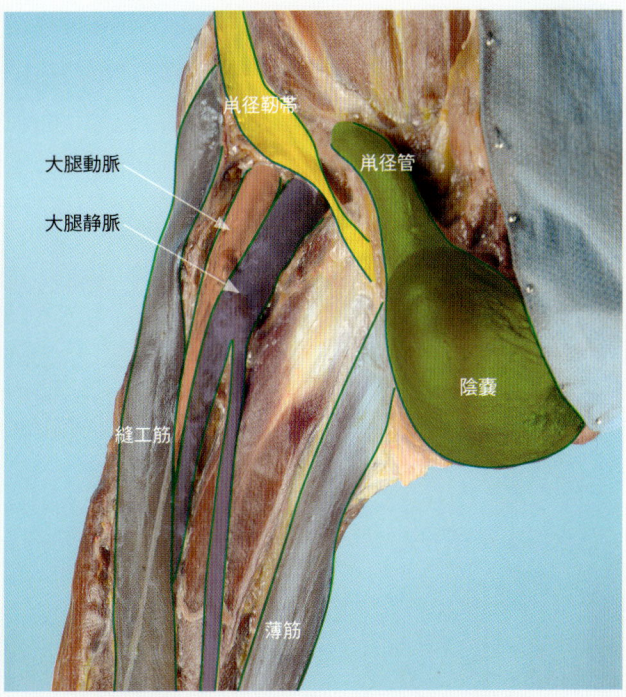

鼠径靱帯
大腿動脈
大腿静脈
鼠径管
陰嚢
縫工筋
薄筋

△ 皮膚を取り除いた。鼠径靱帯の下に大腿動静脈，大腿前面に縫工筋，大腿内側に薄筋が走行している。

201

Part 4
腰下肢のブロック

写真5 緯度0度，経度35度，第21層

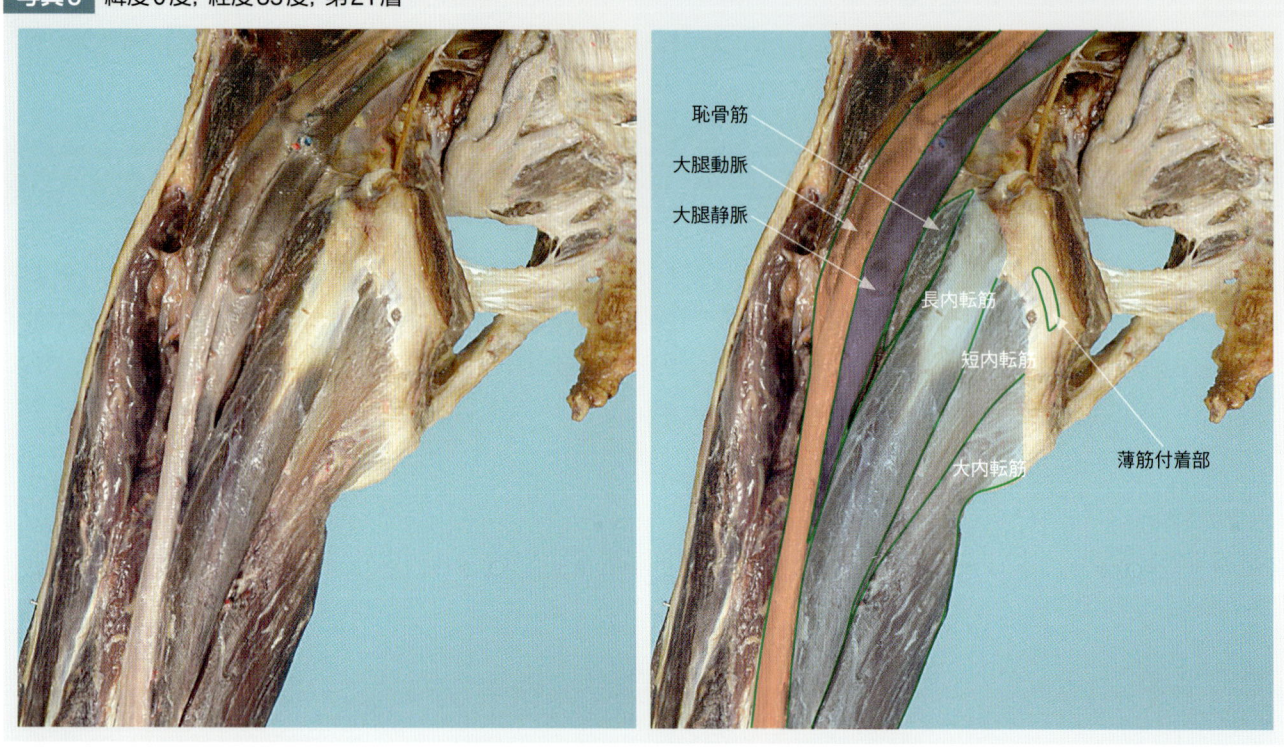

恥骨筋
大腿動脈
大腿静脈
長内転筋
短内転筋
大内転筋
薄筋付着部

▲
大腿静脈の内側を恥骨筋が走行している。恥骨筋の内側に長内転筋，短内転筋，大内転筋が重なっている様子が観察できる。長内転筋は，恥骨結節の下方を起始とし，大腿骨粗線の内側中央部に停止する閉鎖神経に支配された筋であり，股関節の内転，屈曲，外旋を司る。短内転筋は，恥骨下枝から起始し，大腿骨粗線内側上1/3に停止し，長内転筋と同様に股関節の内転，屈曲，外旋を司る。大内転筋は，恥骨下枝の前面，坐骨結節の下面を起始とし，大腿骨粗線側に停止する。

写真6 緯度0度，経度35度，第22層

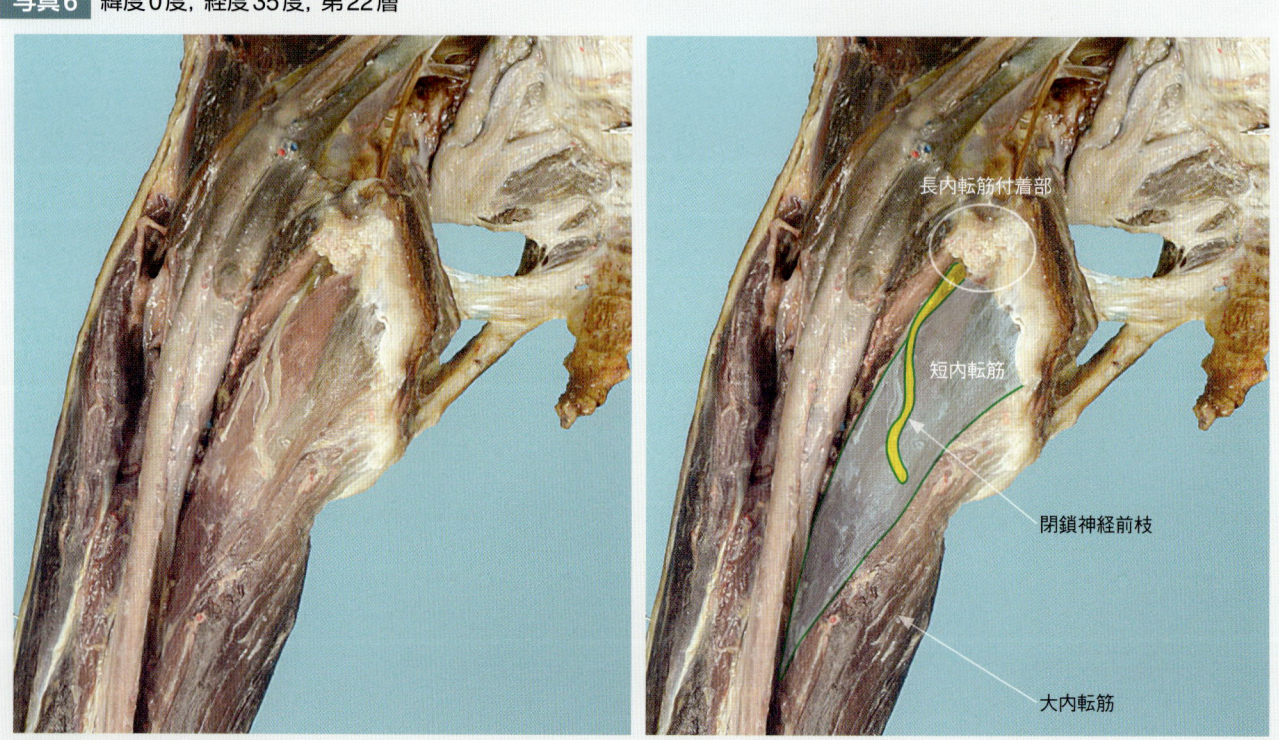

長内転筋付着部
短内転筋
閉鎖神経前枝
大内転筋

▲
長内転筋を除去すると，短内転筋の前面にある閉鎖神経前枝が確認できる。

202

坐骨神経ブロック末梢側アプローチ 13

写真7 緯度0度，経度35度，第23層

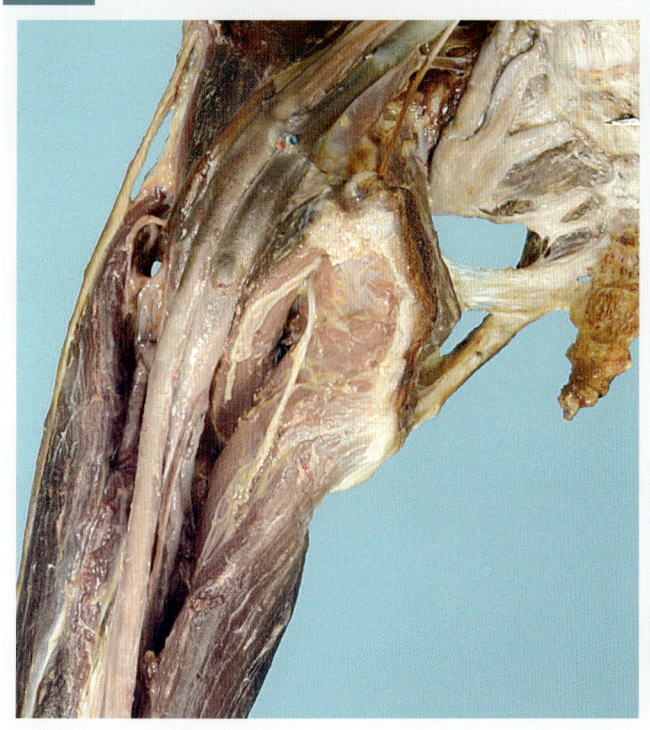

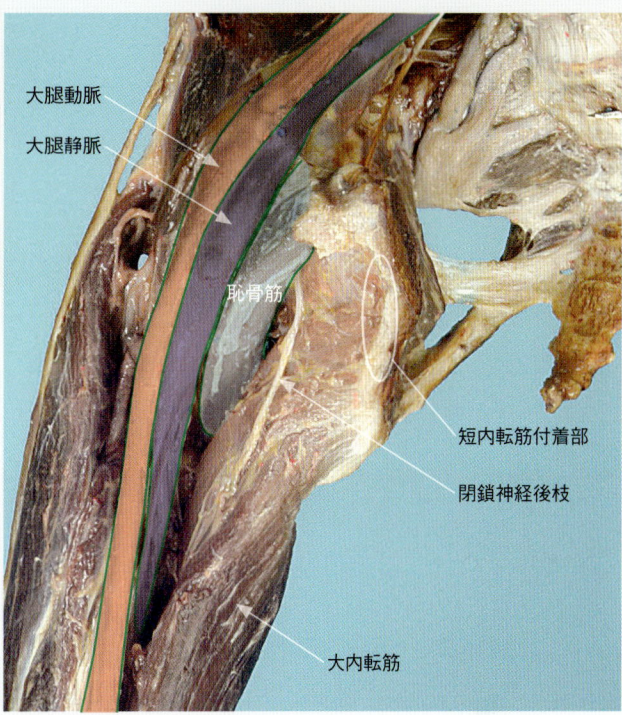

大腿動脈
大腿静脈
恥骨筋
短内転筋付着部
閉鎖神経後枝
大内転筋

さらに短内転筋を除去すると，大内転筋の前面にある閉鎖神経後枝が確認できる。

写真8 緯度0度，経度35度，第24層

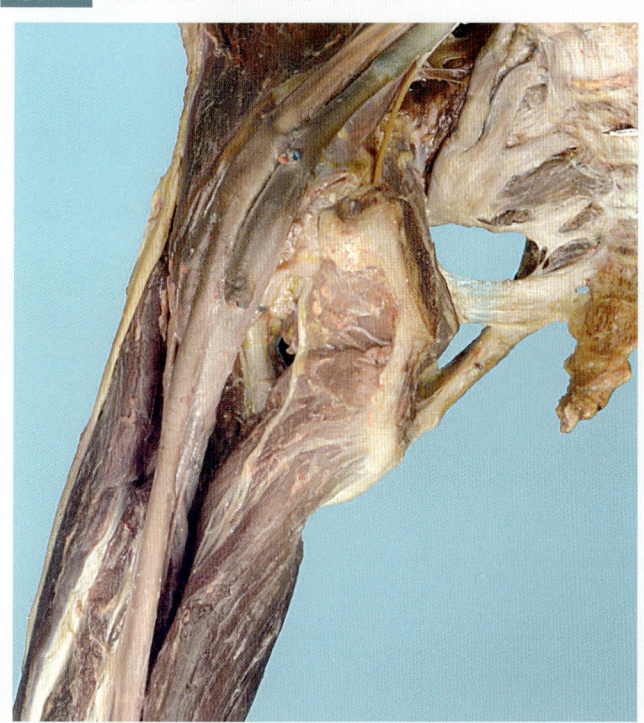

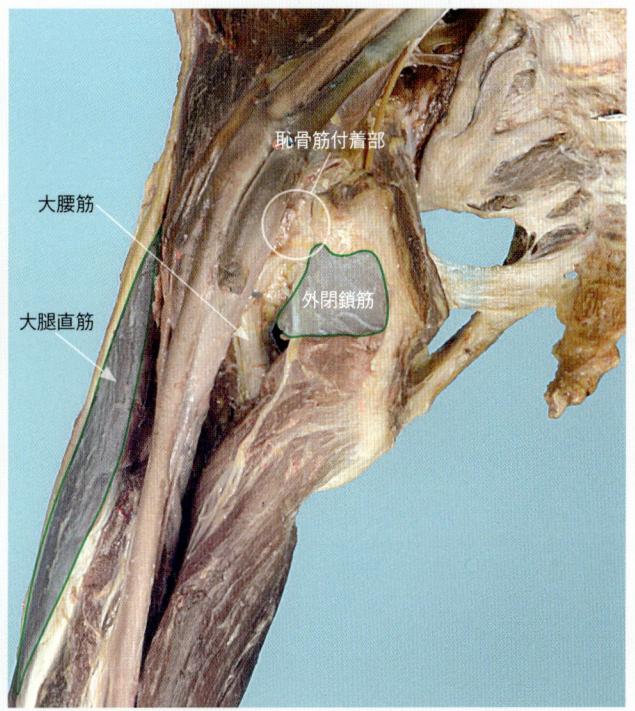

恥骨筋付着部
大腰筋
大腿直筋
外閉鎖筋

恥骨筋を除去した。恥骨筋は恥骨上枝の上縁（恥骨櫛）と大腿骨の恥骨筋線（小転子の尾側）を結んでいる。大腰筋（小転子に付着する）が見える。閉鎖孔の外面を外閉鎖筋が覆っている。

203

Part 4
腰下肢のブロック

写真9 緯度0度, 経度35度, 第25層

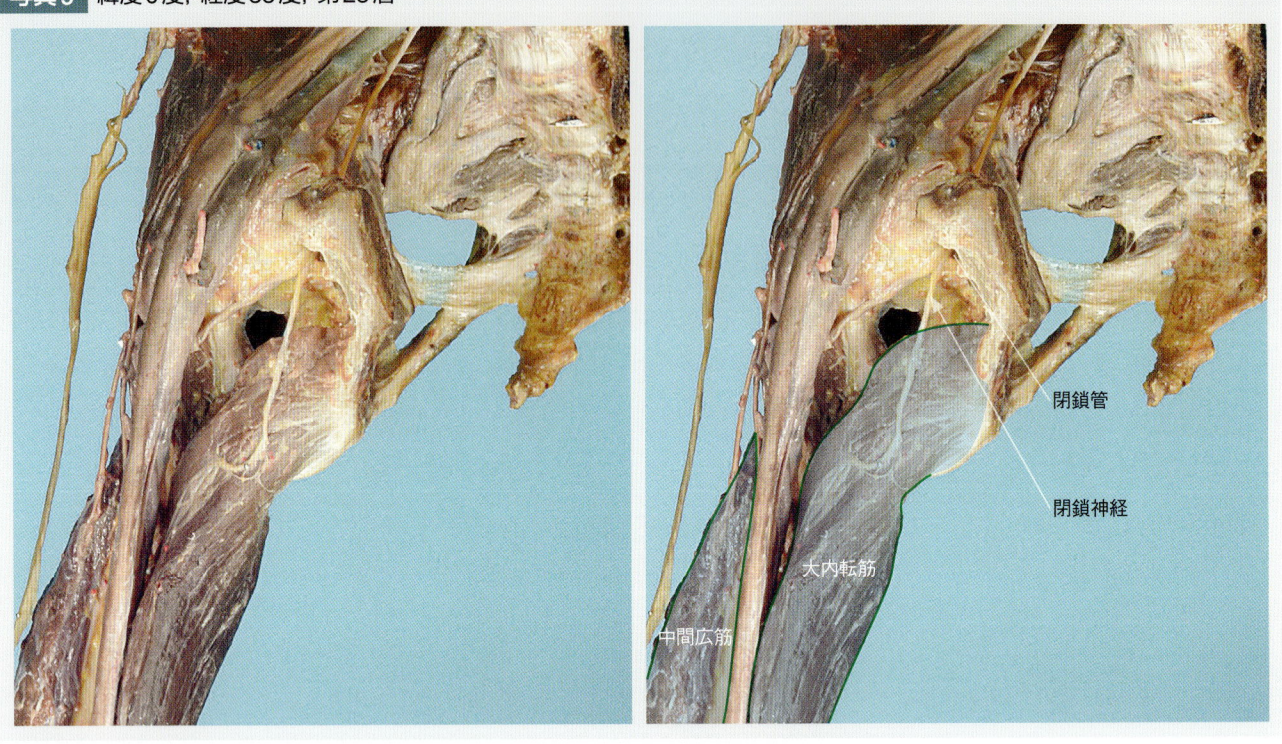

(ラベル: 閉鎖管, 閉鎖神経, 大内転筋, 中間広筋)

▲ 外閉鎖筋と大腿前面の大腿直筋を除去した。閉鎖管とその中を通る閉鎖神経が観察できる。大腿骨の内側に大内転筋, 前側に中間広筋を確認できる。

写真10 緯度0度, 経度35度, 第26層

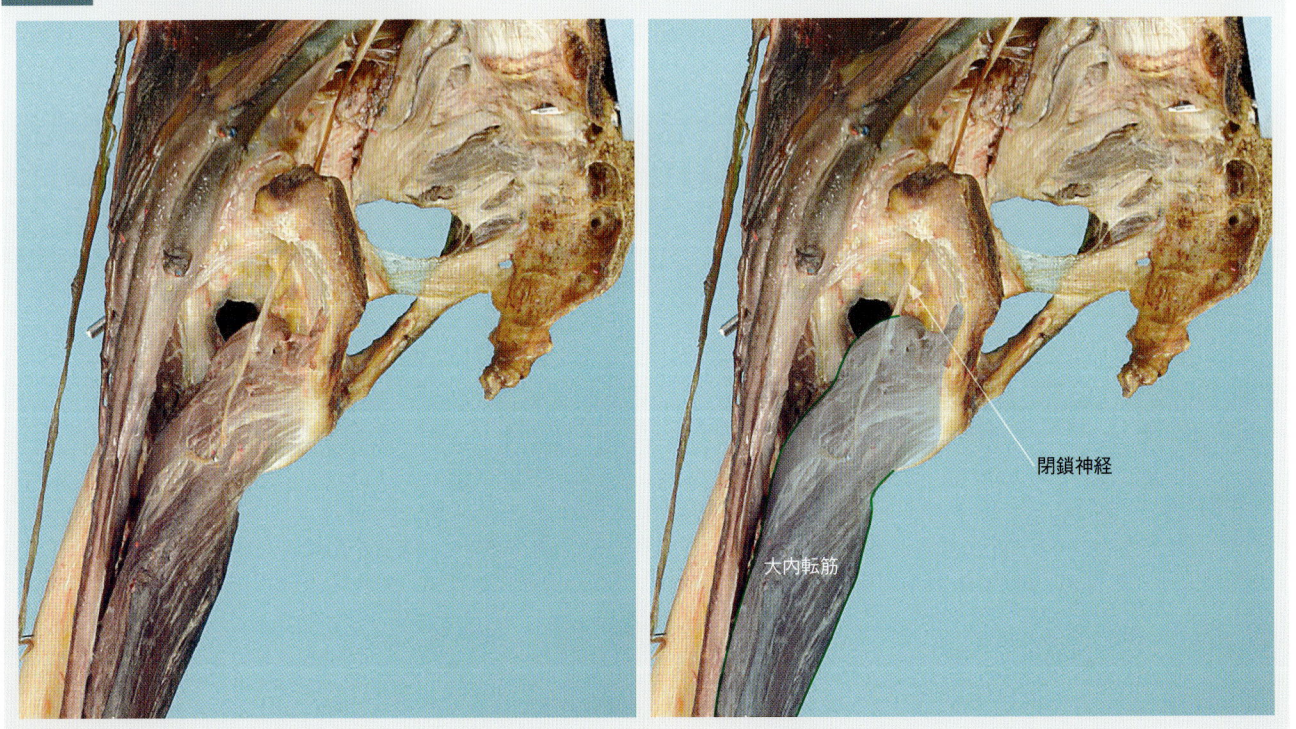

(ラベル: 閉鎖神経, 大内転筋)

▲ 中間広筋を除去した。この視点では, 坐骨神経はまだ確認できない。大内転筋が恥骨下枝, 坐骨結節から起始している様子が観察できる。

坐骨神経ブロック末梢側アプローチ 13

写真11 緯度0度，経度35度，第27層

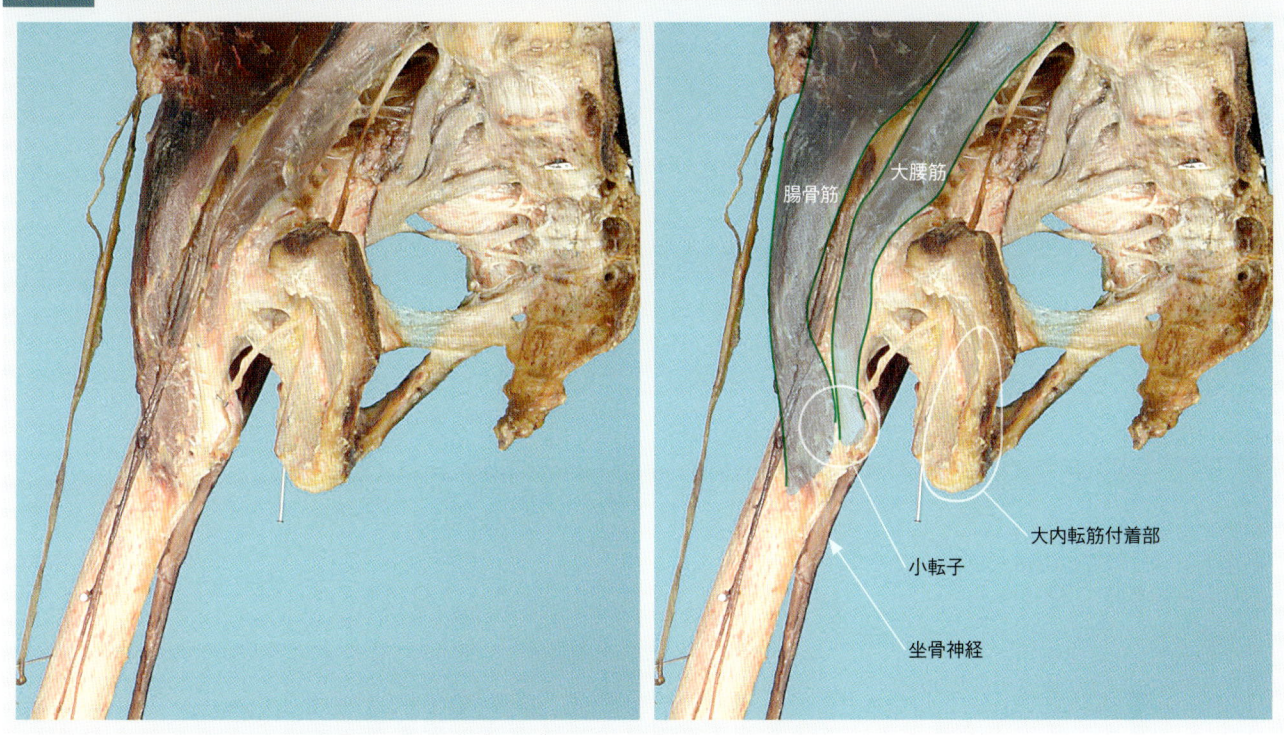

腸骨筋
大腰筋
大内転筋付着部
小転子
坐骨神経

大内転筋を除去した。大腿骨の後方に坐骨神経を確認できる。大腰筋，腸骨筋が小転子に付着している。

写真12 緯度0度，経度35度，第28層

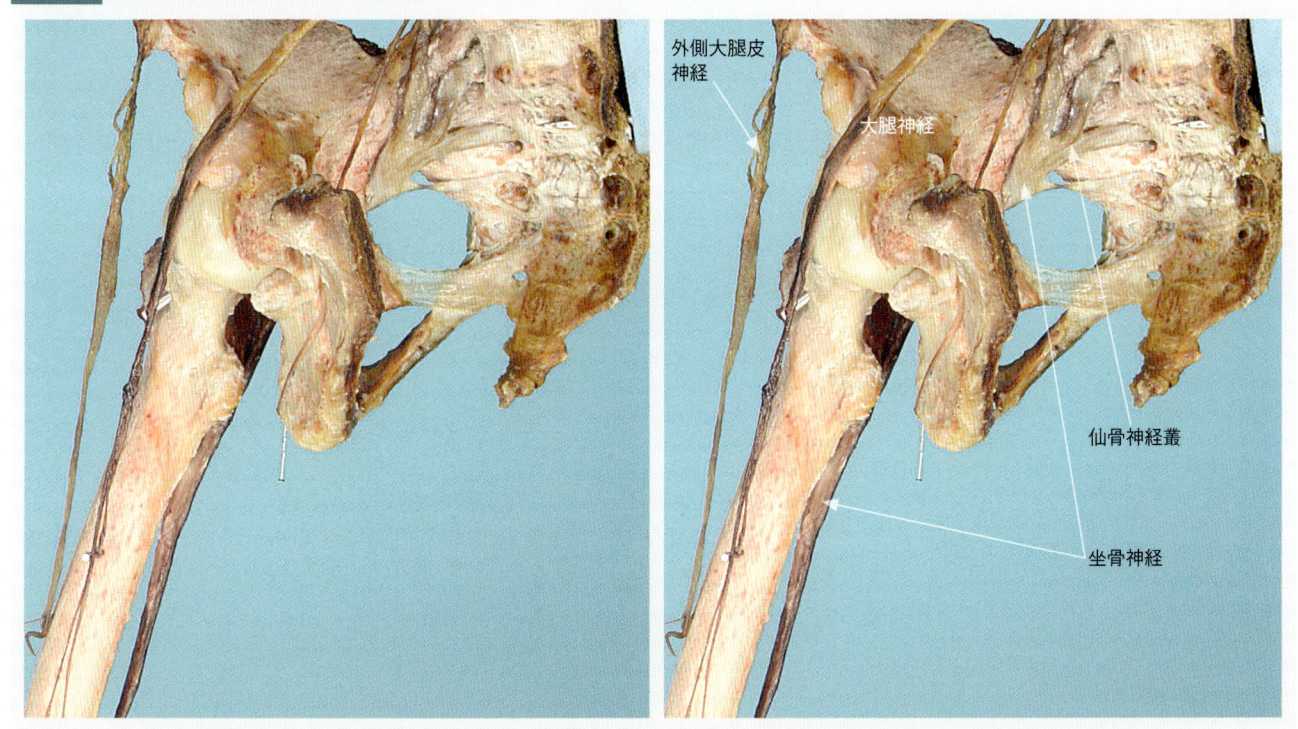

外側大腿皮神経
大腿神経
仙骨神経叢
坐骨神経

坐骨神経が仙骨神経叢より起始している様子が観察できる。

Part 4
腰下肢のブロック

このように，坐骨神経は大腿骨小転子の高さでは，大内転筋の背側を下行する。

図1に，前方アプローチのCT画像を示す。腹側より長内転筋，短内転筋，大内転筋が並び，大内転筋の背側に坐骨神経を認める。このレベルでは，坐骨結節を起始部とする大腿二頭筋はまだ確認できない。

殿下部アプローチのCT画像（図2）では，大転子と坐骨結節に挟まれた狭い領域を坐骨神経が通過する。腹側に大腿方形筋が，背側に大殿筋が走行する。

前方アプローチは，小転子の高さでブロックを行うので，殿下部アプローチと比較すると，より遠位でのブロックとなる。解剖学的特徴から，後大腿皮神経（大腿後面の皮膚知覚を支配）がブロックされる可能性は有意に低いと報告[2]されている。

ステレオ 緯度0度，経度35度，第27層

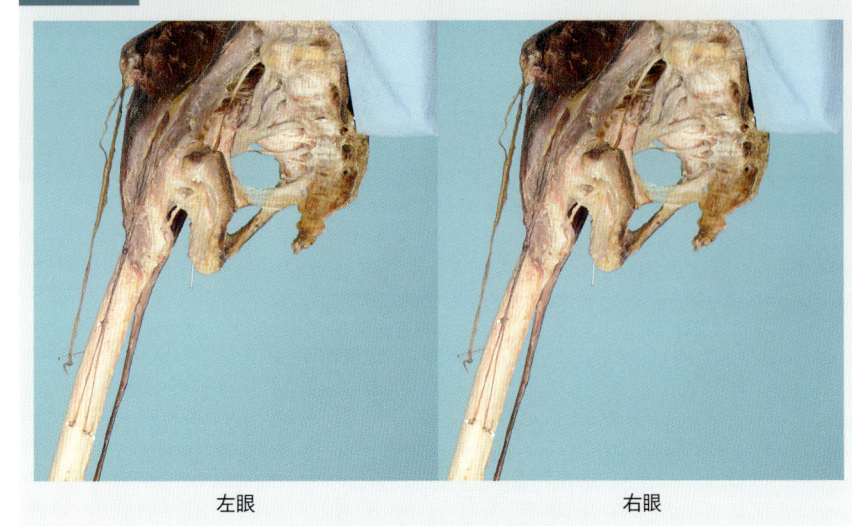

左眼　　　　　　　右眼

図1 前方アプローチのCT画像とその解剖

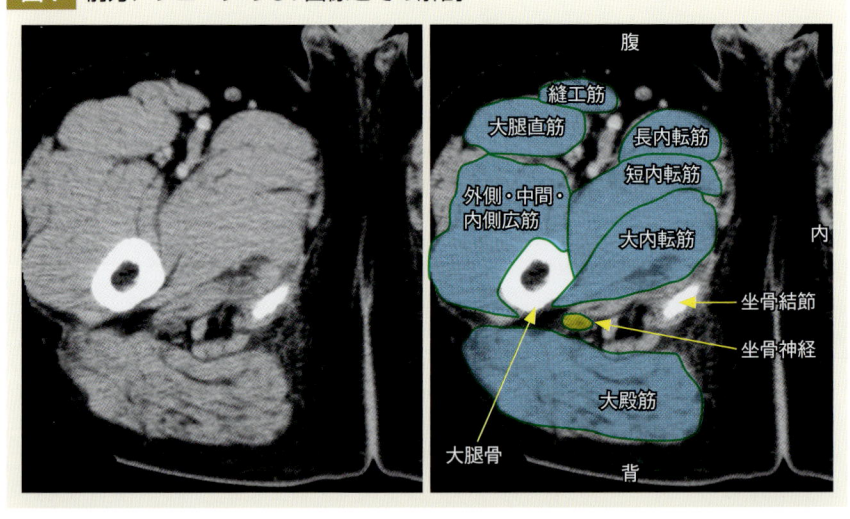

図2 殿下部アプローチのCT画像とその解剖

206

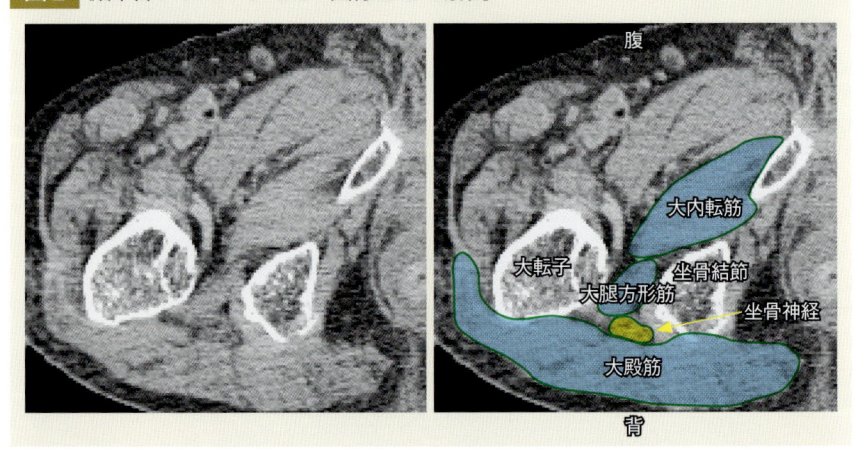

前方アプローチの実際

坐骨神経ブロック前方アプローチは，ほかのアプローチに比べて皮膚から坐骨神経までの距離が長い。そのため，神経や針の描出が困難だったり，大腿骨骨膜への疼痛が生じたりすることがある。しかし，腹臥位にならなくても施行可能という利点がある。外傷などで体位を取りづらい患者，大腿神経ブロックを同時に行う場合，全身麻酔下に行う小児へのブロックなどで用いられる。

坐骨神経ブロックにより膝関節以下の鎮痛が得られるので，大腿神経ブロックと併用すれば膝関節全体の良好な鎮痛が得られる。超音波ガイド下に行えば，殿下部アプローチと比較して成功率に有意差はないと報告[2]されている。ただしカテーテルの留置は困難である。

超音波ガイド下法

体位は仰臥位で，患側の股関節，膝関節を屈曲し，下肢を30°程度外旋させる。ランドマークとして，鼡径靱帯，大腿動脈の拍動を確認する。患者の患側側に立ち，大腿動脈と鼡径靱帯の交点から末梢側に8 cmの部位にコンベックスプローブを当てる（図3）。

超音波画像で大腿動静脈を確認し，その内側に，長内転筋，短内転筋，大内転筋を確認する。超音波画像では，大内転筋の内背側，大腿骨小転子の内側に三角形で高輝度エコーの構造物として坐骨神経を確認することができる（図4, 5）。

神経が深い部位を走行するので神経刺激を併用したほうが確実である。神経刺激装置に接続したブロック針をプローブの内側から刺入し，筋収縮の部位を確認しながら針を進める。大腿四頭筋，膝蓋骨に収縮を認める場合には，大腿神経の分枝への刺激が考えられ，針を進めてよい。鼡径部の収縮を認める場合は，上部からの刺入による腸腰

図3 プローブの位置と当て方

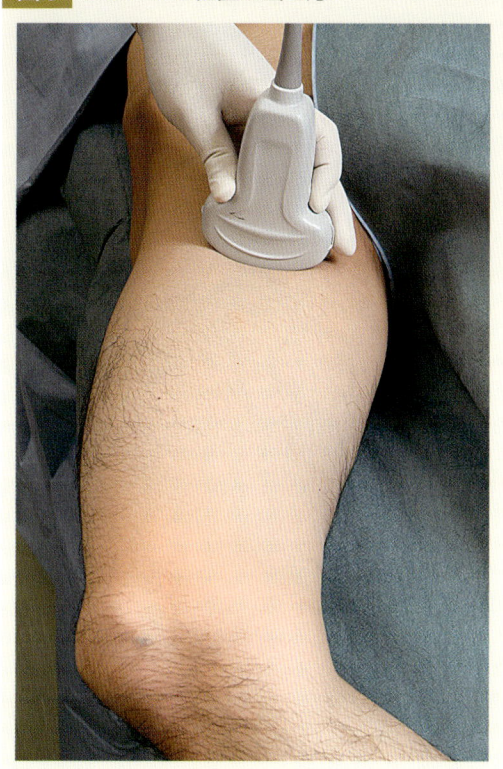

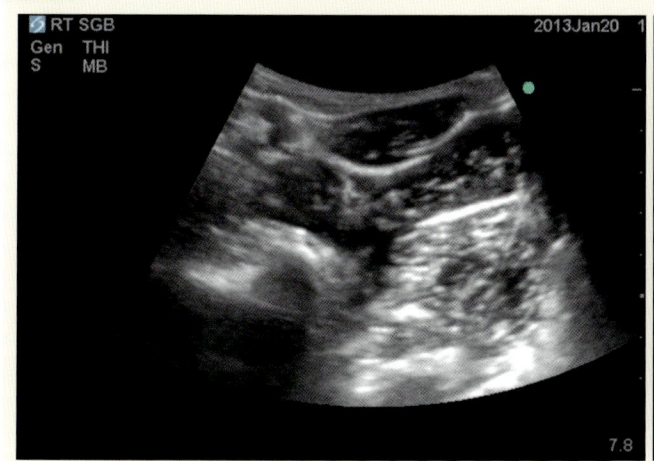

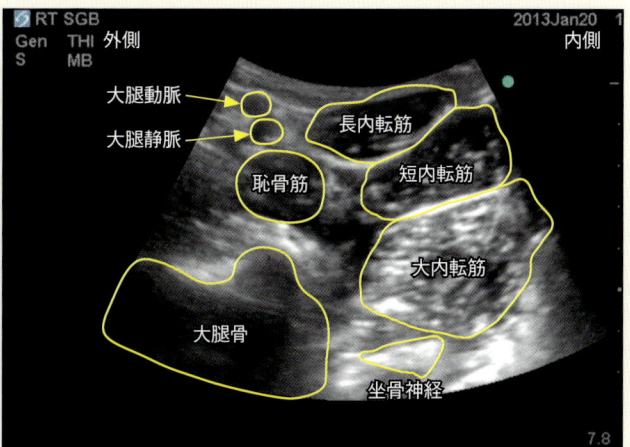

図4 前方アプローチの超音波画像（コンベックスプローブによる）とその解剖

207

図5 前方アプローチの超音波画像(リニアプローブによる)とその解剖

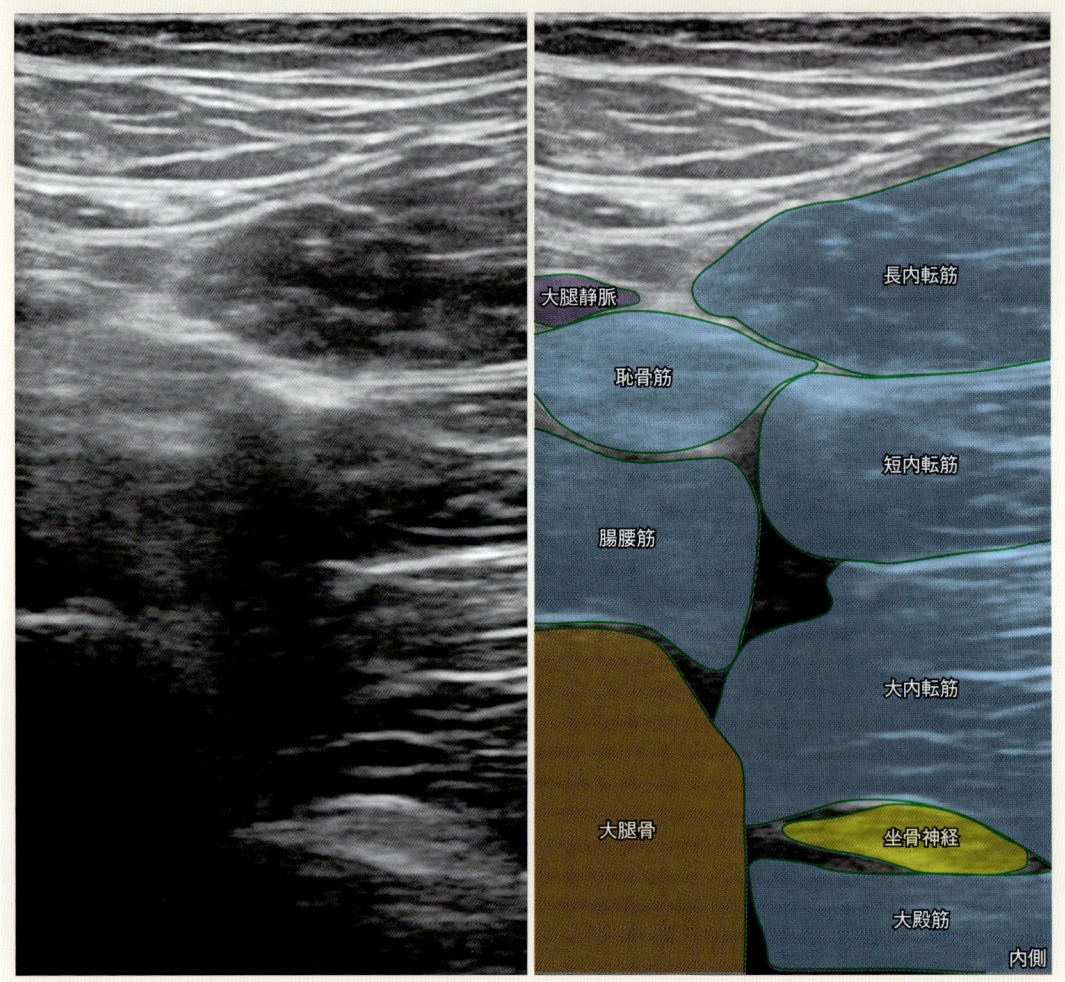

（ラベル：大腿静脈、恥骨筋、腸腰筋、大腿骨、長内転筋、短内転筋、大内転筋、坐骨神経、大殿筋、内側）

▲患者がやせていれば，リニアプローブでも観察可能である。

筋，恥骨筋への直接刺激が考えられる。大腿後面の大腿二頭筋，半膜様筋，半腱様筋（ハムストリングス）の収縮を認める場合には，直接刺激，または坐骨神経の分枝が刺激されており，刺入が深すぎると考えられる。ふくらはぎ，足，つま先に収縮を認める場合が，坐骨神経への刺激である。刺激強度を下げても反応が得られる部位で，0.375％ロピバカイン10〜20 mLを注入する[1]。

前方アプローチによる坐骨神経ブロックが禁忌となる状態はまれであるが，刺入部の感染，凝固異常，末梢神経障害，局所麻酔薬に対するアレルギーなどがあげられる。

坐骨神経ブロック膝窩アプローチに必要な解剖

では次に，膝窩アプローチの視点で解剖を見ていこう。

写真13 緯度0度，経度175度，第1層

まず体表面から，膝窩溝を確認する。

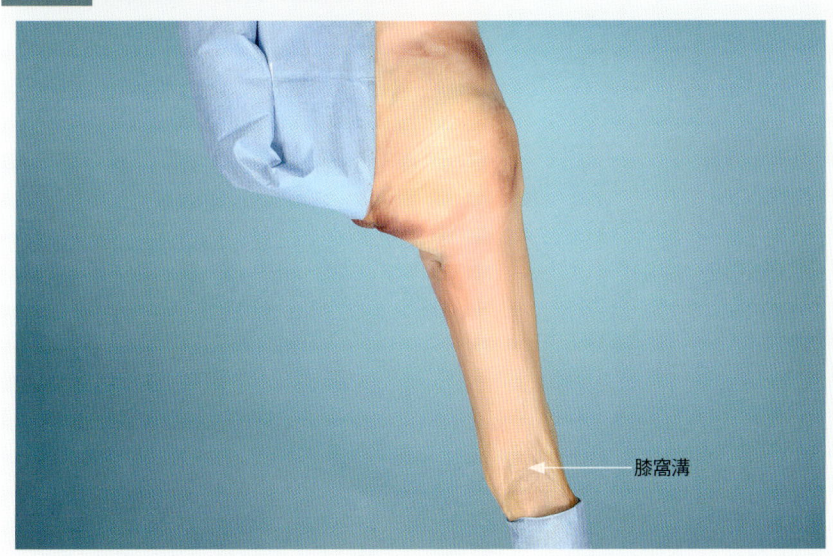

膝窩溝

写真14 緯度0度，経度180度，第9層

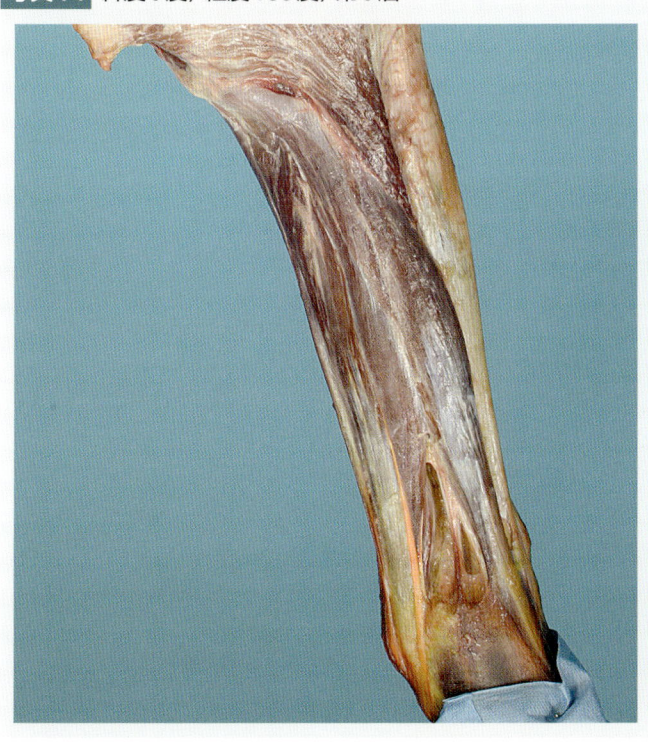

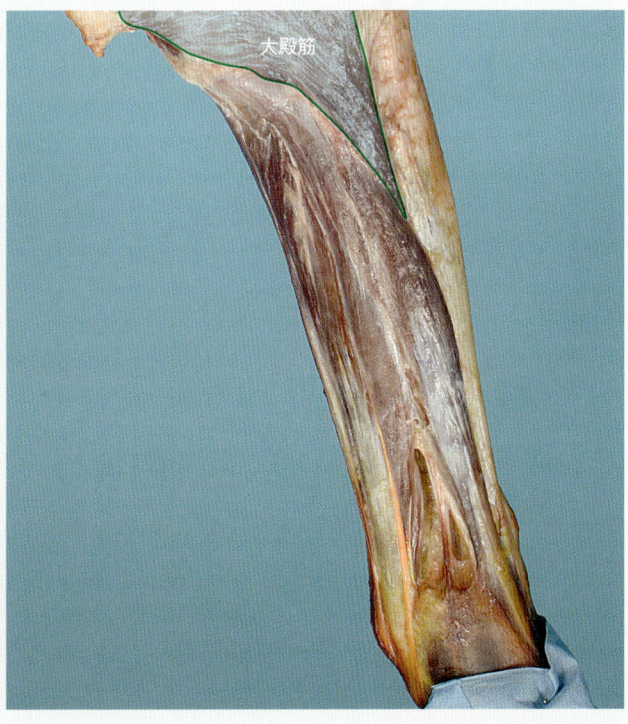

大殿筋

大殿筋は大腿骨に付着する。その内側を坐骨神経が走行する。この層では坐骨神経はまだ見えない。

Part 4
腰下肢のブロック

写真15 緯度0度，経度180度，第10層

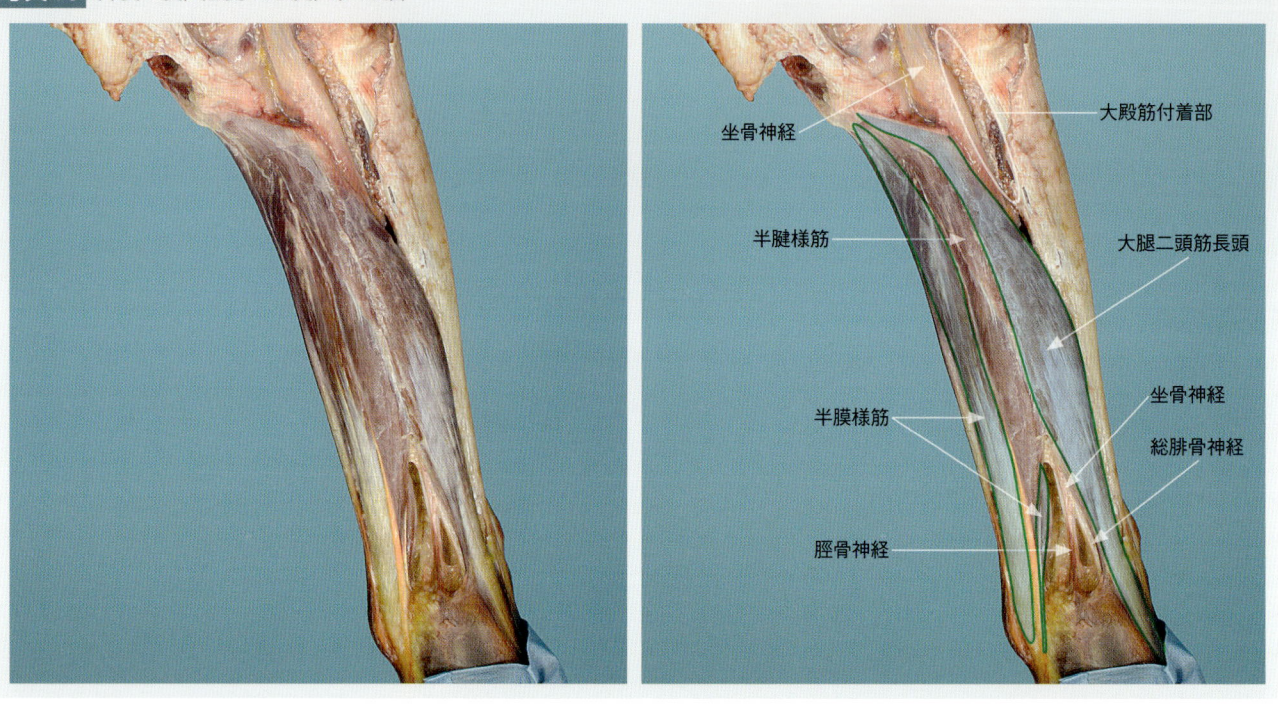

大殿筋を取り除くと坐骨神経が見える。坐骨神経は大殿筋付着部の内側を走行する。大腿二頭筋長頭，半腱様筋，半膜様筋はハムストリングスと呼ばれ，大腿骨に付着しない。大腿二頭筋長頭は膝窩部外側の靭帯を形成し，坐骨結節と腓骨頭外側をつなぐ。膝窩部では大腿二頭筋長頭と半腱様筋，半膜様筋に挟まれた脛骨神経と総腓骨神経を確認できる。膝窩アプローチでは，膝窩溝から約7 cm中枢側（脛骨神経と総腓骨神経分岐部よりやや中枢）の，大腿二頭筋長頭と半膜様筋，半腱様筋に挟まれた部分に薬液を注入する。より中枢側の坐骨神経の大部分は，大腿二頭筋長頭の後面にあり，確認できない。

写真16 緯度0度，経度180度，第16層

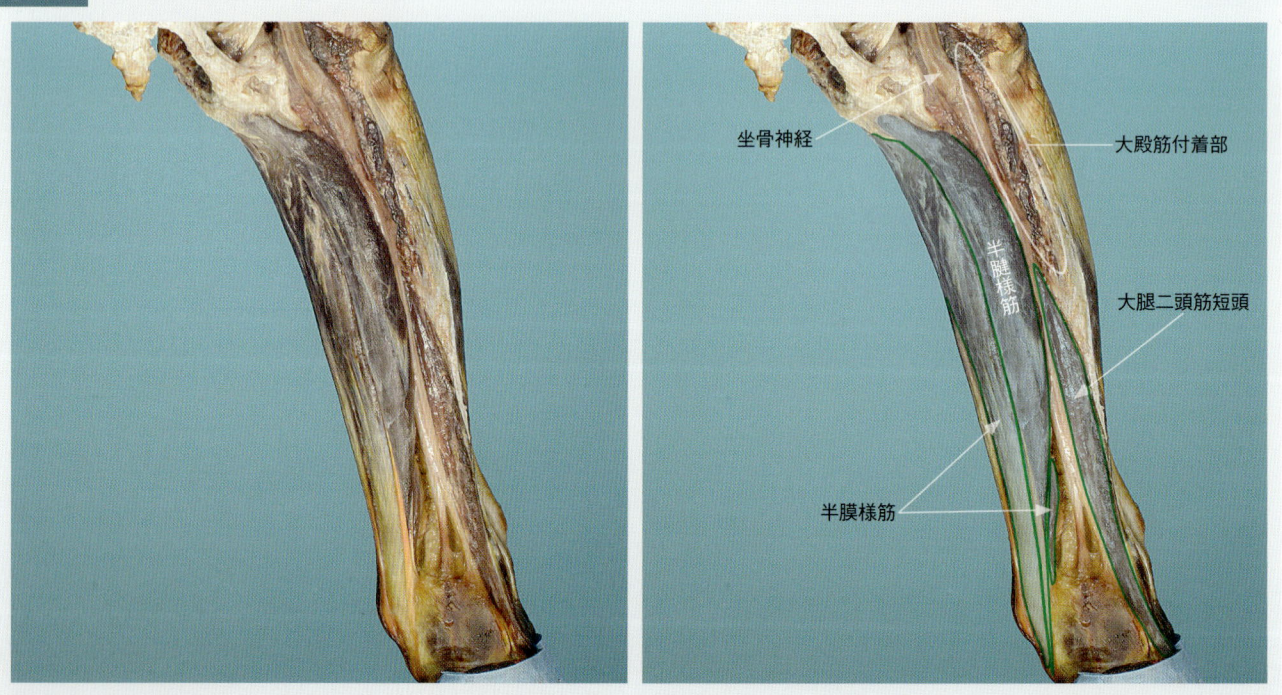

大腿二頭筋長頭を除くと坐骨神経の走行が見える。半腱様筋と半膜様筋は膝窩部内側の靭帯を形成する。半腱様筋は坐骨結節と脛骨内側をつなぐ。

13 坐骨神経ブロック末梢側アプローチ

写真17 緯度0度，経度180度，第17層

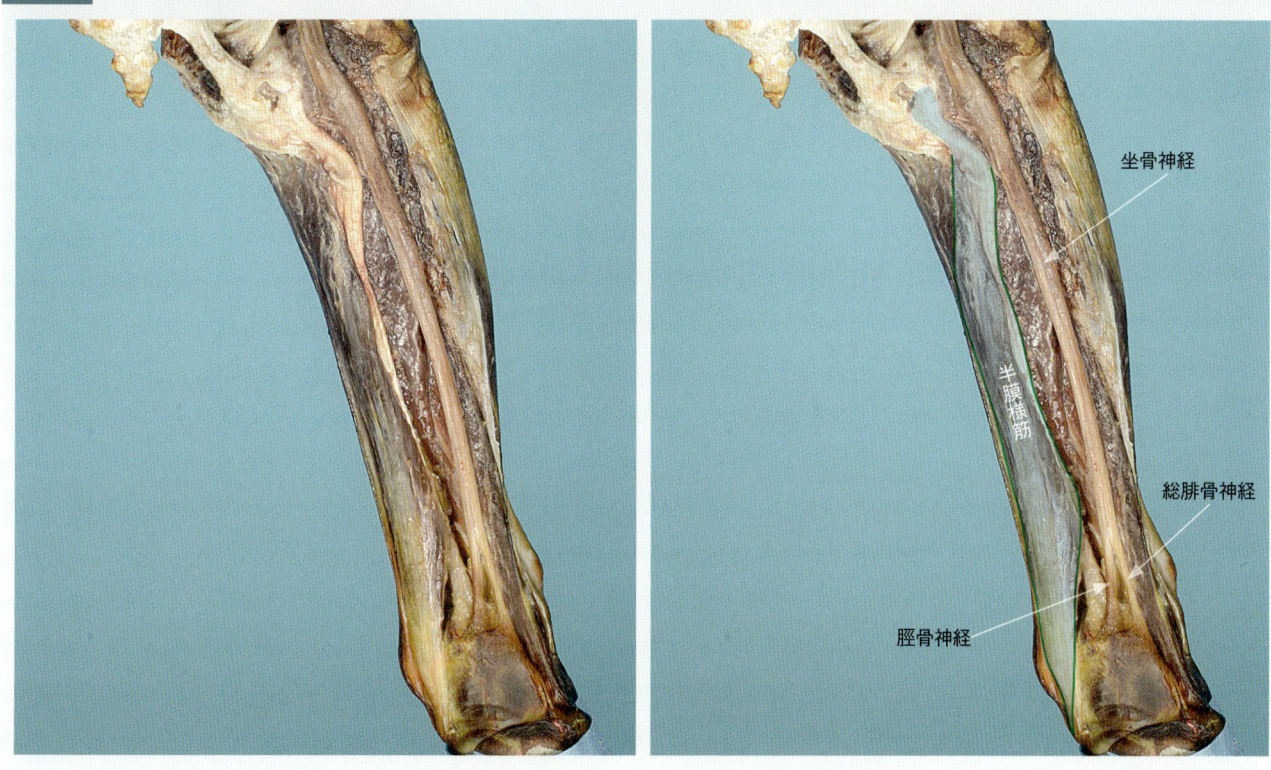

坐骨神経
半膜様筋
総腓骨神経
脛骨神経

半腱様筋を取り除き，坐骨神経を完全に露出する。半膜様筋は坐骨結節と脛骨内側後面をつなぐ。

写真18 緯度0度，経度180度，第18層

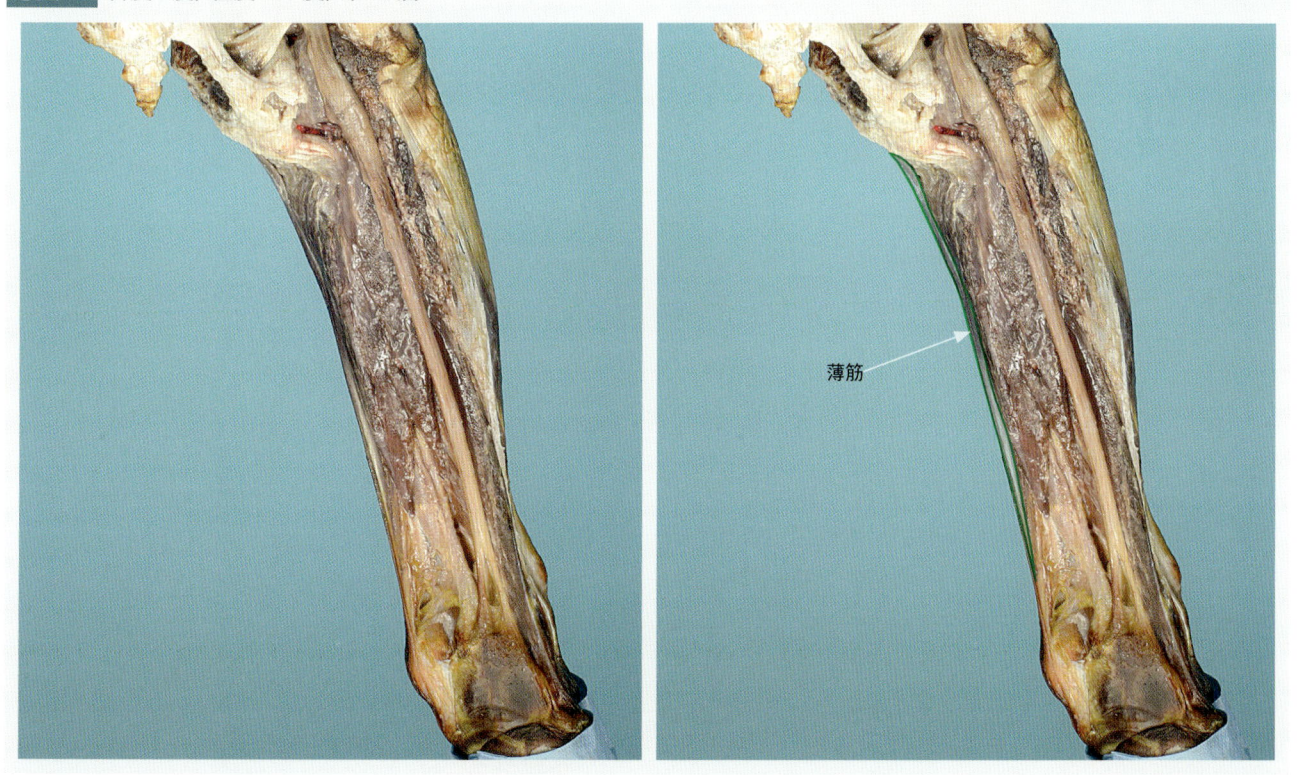

薄筋

薄筋は恥骨体と脛骨内側をつなぐ。

211

Part 4
腰下肢のブロック

写真19 緯度0度, 経度180度, 第19層

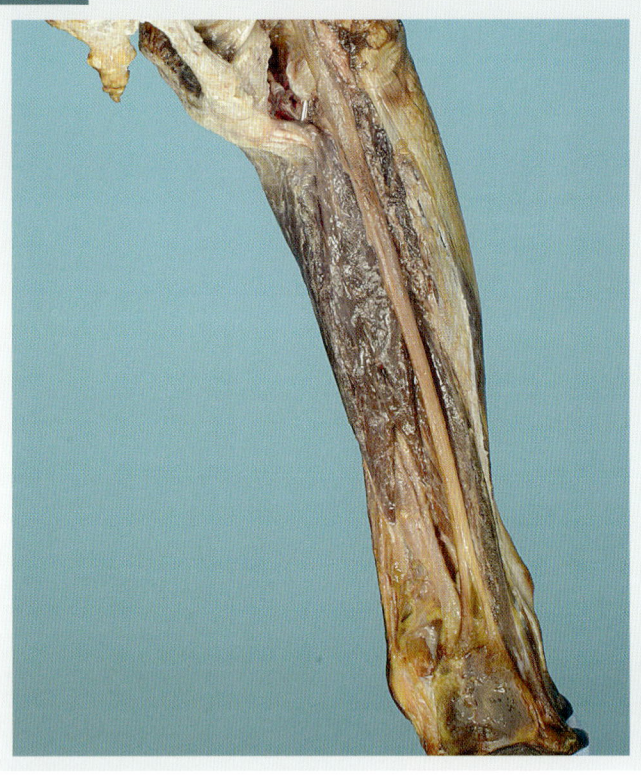

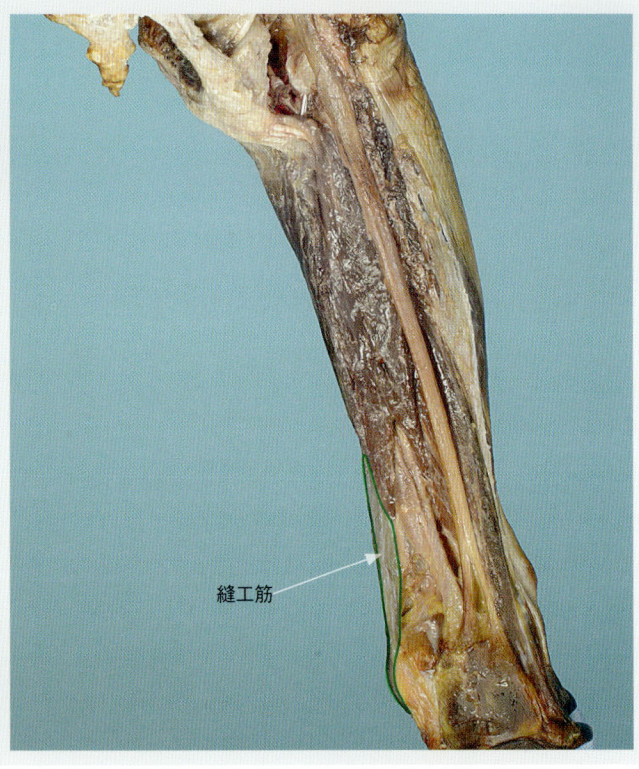

縫工筋

縫工筋は上前腸骨棘と脛骨内側をつなぐ。

写真20 緯度0度, 経度180度, 第20層

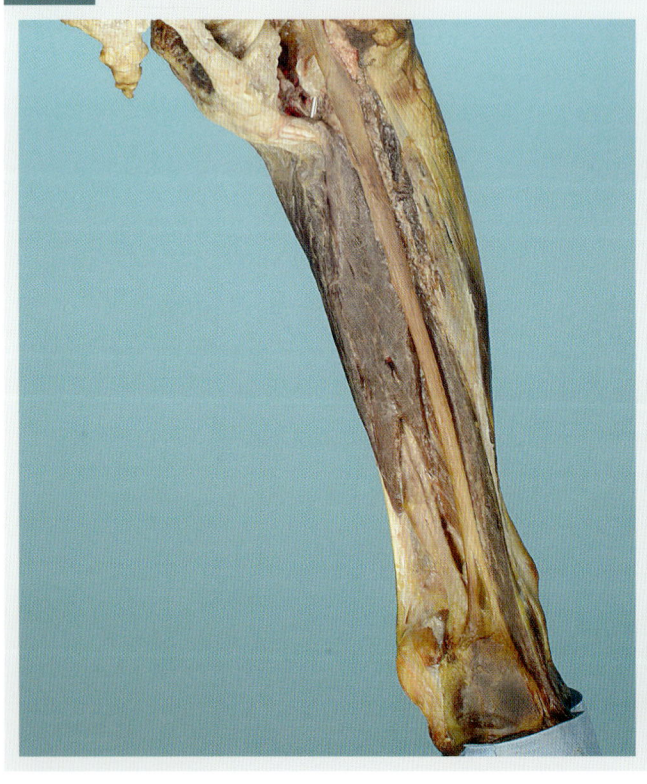

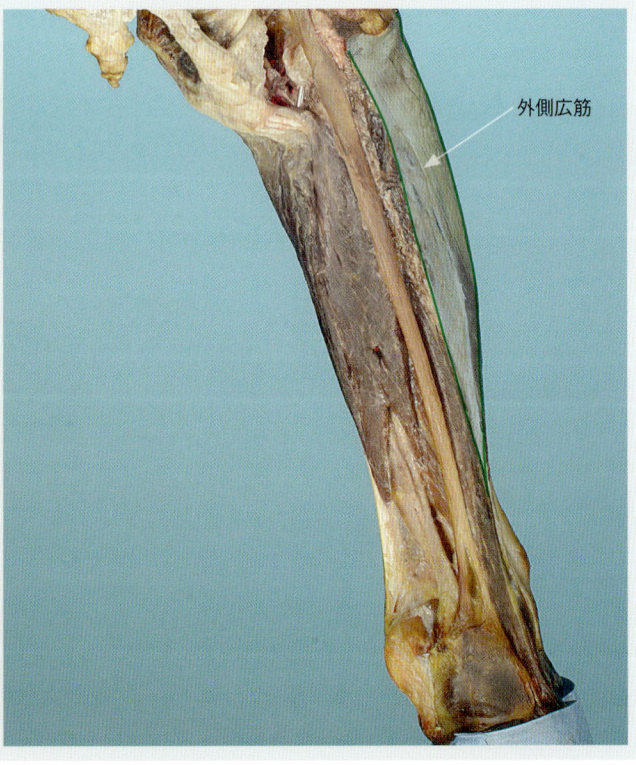

外側広筋

外側広筋は大転子と膝蓋骨をつなぐ。

坐骨神経ブロック末梢側アプローチ 13

写真21 緯度0度，経度180度，第24層

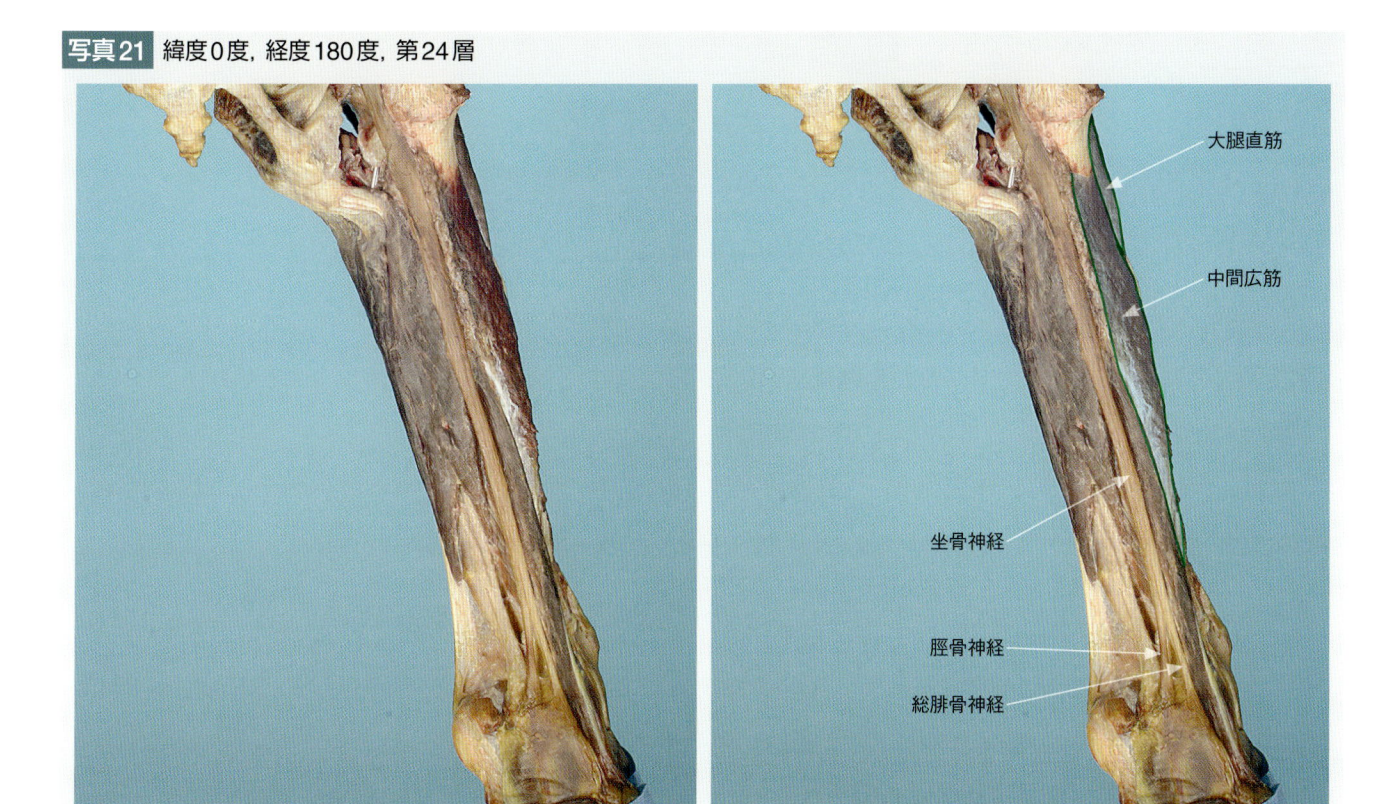

大腿直筋
中間広筋
坐骨神経
脛骨神経
総腓骨神経

中間広筋は大腿骨前面〜外側面と膝蓋骨をつなぐ。

写真22 緯度0度，経度180度，第26層

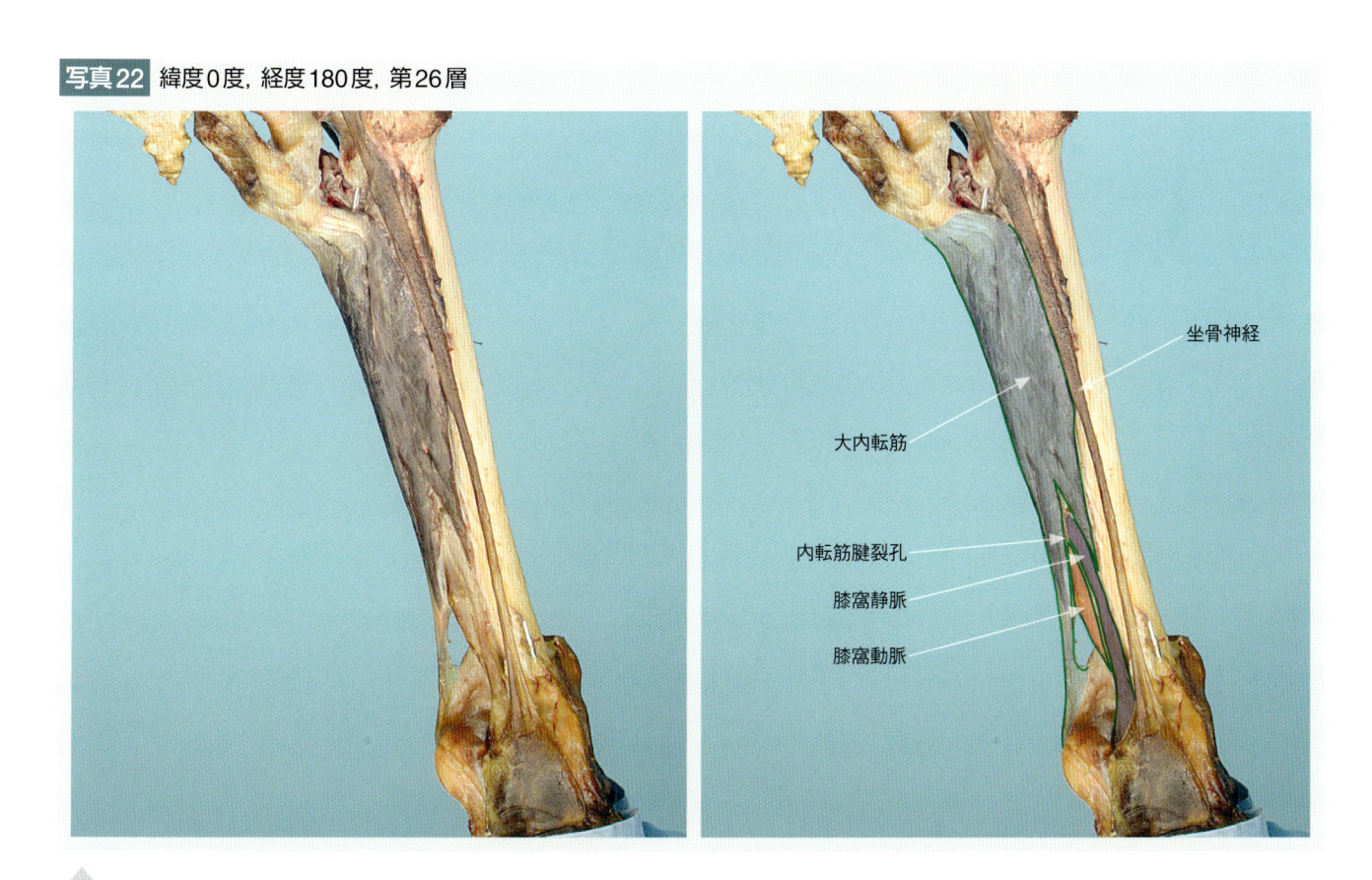

坐骨神経
大内転筋
内転筋腱裂孔
膝窩静脈
膝窩動脈

大内転筋は恥骨下枝，坐骨結節と大腿骨内側面をつなぐ。大腿動静脈は内転筋腱裂孔をくぐり膝窩動静脈と名前を変える。

213

Part 4
腰下肢のブロック

坐骨神経は，大転子と坐骨結節の二等分線上を通り，膝窩でも同様の中点を通過する。

写真23 緯度0度，経度180度，第27層

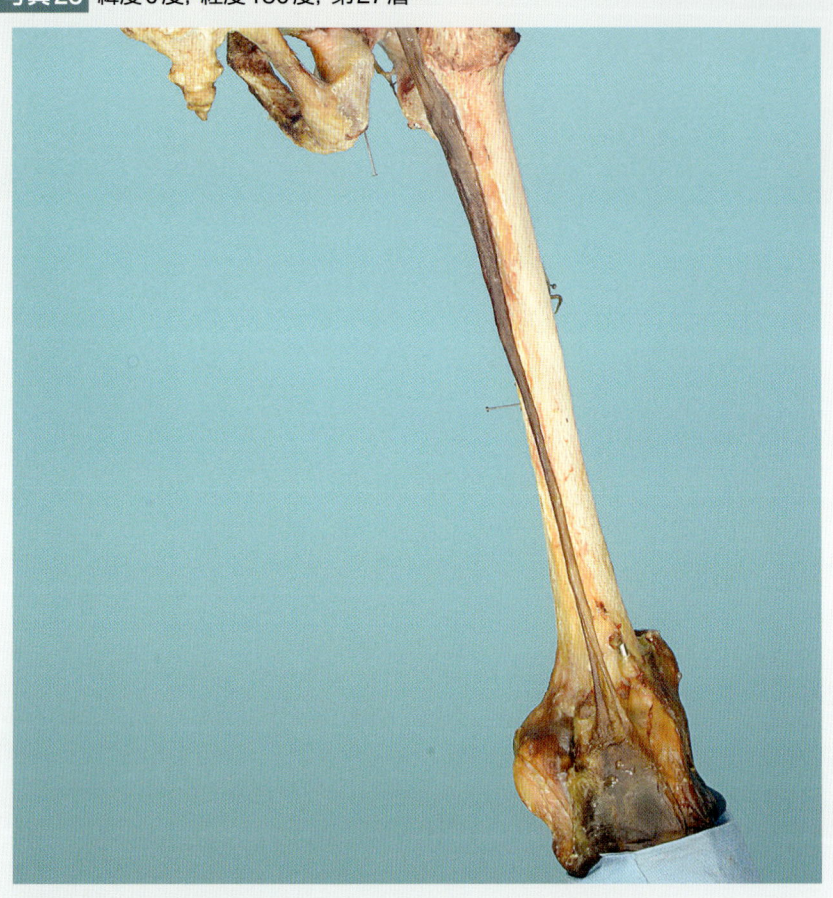

ステレオ 緯度0度，経度175度，第17層

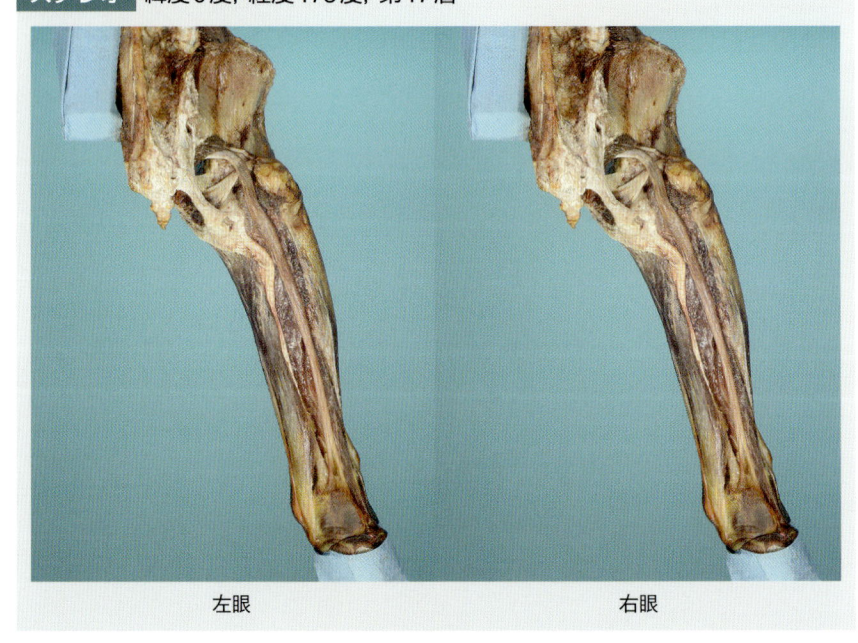

左眼　　　　　右眼

膝窩アプローチの実際

ランドマーク法

患者は腹臥位とする。ランドマークとして膝窩溝，外側は大腿二頭筋長頭の腱，内側は半腱様筋および半膜様筋の腱を確認する。刺入点は膝窩溝から約7cm中枢側である。神経刺激で大腿二頭筋の収縮を認める場合は，直接刺激が考えられるため，やや内側に向けて再刺入する。半膜様筋，半腱様筋の収縮を認める場合は，やや外側に向けて再刺入する。足先への反応がなく，ふくらはぎのみが収縮する場合は，小さな分枝への刺激が考えられるので，そのまま足先への反応が見られるまで進める。血液の逆流を認めた場合は，外側に向けて再刺入する。骨に当たった場合は，深すぎるので，足先への反応を見ながらゆっくり引き抜き，反応がなければ方向を変えて再刺入する[1]。

超音波ガイド下法

リニアプローブを用いて（図6）膝窩動静脈を確認し，その外側浅部にある高輝度エコーの坐骨神経を同定する（図7）。同部位で坐骨神経は深部（中枢）から浅部（末梢）へと走行しているため，プローブをやや患者の頭側へ傾けると神経に垂直にビームが当たり，より鮮明に神経を描出することができる。

神経刺激を併用する場合は，足先への刺激が0.5 mAでも認められる部位でブロックを行う。

仰臥位での膝窩アプローチ

前述のランドマーク法と同様の部位で行う坐骨神経ブロックであるが，患者は仰臥位で，やや膝を屈曲した状態にする。リニアプローブを膝窩溝付近に当て（図8），坐骨神経の走行を確認し，分岐部を確認する。

中枢側では，外側に大腿二頭筋の長頭，内側に半腱様筋，半膜様筋を，その間に高輝度エコーの

図6 プローブの位置と当て方

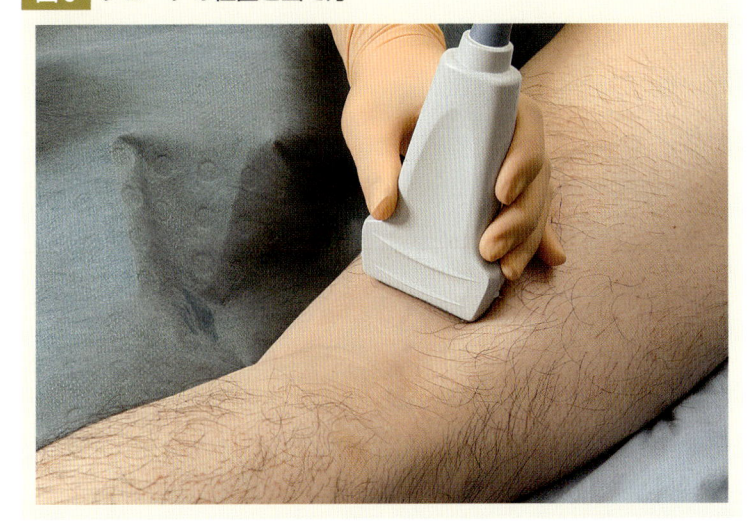

図7 膝窩アプローチの超音波画像とその解剖

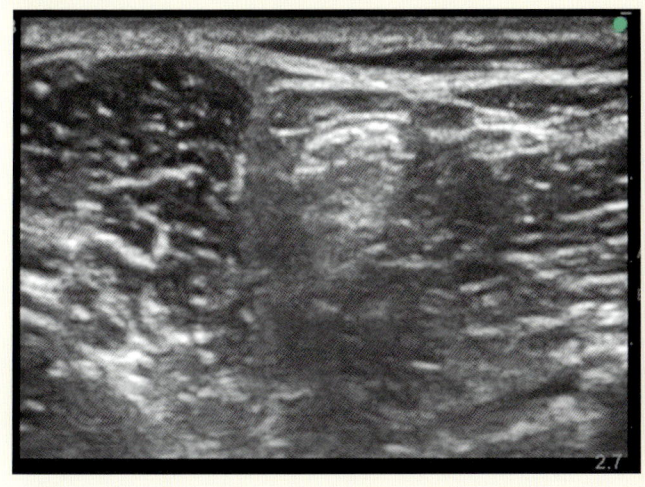

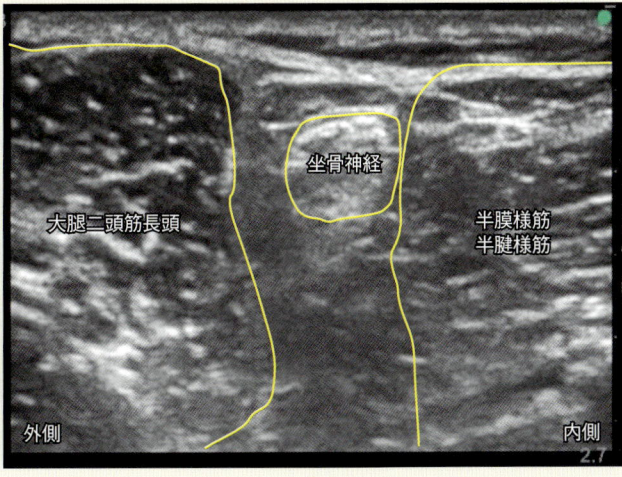

Part 4
腰下肢のブロック

坐骨神経を確認できる（図7）。末梢側にプローブを移動させると，外側に総腓骨神経が分岐するのを確認できる。その深部には，膝窩動静脈を確認できる（図9）。ほかの部位と異なり，この部位では膝窩動静脈と坐骨神経は同じシース内になく，動静脈の浅側にある。このため，神経血管鞘をターゲットに薬液を注入しても効果は期待できないが，血管の誤穿刺による局所麻酔薬中毒もきわめて少ない。

外側から平行法でブロック針を刺入し，超音波画像で針先を確認しながら神経に向かって誘導する。この方法では，ブロック針がプローブに対して平行になるため，まず深部に局所麻酔薬を注入し，その後，浅部に注入すると，神経が局所麻酔薬によって持ち上げられ，手技が容易となる。

これらのブロックにより，下腿の下部2/3の知覚麻痺が得られる。ただし，大腿神経の末梢枝である伏在神経の支配領域となる膝関節以下の下腿内側部分は，手術内容によっては追加のブロックが必要となる。

これらの末梢での坐骨神経ブロックが禁忌となる状態は非常にまれであるが，局所麻酔薬によるアレルギー，刺入部の感染，凝固異常などが考えられる。

図8 仰臥位での膝窩アプローチのプローブの位置と当て方

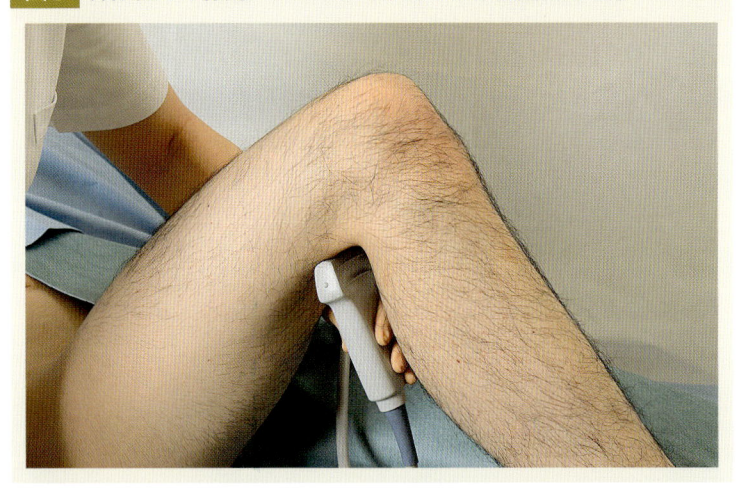

図9 仰臥位での膝窩アプローチの超音波画像とその解剖

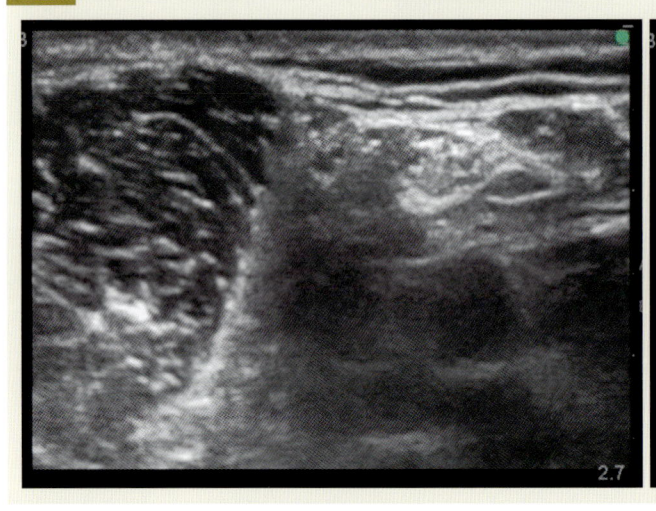

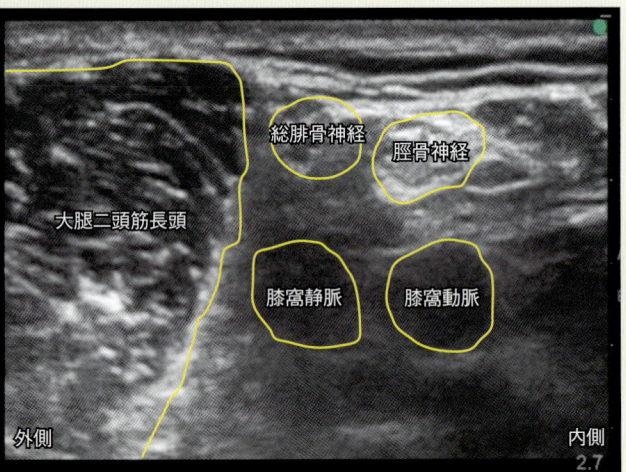

● 文献
1. Gaertner E, Fouche E, Choquet O, et al. Sciatic Nerve Block. In：Hadzic A. Textbook of Regional Anesthesia and Acute Pain Management. New York：The McGraw-Hill Companies, 2007：517-32.
2. Ota J, Sakura S, Hara K, et al. Ultrasound-guided anterior approach to sciatic nerve block：a comparison with the posterior approach. Anesth Analg 2009；108：660-5.

COLUMN 大腿部坐骨神経ブロック後方アプローチ

武田 吉正

膝の手術で大腿神経ブロックと坐骨神経ブロックを併用するとき，坐骨神経ブロックの前方アプローチは好都合である。しかし，大柄な患者の場合，皮膚から神経まで遠く，神経の同定や刺入が困難である。そこで，大腿部坐骨神経ブロック後方アプローチが役立つ。

大腿部の坐骨神経は大殿筋（大腿骨に付着する）と大内転筋（大腿骨に付着する）に挟まれた領域を走行する。坐骨神経より表層はハムストリングス（大腿二頭筋長頭，半腱様筋，半膜様筋：大腿骨に付着しない）が走行する。図Aに模式図，図BにCT画像を示す。図Cに示すように，体表から

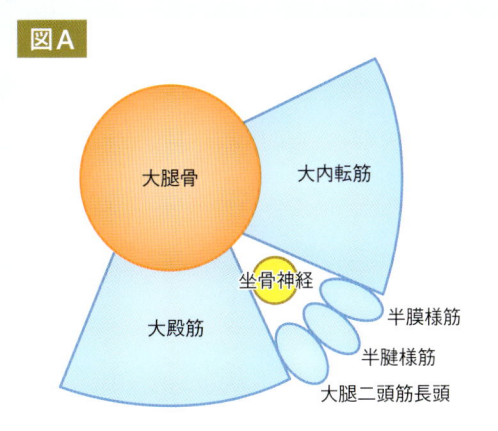

図A

▲坐骨神経はハムストリングスの奥を大内転筋と大殿筋に挟まれて走行する。

図B 坐骨結節より数cm尾側のスライスとその解剖

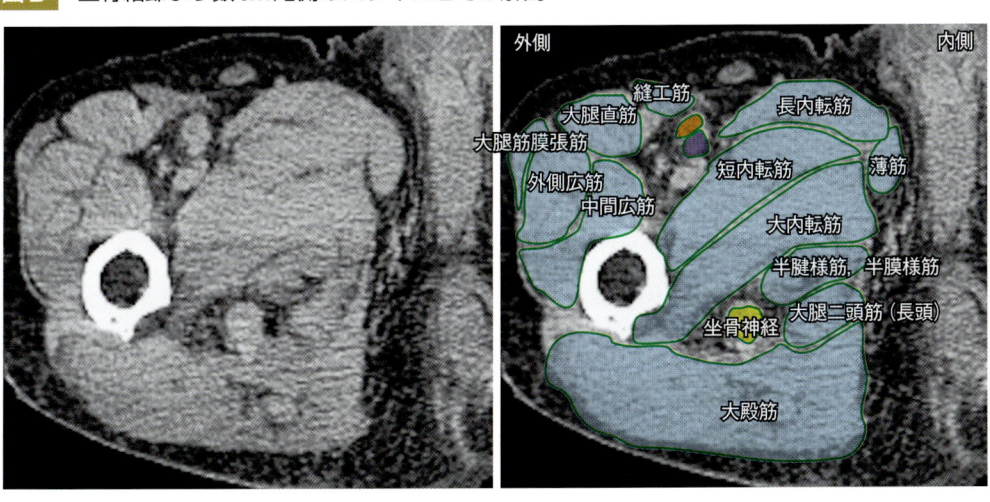

▲坐骨神経は大内転筋と大殿筋に挟まれた領域を走行し，その表層に大腿二頭筋長頭，半腱様筋，半膜様筋（ハムストリングス）が観察できる。ハムストリングスは坐骨結節に付着する。

図C 大腿部背側の様子

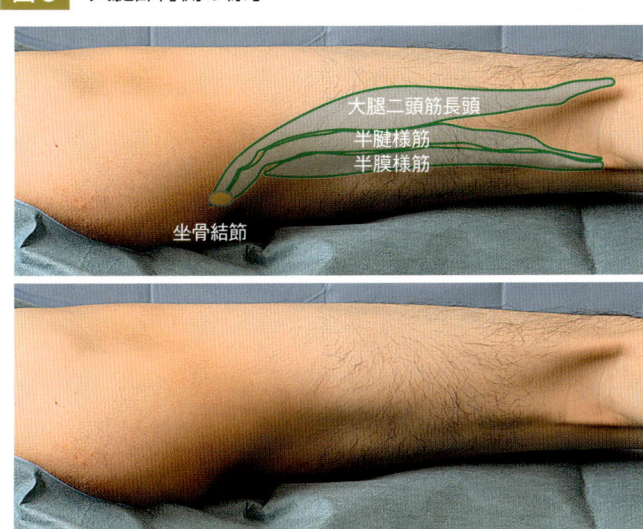

◀膝窩部両側の腱から坐骨結節に向けてハムストリングスが走行している。

Part 4
腰下肢のブロック

ハムストリングスの走行を視認することができ，よいランドマークになる。ハムストリングスの上から大腿骨に向けて超音波ビームを照射すれば，大殿筋と大内転筋に挟まれた領域に坐骨神経が視認できる。

筋肉の走行から坐骨神経を同定するので，広い範囲が観察できるコンベックスプローブを用いる。図Dに示すように膝を曲げ，ハムストリングスの走行を確認する。ハムストリングスの直下から大腿骨に向けてプローブを押し上げる（距離が近くなる）ようにすると，図Eのような画像を観察できる。

膝の手術麻酔の場合は，ターニケット装着部の頭側にプローブを当てる（局所麻酔薬を浸潤させた領域に圧力をかけないため）。筋を圧迫しながらプローブを左右に動かすと，大殿筋と大内転筋が大腿骨をアンカーにして左右に動く様子が観察でき，よい指標になる。二つの筋肉の境界とハムストリングスの間を坐骨神経は走行している。ここに，平行法でブロック針を刺入する。神経刺激を用い，0.5 mAで足先が動く部位に局所麻酔薬を投与する。術直後に足の運動を見る必要がある場合は，0.15％以下のロピバカイン（20 mL）を投与する。

図D

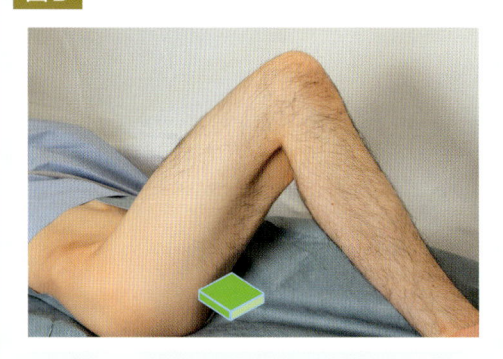

▲膝を曲げ，背側よりコンベックスプローブを当てる。

図E　坐骨結節より数cm尾側の超音波画像とその解剖

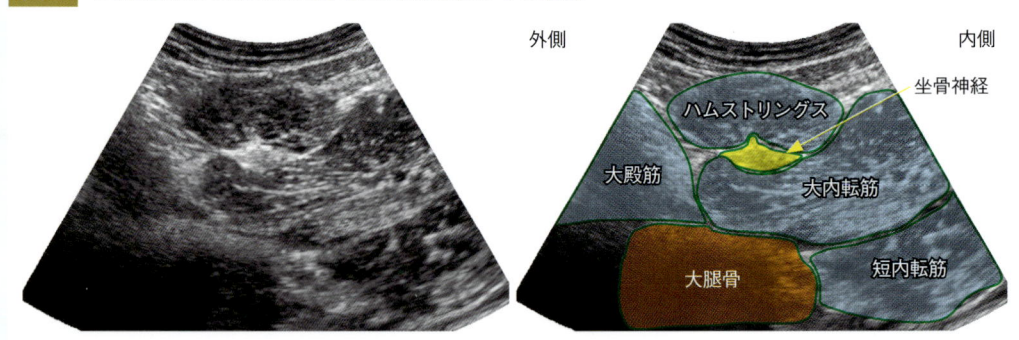

外側　　　　　内側

坐骨神経
ハムストリングス
大殿筋
大内転筋
大腿骨
短内転筋

▲コンベックスプローブを大腿部背側に当てたときの超音波画像。ハムストリングスから大腿骨に向けてプローブを押し当てている。ハムストリングスの下に坐骨神経が確認できる。坐骨神経はハムストリングス，大内転筋，大殿筋に挟まれた領域を走行している。

索引 太字は詳述を表す。

欧文索引

数字
1回法　44
3回法　44
3-in-1ブロック　181

B
Baezaart　70

C
coracoid block　89
CT画像　206

D
double-injection法　102

E
Erb's point　37

H
Horner徴候　69, 74, 135

K
Kulenkampff　84

L
lateral and sagittal technique　89
lateral approach　62
lateral infraclavicular plexus block　89

M
multiple-injection法　68, 102

P
patient controlled analgesia（PCA）　69
plumb-bob technique　84

R
Raj line　89
Raj変法　89

S
single-injection法　102

T
triangular space　141
TUR-Bt　185

V
vertical infraclavicular block　89

W
Winnie　44, 61, **62**, 84

X
X線透視下法（星状神経節ブロック）　33
X線透視下法（第三後頭神経ブロック）　17

和文索引

あ
圧痛　107
アレルギー　208, 216

い
咽頭食道狭窄　28
陰部神経　160, 190, 191
陰部大腿神経　172

う
烏口突起　80, 86, 89, 90, 99
烏口腕筋　49, 94, 96, 98, 99, 101, 102, 105

え
腋窩　94
腋窩アプローチ（腕神経叢ブロック）　57, 89, 94
腋窩肩甲下神経　99
腋窩静脈　91, 95, 98, 100, 102, 105
腋窩神経　48, 49, **53**, 56, 78, 86, 89, 94, 98-**101**, 104
腋窩動脈　25, 78-80, **87**, 89, 91, 94-96, **98**, 100-104
エルブ点　**37**, 40, 42
遠位アプローチ（大後頭神経ブロック）　14

お
横隔神経　24-26, 36, 49, 51, 56, 59-**61**, 68, 70, **72**, 80
横隔神経麻痺　44, 68, 72
黄色靱帯　118
横突間靱帯　122, 124-131
横突起　66, 125
オトガイ舌骨筋　25
重り釣り下げ法　84

か
外陰部静脈　174, 175, 178
外頸静脈　37, 62

外頸動脈　26, 37, 38, 60
外後頭隆起　6, 7
回旋筋　125
外側広筋　182, 212
外側神経束　50, **51**-53, 60, 61, 79-81, 83, 86, 87, 91, **99**, 103
外側神経束内側枝　87, 96, 99
外側大腿回旋動脈下行枝　175
外側大腿皮神経　160, **172**, 173, 180, 185, 205
外側大腿皮神経痛　186
外側大腿皮神経ブロック　181, **185**
外側皮枝　138, 150
外側腓腹皮神経　160
外腸骨動脈　110
ガイドライン　64
外腹斜筋　111, **150**-152, 154, 156, 157
外腹斜筋腱膜　151, 152
外閉鎖筋　161, 169, 203
外肋間筋　111, 122, **124**-126, 128, **140**, 141
下顎神経　2
顎下腺　59
下甲状腺動脈　25, 26, 33
下神経幹　**50**, 51, 80, 83, 84
下神経幹後枝　51, 52, 83
片側多分節　133
カテーテル　68, 69, 133, 140, 183, 186
下殿神経　160
下頭斜筋　3, 10, 11, 14
下腹壁動脈　110
下双子筋　161, 163, 193
カラードプラー　30, 32, 105
眼神経　2
感染　186, 208
顔面神経　37
顔面神経頸枝　24, 37, 59

き

気管　29
気管切開　33
気管挿管　33
気胸　71, 78, 87, 135, 147
逆メルセデスベンツマーク　184
胸棘筋　124
凝固異常　208, 216
胸骨甲状筋　25, 36
胸骨舌骨筋　36

胸最長筋　123, 124
胸鎖乳突筋　3, 24, 36, **40**, 42, 49, **59**, 62-64, 87
　　　──胸骨頭　23, 36, 37, 59, 79
　　　──後縁　16, 42, 44
　　　──鎖骨頭　23, 36, 37, 44, 59, 79, 84
胸神経　138
胸腸肋筋　123, 124
胸椎　122
胸内筋膜　**122**, 126-128, 130-132, **140**, 141
胸内筋膜下コンパートメント　122
胸背神経　49, 86, 99
胸腹神経　138
胸膜　84
胸膜外コンパートメント　122
胸膜穿刺　78, 84, 91, 135
棘下靱帯　126, 130
棘間靱帯　118
棘上靱帯　118, 125
局所麻酔薬中毒　147
棘突起　14, 115, 118, 125, 133, 139
近位アプローチ（大後頭神経ブロック）　14
筋横隔動脈　110
筋間法（第三後頭神経ブロック）　17
筋皮神経　48, 49, 52, **53**, **80**, 81, 83, 86, **87**, 94, 96, **98**, 100-103, 105, 106

く

くも膜下注入　33
くも膜下ブロック　70, 114, **120**, 147

け

頸横神経　2, 24, 36, 37, 40, 42, 59
頸横動脈　25, 60
脛骨神経　164, 165, 190, **200**, 210, 211, 213
脛骨内側　211, 212
頸最長筋　9, 10, 123
頸静脈　58
頸神経　36
頸神経ブロック　33
頸神経根ブロック　31
頸神経叢　**36**-39, 41, 44, 59
頸神経叢ブロック　40
頸神経ワナ　36
頸切痕　86, 89

頸長筋　3, **22**, **26**, 29, 31, 32, **38**, 49, 60, 66, 67
頸腸肋筋　10, 12
頸椎横突起前結節　39
頸椎椎間関節　17
茎突舌骨筋　25
経尿道的膀胱腫瘍切除術　185
頸半棘筋　10, 12, 124
頸板状筋　9, 124
頸部交感神経幹　38
痙攣　71, 107
血管穿刺　19, 84, 147
血管損傷　33
血管内注入　19, 44, 107, 140
肩甲下筋　99
肩甲下神経　49, 52, 83, 86
肩甲挙筋　9, 36, 49, 70
肩甲骨　133
肩甲骨下角　122
肩甲上神経　49, **51**, 52, 56, 60, 62, 78-80, **83**
肩甲上切痕　51
肩甲上動脈　25, 60, 79
肩甲舌骨筋　24, 36
肩鎖関節　89
剣状突起　152
懸滴法　120
肩峰　78, 79, 86, 89, 94, 95, 102

こ

後咽頭出血　33
後腋窩線上　144
後腋窩ヒダ　96
交感神経幹　22, 26, 27, 31, 41, 44, 56, 60, 66-68, 70
交感神経ブロック　147
交感神経麻痺　74
広頸筋　7, 24, 58
後結節　56
後根神経節　127, 128
後斜角筋　10, 22, 38, 39, 79, **82**
後縦靱帯　128, 132
甲状頸動脈　25, 26
甲状舌骨筋　25, 36
甲状腺　26, 60, 63
甲状軟骨　58, 60
後上腕回旋動静脈　78

索引

後神経束　**51**-53, 61, 79-81, 83, 86, 88, 89, **99**
後大腿皮神経　160, 190, 191, 206
後頭下神経　6
後頭骨　37
後頭動脈　7-9, 14
喉頭隆起　23, 36
広背筋　49, 96, 98
広背筋腱　94, 96, 99, 101, 104
後方アプローチ（腕神経叢ブロック）　70
後方腹横筋膜面ブロック　156
硬膜　119, 128
硬膜外腔　115, 120
硬膜外腔脂肪組織　118
硬膜外注入　33
硬膜外ブロック　70, 114, **120**, 135, 147
硬膜下注入　33
呼吸機能　133
呼吸苦　72
骨盤内　190
コンパートメントブロック　16, 122

さ

最内肋間筋　111, 140, 141, 146
鎖骨　78, 79, 86, 87, 94
鎖骨下アプローチ（腕神経叢ブロック）　86, 89
　　――遠位アプローチ　90
　　――近位アプローチ　91
鎖骨下静脈　78, 79, 83, 89, 91
鎖骨下静脈穿刺（ランドマーク法）　83
鎖骨下動脈　25, 26, 60, 71, 78, **79**, 80, 82, 84, 86, 89, 91
坐骨棘　190, 191, 195
坐骨結節　162, 163, 170, 190-**196**, 206, 211, 213
鎖骨上アプローチ（腕神経叢ブロック）　**78**, **82**, **84**, 89
鎖骨上窩　64
鎖骨上神経　2, 6, 36, 37, 42, 48, 56, 59, 64
坐骨神経　160, 163-**165**, 170, **190**-193, 195, **200**, 205, 206, 208, 210, 211, 213-216
坐骨神経ブロック
　　――膝窩アプローチ　207, 215
　　――前方アプローチ　207
　　――殿下部アプローチ　**190**, 196, 207
鎖骨中線上　144

嗄声　33, 45, 69, 74
三角筋　79, 86, 98

し

矢状断法　134
持続大腿神経ブロック　183, 186
膝窩アプローチ（坐骨神経ブロック）　207
膝蓋骨　182, 207, 212, 213
膝窩溝　209, 215
膝窩静脈　213, 216
膝窩動脈　213, 216
斜角筋間アプローチ（腕神経叢ブロック）　56, **62**, 74
斜角筋間溝　62
斜角筋結節　37
尺骨神経　48, 49, 52, 53, 57, **80**, 81, 88, 89, 94, 96, **98**, 100-102, 104-106
上顎神経　2
小胸筋　86
上頸神経節　22, 33, 38
上甲状腺動脈　60
上項線　6, 7, 14
上喉頭神経　25, 26, 33, 60
小後頭神経　2, **6**, 8, 36, 37, 40, 42
小後頭神経ブロック　16
小後頭直筋　3
小坐骨孔　190, 191
上神経幹　**50**, 51, 53, 60, 79, 80, 83, 84
上神経幹後枝　50-52, 83
上神経幹前枝　83
上前腸骨棘　152, 157, 180
小殿筋　193
小転子　170, 205
上殿神経　160
小内転筋　179
上腹壁動脈　110
上双子筋　161, 163, 193
静脈角　25
上肋横突靱帯　122, 126-132, 134
上腕骨頭　99
上腕三頭筋　49, 94, 96, 107
上腕三頭筋長頭　98, 99
上腕三頭筋内側頭　101
上腕静脈　78, 98, 106
上腕動脈　78, 96, **98**, 106, 107
上腕二頭筋　49, 94-98, 101, 102, 105

上腕二頭筋短頭　98
食道　26
食道穿刺　33
深頸筋膜　36, 37
神経血管鞘　94, 97, 102, 107
神経根　119, 131, 140
神経根ブロック　19
神経刺激　89, 91, 105, 182-184, 186, 215
神経刺激法　103
神経周膜　72
神経周膜内投与　72
神経障害　72, 186
深頸神経叢　38
深頸神経叢ブロック　33, **36**, 41, 42, **44**
神経損傷　107, 197
深腸骨回旋動脈　110
深腓骨神経　160

す

水平断法　134
ステロイド　17

せ

星状神経節　22
星状神経節ブロック　**22**, 27, **29**, 33, 147
正中神経　48, 49, 52, **53**, **80**, 81, 83, **87**, 94, 96, **98**-102, 104-106
正中法　120
脊髄　115, 119, 128
脊髄硬膜　127, 131
脊柱　114
脊柱管　115
舌下神経　26, 37, 60
舌骨　60
舌骨下筋　36
前腋窩線上　144
前腋窩ヒダ　94, 95
仙棘靱帯　190, 191
浅頸筋膜　36
浅頸神経叢　37, 40, 42
浅頸神経叢ブロック　36, 42
前結節　56
仙結節靱帯　190, 191
仙骨神経叢　**190**, 200, 205
前斜角筋　3, 22, 25, 36, 37, **44**, 49, **59**, 60, 63, 64, 66, 74, 78, 79, **82**, 84
浅腸骨回旋動脈　110

浅腓骨神経　160
前皮枝　138, 150, 151
浅腹壁動脈　110
前方アプローチ（星状神経節ブロック）　29

そ

総頸動脈　24, **26**, 29, 31, 33, 37, 38, 59, **60**, 63, 66, 70
臓側胸膜　133, 145
総腸骨動脈　173
総腓骨神経　164, 165, 190, **200**, 210, 211, 213
僧帽筋　3, 7, **8**, 15, 36, 70, **123**, 142
側方アプローチ（星状神経節ブロック）　31
側方アプローチ（腕神経叢ブロック）　62
鼠径管　167, 201
鼠径靭帯　152-154, 167, 174, 176, 178, 180, 181, 183, 201, 207
鼠径部　207

た

ターニケットペイン　87
第1胸神経　57, 71
第1肋骨　37, 50, 71, 78, 79, 82, 84
第2頸椎　14
第3頸神経後枝内側枝　18
第4頸神経　64
第4頸椎横突起　42, 45
第5頸神経　64, 68
第5頸神経根　31, 66
第5頸椎横突起後結節　39
第5頸椎横突起前結節　39
第6頸神経　68
第6頸神経根　66, 67
第6頸神経根ブロック　32
第6頸椎　31, 62, 70
第6頸椎横突起　**29**, 33, **36**, 42, 44, 66
第6頸椎横突起前結節　29, 39
第7頸神経　68
第7頸神経根　66, 67
第7頸椎　30, 70
第9肋間神経　138, 155
第10肋間神経　138, 155
第11肋間神経　138, 155

第12胸神経　151
大円筋　49, 94, 96, 98, 99, 101
大胸筋　49, 79, 86, 95, 97, 100, 102
大後頭神経　2, **6, 8-11**
大後頭神経ブロック　14
大後頭直筋　3, 10, 11, 14
大坐骨孔　190, 191, 193
第三後頭神経　**6**, 8-11, 17
第三後頭神経ブロック　17
大耳介神経　2, 6, **8**, 16, 36, 37, 40, 42
大腿筋膜　174, 182
大腿骨　213
大腿骨骨膜　207
大腿骨小転子　207
大腿骨大転子　195
大腿骨内側面　213
大腿四頭筋　207
大腿静脈　167, 169, 174-176, 178, 201, 207
大腿神経　160, 167-170, **172**, 173, 175-**177**, 180, 183, 207, 216
大腿神経ブロック　**181**, 182, 207
大腿深動脈　175, 176, 182, 186
大腿直筋　167-169, 176, 182, 203, 206
大腿動脈　110, 167, **168**, 169, 174-176, 178, 181-183, 201, 207
大腿二頭筋　161, 196, 208
大腿二頭筋短頭　164, 165, 200, 210
大腿二頭筋長頭　162, 163, 191-193, 200, **210**, 215
大腿方形筋　161, 163-165, 191, 193, 194, 206
大殿筋　161, 162, 192, 206, 209
　　──大腿骨付着部　163, 164, 191-193, 210
大転子　170, 191, 192, **196**, 212
大内転筋　161, 163-166, 168, 169, 179, 185, 191, **202**-204, 206, 207, 213
　　──付着部　205
大伏在静脈　174, 177, 178
大腰筋　155, 161, 170, 172, 203
大菱形筋　123, 142
脱毛　19
短回旋筋　111, 129
短内転筋　161, 168, 178, 185, **202**, 206, 207
　　──付着部　203
短肋骨挙筋　111, 124, 125, 129, 142

ち

恥骨下枝　168-170, 213
恥骨筋　161, 167, 168, 178, 202, 205, 208
　　──付着部　203
恥骨結合　152
恥骨結節　169, 170
恥骨上枝　169, 170
恥骨体　168-170, 211
中間広筋　165, 169, 204, 213
中頸神経節　22
中斜角筋　3, 16, 22, **37**-39, **41**, 42, 44, 45, 49, 59, 60, 63, 64, 66, 68, 78-80, 82, 84
中神経幹　**50**, 51, 80, 83, 84
中神経幹後枝　51, 52, 83
中神経幹前枝　83
中殿筋　163, 192
超音波ガイド下法
　　外側大腿皮神経ブロック　185
　　後方腹横筋膜面ブロック　156
　　坐骨神経ブロック
　　　　──後方アプローチ　217
　　　　──膝窩アプローチ　215
　　　　──前方アプローチ　207
　　　　──殿下部アプローチ　196
　　小後頭神経ブロック　16
　　深頸神経叢ブロック　44
　　星状神経節ブロック
　　　　──前方アプローチ　29
　　　　──側方アプローチ　31
　　浅頸神経叢ブロック　42
　　大後頭神経ブロック　14
　　第三後頭神経ブロック　17
　　大腿神経ブロック　181
　　腸骨下腹神経ブロック　157
　　腸骨鼠径神経ブロック　157
　　閉鎖神経ブロック　184
　　傍脊椎神経ブロック　133
　　肋間神経ブロック　144
　　肋骨弓下腹横筋膜面ブロック　156
　　腕神経叢ブロック
　　　　──腋窩アプローチ　104
　　　　──鎖骨下アプローチ　90
　　　　──鎖骨上アプローチ　84
　　　　──斜角筋間後方アプローチ　70
　　　　──斜角筋間側方アプローチ　62

長回旋筋　111, 129
長胸神経　49, 98, 99
腸脛靱帯　162-165
腸骨下腹神経　110, **153**-155, 172
腸骨下腹神経ブロック　152, **157**
腸骨筋　155, 161, 167, 170, 205
腸骨筋膜　175, 182, 183
腸骨鼠径神経　110, **153**, 154, 172
腸骨鼠径神経ブロック　152, **157**
腸骨稜　152, 156
長内転筋　161, 167, 168, 175, 176, 178, 185, **202**, 206, 207
　　──付着部　202
腸腰筋　175, 180, 208
長肋骨挙筋　111, 124, 125, 129, 142

つ

椎間関節　12, 13, 130
椎間関節柱　17
椎間関節ブロック　17
椎間孔　122, 132
椎弓　115
椎弓間隙　116
椎弓根　127
椎骨　115
椎骨動脈　13, **26**, 30, 33, 60, 66, 67
椎骨動脈穿刺　19, 62
椎前葉　37

て

低血圧　135
抵抗消失法　120, 133, 134
殿下部アプローチ（坐骨神経ブロック）　190, **196**, 207
転倒　186

と

橈骨神経　48, 49, **53**, 80, 81, 86, **88**, 89, 94, 96, **99**-102, 105, 106
頭最長筋　9
頭長筋　3, 22, **26**, 29, 33, 37, 38, 41, 44, 45, 49, 60, 66
糖尿病性末梢神経障害　71
頭半棘筋　3, 9, 10, 14
頭板状筋　3, 7-9, 18
動脈貫通法　102, **103**, 107
ドーナツサイン　68

トリアムシノロン　19

な

内胸動脈　25
内頸静脈　24, 31, 37, 59, 63, 70
内頸動脈　26, 37, 38, 60
内側広筋　167-169, 176, 177
内側上腕皮神経　48, 56, 80, 87, 91, 102
内側神経束　50, **51**-53, 61, 80, 81, 86-89, 99
内側神経束外側枝　87, 96, 99
内側前腕皮神経　48, 53, 56, 80, 87, 94, 96, **98**, 100, 101, 104, 107
内側腓腹皮神経　160
内腸骨動脈　173
内転筋群　168, 185
内転筋腱裂孔　213
内腹斜筋　111, 150, 151, 153-157
内腹斜筋腱膜　151, 152
内閉鎖筋　161, 163-165, 190, 193, 194
内肋間筋　111, 122, **126**-128, 130-133, **140**, 141, 146
内肋間膜　134

に

乳様突起　36, 42, 44

の

脳脊髄液　120

は

白線　150, 154, 155
薄筋　161, 167, 178, 201, 211
　　──付着部　202
ハムストリングス　208, 210, 217
反回神経　26, 33, 60, 68, 74
反回神経障害　71
反回神経ブロック　45
反回神経麻痺　33, 74
半腱様筋　161-164, 191, 192, 196, 200, 208, **210**, 215
半膜様筋　161-164, 191, 192, 196, 200, 208, 210, **211**, 215
　　──付着部　164

ひ

皮下出血　107

腓腹神経　160

ふ

腹横筋　111, 150, 151, 155-157
腹横筋腱膜　151
腹横筋膜面　156
腹横筋膜面ブロック　152
伏在神経　160, 176, 216
副神経　37, 42
腹直筋　111, 138, 150, 153-155
腹直筋鞘　150, 151
腹直筋鞘後葉　151, 153, 155
腹直筋鞘前葉　152
腹直筋鞘ブロック　151
副伏在静脈　174, 177, 178
ブドウの房　80, 84
ブロック抜け　85

へ

閉鎖管　169, 204
閉鎖孔　170
閉鎖神経　160, **172**, 173, 185, 190, 204
閉鎖神経後枝　169, 179, 203
閉鎖神経前枝　168, 173, 178, 179, 202
閉鎖神経ブロック　181, **184**, 185
ペインクリニック領域　185
壁側胸膜　122, 133, 145
臍　152, 157

ほ

縫工筋　161, **167**, 175, **176**, 178, **180**, 185, 201, 206, 212
傍後頭動脈法（大後頭神経ブロック）　14
放散痛法（腕神経叢ブロック腋窩アプローチ）　102
傍正中法　120
傍脊椎腔　122, 130
傍脊椎神経ブロック　122, 133

ま

末梢神経障害　71, 72, 208

め

迷走神経　24, 26, 56, 59, 60, 67, 68, 70, **73**, 74
迷走神経麻痺　74

よ

腰神経叢　172
腰仙骨神経幹　160, 190, 200
腰方形筋　150, 151, 155

ら

ランドマーク法
　　坐骨神経ブロック
　　　　──膝窩アプローチ　215
　　　　──殿下部アプローチ　196
　　小後頭神経ブロック　16
　　深頸神経叢ブロック　44
　　星状神経節ブロック　29
　　浅頸神経叢ブロック　42
　　大後頭神経ブロック　14
　　傍脊椎神経ブロック　133
　　肋間神経ブロック　144

腕神経叢ブロック
　　──腋窩アプローチ　102
　　──鎖骨下アプローチ　89
　　──鎖骨上アプローチ　84
　　──斜角筋間アプローチ　62
　　──斜角筋間後方アプローチ　70

り

梨状筋　161, 163, 190, 193-195, 200
梨状筋腱　164, 165, 193, 194
輪状甲状間膜　60
輪状軟骨　36, 58, 60, 62, 63, 70

ろ

肋横突関節　125-128, 130-132
肋下筋　140, 141
肋下神経　138, 155

肋間静脈　143, 144
肋間上腕神経　56, 102
肋間神経　122, 138, 143
肋間神経ブロック　138, 144
肋間動静脈穿刺　135
肋間動脈　143, 144
肋骨　122
肋骨角　133, 139, 144
肋骨弓　152, 156
肋骨弓下腹横筋膜面ブロック　156

わ

腕神経叢　44, **49-53**, 59-**61**, 63, 78, **79**, 82
腕神経叢ブロック　33
　　──腋窩アプローチ　57, 89, **94**, **102**
　　──鎖骨下アプローチ　86, 89
　　──鎖骨上アプローチ　78, 84
　　──斜角筋間アプローチ　56, 62